肿瘤并发症诊断与治疗

Diagnosis and Therapeutics of Tumor Complication

主 编 高文斌 曹伟灵 陈盛阳

科学出版社

北 京

内 容 简 介

本书以当前临床肿瘤诊疗过程中常用的外科手术、化学治疗、放射治疗、介入治疗、生物治疗、中医中药治疗及部分肿瘤治疗新技术为出发点，分 17 章，系统阐述了肿瘤本身及诊治过程中引发的心血管系统、呼吸系统、消化系统、泌尿系统、神经系统、血液系统、骨与关节、皮肤肌肉的并发症，以及肿瘤性疼痛、食欲不振-恶病质综合征及其营养支持治疗、异位激素综合征与内分泌代谢性紊乱等，涉及病因、发病机制、病理生理、临床表现、诊断与鉴别诊断及治疗措施。对近年来应用于肿瘤诊疗领域的新技术也进行了一定介绍。

本书内容翔实，资料丰富，侧重于临床，实用性强，适用于肿瘤科医生、全科医生、规培生及高等医学院校师生阅读参考。

图书在版编目（CIP）数据

肿瘤并发症诊断与治疗 / 高文斌，曹伟灵，陈盛阳主编. —北京：科学出版社，2020.12
ISBN 978-7-03-067257-5

Ⅰ. ①肿⋯　Ⅱ. ①高⋯ ②曹⋯ ③陈⋯　Ⅲ. ①肿瘤–并发症–诊疗　Ⅳ. ①R730.6

中国版本图书馆 CIP 数据核字（2020）第 251983 号

责任编辑：康丽涛 / 责任校对：张小霞
责任印制：肖　兴 / 封面设计：吴朝洪

科 学 出 版 社 出版
北京东黄城根北街 16 号
邮政编码：100717
http://www.sciencep.com

北京通州皇家印刷厂　印刷
科学出版社发行　各地新华书店经销
*

2020 年 12 月第　一　版　　开本：787×1092　1/16
2020 年 12 月第一次印刷　　印张：26 1/2
字数：607 000

定价：158.00 元
（如有印装质量问题，我社负责调换）

《肿瘤并发症诊断与治疗》编者名单

主　　编　高文斌　曹伟灵　陈盛阳

副主编　张　慧　李卫青　邱传旭　王文娴

　　　　　钟振滨　吴杨佳子

编　　者　（以姓氏汉语拼音为序）

曹伟灵　陈盛阳　高文斌　关小倩

洪国岱　黄坤玉　李　蓓　李　川

李沙沙　李卫青　刘艳艳　秦彩霞

邱传旭　曲范杰　谭新玉　王　欢

王思源　王文娴　王武龙　王显会

王业伟　王莹雪　王玉平　魏晓薇

吴　倩　吴　星　吴杨佳子

夏洪涛　谢乐静　杨　伟　曾奕菲

张　慧　张素琴　郑思宁　钟振滨

序

近年来，肿瘤已经成为严重威胁我国人民身体健康的主要致死性疾病。随着科学技术的发展，对于肿瘤的认识和诊疗技术也得到了快速提升，诊疗新技术、新手段、新药物也不断被开发和应用于临床，肿瘤的治疗效果也有了较大的提高。肿瘤综合治疗是目前肿瘤治疗的主要内容和方向，任何单一的治疗方法都无法满足现代肿瘤治疗的要求。合理地应用各种治疗措施和治疗方法是有望提高肿瘤治疗效果的重要手段。肿瘤在治疗过程中，不可避免地会发生各种并发症，肿瘤并发症是由于肿瘤疾病本身和在肿瘤诊断、治疗过程中所引起的一个、多个甚至一系列症状、体征及其他疾病的总称。此外，在临床诊疗过程中，经常会遇见由于诊疗技术的实施，需要应用各种以诊断、治疗为目的的药物，这类药物在使用过程中，也会发生与其相关的各种药物性不良反应。这些不良反应的发生，一部分是由于药物本身的化学结构和药理学特点所特有的，即使严格按照药物说明书进行操作使用，其相关的不良反应也会不可避免地发生；另一部分则是因为肿瘤患者所特有的"体质"特点，在肿瘤人群中使用会引发其发生率明显增加或者发生程度加重。这些也都是临床需要重点关注的内容。正是在这样的背景下，该书应运而生。

该书的研究内容涵盖当前临床肿瘤诊疗过程中常用的外科手术、化学治疗、放射治疗、介入治疗、生物治疗、中医中药治疗及部分肿瘤治疗新技术，共17章，系统阐述了临床肿瘤诊疗过程中由于肿瘤本身及诊治的过程而引发的各个系统的并发症的病因、产生机制、病理生理、临床表现、诊断与鉴别诊断、治疗措施，并对近些年来应用于肿瘤诊疗领域的部分新技术也给予了一定的介绍。特别适用于肿瘤科及肿瘤相关学科的医生、全科医生、规培生和高等医学院校师生阅读参考。该书的出版也将为深圳市罗湖区肿瘤学科的发展、肿瘤学专科的规范化建设奠定基础，并进一步促进临床诊疗技术的不断完善。

深圳罗湖医院集团罗湖区人民医院

深圳大学第三附属医院

孙喜琢

2020 年 10 月

前　言

肿瘤是目前严重危害人类身心健康的重要疾患之一。自 20 世纪 80 年代以来，世界各国的肿瘤发病率与死亡率都有所增加，而且增加的速度较其他疾病更加迅猛，尤其在许多大中城市，恶性肿瘤已经成为人类致死的第一位死因，在全国则居死亡原因的第二位。近些年来，随着肿瘤综合治疗理念的不断更新，循证医学的支持，新的医疗技术、设备不断应用于临床诊疗，新药、靶向药物的不断研究开发，恶性肿瘤的治疗已经发生根本性的变化。治疗的有效率、患者的生存期、生活质量都获得了较大的提高。恶性肿瘤已经成为常见病、多发病甚至慢性病。

正如恶性肿瘤的诊治需要多学科的相互支持和相互交叉来完成一样，恶性肿瘤诊治过程中也会发生很多复杂的、多专业相关的并发症，这些并发症往往会成为患者死亡的常见原因。即便是部分获得长期生存或临床完全缓解、治愈的患者，也要承受肿瘤诊疗过程中所产生的后遗症和副作用困扰。目前，国内已出版的肿瘤学专著多着重介绍恶性肿瘤的基础理论研究与临床诊断、治疗及新进展方面的内容，而对肿瘤并发症的研究和介绍则较少有系统性的讲解。临床医师在处理肿瘤并发症时经常将其作为一种独立的疾病对待和治疗，给临床工作带来诸多不便，尤其是肿瘤科的年轻医师更有看到肿瘤并发症而无从下手的感觉。

正确评价、掌握肿瘤并发症相关知识，合理预防、消除肿瘤诊治过程中的并发症具有重要的意义。做好这项工作，有助于减轻患者的痛苦，改善其生活质量，延长其生存期，有些患者可能因并发症的正确处理而得到根治肿瘤的宝贵时机。作为临床肿瘤学的一个重要组成部分，对于肿瘤并发症研究的意义和价值并不比治愈肿瘤逊色。

本书在筹备和资料收集期间，参编人员阅读了大量的肿瘤学前辈业已研究并出版的肿瘤学、肿瘤并发症方面的相关书籍和临床报告，尤其是近 10 年来，临床肿瘤学得到了飞速的发展，基础理论得到了不断更新，新的设备、技术、方法、手段、理论及治疗用药不断应用于临床，使得传统意义上的并发症学也得到不断的发展和丰富。鉴于肿瘤学是当前最为活跃的基础与临床学科之一，新进展、新方法、新技术层出不穷，限于编者的精力和学识，本书难免有疏漏之虞，衷心希望读者不吝指正，以便将来再版时修正。

本书在编写过程中得到了深圳市罗湖医院集团罗湖区人民医院药学部、肿瘤内科全体同仁的大力协助，也得到了全国部分医学院校、教学附属医院的中青年专家的无私帮助，这些都为本书的顺利编写奠定了基础。在本书的编写过程中，深圳市罗湖医院集团罗湖区人民医院孙喜琢院长多次给予关怀与指导，并作序，极大地鼓舞了编者们的工作热情，在此我们也深表感谢。最后还要感谢我们每一位编者的家人，正是你们的鼓励、理解与支持，才有我们今天的点滴成绩。

本书出版受到了"深圳市第四批引进高层次医学团队'医疗卫生三名工程'项目"和"深圳市罗湖区医学重点专科（肿瘤内科、临床药学）发展项目"资助，在此表示感谢。

高文斌

2020 年 6 月于深圳

目　　录

第一章

肿瘤并发症概论

　　肿瘤并发症是指由于肿瘤疾病本身和在肿瘤诊断、治疗过程中所引起的一个、多个甚至一系列的症状、体征及其他疾病的总称。发生肿瘤的组织、器官来源广泛,肿瘤患者自身所具有的因为肿瘤本身原因所引发的各种不同的临床症状、体征较为复杂,在此基础上,由于肿瘤诊治过程中所引起的一个、多个甚至是一系列的症状、体征及其他疾病的表现也多种多样。在临床上,大多数恶性肿瘤起病隐匿,发展速度较快,缺乏特异性的症状、体征。部分肿瘤患者由于长期癌前病变的存在,肿瘤相关的症状、体征极容易被掩盖或忽视;甚至部分肿瘤患者出现的首发症状、体征就是其并发症表现,肿瘤并发症也存在着复杂多样的表现形式。

　　此外,在临床诊疗过程中,还经常遇见由于诊疗技术的实施,需要应用各种诊断、治疗为目的的药物,这一部分药物在使用过程中,也会发生与药物相关的各种药物性不良反应。这些不良反应的发生,一方面是由于药物本身的化学结构和药理学特点,即使严格按照药物说明书进行操作使用,其相关的不良反应也不可避免;另一方面则是因为肿瘤患者所特有的"体质"特点,在肿瘤人群中使用会引发其发生率明显的增加或者程度加重。这些也都是临床需要重点关注的内容。本书在编写过程中,也对此部分内容进行了介绍,并将其列为肿瘤并发症的广义范畴一并进行介绍。

第一节　肿瘤并发症的分类

　　由于肿瘤并发症的发生原因、发病机制、临床表现多样性的特点,对于临床肿瘤并发症的分类学研究也就存在着分类标准的多样性和困难。对肿瘤并发症的分类以往多根据研究者的不同的研究角度、研究重点、研究方法和方向进行。实际上,这种分类对于指导临床诊疗而言意义不大。一般很少有人对于肿瘤并发症的分类学进行深入的研究,或者利用分类学来指导临床肿瘤诊疗工作。

　　本章结合近年来文献研究和国内外常用的分类方法对肿瘤并发症进行系统的介绍。其中的部分分类法之间尚具有交叉性。本书仅就发病机制分类进行相对细致的评述。

一、按发病机制分类

1. 肿瘤自身因素直接引发的并发症

（1）肿瘤压迫或梗阻重要脏器：肿瘤瘤体、转移淋巴结、转移病灶等对机体重要组织、器官的压迫，或者占位性病变所导致的梗阻性病变。此类并发症的发生多数为临床肿瘤"急症"，又主要以肿瘤淋巴结转移、转移病灶及其他特异性、特征性表现多见。主要包括上腔静脉综合征、下腔静脉综合征、脊髓压迫症、神经和（或）神经丛压迫、颅内压增高症、肠梗阻、阻塞性黄疸、泌尿道梗阻和阻塞性肺炎等。

（2）肿瘤直接侵蚀血管、淋巴管、空腔脏器及其脏器间连接、延续：原因为肿瘤组织直接侵袭性生长所引发的血管破裂、淋巴管溢漏、空腔脏器穿孔及其脏器间异常的连通。主要表现为血管破裂性出血、血尿、血便、乳糜性胸腔积液、乳糜性腹水、食管瘘、气管瘘、食管气管瘘、直肠阴道瘘、直肠膀胱瘘、肠穿孔等。这些症状和相关体征具有提示疾病部位、生长类型、病情、疾病分期和预后等作用。

（3）病理性骨折：主要是指原发病灶的肿瘤细胞直接侵犯或者肿瘤转移至四肢长骨、脊椎骨，破坏骨及周围组织器官的结构，限制骨、关节的功能。临床上骨转移性病灶一般可以导致四肢长骨、脊椎承重骨、骨盆组成骨的结构、功能受损，其引发的病理性骨折或者压缩性骨折的临床表现和影响更加明显、更加突出。

（4）肿瘤代谢相关的并发症：由于肿瘤特殊的生物学行为引发的与肿瘤相关或与肿瘤诊疗相关的表现，包括肝癌患者多见的多种肿瘤可以产生、分泌的类胰岛素样细胞因子所引发的低血糖或低血糖昏迷，与骨转移或血液性疾病相关的高钙血症，垂体肿瘤引起的生长发育异常，白血病引起的高尿酸血症，化疗敏感性肿瘤治疗引发的肿瘤溶解综合征等。

（5）肿瘤相关的免疫功能异常：肿瘤可以直接造成机体的防御功能下降，也可引发各种自身免疫性疾病。

2. 肿瘤间接引起的并发症

（1）肿瘤对神经系统的远隔效应：神经系统没有转移的情况下出现的神经精神症状。其产生机制与多种因素相关，包括肿瘤影响代谢及内分泌功能，肿瘤代谢产物的毒性作用、免疫反应、病毒感染、维生素缺乏等。临床表现为亚急性小脑变性、癌性灰质性脑脊髓炎、进行性多灶性白质脑病、光感受器变性、亚急性坏死性脊髓病、类运动神经元疾病、多发性肌炎、癌性周围神经病等。

（2）异位激素综合征与代谢紊乱：主要是由于部分内分泌组织、器官发生恶性肿瘤占位或者肿瘤细胞侵及、转移所导致的内分泌异常表现，包括嗜铬细胞瘤危象、异位促肾上腺皮质激素综合征、抗利尿激素分泌异常综合征、高血糖素瘤综合征、肾上腺危象、类癌综合征、艾-卓综合征等。

（3）肿瘤的非特异性皮肤、肌肉表现：包括与肿瘤相关的带状疱疹、皮肌炎、类癌综合征的皮肤改变、重症肌无力、药物性皮肤黏膜反应。

3. 肿瘤造成的心理与精神并发症

（1）反应性焦虑症：包括急性焦虑障碍（惊恐发作）和广泛性焦虑。

（2）反应性抑郁症。

（3）其他精神问题：肿瘤相关性精神问题的内容相当广泛，包括肿瘤诊疗前、中、后患者的各种精神改变。在这些问题中，部分问题常与非肿瘤患者特殊心理状态的表现相接近或一致，因而不被人们所重视，极易引发更为严重的精神性疾病。主要包括易激惹、孤独感、失助感、被动依赖、多疑、条件反射性呕吐、性心理及性功能障碍、投射反应、记忆障碍、情感障碍、知觉障碍、谵妄、幻觉状态、急性痴呆、神游、类木僵状态、缄默状态、类躁狂状态、兴奋状态、思维奔逸、情感高涨、认同问题、自杀。

4. 肿瘤的医源性并发症　主要是肿瘤诊疗过程中由于医疗行为的干预而导致的与治疗目的无关或者治疗所引发的一系列副作用、伴随综合征等。这部分并发症是肿瘤诊疗过程中最为常见的，多数情况下可以采取积极、有效的措施将并发症发生率降到最低、程度减轻甚至于完全可以避免。

（1）手术治疗相关的并发症：倾倒综合征、术后血栓形成、术后管腔狭窄等。

（2）放射治疗相关的并发症：放射性脑病、放射性脊髓病、放射性皮肤黏膜损坏、放射性中耳炎、放射性水肿、放射性气管炎、放射性食管炎、放射性肺炎、放射性肠炎等。

（3）化学治疗相关的并发症：包括化疗药物所导致的恶心、呕吐、腹泻、便秘、骨髓抑制，化疗药物所导致的心、肺、肝、肾等药物性损伤。此外，尚包括由于化疗药物本身特殊的化学结构、作用特点所引发的药物性不良反应。

（4）生物治疗相关的并发症：主要包括药物性发热、骨痛、周身不适、类上感样反应、水钠潴留及血液性毒性反应等。

（5）内分泌治疗相关的并发症：主要与内分泌制剂使用过程中激素水平调节失衡、激素药物性不良反应相关，包括子宫内膜增厚、肾上腺增生、类皮酯醇增多症、水钠潴留、性功能异常或障碍等。

（6）中医药治疗相关的并发症：传统概念的中医药治疗常把人们带入中医中药治疗无毒或低毒的误区。其实，中医药治疗与西医药治疗一样，可以发生由于药物性因素及诊疗手段所引发的各种并发症及不良反应。由于中药的成分复杂，组方变化多样，又具有同病异治、异病同治等特点，药物性毒性更加难以具体、明确，不易量化。

（7）各种侵入性操作相关的并发症：主要包括治疗相关性损伤、副损伤等。

（8）诊断相关的并发症：与诊断性操作技术以及诊断性药物、器械性损伤相关，包括各种诊断性操作过程中引发的机体有创性损伤，如出血、感染、血管损伤、淋巴管损伤、神经副损伤、造影引发的血管损伤、造影剂过敏、造影剂肾病等。

5. 肿瘤伴发症　伴发症又称"夹杂症"。严格地说，伴发症不属于肿瘤并发症的范畴，肿瘤伴发症是存在于肿瘤患者但与肿瘤无关的一类疾病，如糖尿病、高血压、心脏病、肌肉骨骼系统的慢性疾病等，这些疾病和肿瘤伴发存在时，其症状、体征、辅助检查、治疗以及由于伴发症的存在引发的并发症也对肿瘤并发症在诊断和鉴别诊断有重要意义，对于伴发症的诊断、治疗也直接影响肿瘤的治疗和疗效，是肿瘤诊治过程中需要注意和处理的主要内容之一。

许多肿瘤并发症是上述各种因素综合作用的结果，如癌性疼痛、肿瘤患者的性功能障碍、食欲不振-恶病质综合征等可能是器质性因素、心理性因素和医源性因素的总和。

二、按肿瘤并发症所累及的系统分类

依照系统进行肿瘤并发症的分类也经常在临床上采用。临床常见的并发症累及的系统主要有心血管系统、消化系统、泌尿系统和呼吸系统等。这种分类的优势在于，针对一个系统的解剖学，组织学，组织、器官功能的特点，可以形成体系化的预防和治疗。但是，肿瘤具有广泛转移和侵袭的特点，发生发展过程多变而且不确定因素较多，临床难以预料，肿瘤可以先后或同时侵犯多个系统，在晚期患者尤其如此，绝对的系统分类意义不大，这也是此种分类方法值得进一步考虑的原因。

三、按肿瘤并发症发生的时间分类

从发生时间角度划分，包括肿瘤近期并发症、肿瘤中期并发症和远期并发症，其时间界限依照不同并发症的病理特点而有所不同。这些时间的界定往往不能依照单一的时间标准进行，临床上的时间标准差异极大，短的时间可以是立即发生、几小时或者几天以内发生；远期的也可以是几个月或几十年。肿瘤并发症以即刻或近期并发症多见，也是临床上需要处理的主要问题，远期并发症主要发生在肿瘤治疗效果较好、能够较长期生存甚至痊愈的患者。随着现代肿瘤学治疗水平的不断提高，诊疗技术手段的发展，人们对肿瘤的认识不断获得突破性进展，肿瘤及相关远期并发症诊疗技术飞速进步，肿瘤的疗效不断提高，远期并发症的发生率和重要性也逐渐成为人们关注的新焦点。

四、按并发症的主要临床表现分类

以临床单一表现的并发症或综合征进行分类，如癌性疼痛、恶病质综合征、化疗相关的恶心呕吐等。

本书对肿瘤并发症按系统分类进行描述，在讨论每一种并发症时再按其机制或发病原因进行分析，对特殊涉及肿瘤放疗、肿瘤介入、肿瘤热疗以及肿瘤诊疗新技术的并发症在本书中被单独列出，既为方便查阅，也有利于系统地掌握和理解。对于部分已经系统化或较为成熟的特殊临床问题，如癌性疼痛、食欲不振-恶病质综合征、化疗的远期并发症、肿瘤生物治疗的并发症等也做了专门介绍。

第二节　肿瘤并发症的防治

肿瘤综合治疗是目前肿瘤治疗的主要内容和方向。合理的应用各种治疗方法是提高肿瘤治疗效果的重要手段。在临床肿瘤治疗过程中，需要明确患者的临床诊断，正确的疾病分期，完善各种必要的理化检查，并对患者的一般情况做出正确的评估，实施患者可以耐受的治疗措施。此外，在肿瘤的诊疗过程中，还需要严格按照治疗操作规程进行，最大限度的减少医源性肿瘤播散、种植及转移，多手段、多角度地实施各种预防措施。治疗后，对患者的一般情况及特殊性指标进行随诊、监测，预防性地采取各种治疗措施以减少肿瘤治疗并发症。通过密切的临床观察，也可以及早发现并及时处理并发症。

一、肿瘤外科并发症的防治

对于某些恶性肿瘤而言，外科手术治疗仍然是目前可能使肿瘤获得根治的唯一手段。在肿瘤的外科手术治疗过程中，需要对患者进行严密的手术评价，选择适宜的手术适应证，切实做好围手术期诊疗措施，最大限度地提高治疗效果，减少并发症。

1. 手术治疗的适应证选择 外科手术治疗在肿瘤诊治中具有重要的地位，但并不是所有肿瘤都可以利用手术切除的方法获得根治。只有局限在其原发部位，而且淋巴引流区域可以得到完全切除的肿瘤，外科手术治疗才可能达到满意的治疗效果。然而，肿瘤的发生隐匿，生长迅速，临床症状和具有提示性的体征均缺乏特异性，加之肿瘤所具有局部浸润和远处转移的特性，待临床上发现肿瘤相关症状、体征而就诊，明确恶性肿瘤诊断的时候，肿瘤多数已经处于中晚期，肿瘤组织多数已经侵犯了重要的组织、器官、大血管或者已经发生了远处的微小或者亚临床转移灶，这些都是导致手术切除治疗难以实施，手术治疗失败或者出现治疗相关性并发症、死亡的主要原因，也常是手术治疗后发生复发、转移的主要原因和根源。因此，外科治疗实际属于一种局部的治疗，在肿瘤治疗上具有一定的局限性，不可以盲目的扩大、滥用，否则会给患者带来严重的后果并且引发一系列并发症。

2. 手术治疗前的注意事项 对于计划进行外科手术治疗的患者，手术治疗之前应该详细了解病史，询问患者的症状，通过详细的查体获得必要的第一手临床资料，并完善必要的辅助检查，如进行内镜、B超、X线、CT、ECT、MRI、PET、PET-CT及穿刺活检等检查，对疾病做出正确的诊断和临床分期。再根据肿瘤的病理学特性、临床分期选择适宜的治疗方法。

此外，对决定实施手术治疗的患者，还需要考虑以下治疗相关因素：①患者对于手术的耐受能力：通过各种理化检查，正确评估患者的心、肺、肝、肾功能，对于重要器官的功能损伤和下降，在手术治疗前必须积极地进行纠正，使之尽可能恢复正常或者接近正常以达到手术治疗的要求。②手术的复杂程度与危险性评估：对于肿瘤已经侵犯重要组织、器官、血管或者已经具有广泛转移的患者，强行进行手术只会增加手术相关性组织、器官损伤和手术相关性死亡率，降低患者的术后生活质量。对于此类患者如果放弃根治性手术治疗方案，采取具有针对性的姑息性手术或者其他治疗以缓解患者的症状，改善患者的体征同样可以达到较好的延长患者的生存期，改善患者生活质量的目的。③注意手术切除治疗以后局部器官功能的损伤程度：对于实施肿瘤根治性手术切除并获得较好疗效的患者，可能会具有一个较长的生存时期，对于这一部分患者，根治性手术切除应该在达到根治性治疗的目的基础上，尽可能保留其器官的外形和功能，以提高患者的生活质量。④多手段综合治疗：目前的循证医学资料研究表明，只有很少的恶性肿瘤和极早分期的部分肿瘤可以利用单纯手术切除达到根治的目的，其他肿瘤在治疗中都需要结合、配合各种手段进行肿瘤的综合治疗，只有这样才可以更好地控制肿瘤术后的局部病灶或残存病灶，防止出现局部复发或远处转移。

3. 手术医源性播散的预防　局部浸润和远处转移是恶性肿瘤的显著特点，这主要是由其特殊的生物学特性所决定的。手术治疗及临床检查过程中的外力性挤压和刺激也是造成肿瘤出现远处转移的常见原因之一。因此，肿瘤外科手术中需要重点防治肿瘤细胞的播散。近些年来，随着对肿瘤生物学特性研究的不断深入，人们越来越认识到在诊疗过程中，尤其是在外科手术过程中，医源性肿瘤细胞播散的严重性。临床上任何检查和手术治疗中的操作不当，都可以造成肿瘤细胞的播散。体格检查时的粗暴压迫，术前备皮过程中的摩擦，术中探查时的瘤体触摸、挤压，以及手术切除过程中对肿瘤的直接刺激都可以使肿瘤细胞发生局部的播散或者随着血管、淋巴管途径而发生远处转移。理论上，肿瘤细胞的播散和转移主要与肿瘤细胞自身的生物学行为相关，此外还与患者机体免疫状态，治疗措施实施与否，患者身体一般情况，患者血流动力学等诸多因素相关。但是肿瘤细胞的播散无疑是这其中一个最为基础的因素。我们在强调减少或避免肿瘤细胞医源性播散的同时，还需要积极地提高患者的机体免疫能力，增强抗病能力，减少促进肿瘤细胞转移的各种因素。

二、肿瘤放射治疗并发症的防治

放射线的辐射不仅可以杀灭肿瘤细胞，也可以无选择地导致正常组织不同程度的放射性损伤。因此，临床放射治疗要准确地进行放射治疗计划的设计和实施，严格掌握放射治疗的原则、适应证、禁忌证及放射治疗不良反应的处理。此外，临床肿瘤治疗中还应该熟练掌握有关的诊断技术和其他肿瘤治疗手段，合理运用肿瘤治疗的手术、化疗、中医中药、生物、免疫治疗及放射增敏剂的应用等综合治疗措施，以获得最大限度的肿瘤放射治疗效果，降低肿瘤治疗并发症，延长患者的生存期，提高患者的生活质量。

1. 放射治疗计划的设计　放射治疗计划的设计包括 5 个方面：①确定治疗的范围，肿瘤区临床检查了解肿瘤区的肿瘤病灶的大小、肿瘤的形状，靶区包括肿瘤区、亚临床病灶及可能侵犯的范围；②决定靶区的照射剂量时间及保护正常组织的最大耐受剂量，照射剂量必须符合临床剂量学的要求；③应用放射治疗计划系统（treatment planning system，TPS）设计最佳方案，放射物理人员根据临床医师的要求和条件，采用 TPS 对放射野进行定位，剂量分配，以及不同密度组织的校正等，选择最佳的剂量分布计划，所有的治疗计划还需要临床医生的再次确认才可以实施；④模拟机定位，通过模拟定位机的定位，定位照射靶区和避开要保护的正常组织，可以校对照射野，提高照射的准确性；⑤放射计划的执行，由投射技术员完成，一般患者第一次照射时，尤其是特殊计划的实施，临床医师要与技术人员一起摆位，减少误差的发生，降低并发症。

2. 放射治疗的适应证和禁忌证

（1）适应证：放射治疗包括根治性放射治疗、姑息性放射治疗、术前放射治疗、术后放射治疗、术中放射治疗，以及与其他治疗手段相结合的综合治疗。随着放射治疗技术的不断发展，使得放射治疗的适应证、治疗范围不断扩大。一般来说，能对放射线起一定生物学效应的恶性肿瘤和一些良性疾病，如血管瘤、斑痕瘤等，均可以采用放射治疗。

（2）禁忌证：临床上影响放射治疗的因素很多，包括肿瘤本身，患者本人情况，放射治疗的设备，以及有关的放射治疗人员的技术、素质等多种因素。临床上绝对的放射治疗禁忌证不是很多，而相对的放射禁忌证主要有患者有明显的恶病质、广泛转移；伴有急性炎症、败血症和脓毒血症的严重感染，没有得到较好的控制；伴有严重的心脏病、肾脏疾病、肝脏疾病和肺结核及其他疾病时，放射治疗可能会加重病情的变化或者出现致死性的反应；白细胞低于 $3.0 \times 10^9/L$，血红蛋白低于 $60g/L$，血小板低于 $50.0 \times 10^9/L$ 或者伴有骨髓再生障碍；放射治疗的部位已经接受了高剂量的放射治疗，而且已经具有了一定的放射性损伤，不允许再次进行再程放射治疗；估计放射治疗达不到目的，甚至会加重患者的痛苦。

3. 放射治疗的照射野及剂量

（1）照射野的设计：对于照射野的设计差异较大，常需要考虑的因素如下：同一部位的不同性质的肿瘤或者同一性质的肿瘤而部位不同；病理组织学分化程度及肿瘤的生物学行为不同，可能浸润和转移不同；治疗目的的不同，如根治性或是姑息性，高姑息或是低姑息，其涉及的治疗剂量不同；除了临床检查、手术所见和特殊的影像学检查以外，凭借临床经验判定治疗的范围也相当重要，但是每一位医生的经验不同照射野的设计也有所差异；治疗机构的治疗传统差异也是造成照射野设计差异的主要因素。对于照射野的设计，临床上的争议始终较大，但是有一点是必须遵循肿瘤的"五个区"原则，即肿瘤区、靶区、计划区、治疗区和照射区。

（2）放射治疗剂量学的临床应用：肿瘤放射治疗剂量的准确与否与肿瘤的治疗效果直接相关。照射不同的肿瘤所需要的剂量大小、剂量分布或者分配优化，以及周围正常组织的保护等，是临床医生在设计治疗计划时必须考虑的问题，而肿瘤的主要情况，包括对于放射线的敏感性及病理组织学的特点、组织来源、分化程度、肿瘤体积大小、生物学行为、浸润及转移等情况，肿瘤的治疗目的及患者的身体情况都是决定放射治疗剂量学的主要因素。临床放射治疗的剂量要求：剂量范围已使肿瘤被杀灭，而正常组织损伤降低到最低限度；设计照射野计划时，必须符合肿瘤放射治疗的设计要求和剂量学原则。只有这样，才会获得最佳的治疗效果。

4. 放射治疗在肿瘤并发症治疗中的应用　采用放射治疗手段的主要肿瘤并发症或者肿瘤急症主要包括气管的受压或阻塞、上腔静脉综合征、输尿管压迫或者阻塞、脊髓或者神经根受压迫引发的剧烈疼痛等。上述症状多数采用放射治疗为主即可获得较为满意的治疗效果。临床症状缓解也较为显著。

三、肿瘤内科并发症的防治

任何药物在其发挥治疗作用的同时，都不可避免地会伴发一定程度的不良反应。不同药物的不良反应不尽相同，多数与治疗作用不相关；但是由于部分药物的作用剂量和毒性剂量之间十分接近，治疗中发生毒性反应的概率很大，如洋地黄类药物；还有一类药物，如抗肿瘤性的化疗药物由于其作用的靶向性较差，药物作用于靶细胞的同时也会对正常组织、器官产生一定的损伤、毒性，从而引发一系列的化疗药物毒副作用及并发症。

1. 抗肿瘤药物的使用原则 抗肿瘤药物多数属于细胞毒性药物，不但对于接受治疗的患者会发生许多不良反应，而且对于长期接触抗肿瘤药物的医护人员也会产生不良反应，尤其对于长期从事抗肿瘤药物配制护士的危害性更大，因此，对于抗肿瘤药物的使用必须规范，严格操作程序和注意事项。

对于抗肿瘤药物治疗，一般绝对禁止进行抗肿瘤药物的试验性治疗。可以说，除了极少的几个特殊、特定的疾病以外，其他的恶性肿瘤诊断和抗肿瘤药物治疗原则上必须在具有细胞病理学和（或）组织病理学的支持下进行。化疗方案的制定和化疗的实施也需要在具有一定规模的医疗机构、具有一定经验和水平的医护人员的基础上，有针对性地进行。专业人员应该熟悉各种不同的化疗方案，知晓化疗方案中各种组成药物的作用特点、毒性反应、处理原则，并且会对药物产生的毒副作用进行有针对性的预防和处理。掌握化疗药物共同的药物毒性反应，严格药物使用过程中对血常规、肝功能、肾功能等常规项目的监察。

在治疗过程中，作为一名肿瘤科医生，除了需要对患者的治疗给予特殊的关注以外，还需要了解我们所实施的抗肿瘤治疗的目的，以及如何处理治疗与不良反应之间的关系：如果抗肿瘤治疗的目的在于仅改善患者的生活质量，延长患者的生存时间，是一种无治愈可能的姑息性治疗，那么对于患者治疗中的毒性反应的考虑主要应该放在预防和处理急性毒性反应方面，最大限度地减少患者治疗期间的毒性反应，以及因为化疗所遭受的痛苦；如果化疗是一种可能治愈的方法，而且患者的年龄较小，则在治疗中不仅需要对急性期毒副作用给予处理，还要考虑因为治疗所引发的远期的毒副作用，尤其对于生殖系统、内分泌系统，以及部分可能会引发第二肿瘤的情况应该给予足够的重视。切不可造成治愈肿瘤，又造成新的疾患的后果，这对于患者而言，无异于第二次面临死亡。对于部分可能会对患者心理、人格产生影响的不良反应，其危害可能会超过肿瘤所造成的危害。

2. 抗肿瘤药物的剂量调整 选择和应用不同的化疗药物、化疗方案，主要需要考虑：患者是否可以从中受益，以及化疗反应发生率是否最低，程度最轻。多数的化疗药物，尤其是烷化剂，具有一定的剂量-效应关系，即药物使用剂量越大，疗效越好。与之相一致，多种不良反应的发生也和剂量有关，因此毒副作用成为限制药物剂量实施的主要因素。针对不同的毒副作用需要进行药物剂量的调整，以适合于患者、适应于治疗。

（1）非血液性毒性反应的剂量调整：在患者治疗中，除了顽固性呕吐或者发热超过40℃，化疗剂量一般不需要作相应的调整；其他出现任何Ⅲ～Ⅳ级毒性反应时，再次给药治疗时一般需要减少治疗剂量的 20%～25%；对于调整后的方案，在治疗中再次出现Ⅲ～Ⅳ级毒性反应时，则必须再次减量 20%～25%，或者停止治疗。与药物剂量无关的副作用，如出现过敏反应则必须立即停药。

化疗中对于重要脏器的损伤应该有足够的重视，否则会引发严重的后果。出现慢性或累积性的肺功能异常、心脏功能异常时应立即停止用药，如博来霉素、多柔比星等；对于长春新碱等所引发的慢性或累积性的神经毒性，有时可以不进行药物剂量的调整，而是根据其神经损伤程度决定是否停药。对于肝、肾功能损伤时，可以根据损伤的程度对药物进行调整，具体药物的调整方案和剂量与药物的特点、代谢途径有关。

（2）血液性毒性反应的剂量调整：由于治疗病种的不同，使用方案的差异，以及治疗目的差别，对于不同的治疗所引发的血液性毒性反应的评价也是不一样的，要求也不同。对于部分急性非淋巴细胞性白血病，必须给予强力的化疗，产生最少 1 周的严重的白细胞减少，才可能获得疾病的缓解，在这种要求和特定的治疗方法下，发生Ⅳ级骨髓抑制是允许的，也是可以接受的。对于一些骨髓未受到侵犯、具有治愈可能的实体瘤患者，如睾丸癌、恶性淋巴瘤等，也是允许进行一些可以达到Ⅳ级骨髓抑制的强烈的化疗方案和剂量实施的。但是对于以姑息性治疗为目的的化疗，以及化疗产生的疗效具有一定限定作用的患者，强烈化疗的意义不大，而且会进一步加重患者的副作用发生，对患者的预后无益，此种治疗的意义就显得不大。对于药物的调整比例、界定标准，与药物、代谢途径、骨髓抑制特点等多因素相关。

四、肿瘤介入并发症的防治

介入放射学（interventional radiology）技术和介入治疗是在 20 世纪中后期发展起来的一个新兴的边缘、交叉学科。从建立之初，就与肿瘤诊疗密切结合，目前已经成为肿瘤诊断、治疗的重要手段之一。在某些特殊恶性肿瘤，如肝癌的治疗中具有不可替代的地位和作用。介入放射学是在 X 线、CT、B 超等影像技术的导引下，将特制的导管或者穿刺针插入人体的病变区域，经过导管或穿刺针进行组织病理学检查，药物灌注、局部栓塞、减压引流及结构功能重建等诊疗手段实施，已达到对肿瘤进行诊疗或缓解临床症状的目的。在肿瘤治疗上具有"无孔不入，无孔也入"的特点，使得临床诊断和临床治疗技术更加趋向于微创、快速、安全和有效。

近年来，很多和介入技术较好结合的微创介入技术在临床上也得到了较好的发展，包括氩氦刀、射频消融技术、电化学技术、放射性粒子置入等用于治疗肿瘤。根据肿瘤介入治疗的主要内容，并发症主要包括：在介入治疗过程中，如血管穿刺和血管内操作引发的出血，穿刺部位血肿，血管痉挛，血栓形成或血管闭塞，动脉内膜下通道，夹层动脉瘤，血管穿孔，血管壁撕裂，以及导管导丝在血管内折断或打结等，非血管性并发症包括介入治疗过程中的各种非血管性副损伤和由诊疗带来的其他损伤。这些治疗引发的并发症严格意义上属于介入治疗并发症范畴，需要介入治疗的医护人员在临床诊疗前、过程中及治疗后通过严格掌握诊疗的适应证，精细操作，严密观察，随时调整诊疗方案来避免并发症的发生和减轻发生程度。肿瘤患者在诊疗过程中由于患者的特殊基础疾病而引发的介入治疗相关并发症将分别在各章节介绍。

五、中医药治疗肿瘤引起的并发症防治

中医药是中华民族世代传承的宝贵财富，在历史发展进程中，兼收并蓄、创新开放，已形成了一整套融理法方药、针灸、推拿、食疗、养身等方面于一体的综合理论体系。中医药疗法强调整体观念和辨证论治，可全面调节人体内的阴阳、气血及脏腑功能，在肿瘤防治过程中，以及改善肿瘤患者症状和提高生活质量方面疗效显著，但也出现了一些不良反应。

（一）中医内外治法

1. 中药内治法　在恶性肿瘤姑息治疗中，中药常配合放、化疗使用，能够缓解放、化疗的副作用，提高患者的生存质量，延长生存期，并在预防肿瘤、增效减毒、减少肿瘤复发和转移方面发挥了良好的作用。中药抗肿瘤具有多方位、多靶点、多效性、不易产生耐药性等优点，它不仅可增强机体对放疗的敏感性，加强对正常组织的保护，防止肿瘤转移和复发，而且可以减轻患者因化疗而引起的发热，增加食欲，减轻焦虑、恐惧、抑郁等心理障碍，明显提高患者的生活质量。同时，中药抗肿瘤作用的多靶点性在其逆转肿瘤耐药的过程中发挥了独特的优势。但中药抗肿瘤也会引起不良反应，特别是与化疗药物联合应用时，不容忽视。

2. 中医外治法　肿瘤的中医外治法是应用药物施于体表，或从体外治疗肿瘤的方法。中医外治肿瘤历史悠久，有敷、搽、洗、熏、吹、塞、嚏等多种治疗肿瘤的方法。治疗原理是利用药物透过皮肤、黏膜、腧穴、孔窍等部位直接吸收进血络，输布全身而发挥其药理作用，包括中药外敷与超声透入、中药泡洗、中药灌肠等。中药外用治疗肿瘤的主要不良反应为局部疱疹、过敏性皮疹，甚至局部组织损伤坏死。

引起中药不良反应的原因与以下因素有关：中药来源复杂、中药的剂量过大、药不对证、蓄积中毒，对中药毒性认识不足，或误用有毒中药，以及患者的个体差异等。

（1）变态反应。变态反应在中药不良反应中所占比例较大，涉及品种较多，有报道的中药、中成药能引起变态反应的已达 210 种以上，轻者表现为皮疹、荨麻疹、斑丘疹、红斑等，重者表现为剥脱性皮炎、过敏性休克甚至死亡；能引起变态反应的中药有 150 种以上，其中很多是常用中药，如木通、马兜铃、黄药子、雷公藤、洋金花、全蝎、蜈蚣等；能引起变态反应的中成药有 60 种以上。变态反应是因肌体受抗原或半抗原物质刺激而产生的抗原-抗体反应或抗原-致敏淋巴细胞反应。中药成分复杂，品种繁多，其中不少具有抗原性，如动物药中的蛋白质、植物药中的多糖及小分子物质、茶叶中的茶碱等，均可诱发不同类型的过敏反应，其中以注射剂引起的速发型变态反应发生率最高，并以过敏性休克最为严重，死亡率最高。

（2）急性毒性反应。中药的急性毒性反应多因剂量过大或误用而引起，常以对肌体的内脏器官及系统的损伤为主，在临床上表现为以下各方面。

1）神经系统：主要表现为唇、舌、四肢麻木，眩晕、头痛、烦躁不安、抽搐、惊厥、意识模糊、昏迷、瞳孔缩小或扩大甚至死亡。常见的中药有马钱子、川乌、草乌、附子、蟾酥等。

2）心血管系统：主要表现为心悸、胸闷、心律失常、血压升高或降低、循环衰竭、死亡。常见的中药有川乌、草乌、附子、罗布麻叶、北五加皮、洋金花、华山参、蟾酥、麻黄等。

3）呼吸系统：主要表现为呼吸困难、咳嗽、咯血、呼吸肌麻痹或呼吸衰竭等。常见的中药有苦杏仁、桃仁、白果、商陆、雄黄和全蝎等。

4）消化系统：主要表现为恶心、呕吐、食欲不振、腹胀、腹痛、腹泻、消化道出血、黄疸、肝大、肝功能损伤甚至死亡。常见的中药有川乌、草乌、附子、雷公藤等。

5）泌尿系统：主要表现为腰痛、水肿、尿频、尿少、蛋白尿甚至尿闭、尿毒症、急性肾衰竭甚至死亡。常见的中药有木通、雷公藤、甘草、千年健等。

6）造血系统：主要表现为白细胞减少、粒细胞缺乏、溶血性贫血、再生障碍性贫血、紫癜甚至死亡。常见的中药有洋金花、芫花、斑蝥、狼毒等。常见的中成药有雷公藤片等。

（3）长期毒性反应。中药或中成药的长期毒性反应为长期服用或重复多次用药所出现的不良反应。在《神农本草经》中已有"下药多毒，不可久服"的告诫。

（4）特殊毒性反应。中药的特殊毒性反应表现为依赖性和"三致作用"。由中药或中成药产生的依赖性虽然比较少见，但也应引起注意。有报道患者因习惯性便秘，而长期服用番泻叶（用开水泡服），停服后出现戒断症状，表现为焦虑不安、失眠、瞳孔散大、厌食、体温升高、呼吸加快、血压升高、体重减轻等，其戒断症状类似吗啡依赖性的前驱症状，但程度较轻，并可用其他药物如润肠丸等缓解或消除。中药长期应用可产生致癌、致畸、致突变的作用，此类不良反应多集中于雷公藤、细辛、槟榔、半夏等中药及其制剂中。

2015版《中华人民共和国药典》一部对有毒中药以"有大毒""有毒""有小毒"来划分，这里的毒指的是狭义的毒，是指中药作用于人体后产生的不良反应；其中"有毒"42种，"小毒"31种，"大毒"10种。其用法用量有严格的规定，可内服者剂量都较小；其中土荆皮、千金子、千金子霜、小叶莲、马钱子粉、巴豆霜、甘遂、朱砂、红大戟、金铁锁、京大戟、曼陀罗、轻粉、洋金花、皂角、斑蝥、硫黄、雄黄、草乌叶等药多入丸、散；川乌、马钱子、白附子、半夏、草乌等药炮制后用，或炮制后入丸、散；丁公藤、天南星、巴豆、红粉等一般外用，以醋或酒调敷；狼毒为熬膏外敷。临床医生要了解这些毒性中药的毒性成分和中毒表现，以避免临床使用有毒中药产生毒害反应。

（二）针灸疗法

针灸是中医治疗的重要组成部分，在抗肿瘤综合治疗中，同样具有不容忽视的地位。针灸是针刺与灸法的统称，针刺疗法包括毫针刺法、电针法、头针法及其他针法（如腕踝针、三棱针、耳针、蜂针、梅花针、皮内针、穴位注射等）；灸法包括艾炷灸、艾条灸、温针灸、天灸等。针灸学以整体观为特点，其核心理论是经络腧穴理论，人体经络系统内属于脏腑，外络于肢节，沟通内外、贯穿上下，构成完整相贯的网络系统，形成一个有机的整体，以行气血而营阴阳，保证人体的协调平衡和各部的功能活动。针灸疗法的介入在改善恶性肿瘤患者临床症状、控制疼痛、舒缓心理及精神压力、调节机体免疫力、延长带瘤生存时间，减轻手术、放疗及化疗的不良反应等方面均具有明显效果，但也有异常情况及不良反应。

1. 针灸异常情况　是指在针灸治疗过程中或治疗后，由于未按照操作规程、手法不当、没有辨证施治或者由于患者个人原因等，给患者造成机体损伤，发生了效应之外的结果，有广义与狭义之分。狭义的异常情况包括因操作不慎、治疗手法不当等而出现的一些异常情况，常见的有滞针、弯针、断针及出血等。其中，滞针常因患者精神紧张、施术者手法不当或者留针时间过长引起。弯针是由于施术者进针手法不熟练，不熟悉解剖位置或者患者在留针时移动体位造成的。断针多因针具过细、施术者强行大幅度提插捻转等造成的。广义的异常情况包括狭义的异常情况及针灸治疗中的各种不良反应。

2. 针灸不良反应　定义目前尚无统一的规定，各学者对不良反应的报道及分类也各有不同。部分学者认为常见的不良反应有加重病情、诱发宿疾、针感滞留、影响生理功能等；部分学者将不良反应分为四类，分别是组织器官损伤、交叉感染、生理心理不良反应、其他；还有学者认为针刺不良反应主要包括晕针、过敏、疼痛、其他等；亦有将其分为反应性损伤、机械性损伤、化学性损伤、生物性损伤四类者；还有将其简单分为功能性障碍和器质性改变两类。

（1）晕针：是指在针刺过程中患者发生的晕厥现象。临床表现为患者突然出现精神倦怠、头晕目眩、面色苍白、恶心欲呕、多汗、心慌、四肢发冷、血压下降等现象，重者神志不清，仆倒在地，唇甲青紫，二便失禁，脉细微欲绝，甚至晕厥。

1）晕针产生的原因：①心理因素，主要见于首次接受针灸治疗或有过晕针史者。针灸常给患者带来一定强度的痛觉刺激，引起患者痛反应，如肌肉收缩、呼吸加快、出汗等。首次接受针灸治疗或有过晕针史者被针刺激时，皮肤受到刺激伤害，导致肌肉收缩，精神高度紧张、恐惧，便会发生晕厥。②生理因素，疼痛是身体表面或深部的感觉神经末梢受到刺激所引起的，是身体对有害物刺激的威胁所发生的警告反应。当极度疲劳或虚弱时，抵抗反应和控制反应降低，于是对很小的刺激会产生与刺激强度不成比例的夸大反应，较易发生晕针。③体位，观察显示，取俯卧位或平卧位进行针灸时，晕针发生率较低，而取坐姿接受针灸时，晕针概率则大大增加。原因是坐位时下肢肌肉及静脉张力低，血流蓄积于下肢，回心血量少，心输出血量少，收缩压下降，因而影响了脑部供血，使晕针发生率大于卧位。④年龄，儿童因机体尚未发育完全而对疼痛反应不敏感，老年人因机体各种反应反射敏感度降低，痛觉迟钝，对疼痛敏感度也降低，因此晕针发生率低于青壮年。⑤物理因素，主要是由于使用带钩针具或者型号不适的针具使患者受到不必要的伤害所致。

2）处理：立即停止针刺，将针全部起出。让患者平卧，松开衣带，注意保暖。轻者仰卧片刻，饮温开水或糖水后，即可恢复正常；重者可选人中、内关、足三里等穴位针刺或指压，或灸百会、关元、气海等穴，即可恢复；若仍不省人事，可考虑配合其他治疗或采用急救措施。

3）预防：对初次接受针刺治疗，或精神过度紧张，身体虚弱者，应先做好解释，消除其对针刺的顾虑。同时选择舒适持久的体位，初次接受针刺者最好采用卧位。选穴宜少，手法要轻。饥饿、疲劳、大渴的患者，应令其进食、休息、饮水后少时再予针刺。医生在针刺治疗过程中，精神要专一，随时注意观察患者的神色，询问患者的感受，一旦患者有身心不适等晕针先兆，应及早采取处理措施，防患于未然。

（2）针灸过敏：针灸可以有效地治疗过敏性疾病，但采用穴位注射、艾灸、蜂针等法，亦会诱使机体出现不同程度的过敏反应。多因体质、药物原因导致，患者本身为过敏体质，多有哮喘、荨麻疹史，或对多种药物、花粉过敏史，如对艾叶、中药针剂过敏等。还有一些患者，在毫针针刺或电针刺激时发生过敏，可能因针刺调节过度，激发神经内分泌系统一系列反应，使抗组胺和乙酰胆碱能性物质增多，使局部血管扩张、渗透性增加，而出现过敏症状。

故针灸前，应仔细询问病史，了解有无过敏史，特别对艾灸有无过敏史；如原有穴位注射过敏者，亦应慎用艾灸疗法。如出现过敏反应先兆时，应立即停止治疗。有局部或全身过敏性皮疹者，一般于停止治疗后几天内自然消退。在此期间可应用抗组胺等药物，多饮水，严重者可适当应用皮质类激素治疗。

（3）经络不良反应：是指通过针灸刺激（包括各种穴位刺激）的激发，在循经感传中或气至病所后所出现的一些损伤性反应。也有人称之为循经感传的劣性效应。其原因可能与刺激量较强、低年龄、体质、疾病等因素有关。

1）功能性障碍：出现循经的抽痛、麻木、抽搐，并可呈现或伴有内脏功能失调，如上传至膀胱时，有尿急；至腹部有腹痛；到胃区，有胃部灼热、恶心呕吐；到胸部，有呼吸困难、胸憋闷、心悸，胸痛；到颈项，有咽干、吞咽困难；到眼部时，有视物不清、头晕目眩。还有在针刺麻醉时，循经感传到术区，创痛加剧，出现节律性跳痛，并感到循经感传通不过切口时，有强烈的冲击感。尚可出现局部或大片感觉缺失。

功能性障碍多为一过性的、可逆的，当症状出现后，只要立即停止刺激，即可迅速或逐渐恢复，不需特殊处理。亦有症状长达数月之久的，这类患者应给予适当的治疗。

2）器质性病变：以皮肤出现循经性病理改变较为多见。如循经皮疹，包括扁平苔藓样皮疹、湿疹样皮疹、密集性小水泡样皮疹及红色丘疹等；循经出血带，往往是先形成带状红斑，进而形成丘疹，最后循经血管脆性改变，血液渗出，而成循经出血带，亦可出现循经瘀血斑；循经皮丘带，即循经产生荨麻疹样改变。与此同时，可伴全身发热、体温轻度升高、多汗、脉快等。避免方法：取病损的对侧本经穴位，或同名经交叉对应点。疗效不满意时，可配合刺络拔罐、耳穴压丸或贴磁、头针在病侧或对侧循经取穴治疗等方法，也可采用其他中西医疗法。

（4）针灸依赖症：是指患者对针灸治疗产生一种心理和生理需求，这种需求已超过单纯对疾病的治疗，而表现为对针灸的一种依赖。此种症状是心理疾病与生理疾病交互作用的一种具体表现。原因尚不明确，多见于以下情况：因患功能性疾病，而寻求针灸治疗手段者；因好奇，想与其他治疗手段进行比较者；慢性病患者，用他法效果不明显，曾经针灸治疗而取得一定疗效者；有神经质或心理素质不稳定的患者。

临床表现为针后躯体的舒适感，精神上的放松及欣快感，疼痛或某些症状即刻减轻或消失，喜欢多针、多灸，针感强烈。一旦停针，即感到精神和躯体不适，或原有症状加重，主动要求针灸治疗或经常找借口寻求针灸刺激。针灸依赖症有时可持续数年。处理：①逐步延长针灸治疗间隔时间，施术中要做到取穴准，深度不拘，以得气为准，取穴以患者所述躯体症状常规配穴；②针灸前心理疏导；③为患者提供一个解释模式，使他能改变其对躯体症状的解释，促成有可能主动解决问题的观念；④启发、帮助患者了解疾病的发生发展规律，制订与疾病作斗争的具体措施，充分发挥患者与疾病作斗争的主观能动性。

（5）针感滞留：是临床常见的一种针灸现象，多由于术者辨证失误，施行了强刺激手法导致，表现为出针后患者仍然有余感，或当时虽觉轻快，过后更觉疲惫，或针后当时轻快，过了一天或半天依然恢复原状，预测收效较缓。

（6）艾灸不良反应：较少，只有少数患者于灸后可出现头晕、乏力、纳呆、过敏、失眠或嗜睡等现象。部分患者初灸时有头晕症状，特别是初灸百会穴时头晕症状明显，这是因为患者经络不通，瘀滞严重，所以初灸时，火性炎上或积聚于上引起头晕，这种情况可减少灸量，同时，继续灸2～3天后观察，头晕症状减轻或好转则可继续施灸，并可逐渐增加灸量；艾灸过敏症状主要有扁桃体肿大、咽痒、目痛、咽鼓管痒和昏睡，有时还有胸中发热或烦躁等症状，中止艾灸治疗或离开艾烟环境后过敏症状消失，减少艾灸过敏的一个重要措施就是尽量减少艾烟量；若施灸过程中，患者出现异常反应，如头晕眼花、乏力较重、胸闷、心慌、出冷汗等，反应剧烈，须及时处理。施灸过程中有可能引起局部皮肤烫伤，注意防范，面部穴、肌腱及大血管部位的穴位不宜直接灸。

（三）其他中医疗法

1. 食疗 食疗即饮食治疗的简称，又称食治食医、食养、药膳。食疗是指在中医药理论指导下，利用饮食的不同性味，作用于不同脏器，调整机体功能和治疗疾病的一门科学。我国的食疗学同源于祖国医学，不仅内容丰富，而且历史悠久，是具有光辉成就和独特创造性的医学瑰宝。药膳以传统中医药理论为指导，具有药疗与食疗的双重效果，在肿瘤预防及治疗中有着不可忽视的作用，同时在肿瘤的康复过程中，中医食疗也有预防复发和转移的作用。

辨证论治是中医治疗学的一条基本原则。这一原则贯彻于多种中医疗法的应用之中，如汤药治病、针灸推拿，同样也体现在食疗中。在食疗中要注意辨证施膳，特别注意辨虚实、寒热，不宜盲目进补。根据病"证"的不同，分别给予不同的饮食治疗，"虚则补之""实则泻之""寒者热之""热者寒之"。

饮食忌口是中医学中一个很重要的方面，正如名医张仲景所说："所食之味，有与病相宜，有与身为害，若得宜则益体，害则成疾，以此致危。"《灵枢·五味》就提出有关饮食的五禁忌问题"肝病禁辛、心病忌咸、脾病忌酸、肺病忌苦、肾病忌甘苦"，明确地提出了饮食的禁忌。忌口包括两部分内容：一是根据疾病的性质而忌口，属于病性忌口，如各种热证、上火的人及外感病，应忌食辛辣、肥甘、油腻、煎炸食物；而寒凉病证者，则应忌食生冷或性质寒凉的食物；哮喘发作期间，忌食蛋、奶、鱼、虾等高蛋白食物；痔疮、皮肤病者，忌食海鲜、羊肉、狗肉等发物；水肿病患者，忌食盐；肝炎患者，忌食辛、辣、油腻等。二是根据所服药物的特性和配伍禁忌而忌口，属于药性忌口。如服人参时，忌萝卜；服鳖甲时，忌苋菜、薄荷；服茯苓时，忌醋等。此外，服任何中药时都不要喝浓茶，因浓茶中含鞣酸很多，与中药同服会降低疗效，应以喝白开水为主。

2. 推拿 是中国传统医药学的重要组成部分，可以调整人体阴阳平衡，消炎止痛，舒筋活络，使人体气血运行畅通，新陈代谢正常，脏腑功能平稳，而达到健康的目的。推拿治疗疾病的主要理论基础：中医的五行学说，阴阳学说，脏腑学说，经络学、腧穴学理论，足底及手掌特定反射区理论。推拿循经络进行按摩，使经络血液运行加快，气血运行通畅，可减轻疼痛。

临床也有可能由于某种意外的情况或施术不当而出现一些不良反应，由于患者对手法治疗不够了解，精神紧张，产生恐惧心理，因此而出现头晕、乏力等症状。也可能因过敏体质接受手法后局部出现小片皮下出血，或因初次接受手法治疗后，在施术部位出现皮肤感觉过敏。若手法应用不当，或用力过猛，或患者体位不当，或精神过于紧张，也会出现异常情况，如晕厥、皮下出血、损伤、骨折等。肿瘤患者临床应用需谨慎。

3. 耳穴贴压 "耳为宗脉之所聚"，耳穴处有丰富的神经分布，通过刺激耳穴可以调节神经反射，从而达到疏通经络、调畅全身气血、平衡脏腑、调节大脑功能活动，消除静脉瘀滞的功效。耳穴贴压是利用胶带将籽粒，如药丸、药籽、植物种子等固定在特定的耳穴部位，并用手指按压以刺激相关穴位，从而治疗疾病的一种方法。利用耳穴贴压治疗癌性疼痛、化疗相关不良反应，具有操作简单、实施安全、疗效可靠的优点，已引起越来越多的关注。

　　耳穴贴压作为一种无创的治疗方式，其相关不良反应较少，安全系数较高。主要不良反应包括轻微的痛感、不适、痒、麻木感、麻刺感和局部皮肤过敏。

（高文斌　曹伟灵　陈盛阳　王武龙　魏晓薇　夏洪涛　李卫青）

第二章

癌 性 疼 痛

国际疼痛学会（International Association for the Study of Pain，IASP）关于疼痛的定义：疼痛是一种主观感受，是一种与实际或潜在组织损伤相关的不愉快的主观感觉和情感体验，或者是组织损伤的一种症状表现。

在临床上，疼痛的性质、特点、部位和病程，是疾病诊断的重要线索。但是，在肿瘤患者中，发病早期较少表现出疼痛症状，而晚期患者的慢性疼痛已没有实际的预警价值。相反，疼痛可引发或加剧患者的食欲不振、失眠、虚弱、强迫体位、褥疮等症状和体征的发生。疼痛比任何症状更易引起患者的心理障碍，因为它常被视为肿瘤复发或进展、疾病治疗无效或濒临死亡的信号。疼痛是最令肿瘤患者和家属恐惧的问题，是发生焦虑、抑郁、无助、失去自尊、内疚、愤怒的主要原因。

据世界卫生组织（WHO）统计，全球每年新发恶性肿瘤患者1400余万，其中死亡800万以上。在恶性肿瘤患者中每年至少有700万以上的患者在遭受疼痛的折磨。在新就诊的患者中，约25%的患者可以出现疼痛。在患者接受治疗过程中，约50%的患者会出现不同程度的疼痛，70%～90%的晚期恶性肿瘤患者以疼痛为主要临床症状，30%有难以忍受的剧烈或重度疼痛。

近年来，肿瘤患者的疼痛和疼痛控制日益受到医学界和社会的重视，2000年美国第106次国会批准 2000～2010 年为"疼痛控制与研究的十年"（Decade of Pain Control and Research）；欧洲联盟也确定2000年为"疼痛年"（2000 Europe Against Pain）；国际疼痛学会从2004年起将每年的10月11日定为"国际镇痛日"；2001年2月在第2届亚太地区疼痛控制会议上有学者提出"消除疼痛是患者的基本人权"；2002年第10届国际疼痛大会上达成共识：疼痛已经被列为除呼吸、血压、脉搏、体温以外的第五大生命指征；我国目前对疼痛的研究尚缺乏明确的认识和足够的重视，医学界准备响应"国际镇痛日"的倡议，决定将10月11日～17日定为"中国镇痛周"并已经完成了多次（年）活动。应该说，尽管这些政策和规章制度的实施已经取得了很大的成效，但是，目前临床上依旧有大量患者的癌性疼痛没有得到满意的控制。这些主要问题的出现还是一个观念的问题，没有把疼痛治疗归属于肿瘤综合治疗的一个重要组成部分。正因为如此，控制癌性疼痛与癌症的早期预防、早期诊断和治愈癌症被并列为WHO的四项重点规划。

第一节 癌性疼痛的生理与心理机制

疼痛是人类与生俱有的感觉，由于它在疾病发生、发展过程中的特殊性，人类对疼痛的诊断和治疗给予了极大的关注。在疼痛机制的研究中，最具有代表性的有 Melzac 和 Wall 提出的闸门学说，吗啡受体、内源性止痛物质的发现等。本节仅简要介绍如下。

一、痛觉的外周机制

痛觉的外周机制是指分布于身体不同部位的各种感受器把致痛物质的刺激转换为相应的信息，并由相应的感觉神经纤维向中枢神经系统传导的过程。

1. 致痛物质 可致痛性物质很多，现仅就最为常见的介绍如下。

（1）离子：最为主要，具有代表性的有机离子包括钾离子和氢离子。当各种因素导致细胞受损时，细胞质大量外溢进入细胞外液中，大量的钾离子释放会引发较为剧烈的疼痛。机体组织损伤或炎症发生时，也可以导致疼痛的发生。

（2）胺类：主要有 5-羟色胺（血清素）及组胺。

（3）肽类：以缓激肽的致痛作用最强。在组织损伤、炎症、坏死或缺血等情况下，缓激肽的浓度明显增高，是重要的生理性致痛物质。P 物质也是一种肽类活性物质，致痛作用比缓激肽更强。主要分布在中枢神经系统内，尤以后根的含量为高。它可能是作为痛觉神经元的化学物质而起作用。

（4）乙酰胆碱：可引起尖锐性疼痛。

2. 痛刺激转换为痛传入冲动 在外伤、炎症、缺血等伤害性刺激因子的作用下，损伤组织可直接释放出某些致痛物质，游离神经末梢的细胞表面的蛋白质残基，结合致痛化学物质，改变其构象和电化学性质。感受器实际上是游离神经末梢，感受器被激活的结果就是产生痛传入冲动。

3. 痛觉的传导 是通过神经纤维和神经传导系统来实现的。神经纤维按照粗细、传导速度、感受器类型分为三类，即 Aβ 类纤维、Aδ 类纤维和 C 类纤维。A 类神经纤维传导的疼痛为锐痛，定位精确，疼痛的起始和终止都较迅速，又称为快痛。C 类纤维传导的疼痛为钝痛，定位不精确，疼痛的起始和终止都较迟缓，常伴有自主性神经反射，称为慢痛。躯体痛觉的疼痛冲动同时由 A、C 两类纤维传导，内脏疼痛的冲动则单纯由 C 类纤维传导。肿瘤患者的内脏疼痛相当多见。各种止痛手术及麻醉技术的原理，就是破坏各种神经传导通路。

二、中枢神经系统对疼痛的调节机制

中枢神经对伤害性传入冲动具有抑制作用，其机制有两种解释：

（1）节段性传入冲动对疼痛的抑制：在脊髓后角和三叉尾核内，非痛觉传入纤维能对痛觉细纤维的二级神经元起抑制作用，该理论的依据主要是闸门学说。

（2）下行抑制机制：所有上行的感觉信号都被来自脑的下行机制所调制。脑内多种神经结构能抑制后角神经元中的伤害性信息。

起抑制作用的具体物质为内源性阿片多肽，它可以激活以 5-羟色胺为递质的下行纤维，发挥抑制作用；也可以直接与脊髓后角和三叉尾核的阿片受体结合，直接抑制痛觉的发生。临床上所采用的针刺、电刺激、吗啡类药物等进行疼痛治疗就是提高脑脊液内的内源性阿片多肽含量，产生镇痛作用。动物及人脑内存在对吗啡类药物具有亲和力的物质，称为阿片受体，也存在可产生类似吗啡生物效应的其他肽类物质，即内啡肽、脑啡肽、强啡肽，这些物质被统称为内源性阿片样物质。

三、有关痛觉的学说

有关痛觉的学说很多，最具代表性的是特异学说、型式学说和闸门学说。

1. 特异学说　由 Von Frey 提出。主要论点：疼痛的发生起自特殊的痛觉感受器，通过感觉神经和特殊传导通路，将冲动传至特殊的中枢结构，并作出反应。特异学说对疼痛的生理特点阐明得较为清楚，但不能完全阐明痛觉的全部机制。

2. 型式学说　由 Goldschneider 提出。该学说认为，疼痛并无特殊的感受器，而是非特异性感受器受到超强刺激的病理状态下，非伤害刺激的反应总和。其结果是向中枢发放大量冲动，这些冲动具有时间和空间的特定构型。如果总输出超过了临界水平，即在中枢整合为疼痛。此外，该学说还认为脊髓中存在着多种突触传入系统，它们的相互作用、影响、制约可产生病理性疼痛。

3. 闸门学说　为 Melzac 和 Wall 共同创立。该学说认为，疼痛的产生取决于刺激所兴奋的传入纤维的种类和中枢的功能结构特征，还取决于后角中的胶质细胞区（SG）、后角中的第一级中枢传递细胞（T），以及后索纤维向中枢的各个投射系统之间的相互作用。闸门学说强调疼痛是痛觉信号在脑内各级中枢整合的结果，而非个别中枢结构的独特功能。

四、疼痛的心理机制

疼痛是人的一种主观感受，精神和心理因素直接影响疼痛的感受与反应，有时甚至是疼痛的唯一原因。大量的事实表明，疼痛与众多心理活动有密切联系，这也为疼痛的治疗提供了一个重要的手段和途径。

1. 对疼痛的认识　直接影响到疼痛的程度和治疗效果。外伤、创伤性疼痛随着疾病进展而发生改变。肿瘤患者则不然，这与肿瘤疾病的特殊性质，目前肿瘤诊治效果尚不如人意，患者存在着诊疗敏感性和恐惧感有着直接的关系。任何的不适反应或者无关性疼痛，都会由于心因性原因而发生改变，疼痛多数被扩大化，感觉也严重得多。

2. 情绪和信念　正如心理性因素的作用特点，情绪和信念可以明显地影响患者对疼痛的感受和反应，这种影响包括对疼痛感受的加强或减弱，此种反应的主观性极强。

3. 境遇　对患者疼痛的影响极大，具有双向的影响作用。

4. 感受　患者对疼痛的感受不尽相同，结合既往对疼痛的承受和经历不同，感受疼痛的轻重，以及描绘疼痛的词汇也会千差万别。

5. 注意力集中和分散 患者对于疼痛注意力的集中还是分散，可以极大程度地影响其对疼痛的感受与体验。疼痛患者夜间的疼痛程度明显高于白天，所谓"漫漫长夜"正是此原因的正解。

6. 性格 父母的教育、家庭环境对子女的性格养成有很大影响，性格外向型的人稍有疼痛即大呼小叫，而性格内向型的人却能忍受严重的疼痛而不动声色。

7. 对疼痛的预期 在很多情况下，患者希望以疼痛唤起亲友、同事或医务人员的同情、关心。肿瘤患者，肉体上的疼痛比精神上的痛苦易于忍受，更易处理，他们的主观认知宁愿选择肉体疼痛，这就是心理学上的"内部报偿现象"。

8. 社会文化因素 社会文化形成的观念亦与疼痛的感受有关。

第二节　癌性疼痛的病因与临床表现

肿瘤性因素所引发疼痛的原因主要包括以下几个方面：①肿瘤直接引起的疼痛；②肿瘤诊断过程引起的疼痛；③肿瘤治疗引起的疼痛；④与肿瘤间接有关的疼痛；⑤与肿瘤无关的伴发症；⑥心理及社会因素。

一、肿瘤直接引起的疼痛

（一）骨骼的浸润和转移

肿瘤对骨骼的累及主要包括肿瘤组织直接或间接的骨浸润和转移。其产生疼痛的原因：骨骼直接受累和局部伤害感受器的直接激活；肿瘤压迫邻近的神经、血管和软组织；肿瘤骨浸润时起成骨和溶骨作用的 PGE_1、PGE_2 也同时是较为强烈的致痛剂。此外，骨巨噬细胞、降钙素和钙代谢的变化、转移癌的激素受体状态亦调节和影响骨浸润的疼痛。肿瘤骨转移的发生一般较为隐匿，除了极其特殊的解剖学因素以外，很少在早期发现特异性临床症状，患者大多数在相当长的时间内表现出非特异性的临床症状。

（二）神经系统受累

1. 周围神经受累 主要包括单发性周围神经受累和多发性神经受累。前者以腹膜后肿块侵及椎旁间隙为代表，其症状有时与神经根性病变相似。疼痛可局限在背部、季肋部、腹部，或者广泛性疼痛，患者常诉持续烧灼样痛，或出现感觉异常。多发性神经受累的典型例子是多发性骨髓瘤所引起的多发性神经病变，可以由足部开始，继而发展到下肢、上肢，最后到手。这些感觉异常可先于肿瘤数年出现。

2. 神经丛受累

（1）臂丛综合征：突出的症状是进行性加重的患侧肩部、椎旁及上肢疼痛，感觉和运动异常则与臂丛损伤的节段有关。主要与肿瘤的直接损伤和累及神经根相关，部分患者则与臂丛放疗后纤维化相关，肌电图检查发现多发性纤维性肌阵挛提示放疗损伤，放射剂量大于 60Gy 及放射治疗一年以内发生的症状对本病的鉴别诊断有帮助。

（2）腰骶丛综合征：2/3 系腹腔内肿瘤所致，1/3 为其他部位的转移癌引起。疼痛常在同侧，最多见于同侧下肢，可能从股前部或侧方，或大腿后部直到膝以下。根据受累神经丛的部位，疼痛呈节段或非节段性分布。

3. 脊髓压迫症　见本书第六章，第五节。

4. 软脑、脊膜转移　见本书第六章，第二节。

5. 颅内转移　见本书第六章，第一节。

（三）内脏器官受累

1. 血管浸润　肿瘤浸润血管及淋巴管，导致血管痉挛和淋巴管炎，刺激血管周围的感受器，产生烧灼样疼痛。疼痛部位常较弥散，有时可见反射性营养不良的体征。

2. 血管闭塞　肿瘤压迫引起动脉缺血、静脉淤血，使血管闭塞，引流部位水肿，脏器的筋膜间隙膨胀。大动脉缺血可引发细胞崩解，释放致痛物质，降低感受器的痛阈。

3. 空腔脏器或实质性器官中管道梗阻　胃肠道、胆道、输尿管等空腔脏器的梗阻使平滑肌强烈收缩，导致张力增加与缺血而产生疼痛，而且常伴有牵涉痛。胰腺、肝等实质性脏器中的管道，如肝管、胰管梗阻，引发的后果更加严重。

4. 包膜、滑膜牵张　含有包膜的肝、脾、肾发生肿瘤时，包膜内压力升高并受到牵拉而感到疼痛。骨肿瘤可牵张相应的包膜或滑膜，刺激机械性伤害感受器而感到疼痛。脑肿瘤压迫及脑水肿，可刺激脑膜的伤害感受器而产生不同程度的疼痛。

5. 黏膜炎症坏死　此种类型疼痛较剧烈，一般局限于患处，多见于唇、口腔、咽、面部、胃、肠及泌尿道的肿瘤。

6. 实质性器官坏死　典型的例子是胰腺癌。胰腺的原发或继发肿瘤阻塞、压迫导管，以致胰酶外溢对胰腺组织发生自身消化作用。

7. 浆膜浸润　肿瘤的浆膜浸润一般指胸膜、心包膜和腹膜。与心包和胸膜腔的积液不同，腹腔积液常有腹痛，其原因与肿瘤直接影响周围神经有关，肿瘤引起的炎症、内脏活动受限等可以造成疼痛。肿瘤腹膜转移及腹腔积液的疼痛多为持续钝痛，如有急腹症，需排除化脓性感染、脏器穿孔、梗阻。

二、肿瘤诊断过程引起的疼痛

肿瘤的诊疗是一个连续的过程，需要对患者进行一系列的检查，包括采血化验，腰穿，骨穿，穿刺细胞学检查，组织病理学检查，胸腔、腹腔穿刺检查，内镜检查等有创性检查，这些均可以产生各种性质、不同程度的疼痛。临床上各种检查所引发的疼痛性质也不一致。例如，数字减影血管造影（DSA）检查中，疼痛既包括机械性损伤，也包括造影剂导致的化学性刺激，而且此种疼痛的程度与造影剂浓度直接相关。患者在接受检查时的心理状态和身体功能状况也会明显影响其对疼痛的感受，对病情的恐惧和对检查方法的理解差异会加重疼痛。消瘦、不适的体位等因素导致患者接受 CT、MRI 等检查中，坚硬的检查床所致的疼痛往往会被忽视。

三、肿瘤治疗引起的疼痛

与肿瘤治疗有关的疼痛综合征可分为两种类型：①急性期疼痛：治疗后不久至数周内出现的疼痛，如术后疼痛、化疗引起的黏膜炎、放疗引起的食管炎等。其发生比较明显，疼痛程度易于评估，诊断较为容易，而且这样的疼痛持续时间一般不长，多数为自限性。这一类疼痛一般被认为是预期的，治疗过程中难以避免，在疼痛防治中的重视程度不够，处理也不充分。②迟发性疼痛：治疗结束后数周到数月，甚至数年后出现的迟发性疼痛，常与肿瘤并发症、肿瘤复发、转移导致的疼痛相混淆。顽固难治性治疗相关的慢性疼痛是疼痛治疗上的难点和重点。

（一）术后疼痛综合征

术后疼痛综合征是指急性痛消失后又复发，甚至强度逐渐增加的疼痛，或者术后持续性疼痛。产生的原因包括肌肉结构紊乱、周围神经或神经丛损伤。此类综合征常见以下 6 种：

1. 颈部肿瘤根治术后 颈部肿瘤术后的皮神经或局部软组织受到损伤，而引起的颈前、颈侧面、下颌、耳及其周围区域的紧缩感或烧灼感，并有放射到耳、下颌角或颞部的撕裂性痛，有时出现胸廓出口综合征及锁骨上神经受累的体征。

2. 乳房切除术后 发生于乳腺手术切除术后，发生率约为 6%。一般可以在手术后立即出现，也可延迟至手术后 6 个月，这种疼痛多与肋间神经受到损伤有关。疼痛为缩窄性烧灼样痛，常见于后背、腋窝及前胸壁，活动手臂时加剧。

3. 胸部手术后 有 2 种类型：①切口周围疼痛，多为烧灼性，多数为手术损伤肋间神经所致。术后即发生疼痛，伴瘢痕部位感觉减退或缺失，但感觉异常可能持续存在；②疼痛长期存在，或在手术急性痛消失后又复发。如系后者，需要排除肿瘤复发与转移的情况。

4. 肾切除术后疼痛 与 L_1 神经受累有关，表现为季肋部、前腰部、腹股沟的麻胀、沉重感，感觉迟钝常见。

5. 肢体离断术后 有幻肢痛和残肢痛两种：①幻肢痛，疼痛性质与术前相同是重要的诊断依据；②残肢痛，发生于切口边缘，可持续于离断术后数月到数年，运动时加剧。系神经切断处形成的神经瘤所致。

6. 术后粘连 主要见于腹腔肿瘤术后的肠粘连或粘连性肠梗阻。

（二）化疗后疼痛综合征

引起该综合征的原因：①化疗药物对周围神经的毒性，如长春新碱及顺铂；②糖皮质激素引起骨组织等炎症坏死；③化疗后易继发带状疱疹。

1. 周围神经病变 主要表现为疼痛性感觉异常，腱反射减弱，痉挛性腹痛，下颌关节痛。运动或感觉消失较少发生。痛感异常多为烧灼样，局限于四肢，刺激皮肤可加剧。长春新碱最易引起本征，顺铂、丙卡巴肼、六甲嘧胺等亦能诱发此症。

2. 激素停用后综合征 长期使用糖皮质激素而突然停药可发生假性风湿症，但与用药时间不一定呈正相关，以周身肌痛、肌肉及关节压痛为主，病因不明。

3. 骨无菌性坏死　长期或间歇糖皮质激素治疗可引起单侧或双侧股骨及股骨头坏死，表现为肩、膝或腿疼痛，此种疼痛在活动时加剧，休息减轻。激素治疗 6 周即可发生，大多数剂量为 10～90mg/d。

4. 化疗后口腔炎　见本书第十四章，第六节。

5. 其他　鞘内注射甲氨蝶呤，能引起即刻头痛、腿痛、颈强直、昏睡、截瘫，个别患者可发生脑白质病变。噻替哌鞘内注射也会出现较为剧烈的疼痛。

（三）放疗后疼痛综合征

放疗后疼痛综合征发生较少，但是此种疼痛的治疗困难、效果差且后果严重。放疗后疼痛综合征常见 3 种类型：①臂丛、腰丛、骶丛放射性纤维性变；②放射性脊髓病；③放射性周围神经瘤。疼痛产生与放疗使包绕周围神经结缔组织的微血管系统发生改变；脊髓灰质、白质脱髓鞘病变和局部坏死有关。

1. 臂丛放疗后纤维性变　患者先有手麻木或感觉异常，常局限于 C_5～C_6 支配区。后期表现为手臂弥漫性疼痛、淋巴水肿，锁骨上及腋窝区域常有硬结，伴有三角肌、肱二头肌收缩无力。

2. 腰丛、骶丛放疗后纤维性变　发生概率较臂丛低，患者常诉腿痛、会阴部疼痛，可伴有下肢淋巴水肿等体征。本病预后较差，可发展到下肢感觉丧失、瘫痪。

3. 放射性脊髓病　详见本书第十四章，第二节。

4. 放射性周围神经瘤　在原放疗部位出现肿块为其特点，伴进行性神经损伤，臂丛或腰丛处有肿块，详见本书第十四章，第三节。

5. 放射后继发肿瘤　详见本书第十四章，第二十三节。

6. 放射后骨坏死　如股骨、肱骨放疗后发生的相应部位的骨坏死，头颈部放疗后的下颌骨坏死，详见本书第十四章，第二十节。

7. 放射性角膜损伤　放疗引起的角膜溃疡可出现疼痛，详见本书第十四章，第五节。

8. 放射性耳损伤　耳处于放射野内可能发生中耳、内耳、半规管等损伤，造成持续的局部疼痛且难以处理，但检查不一定能发现可见的形态学异常，详见本书第十四章，第七节。

9. 放疗后黏膜炎　主要有口腔黏膜溃疡、放射性肠炎，详见本书第十四章，第六、十六节。

（四）其他治疗引起的疼痛

1. 热疗　超声波或微波等加热治疗可能灼伤局部组织。

2. 硬化剂等　胸腔内注射四环素、榄香烯及部分生物活性药物可导致剧烈的胸痛。

四、与肿瘤间接有关的疼痛

1. 肺性肥大性骨关节病　又称 Bamberger-Marie 综合征，可由原发或继发的肺部肿瘤等引起，典型特征为杵状指、趾，长骨骨膜炎。症状包括受累骨的疼痛、肿胀、压痛，多见于胫骨、腓骨、尺骨及桡骨。患者可能出现类似于风湿病的多关节炎，晚期躯干骨亦可受累。

2. 疱疹后神经痛　疱疹好发生于肿瘤所在部位或以前放疗过的部位，化疗可能促进其发生。疱疹消退后患处皮肤持续性疼痛是本病的特征。疼痛有 3 种形式：①感觉缺失区持续烧灼样痛；②痛感异常；③间歇性电击样疼痛。

3. 由生活能力丧失引起的疼痛　便秘、褥疮是其典型代表。

五、与肿瘤无关的伴发症

（1）肌筋膜痛：在肿瘤患者中常见，疼痛多为局限性钝痛，与异常紧张、邻近病变的牵扯等因素有关，按摩、牵引、局部注射、理疗等疗法可能有效。

（2）骨质疏松：老年肿瘤患者常同时伴有骨质疏松，骨折、卧床、营养不良、使用糖皮质激素等因素，可加重骨质疏松。

（3）其他骨、关节退行性病变。

六、心理及社会因素

疼痛区别于其他感觉类型的重要特征是伴有的强烈情感色彩，疼痛程度与伤害性刺激的强度可以不完全一致。慢性疼痛患者中常伴有焦虑，随着病情的进展，可以产生抑郁症状或者焦虑和抑郁混合存在，持续的焦虑、抑郁、悲伤，同样是强烈的致痛因素，由此可以导致痛阈下降。社会因素对癌性疼痛也有重要影响，包括社会支持、经济收入、医疗缴费方式、家庭支持、社会保障等多因素。癌性疼痛源于躯体，但心理及精神因素不可忽视，故 Saunders 提出"总的疼痛"这一概念，其涵盖了引发疼痛的各个方面的原因。

第三节　癌性疼痛的诊断与鉴别诊断

一、病史、体格检查和辅助检查

癌性疼痛病因复杂多样，其诊断原则与其他疾病相同。患者的年龄、性别、现病史、既往史、家族史，以及患者的诊断、治疗用药史，对于分析疼痛的原因都很有用。疼痛的位置、范围、程度、时间，疼痛的性质、影响疼痛的因素、伴随症状与体征，更是疼痛诊断和鉴别诊断所必需的。由于疼痛与心理和精神因素有密切联系，在诊断癌性疼痛的同时，尚需对此予以足够的注意，并作出相应的评价。

1. 性别、年龄　对估计疼痛的原因具有帮助作用。除了部分疾病发生与性别有关外，年龄也可能对疼痛的感受有影响，甚至与使用止痛药物的吸收代谢及排泄等因素有关。

2. 起病以来的情况　肿瘤及其治疗史，对确定疼痛的原因帮助甚大。应详细了解肿瘤原发部位及侵犯范围、手术情况、肿瘤的病理类型、分化程度、TNM 分期等，以及手术、靶向药物、放疗和化疗等治疗史。

3. 既往史　重点了解有无可能引起疼痛的相关慢性疾病，以及可能影响止痛药物使用的情况。掌握患者的精神及神经症状病史。

4. 家族史　了解患者家庭近期重大事件，家庭成员之间的关系，社会支持如何。

5. 疼痛的全部情况　包括发病过程、时间、位置、程度、性质、影响疼痛的因素等。

（1）发病过程：疼痛是否为首发症状，肿瘤确诊到疼痛出现的时间，接受的检查与治疗。

（2）时间：判断疼痛发生是连续的还是间断的，是急性疼痛还是慢性疼痛，白天还是夜晚发生。检查患者疼痛的对应体征，如急性疼痛通常表现为脉搏加快、血压上升、瞳孔扩大、手掌出汗、心跳加速、呼吸加快、动作过多及回避行为等；慢性疼痛通常表现为睡眠障碍、便秘、食欲不振、恶心、呕吐、心率减慢、自我封闭、抑郁、焦虑及异常行为等。

（3）位置：疼痛的位置大致能反映病源所在，可以为患者提供简易人体图示进行指示与标志。根据疼痛的部位，疼痛可以分为浅表痛（皮肤痛）、躯体深部痛和内脏痛。①皮肤痛：常呈现双重痛觉，先为一种即时的、短暂的刺痛或锐痛，其感觉清晰、定位明确，然后是较为持久的、定位比较模糊的灼痛，常见于带状疱疹和神经瘤截肢术后。②躯体深部痛：肌肉、肌腱、深筋膜、骨膜和关节囊的疼痛，称为躯体深部痛，性质多为钝痛，常伴有节段性的肌肉痉挛。其中，骨转移疼痛最常见。③内脏痛：本质上属于躯体深部痛，系内脏和深部组织受到伤害性刺激所致。疼痛通常是持续的，有时伴有烧灼感，但性质通常很难被患者描述清楚；感觉定位也较差，甚至在远离痛源器官的部位被感觉到，即所谓放射痛、扩散痛与牵涉痛。

（4）程度：疼痛及其程度目前还不能通过客观检查做出准确判定，因此，只能通过患者的主诉或观察病人的反应来得到一个大概的结果或者印象。因此这些指标均具有一定的主观性。对疼痛程度的划分多采用表 2-1 的标准，根据是否需使用止痛措施的分级见表 2-2。

表 2-1　疼痛程度的分级（一）

分级	疼痛感觉	可忍受程度	对睡眠的影响	疼痛的反应
0 级	无	—	无	行动自如，无疼痛表情
Ⅰ级	轻微	可以忍受	轻度影响	行动自如，无疼痛表情
Ⅱ级	较重	尚可忍受	较大影响	行动略受阻，有疼痛表情
Ⅲ级	剧烈	难以忍受	严重影响	行动受限，剧痛表情，被动体位

表 2-2　疼痛程度的分级（二）

分级	是否需使用止痛措施
0 级	无疼痛
Ⅰ级	有时疼痛，不必要治疗
Ⅱ级	疼痛明显，要求服用止痛药物
Ⅲ级	疼痛剧烈，需用止痛药物，有呼吸增快、多汗、瞳孔放大、自主神经系统变化

目前临床上常用的评价标准有视觉类比量表（visual analogue scale，VAS），可以对疼痛进一步量化。VAS是一条平行的直线，其间分为10段，最右边为0，代表无痛，从右向左代表疼痛逐步加重，最左边为10，表示疼痛最为严重。患者可根据自己的疼痛程度，在直线上选择某一个数字代表当时的疼痛程度。

（5）性质：根据疼痛的性质，一般可分为刺痛、灼痛、钝痛三种。刺痛或锐痛又称为快痛或第一痛；灼痛又称慢痛或第二痛。钝痛则常是躯体深部痛和内脏痛的特点。临床上患者对疼痛性质的描述不只限于钝痛、刺痛、灼痛三个简单的词汇，而是非常丰富多彩的。对疼痛性质的理解与患者的主观体验、经历等因素直接相关，还受患者文化程度、表达能力、地域特点等的影响。

（6）影响疼痛的因素：如进食、活动、变换体位、睡眠、治疗、心理与精神状态等，找出这些因素有助于疼痛的诊断和治疗。

6. 伴随症状与体征　经常与癌性疼痛相伴出现的症状有感觉异常、肌无力、内脏功能障碍。体征方面则可发现肿块、浆膜腔积液、肌力减弱、肌萎缩、瘫痪等，肿瘤患者与疼痛相关的体征多数与疾病损伤直接相关。

7. 辅助检查　根据病史及体检结果选择相应辅助检查，明确疼痛的病因与定位诊断。再从常规化验到CT、MRI、ECT、DSA等检查，几乎所有的临床辅助检查在癌性疼痛的诊断中均有各自的应用价值。

二、诊　断

1. 确定疼痛性质、病因　诊断肿瘤患者的疼痛，首先要明确疼痛的良、恶性。良性疼痛系指各种非肿瘤疾病引起的疼痛，恶性疼痛系指由癌症直接或间接引起的疼痛，常统称为癌性疼痛综合征。

2. 确定疼痛程度　结合患者的主诉和临床检查，一般能对疼痛程度作出大致的划分，若能配合VAS的使用，结果将更为可信。

3. 疼痛的神经科及疼痛起源的分类　这些分类方法有助于疼痛的合理治疗。

（1）根据疼痛的神经科分类：疼痛可分为传入（神经）阻滞性疼痛、根性痛、神经丛痛、脊髓压迫症、马尾圆锥综合征、内脏痛、放射痛、头痛。

（2）根据疼痛起源的分类：疼痛可划分为外周源性疼痛、神经源性疼痛、脊髓源性疼痛、中枢性疼痛和心理性疼痛。

大多数肿瘤患者兼有一种以上类型的疼痛。①外周源性疼痛：包括胃肠等内脏病变、骨关节病变、肌筋膜炎等，病因多为感染、肌肉痉挛、缺血、神经受压等。②神经源性疼痛：指病变直接影响神经丛、神经干、神经节、神经根而产生的疼痛，即神经痛，但不包括各种原因刺激神经末梢感受器及中枢神经系统病变产生的疼痛。③脊髓源性疼痛：主要是脊髓肿瘤、炎症、外伤等。其疼痛较弥散，疼痛部位在损伤水平以下。④中枢性疼痛：指中枢神经系统痛觉传导通路病变引起的疼痛，系致痛因素直接作用于中枢神经系统的结果，但不包括颅内压增高引起的头痛。丘脑综合征的疼痛，为典型的中枢性疼痛。⑤心理性疼痛：也称心因性疼痛、精神性疼痛，是指未能找到明显躯体或内脏原因，而完全由心理因素引起的疼痛。任何疼痛都可引起精神情绪的改变，而疼痛又是神经症或心理障碍的症状之一，两者之间常不易区分。

（3）肿瘤患者还有两种较为特殊的疼痛：①幻肢痛，指患者截肢后仍感觉原肢体疼痛。几乎所有截肢患者均有幻肢觉，但只有50%以下的患者出现幻肢痛。疼痛一般在术后立即产生，也可在数周至数年内出现，表现为短促的、解剖扭曲的肢体痛，为持续痉挛性或烧灼样，亦可呈电击样发作。②盆腔软组织疼痛，最常见于直肠癌术后患者，轻者表现为会阴部和生殖器周围胀塞感，严重者诉疼痛剧烈。疼痛的原因有局部肿瘤复发、继发感染等，焦虑可使疼痛加重。

4. 疼痛的心理学评价　疼痛受心理和精神因素影响很大，其真实程度与病情的严重性之间可能存在差异。肿瘤患者的心理和精神问题主要是反应性焦虑（症）、抑郁（症），症状自评量表（SCL-90）和医院焦虑抑郁评定量表（HAD）等虽可借用来评价肿瘤患者的精神症状，但这些量表都是为躯体相对健康的人设计的，使用上具有局限性。目前尚没有专门的肿瘤患者心理评价量表，临床上一般采用"简明疼痛问卷调查"（brief pain questionnaire，BPQ，即 Wisconsin brief pain questionnaire），可以供临床医师参考使用。BPQ评价的内容几乎包括了疼痛的各个方面，如年龄、性别、职业、婚姻，对自己的病知情与否，工作现状，以往的治疗情况，疼痛及其程度、原因。疼痛对日常生活、情绪、行走能力、工作与劳动、与人交往、睡眠、生活乐趣的影响，对止痛药物及其他止痛措施的理解与使用，为分析患者的身心状态提供了较全面的信息。

第四节　癌性疼痛的放射治疗和化学药物治疗

对于一般性的急性疼痛，治疗上可以直接找出病因，并尽可能去除或者采取对病因进行治疗的方法，可以达到满意的疼痛控制、治疗效果，通常不采用单纯性止痛治疗，尤其是药物止痛。然而，癌性疼痛综合征大多属于慢性疼痛，引起疼痛的原因也较明确，但常无有效办法根除原发因素，治疗在多数情况下只能是对症处理并以预防性止痛为主，这是癌性疼痛诊疗上的独特之处。

癌性疼痛的治疗已积累了很多经验，治疗手段大致可归纳为针对肿瘤本身的治疗和针对肿瘤并发症的治疗两大类。治疗方法也可以分为外科手术、放射治疗、化学药物治疗、止痛药物治疗、心理行为干预治疗及对症治疗等多个方面。

一、放　射　治　疗

放射治疗对于控制癌性疼痛具有较好的治疗效果，放射治疗可以显著地控制癌性疼痛的发生，缓解疼痛的程度。放射治疗控制癌性疼痛的具体机制尚不十分清楚。临床发现，放疗对肿瘤浸润压迫神经引起的疼痛疗效确切。对放射线敏感的原发肿瘤产生的压迫与浸润，甚至可收到根治的效果。即使部分肿瘤对放射线有抗拒，通过放疗也可以使肿块缩小，达到减轻疼痛症状的目的。放疗缓解疼痛的有效率为71%～100%，但完全缓解仅有25%～50%。

1. 放疗止痛的适应证　主要包括骨转移癌、脊椎转移癌，放疗对骨转移癌、椎体转移癌的效果最好；脑转移癌及原发脑肿瘤；肿瘤及肿大淋巴结引起的脊髓神经根压迫；胃、胰腺癌等肿瘤的后腹膜浸润和淋巴结的转移；肺癌的臂丛神经浸润。

2. 剂量与方法　照射野一般只需包括病变部位，范围包括病灶上下各一正常节段。预计有较长生存期者，可考虑行根治性放疗。以控制疼痛为目标的治疗，采用姑息性放疗即可。广泛性骨转移是否采取放疗具有一定的争议，一般临床上还是以对症止痛治疗为最主要目标，同时兼顾治疗的不良反应。

二、放射性核素治疗

放射性核素治疗有内照射和腔内治疗两种形式。内照射治疗又称选择性照射治疗。放射药物通过口服或静脉注射引入体内后，选择性地聚积于特定器官或病变组织，再衰变放出 β 射线达到治疗作用。腔内治疗又称为放射胶体治疗，主要用来治疗癌性胸腔积液、腹腔积液。近年来，放射性核素治疗使用越来越少，一般不作为首选疗法。

1. 骨转移　除甲状腺癌以外的各种肿瘤的骨转移，^{32}P、^{90}Y、^{89}Sr 均可使用。

2. 甲状腺癌　某些甲状腺癌及其转移灶有吸收 ^{131}I 功能，因而可利用 ^{131}I 衰变后的 β射线对癌组织进行破坏性照射。

（1）治疗指征：甲状腺乳头状癌、滤泡状癌，白细胞不低于 $3.0×10^9$/L，无严重的肝肾功能障碍。髓样癌在其他治疗已告无效的情况下也可试用。

（2）方法：手术后的甲状腺床有肿瘤残留，颈淋巴结转移，骨转移病灶，有弥漫性肺转移的患者均可以实施。所给剂量可以一次性使用，也可分多次给予。

（3）疗效及影响因素：止痛有效率 75%，近期疗效明显的可在服药 1～2 天后疼痛缓解。疗效受下列因素影响：①年龄，40 岁以下者优于 40 岁以上者；②部位，肺转移优于骨转移；③肿瘤体积，肿瘤病灶的总体积越大，疗效越差；④分化程度，分化好的优于分化差的，但乳头状癌与滤泡状癌之间无差别；⑤服药方式，一次服用比分次服好；⑥剂量，在身体能够耐受的前提下，使用足够剂量好。

（4）副作用：食欲不振、头昏、恶心呕吐，偶有一过性腮腺炎、颌下腺炎，广泛肺转移，反复接受 ^{131}I 治疗的患者可能发生肺纤维化，部分患者有一过性血小板减少。

3. 多发性骨髓瘤　可以采用 ^{32}磷酸钠治疗，间隔 7～10 天重复。可以重复治疗使用，但两疗程间的间隔时间不应少于 4 个月。

4. 恶性淋巴瘤　采用 ^{32}磷酸钠治疗。

5. 肝转移癌　采用介入治疗模式，经肝动脉插管给药 ^{90}Y 微球治疗。

6. 慢性白血病　使用 ^{32}磷酸钠，服药期间需密切随访血常规，白细胞低于 $3.0×10^9$/L停药。

三、化学药物治疗

化疗可以通过缩小或消除肿块的压迫、梗阻而缓解疼痛。对于化疗极其敏感的恶性肿瘤患者，即使患者的病期已很晚，KPS 评分较低，仍有部分病人可望通过化疗获得较长期的缓解甚至治愈，如绒毛膜上皮癌、白血病、恶性淋巴瘤、睾丸癌、卵巢癌、肺小细胞未分化癌、乳腺癌、多发性骨髓瘤等。对于晚期肿瘤患者，一般情况较差，按常规没有化疗指征者，可采用小剂量"爬坡试验"方式逐步给药，尽可能适应患者的承受能力。

第五节　癌性疼痛的内分泌治疗

肿瘤的内分泌治疗是通过药物、手术、放疗等手段改变患者体内的激素水平、状态或者平衡，以达到稳定、控制甚或消灭肿瘤的目的，因而有可能从根本上或在一定程度上消除癌性疼痛的原因。内分泌治疗通常只局限在对乳腺癌、前列腺癌、子宫内膜癌、甲状腺癌等激素依赖性肿瘤的治疗上。肾癌、结肠癌、胰腺癌、恶性黑色素瘤、胃癌和肝癌等可能具有激素依赖性，内分泌治疗尚在研究和探索阶段。内分泌治疗的起效较为缓慢，从治疗开始到初见疗效尚需要较长的时间，因此，在见效之前应注意止痛药物的继续应用。以保证止痛治疗和效果的连续性。

一、乳腺癌的内分泌治疗

乳腺癌是肿瘤中内分泌治疗效果最好的，研究最为明确，使用内分泌治疗频率最高的肿瘤之一。几乎所有的内分泌疗法都可应用于乳腺癌的治疗。

1. 抗雌激素治疗　代表性药物是他莫昔芬。他莫昔芬结构与雌激素相似，通过与血循环中雌激素竞争结合肿瘤细胞的雌激素受体（ER），抑制其随后的 DNA 转录和复制，使肿瘤细胞的分裂和蛋白合成受阻。

2. 其他激素治疗

（1）孕激素：治疗乳腺癌的机制：①直接的细胞毒样作用；②阻止 ER 合成和重新利用，从而降低 ER 的数量；③通过生物反馈机制，降低黄体生成素（LH）、促肾上腺皮质激素（ACTH）及催乳素的分泌；④作用于细胞生长分化相关的调节蛋白；⑤孕激素可改变肿瘤细胞的周期，延长 G_2 期，而 G_2 期是细胞周期中对放射线最敏感的。

（2）雌激素：是通过改变机体内分泌环境而抑制癌细胞生长。低浓度的雌二醇促进乳腺癌细胞生长，高浓度反而抑制其生长；大剂量的雌激素使细胞质内的 ER 不能得到补充，从而抑制 DNA 的合成。主要适用于 TAM 治疗失败的老年乳腺癌患者，必要时可与孕激素合用。

（3）雄激素：可以抑制垂体的 LH 及卵泡刺激素（FSH），使乳腺组织萎缩，雄激素还有刺激骨髓增生的作用，可以改善患者的贫血，促进食欲，纠正患者的一般状况。适应于去势治疗后复发或转移的患者，闭经前后患者的骨转移，以及部分晚期患者的支持治疗等。

3. 消除激素治疗　方法较多，包括去势治疗，包括卵巢手术切除、局部放射和药物去势治疗等方法；双侧肾上腺切除术，即对于卵巢去势治疗后，雌激素水平再次升高者，此法目前已经较少使用；药物性抑制肾上腺功能取代肾上腺切除术的化学药物，又称药物性肾上腺切除。目前垂体切除术已经基本不再使用。

二、前列腺癌的内分泌治疗

1. 手术疗法 如睾丸切除术、肾上腺切除、脑垂体破坏性手术等。其中以睾丸切除术，即双侧睾丸切除术，被膜下切除术最为常用。

2. 药物治疗 促黄体素释放激素（LHRH）类似物是目前药物治疗的主要内容。其优点是去势作用完全而且可逆，疗效与睾丸去势术、雌激素相近，长效的 LHRH 类似物使用方便，依从性好。常用的 LHRH 类似物有亮丙瑞林（leuprolide，利普安）、长效亮丙瑞林、戈舍瑞林（goserelin）、乙基酰胺（buserelin）和高那瑞林（gonadorelin）。其他少用的药物包括氨鲁米特、己烯雌酚、磷酸雌莫司汀（癌腺治，磷酸氮芥）、酮康唑、螺内酯及抗雄激素类药物。

三、子宫内膜癌的内分泌治疗

子宫内膜癌的内分泌治疗主要有孕激素类制剂和抗雌激素类药物。

1. 孕激素 常用的孕激素制剂包括甲羟孕酮（安宫黄体酮）、甲地孕酮（妇宁片）和 17-羟孕酮（Delalutin）。

2. 抗雌激素 主要是他莫昔芬。

孕激素还可与雌激素合用。生理剂量的雌激素可促进肿瘤生长，但大剂量雌激素除有抑制肿瘤细胞的作用外，还可通过促使孕激素受体（PR）的合成而增加孕激素的效果。

四、卵巢癌的内分泌治疗

卵巢癌的分类较为繁杂，其中组织病理类型为浆液性、黏液性、子宫内膜样、透明细胞等上皮性癌占 85%～90%，甲羟孕酮、甲地孕酮、他莫昔芬均可应用于这些卵巢肿瘤。外源性 LHRH 如氟他胺、戈舍瑞林可使垂体释放的 RH 和 FSH 先暂时升高，随后急剧下降，进而使卵巢分泌的雌激素水平降低而达到治疗目的。

五、甲状腺癌的内分泌治疗

乳头状癌及滤泡状癌约占甲状腺癌的 90%。这两种类型癌的分化较好，仍保留正常甲状腺的一些功能。由它们引起的癌性疼痛，甲状腺素制剂有较好效果。

第六节　肿瘤三阶梯止痛药物治疗

止痛药物是控制癌性疼痛的主要手段，合理、适宜、得当的药物选择可以使得 90% 以上患者的疼痛得到缓解。临床上通常将控制癌性疼痛的药物分为三类，即非甾体抗炎药（NSAID）、麻醉性止痛药和辅助性止痛药。

止痛药物的使用一般主张遵循"WHO 三阶梯止痛原则"为核心的规范化止痛治疗。规范化治疗的基本原则是早期、持续、有效地消除疼痛；限制药物不良反应；将疼痛及治疗带来的心理负担降到最低；最大限度地提高生活质量。WHO 三阶梯止痛治疗的原则：口服给药、按时给药、按阶梯给药、用药个体化和注意用药具体细节。

在三阶梯止痛原则中，对于轻度疼痛，可以选择非阿片类止痛药物±辅助药物；中度疼痛，选择弱阿片类止痛药物±非阿片类止痛药物±辅助药物；重度疼痛，选择强阿片类止痛药物±非阿片类止痛药物±辅助药物。目前在使用止痛药物的同时，还应该给予必要的辅助性药物，治疗暴发性疼痛的药物和预防不良反应的药物。癌性疼痛经过规范化治疗以后，最终需要达到的标准又称为"3-3-1 标准"，即疼痛强度<3 分，最好达到 0 分；24h 内疼痛危象次数<3 次，需要解救药物应用的次数<3 次；阿片类药物剂量滴定达到稳态时间最好在 1 日内完成。

WHO 推荐吗啡是治疗重度癌性疼痛的"金标准"用药，口服吗啡是治疗中重度癌性疼痛的首选用药，具有很多的治疗优势：即释吗啡可以用于处理暴发性疼痛，缓释性吗啡可以用于治疗基础性疼痛。采用吗啡缓释剂型治疗癌性疼痛可以减少用药次数，方便患者长期服用，延长药物的有效作用时间，改善患者的夜间睡眠，由于患者血药浓度保持相对的稳定，从而减少不良反应和耐药性的发生，更不容易发生"成瘾"现象。因此缓释剂型给药更加适合慢性、长期癌性疼痛的治疗。

一、非甾体抗炎药

NSAID 是以阿司匹林、萘普生、对乙酰氨基酚为代表的一类消炎镇痛药物，共同特点是抑制前列腺素 E_2（PGE_2）的合成，减轻炎症介质对有害感受器的刺激而达到止痛作用。NSAID 作为控制癌性疼痛的第一阶梯药物和癌性疼痛治疗的基础用药，具有解热、止痛及抗炎的作用，经常用于轻度疼痛，或与麻醉性止痛药合用于中度至重度的癌性疼痛。NSAID 对肿瘤骨转移引起的疼痛尤其有效。其剂量具有极限性，即"天花板效应"。NSAID 类药物的不良反应较多，限制了部分肿瘤患者的使用，癌症患者在使用中需谨慎。

临床上常用的 NSAID 包括阿司匹林、吲哚美辛、布洛芬、萘普生和对乙酰氨基酚。

二、麻醉性止痛药

本类药物按作用方式可分为三类：①吗啡样激动剂，通过与阿片受体结合而产生止痛作用，如吗啡、哌替啶、可待因等，是临床最为常用的一类；②拮抗剂，也与阿片受体结合，但对抗吗啡样激动剂的作用，本身无止痛作用；③激动-拮抗复合剂，介于前两者之间，如喷他佐辛等，此类药物对已有吗啡耐受的患者无效，且有剂量相关性幻觉症状，故不常使用。

按止痛效果分类，本类药物可分为弱麻醉性止痛药和强麻醉性止痛药，前者的主要代表药物是可待因，后者的主要代表药物是吗啡。

麻醉性止痛药物的共同特点：①患者可以产生耐药，在用药 2 周内即出现；②增加剂量可使止痛作用增强；③可导致药物性依赖，产生戒断综合征；④副作用类似。

1. 弱麻醉性止痛药 临床上常用药物包括可待因、氨酚待因、丙氧氨酚复方片。由于对止痛治疗的要求不断提高，目前临床上较少使用弱麻醉性止痛药物，弱化二阶梯药物使用。

2. 强麻醉性止痛药

（1）吗啡：吗啡作用于大脑至脊髓的各个部位，影响情绪和行为的阿片受体，提高痛觉传导区阿片受体痛阈，从而改变对疼痛的反应，对躯体和内脏疼痛都有效。口服吗啡时应强调必须按时规律用药，用药间隔一般以半衰期和药物作用时间为准。吗啡口服的生物利用度较低，肌内注射与口服的剂量比例一般在 1：（2～3）。

急性或严重支气管哮喘患者，肝功能严重障碍者，正在使用单胺氧化酶抑制剂，如帕吉林、苯乙肼等或停止使用不到 2 周者。与其他中枢神经系统抑制剂如抗焦虑药、抗抑郁药配伍使用时，应酌情减少各自的剂量。

（2）盐酸哌替啶（度冷丁）：为合成的麻醉性止痛药，具有阿托品样作用，止痛效力是吗啡的 1/8，口服效果是皮下或肌内注射的 1/3，其作用时间比吗啡短，有效止痛时间为 3～4 小时，故应每 3 小时给药一次。哌替啶常规的副作用与等效剂量的吗啡类似，哌替啶反复给药，可导致它的毒性代谢产物去甲哌替啶在体内聚集，其半衰期为 12～16 小时，可以产生代谢产物积聚，积聚过多时可致中枢神经系统兴奋性增加，首先表现为轻微的情绪改变，继之震颤、局灶性肌阵挛，偶有惊厥发生，因此不作为控制慢性疼痛的首选药物。去甲哌替啶经肾排泄，故肾功能不良者应慎用。正在使用单胺氧化酶抑制剂的患者，给予哌替啶后可能出现严重的低血压、抽搐、呼吸抑制、大汗和长时间昏迷。这是因为单胺氧化酶抑制剂抑制体内单胺氧化酶活力，致使 5-羟色胺、去甲肾上腺素的代谢不能正常进行而在体内聚集，从而引起毒性反应，呼吸抑制、高热、锥体外系症状，甚至惊厥及死亡。

（3）盐酸布桂嗪片（强痛定）：镇痛作用为吗啡的 1/3，对皮肤、黏膜和运动器官的疼痛效果较好，对内脏器官的疼痛效果较差。

（4）二氢埃托啡：为受体激动剂，舌下含化剂型 10～15 分钟出现镇痛效果，临床上较易出现药物耐受现象。

（5）曲马多：为合成的激动型阿片类止痛药，作用于中枢神经系统及疼痛相关的特异性受体，有吗啡样镇痛、止咳作用，镇痛效力与哌替啶相似，止咳作用为可待因的 5 倍。起效快，口服吸收与注射基本相同。

（6）盐酸美沙酮（美散痛）：为合成的麻醉性止痛药，效果与吗啡类似，口服效果是肌内或皮下注射的一半。该药易在血中蓄积，尤其在衰弱和老年患者。与精神药物合用时应注意观察。美沙酮不宜使用于有精神错乱症状、严重肝肾功能障碍及呼吸衰竭的患者。

（7）丁丙诺啡：是一组激动-拮抗剂类的麻醉性止痛药的代表，不能与吗啡类止痛药合用。

（8）喷他佐辛：为受体激动-拮抗剂。口服和注射给药吸收良好。主要在肝代谢，与葡萄糖醛酸结合从肾排出。

（9）芬太尼：为受体激动剂，镇痛效力为吗啡的80倍，与吗啡和哌替啶相比，作用快但持续时间短，对各种剧烈疼痛效果较好。本药与氟哌啶醇合用，可使患者产生一种精神恍惚、活动减少、不入睡而痛觉减少的特殊麻醉状态，称为"神经安定镇痛术"。

三、使用止痛药的原则

止痛药物的使用应该遵循 WHO 三阶梯止痛治疗的原则：即口服给药、按时给药、按阶梯给药、用药个体化和注意用药具体细节。

1. 口服给药　是首选的、主要的无创性给药途径，简便、经济、易于接受，保持稳定的血药浓度，可以达到与静脉给药同样的疗效，更加易于调整剂量、更加具有自主性，不易产生成瘾性，不易产生耐药。

2. 按时给药　即按照规定的时间间隔给药，无论给药当时患者是否发生疼痛，不是按需要给药，保证疼痛连续缓解。

3. 按阶梯给药　选择镇痛药物应该遵循从低级向高级顺序提高的原则，即第一阶梯→第二阶梯→第三阶梯，不同程度的疼痛应该选择与之适应的阶梯止痛药物，以吗啡为代表的第三阶梯药物没有剂量限制性"天花板效应"。

4. 用药个体化　对麻醉性药品的敏感性个体之间具有较大的差异性，所以阿片类药物没有标准使用剂量，凡是能使疼痛得到控制、缓解并且副作用反应最低的剂量就是最佳使用剂量。

5. 注意具体细节　对于使用止痛药物的患者应该注意加强监护，密切观察其反应，以达到患者获得最佳疗效而发生的毒副作用最小，提高患者生活质量的目的。

三阶梯止痛方案的疗效，可以使得 80%以上的癌症患者的疼痛得到有效缓解，75%以上的晚期癌症患者的疼痛得到解除。

四、止痛治疗中的注意事项

1. 鉴别慢性非癌性疼痛与癌症进展性疼痛　强麻醉性止痛药物可以较为满意地控制癌症引发的各种疼痛，其效果肯定，对于其他非肿瘤性因素引发的直接相关疼痛也具有明确的治疗效果，但是这种治疗却不一定是必要的，盲目应用强麻醉性止痛药物治疗非肿瘤性因素引发的疼痛可能有害无益。此外，应该重视通过积极的抗肿瘤治疗手段缓解癌性疼痛。

2. 慢性癌性疼痛的确定　如果确定为慢性癌性疼痛，在治疗之初就应该给予正确的疼痛评估和止痛药物评价，及时提供止痛药物，而且，在治疗之初即应该保证药物的足量、有效使用。

3. 按时给药　即定时给药，肿瘤患者止痛药物的使用应该坚持定时给药的原则。按时给药可阻止或减少明显疼痛、暴发性疼痛的发生，减少全天止痛药物的总需要量，也可以减少应对爆发性疼痛所需要的临时增加药物剂量，提高患者对疼痛阈值的适应性和稳定性。定期给药有可能发生药物蓄积中毒的危险，尤其是对半衰期较长的麻醉性止痛药。使用过程中尤其应注意细节观察并随时调整药物剂量，切不可一次评估长期用药。

4. 灵活掌握药物的使用 掌握所用止痛药的基本药理学，应了解止痛药类型、用法、药动学、作用及副作用，了解同时使用其他药物、疾病、年龄对止痛药体内代谢及效果的影响。

5. 注意药物使用的个体化 在临床上需要严密注意患者在治疗用药过程中的药物使用个体化。由于个体差异原因，患者对麻醉性止痛药的剂量需求差异很大，尤其对于吗啡、芬太尼等没有"天花板效应"的止痛药物，其使用剂量、剂量增加幅度都很大，没有固定的剂量限定，剂量也无最高限度。对于这样的患者，更加需要加强对患者疼痛的评估，以及止痛药物使用效果的评价，做到用药个体化。

6. 疗效评价 药物使用以后应认真观察、评价药物的治疗效果。使用止痛药物的患者，一般要在用药后 1 小时内开始进行止痛效果评价，以后每天或每隔 2 天进行一次评价，每周进行一次小结，以后则视患者情况而定，以尽可能用最小的药物剂量达到最好的治疗效果。疼痛控制不佳或者产生不能耐受的副作用时，需要考虑更换药物或者更换止痛方法。在评价过程中，对于既往疼痛的加重，或者新的疼痛发生，要再次明确疼痛的原因，切不可单纯增加药物剂量，以免掩盖病情。

判断止痛疗效的标准：根据止痛药的使用情况，或者根据疼痛程度的减轻情况。

（1）根据止痛药的使用情况：优，疼痛消失或显著减轻，不再增加使用止痛药；良，疼痛显著减轻，须增加使用少量止痛药；好转，疼痛有所减轻，止痛药用量较治疗前减少；差，疼痛无明显减轻，治疗后止痛药用量仅有暂时减少或不减少。

（2）根据疼痛程度的减轻情况：结合视觉类比量表进行评价，疼痛减轻的百分数=（用药前疼痛强度–用药后疼痛强度）/用药前疼痛强度×100%。临床上以疼痛强度减轻在20%以下为无效；20%～60%为有效；61%～90%为显效；91%～100%为完全缓解。

7. 药物副作用及处理 麻醉性止痛药的副作用主要有：过度镇静、恶心、呕吐、便秘、呼吸抑制。个别患者可发生精神错乱、噩梦、尿潴留、多灶性肌阵挛、烦躁不安等。

（1）过度镇静：使用麻醉性止痛药后可能出现不同程度的镇静现象，考虑其发生原因可能与患者长期疼痛导致失眠，疼痛理想控制后的表现，若症状持续性加重，要警惕药物过量。镇静的分级：0 级，精神警觉，无嗜睡；Ⅰ级，轻度镇静，暂时嗜睡，能被唤醒，醒后清楚地分辨时间、地点和人；Ⅱ级：中度镇静，嗜睡，时间不到清醒的 50%，能被唤醒，醒后清楚地分辨时间、地点和人；Ⅲ级：重度镇静，嗜睡，时间大于清醒的 50%，能被推醒，醒后不能清楚地分辨时间、地点和人。

轻微的镇静一般无须处理。有时还会对止痛治疗具有协同作用，具有其有利的一面。中度以上的镇静，则需要进行必要的干预，估计患者各器官的功能及代谢的情况，回顾是否有增强镇静作用的药物在同时使用，酌情减少药物使用剂量，或减低分次剂量，增加给药次数，或换用其他止痛药物，改变用药途径；临时性试验在不影响止痛效果的前提下，观察能否将麻醉性止痛药物的剂量逐步减少，减少幅度以增加剂量时的 30%～50% 为宜，或使用非麻醉性止痛药及辅助性止痛药替代麻醉性止痛药的镇静作用，一般临床推荐应用右旋苯丙胺、咖啡因。

（2）便秘：为麻醉性止痛药的常见副作用之一，与迷走神经兴奋，肠道分泌减少，蠕动减弱有关。临床上以对症处理为主，包括注意饮食因素调整，鼓励患者进食含粗纤维食品，进食各种水果、蔬菜、干果，增加饮水、饮料或其他富含水分成分食物。鼓励步行锻炼。处方止痛药物应联合应用通便、软便剂，如番泻叶、果导片、麻仁软胶囊等防治便秘。

（3）尿潴留：吗啡类药物增加平滑肌的张力，使膀胱痉挛、括约肌张力增加，导致尿潴留，发生率一般低于 5%，多见于老年人。治疗上，多采用物理方法进行耻骨联合上膀胱区热敷、按摩，听流水声音诱导，会阴部冲灌温水，局部针灸、穴位艾灸等处理，还可使用新斯的明 0.5～1.0mg 肌内注射或穴位注射对症处理，必要时也可以进行导尿，导尿后嘱其定时排尿。

（4）多灶性肌阵挛：大剂量使用时，所有的麻醉性止痛药都可以引起此症状，尤其是胃肠道外反复大量给予哌替啶（＞250mg），此副作用更为明显，系其代谢产物的毒性所致，处理方法以停用副作用较大的药物，选择半衰期较短的替代药物使用，增加代谢产物的排泄即可。

（5）呼吸抑制：是麻醉性止痛药潜在的最严重的副作用，吗啡可以降低呼吸中枢对二氧化碳的敏感性，降低化学感受器对缺氧的反应性，已有呼吸功能损伤的患者应用吗啡更易于发生呼吸抑制。当呼吸频率在 8 次/分或以下时，常规方法无效或未见改善时，需要进行呼吸抑制的解救治疗，应用呼吸复苏及使用阿片拮抗剂纳洛酮解救即可。

（6）支气管哮喘：吗啡释放组胺和对平滑肌的直接作用可引起支气管收缩，有支气管哮喘病史的患者此反应可激发哮喘发作，处理方法同一般性支气管哮喘的治疗。

8. 药物的更换　对于轻到中度的疼痛，一般先用以阿司匹林为代表的 NSAID，无效时加用可待因为代表的弱麻醉性止痛药。对于中到重度的疼痛，通常需要以吗啡为代表的强麻醉性止痛药，即 WHO 推荐的三阶梯止痛疗法。需要使用强麻醉性止痛药物的患者，吗啡为首选药物。近年来，三阶梯止痛疗法中有"弱化第二阶梯药物"的说法，即对于重度疼痛的患者可以不经过第二阶梯药物使用，而直接、快速达到第三阶梯药物使用。但是，对于二阶梯药物完全可以控制的轻、中度疼痛患者，也无须"弱化第二阶梯药物"。

9. 药物依赖　使用麻醉性止痛药的患者，需要区别药物耐受、生理依赖与心理依赖。对于晚期患者癌性疼痛的控制，正确、合理的疼痛评估和治疗手段可以使大多数患者做到完全无痛，少数患者可以将剧烈疼痛控制到轻微疼痛或可以忍受的程度。但目前癌性疼痛控制还不理想，主要原因在于医护人员、患者及其家属对止痛药的药物耐受、生理依赖与心理依赖三种现象认识不够，过分担心患者"成瘾"，以及麻醉性止痛药的不适当管制。

（1）药物耐受：定义为反复使用药物后，药效下降，作用时间缩短，此时，需要逐渐增加剂量或缩短给药时间，才能维持其治疗效果。与阿片受体变化有关，而与代谢无关。耐药除受剂量、每天次数及用药时间影响外，还与给药途径有关。连续性静脉推注易致耐受，口服给药相对不易出现耐药。先给非麻醉性止痛药，无效时再加用麻醉性止痛药，找出能适当缓解疼痛的给药次数及间隔，然后定期给药，可以延缓耐药的发生。但在癌性疼痛，耐药常是难以避免的，且发展似乎没有限度。

耐药患者只要适当提高剂量和（或）增加给药次数，患者仍能达到无痛。对于剧烈疼痛患者，不应有保留地使用麻醉性止痛药。对一种麻醉性止痛药发生耐药者，可考虑更换另一种。

（2）生理依赖（physical dependence）：也称身体依赖，是指突然中断用药或给纳洛酮等吗啡拮抗剂后出现的撤药现象，多发生在用药2周以后。表现为焦虑、神经过敏、易激、寒战、热潮红。持续性的戒断综合征则表现为流涎、流泪、流涕、出汗、立毛肌收缩、恶心呕吐、腹部疼挛。

（3）心理依赖（psychological dependence）：也称精神依赖，是真正的麻醉药成瘾。其特点是渴望用药，患者会不顾一切地无休止地寻求麻醉药并表现出冲动性的找药行为。心理依赖可无药物耐受及生理依赖的证据。因使用麻醉性止痛药物而发生心理依赖在癌症患者中很少见。

10. 给药途径及用量　止痛药多通过口服、肌内注射给予，对于部分无法通过口服、肌内注射途径给药的患者，可采用舌下给药、直肠给药、阴道给药、连续静脉滴注、连续皮下注射、硬膜外或鞘内给药。

（1）舌下给药：最大优点在于无首过效应，避免了药物经胃肠道吸收之后、进入血液循环之前的肝脏破坏过程，故对生物利用度差的药物具有重要意义。药物吸收较为完全，适用于有胃肠道功能障碍不能口服药物者。二氢埃托啡、美散痛可供舌下或者颊黏膜给药。

（2）直肠给药：吗啡可以直肠给药，如果没有栓剂，可将吗啡溶解于10～20ml水中灌肠，口服片剂或缓释片剂也可以直接由肛门推入直肠内给药，适合于不能口服药物患者或儿童用药。

（3）连续皮下注射（CSCI）：此法适用于非住院以及住院患者的持续给药。配备输液泵，可将注射部位放置在锁骨下区或胸前区，方便患者的活动。吗啡、美沙酮等都可以安全、有效地通过CSCI给药，且生物利用度几乎达到100%。

（4）连续静脉给药：其优点是药物的血浆浓度稳定，镇痛效果充分，能控制其他用药方式无效的疼痛；药物用量小；安全性较高。吗啡、芬太尼等药物较为适合。

（5）自控止痛装置：是一种能被控制的机械给药装置，药物事先装入泵内，导管插入静脉或皮下，在预定时间或在需要时按下开关即可自动将药物注入体内。其最大优点是患者能自己掌握剂量与给药时间，患者有心理安全感、满足感和治疗保障感。

（6）硬膜外给药：优点是止痛时间长，一次注射可维持无痛达16小时以上；药物用量小，可小至相当于吗啡2mg的剂量；药物直接到达作用部位，对肾脏等器官的副作用少。

（7）鞘内注射：鞘内注射吗啡和β-内啡肽，30分钟达到药物的高峰浓度，可维持无痛达20小时。已使用过麻醉性止痛药者，低血压、呼吸抑制、低体温的发生率并不高。已用过吗啡类药物并产生耐药者，鞘内注射药物可改为β-内啡肽或脑啡肽。鞘内注射药物的副作用较多，也存在很多的临床争议，在临床应用中需要谨慎，并获得诊疗风险的知情同意。

11. 其他　使用能增强麻醉性止痛药效果、减少麻醉性止痛药剂量及副作用的药物。

五、辅助性止痛药

癌性疼痛的治疗绝不仅限于止痛药物的使用，如吗啡类药物对神经性疼痛常无效，而抗癫痫药、抗抑郁药和糖皮质激素则较为有效；抗抑郁药能阻止5-羟色胺和去甲肾上腺素的突触摄入，对各种疼痛都有效。内分泌治疗药物对激素依赖性肿瘤兼有止痛和病因治疗双重价值，可以提高止痛药物的效果，减少止痛药物用量，减少药物不良反应的作用。

辅助性止痛药的类型：①抗焦虑及抗抑郁药，对于灼痛、麻木痛、神经病理性疼痛有效，可改善睡眠；②抗癫痫药、抗惊厥药物，对神经病理性疼痛有效；③糖皮质激素及各种内分泌治疗药物，抗炎镇痛、增加食欲、减轻脑水肿；④NMDA受体拮抗剂，提高吗啡的疗效；⑤抗心律失常药物，对神经病理性疼痛有效；⑥中药等。

辅助性药物可以辅助镇痛，在三阶梯中均可以使用，可以减少阿片类镇痛药物的使用剂量，降低药物不良反应的发生频度和发生程度，改善患者的其他症状，除皮质醇类药物外，此类药物的显效多数较为缓慢，并缺乏统一的用药标准。

1. 抗焦虑药及抗抑郁药　在肿瘤患者中，疼痛比任何症状更易引起精神和心理障碍，产生反应性焦虑（症）和抑郁（症）。疼痛和焦虑、抑郁又互为因果，削弱止痛药物的疗效。解除焦虑和抑郁的措施因人而异，陪伴、交流、按摩等措施对于部分人有效，但部分患者仍然需要使用药物实施辅助治疗。

临床上经常使用的精神药物是抗焦虑药和抗抑郁药，前者主要为苯二氮䓬类药物，对改善焦虑症状很有效果，但长期使用有降低体内生物胺活性的作用，可能加重抑郁。后者主要是三环或四环类抗抑郁药物，他们本身也具有止痛作用，对神经阻滞性疼痛效果尤其明显。

2. 抗癫痫药

（1）卡马西平：属于抗癫痫药，可控制三叉神经痛、舌咽神经痛、传入神经阻滞痛，也用于肿瘤侵犯神经、放射性纤维化、手术瘢痕、带状疱疹的疼痛。有撕裂、烧灼或感觉过敏等现象者，效果较好，有效率70%。取得治疗效果后再逐步将剂量减少到维持无痛的程度。本药的副作用：嗜睡、眩晕、恶心、复视、共济失调、齿龈增生、白细胞减少等，严重者需要及时停药。

（2）苯妥英钠：也属于抗癫痫药，对突触传导有抑制作用，尚可提高痛阈。使用指征、副作用及注意事项同卡马西平，但疗效稍逊于前者，主要应用于不能耐受卡马西平的患者。

3. 糖皮质激素　能有效地控制炎性介质的释放，减轻水肿对神经、血管、淋巴管的压迫，还可以通过直接抗肿瘤作用缩小肿瘤体积，对中枢及外周性疼痛都有良好效果。这些药物还可使患者精神愉快，增加食欲与体重，改善患者的生存质量。糖皮质激素在癌性疼痛治疗中应用广泛，可以取得意想不到的效果，在高钙血症、癌性肌病、上腔静脉综合征、呼吸道梗阻、放疗后的水肿、颅内压增高、神经压迫、骨转移等引起的癌性疼痛中有广泛应用，对骨肿瘤转移、脑转移、脊髓压迫症的疗效尤其显著。主要副作用是消化性溃疡和类库欣综合征，但在预后恶劣的肿瘤患者，这并非是很重要的制约因素。

4. 高乌甲素　是从高乌头中分离出的生物碱，属于非麻醉性止痛药，止痛效果较好而副作用较少，能用于中等以上程度的癌性疼痛，可酌情作为麻醉性止痛药的替代药物使用。

5. 双膦酸盐　可以抑制破骨细胞活性，减轻骨转移癌的溶骨性改变，促进骨修复的作用。对骨转移性疼痛有效，对高钙血症也有较好的疗效。双膦酸盐具有多种级别和规格，治疗中需加强对血钙水平的监测，尤其关注对高钙血症的处理。

特殊类型癌性疼痛的治疗：

（1）骨疼痛的治疗：包括放射性治疗、阿片类止痛药物、非甾体抗炎药、双膦酸盐类、辅助性药物、放射性核素、固定术和化疗等，详见本书第十一章，第一节。

（2）神经病理性疼痛：属于难治性疼痛，表现为痛觉过敏及异常，包括灼痛、电击样痛、轻轻触摸痛、麻木样痛、刀割样痛、坠胀样痛等。治疗上除了应用阿片类药物以外，合理地使用辅助性药物，如抗抑郁药物、抗惊厥药物、局部麻醉药物、糖皮质激素等。

（3）突发性疼痛：按时使用药物的同时，准备速效或短效的止痛药物。

六、癌性疼痛治疗的常见误区

1. 使用非阿片类药物更加安全　对于长期使用非甾体抗炎药的患者，随着给药时间的延长，会出现一系列的药物对胃肠道、肝、肾、血小板的毒性反应，而且，这种危险性也随之增加。慢性癌性疼痛患者需要长期使用止痛药物，阿片类药物最为安全，长期使用不会增加药物性肝、肾等器官的毒性作用。非甾体抗炎药具有"天花板效应"，一味增加药物使用剂量只会增加药物的毒副作用而无法提高治疗效果。

2. 出现剧烈疼痛时才可以使用止痛药物　慢性疼痛药物的使用中应该强调药物使用的及时、按时。按时给药可以较好地维持血药浓度，维持一个相对恒定的疼痛阈值范围，使药物的使用更加安全、有效，止痛药物的应用强度和剂量也是最低的。长期止痛效果控制不佳的患者，容易出现由于疼痛导致的与神经病理性疼痛相关的交感神经功能紊乱，并可以逐渐发展为难治性疼痛。

3. 止痛药物能使疼痛部分缓解即可　止痛治疗的主要目的是完全无痛或者缓解疼痛，改善患者的生活质量，满意的药物控制可以使得 90% 以上的患者达到无痛。止痛治疗的最低要求是无痛睡眠，止痛治疗的更高要求是让患者达到无痛休息和活动，以真正实现改善患者生活质量的目的。

4. 使用阿片类药物出现呕吐、过度镇静等不良反应应立即停药　在阿片类药物的副作用中，除便秘以外，阿片类药物的不良反应大多数都是暂时性的和可以耐受的。呕吐、过度镇静等不良反应一般在初期出现，其症状可以自行缓解或消失。此类不良反应还具有可预防性，多数可以减轻或避免。

5. 哌替啶是安全有效的止痛药物　哌替啶的代谢产物去甲哌替啶的止痛作用很弱，相当于吗啡的 1/10，持续作用时间短，为 2～4 小时，去甲哌替啶在体内的半衰期较长，为 13～18 小时，其毒性反应为中枢神经的潜在激惹毒性，可以导致精神异常、震颤、神志不清和惊厥等。其口服吸收利用率极低，肌内注射给药，不适宜用于慢性癌性疼痛。WHO 已经将哌替啶列为癌性疼痛治疗不推荐的药物。

6. 终末期患者才可以使用最大剂量的阿片类止痛药物　阿片类药物的止痛作用的用药剂量个体差异较大，无"天花板效应"，疼痛的发生与加剧，可以通过增加剂量来提高止痛的效果。对于任何中重度疼痛的患者，止痛治疗与肿瘤的临床分期、预计生存时间的长短无关，是以疼痛治疗需要为准，以达到理想的疼痛缓解。疼痛的发生和疾病的发展、程度、分期等因素不一定相关。止痛治疗却是所有病例均需要的。

7. 长期服用阿片类止痛药物不可避免会发生药物成瘾　肿瘤患者长期使用阿片类止痛药物，尤其是使用口服制剂及其他长效制剂的按时给药，发生成瘾（精神依赖性）的危险性极低。临床工作中，需要较好地区分药物的耐药性、躯体依赖性与心理依赖性之间的区别，统计表明，心理依赖性的发生危险性低于 3‰，因此，阿片类药物使用是安全的。

8. 阿片类药物的广泛使用势必造成药物滥用　积极推行 WHO 的三阶梯止痛治疗原则，合理使用阿片类止痛药物，不仅可以使得广大肿瘤患者得到理想的止痛治疗，也可以避免或减少阿片类药物的滥用危机。实际上，WHO 自 1982 年发布三阶梯指导原则以来，全球医用吗啡的使用并没有增加药物滥用危险性。

9. 一旦使用了阿片类药物就可能终身使用该药　肿瘤性因素引发疼痛的病因得到控制，以及疼痛消失以后，随时可以安全地停止阿片类止痛药物的使用。低剂量药物使用可以直接停药，一般不会发生意外。长期、大剂量使用药物时，一般主张逐渐减量，最后至停药。在减量期间，要注意观察患者的疼痛情况，或有戒断症状时需要缓慢减量。

10. 使用阿片类药物等同于给予安乐死　根据肿瘤病情使用阿片类止痛药物，不仅能够有效控制疼痛，而且能有效降低因为剧烈疼痛而导致死亡的危险，提高生活质量，积极进行止痛治疗可以减少因疼痛而致死的危险性，起到了间接延长生命的作用。

11. 肺癌患者不能使用阿片类药物　肺癌患者仍然可以安全有效地使用阿片类止痛药物。阿片类止痛药物对呼吸中枢的抑制作用一般仅发生在过量用药，尤其是血药峰值浓度快速上升的情况下，一般是静脉大剂量使用药物时，或药物的蓄积性中毒如肾功能不全等。疼痛本身即是呼吸抑制不良反应的天然拮抗剂，肿瘤患者使用阿片类药物，很快会对药物的呼吸抑制产生耐受。轻度呼吸抑制也完全可以采用疼痛刺激，进行解救治疗。

12. 麻醉药物管理严格，使用流程复杂繁琐，品种越少越好　阿片类药物是癌性疼痛治疗过程中必不可少的药物，其种类、剂型、规格的多样化有利于临床的用药选择，以及适应个体化用药。

13. 对癌性疼痛的药物治疗是单纯的　疼痛的治疗中应重视对心理及精神问题的处理。中晚期肿瘤患者，应以姑息治疗为诊治的主要内容。充分认识癌性疼痛是"总疼痛"的特点，即引起和加重疼痛的因素除了躯体因素以外，还受到心理、精神、社会、经济因素等多方面的影响。

14. 对疼痛治疗"全或无"的看法　对疼痛治疗"全或无"的看法是影响疼痛规范化治疗的主要原因之一。"无"疼痛是不可能治疗的，"全"认为阿片类药物是万能的，都是曲解、降低患者的依从性，违背疼痛的规范化治疗原则。"全或无"的想法可能使根据具体情况的药物调节变成教条。

15. 疼痛的治疗可以采用"轮番作战"或"强强联合"的方式进行　疼痛的治疗过程中应避免所谓的采用"轮番作战"的方法进行，避免一种非甾体抗炎药换另一种非甾体抗炎药，或者二种同阶梯制剂之间的相互转化。如此既不符合阶梯用药原则，也使疼痛的阈值不断下调。此外，不同种类强阿片类药物之间的"强强联合"使用，既无益于提高药物的治疗效果，反而造成不同类别药物的相对不足，从而引发药物耐受。在药物选择上应具有针对性，选择适宜的目标药物，最大限度地减少药物耐药性、躯体依赖性的发生，达到有效的疼痛控制。

七、老年人用药的注意事项

老年人是疼痛诊疗中的特殊人群，其具有特殊的生理特点，社会生活地位，加之基础疾病较多，器官功能较差，对抗肿瘤的治疗顺应性较差，许多抗肿瘤治疗措施难以实施，对姑息治疗的依赖性更大。

在三阶梯治疗用药上，一般较小剂量的药物即可达到预期效果，其原因与下列因素有关：特异性药物受体结合的差异；药物分布容量较低；蛋白结合能力相对较低；药物清除率较低；疼痛的感知较差。因此，老年人在使用阿片类药物应从小剂量开始，缓慢加量。起始剂量是常规剂量的 50%～75%。对于暴发性疼痛的解救剂量也相对较低。部分药物，如羟考酮无毒性代谢产物，疗效佳，耐受性好，适合于老年人伴发肝肾功能障碍的疼痛治疗。口服剂型、贴剂、栓剂等适宜、合理使用，可以减少不良反应的发生。此外，应避免使用激动-拮抗剂，如右丙氧芬等。美沙酮、哌替啶也不推荐在老年患者中使用。

八、儿童患者的镇痛治疗原则

儿童患者的疼痛在世界范围内一直是一个难以处理的问题。1998 年，WHO 组织编纂了《儿童癌性疼痛和姑息治疗》一书，参与编撰的专家认为，疼痛对于儿童癌症患者，无论是在身体还是心理方面都会干扰其治疗。通过对患儿及其家长和医师的教育，可以减少这些干扰，并提高治疗成功的机会。

儿童癌性疼痛的原因和成人疼痛的原因一样，最常见的肿瘤如白血病、淋巴瘤和神经母细胞瘤常引起弥散性骨关节疼痛。对于儿童疼痛的治疗，第一步是通过体格检查对疼痛作出评价，儿童的疼痛程度需要采用脸谱法进行评估。对可能导致疼痛的因素加以评估，因为儿童可能不会对已有的疼痛进行表达，疼痛的程度可以教会儿童通过画线来表达。对于儿童及其家属，心理和社会的支持治疗应当和药物镇痛治疗有同等的作用。

儿童使用阿片类药物的个体差异性极大，正确的剂量是能够镇痛而不良反应可以耐受，吗啡是 WHO 主张的强阿片类药物，替代药品包括氢吗啡、美沙酮、芬太尼。

WHO 对于控制儿童癌性疼痛的几点建议：癌症患儿的中、重度疼痛应当看作急症，尽快处理；综合应用各种姑息治疗的处理方法；把行为性、认知性、物理和支持治疗与药物治疗合用控制疼痛；定期对疼痛和治疗的效果进行评价、评估；如果可能应考虑对导致疼痛的潜在原因加以处理；积极地处理由于对疾病进行检查所引起的疼痛；按照 WHO 三阶梯方法，根据疼痛的严重程度选择药物的阶梯和使用剂量；可能的情况下应尽量选择口服用药；纠正因为恐惧对阿片类成瘾而导致给药不足，也应该向患者解释对阿片类成瘾；阿片类的合适剂量是有效控制疼痛的剂量；镇痛药物应当规律的按时给药，而不是按需给药，更不能对使用药物依照患儿的喜好而更改；足够的镇痛药物可以使得患儿可以整夜安静入睡；应当积极处理不良反应，并且对于治疗进行有规律的评价、调整；阿片类药物在停药时，应该进行逐渐减量，避免导致严重的疼痛重复出现或出现戒断症状；临终的癌症患儿的综合处理除了机体各种症状的姑息治疗，还应该重视患儿的心理、文化等方面的需求。

九、肿瘤患者疼痛的护理要点

疼痛管理的目标是控制疼痛，以最小的不良反应缓解最大程度的疼痛，有效的护理措施是实现疼痛管理目标的重要保障。

1. 减少或消除疼痛刺激　检查、治疗、护理患者时，动作准确轻柔，尽量减少疼痛刺激，如进行清创、换药、灌肠、导尿、更换床单、翻身时给予支托、协助，使其保持舒适体位。

2. 建立良好的护患关系　护士与患者接触，要耐心倾听，了解患者的各种需求，尽量给予满足。通过各方面的努力获得患者信任，从而积极配合治疗。

3. 分散注意力　运用语言和非语言的交流方式，引导患者摆脱疼痛或淡化疼痛意念，分散患者注意力，根据其爱好，进行力所能及的娱乐活动，如读书报、听轻音乐、看喜剧、练习深呼吸等，使患者身心放松、心情平静，转移对疼痛的注意力，减轻痛苦。

4. 促进环境舒适　保持室内温湿度适宜，避免过多的人员流动，保持病房内空气清新，以便于患者的休息，减少由于烦躁不安而引起的不良反应。

5. 争取家庭社会支持　家属对患者最亲近、最了解，他们的鼓励和支持，会使患者的心灵得到很大的安慰和解脱，增加战胜疾病的信心，使疼痛缓解。护士要向家属讲解有关知识，认知情绪与疾病健康的关系，做好家属的思想工作，正确引导家属的情绪状态，防止患者因对病情的恐惧、惊慌或家庭社会问题加重患者的心理压力，而加剧疼痛的程度。

6. 落实保护性医疗制度　在护理疼痛患者时，不随便议论其病情程度，避免对患者的恶性刺激。对于顽固性疼痛的患者，由于治愈的希望渺茫和剧烈的疼痛折磨，会产生自杀的念头。因此要更注意执行保护性医疗制度，防止意外发生。

7. 其他　指导患者按时正确服药，纠正只有在疼痛剧烈时才使用止痛药的错误观念，观察患者用药效果及不良反应。

第七节　癌性疼痛的中医药治疗

癌性疼痛属中医"痛证"范畴。中医认为癌性疼痛就其性质而言，无非虚实两大类，虚痛者由于久病体虚、脏腑受损、血气不足、经络失养而致"不荣则痛"；实痛者机体受毒邪侵袭、血瘀痰结、邪毒壅塞积于内脏经络而致"不通则痛"；其病理性质为本虚标实，以标实为主。故依据中医对癌症"不荣则痛"和"不通则痛"的认识，形成了以扶正祛邪，调气和血为主的治疗原则，以及活血祛瘀、行气补血、清热解毒、清热祛湿、温经散寒等癌性疼痛疗法。

1. 癌性疼痛的中医内治法　在中医内治法中最根本的、最优势的是辨证论治。实证以行气活血、清热解毒为主，常用方剂有柴胡疏肝散、血府逐瘀汤、导痰汤、五味消毒饮等；虚证患者大多以补益气、血、阴、阳为主，常用八珍汤、二至丸、二仙汤等；虚实夹杂证者，扶正祛邪为主，实多虚少者，可祛邪为主，虚多实少者，可扶正为主。注重辨证与辨病相结合，尤其对于肿瘤患者，其诊断和治疗应更加科学化、规范化。辨证与辨病不可分离，如肝癌胁痛，辨证"气滞血瘀"较多，但是用药效果较差，应加入一些抗肿瘤作用的中药，如猫爪草、冬凌草、山慈菇等，疼痛才会有所缓解。经方、验方治疗癌性疼痛，临床亦可取得满意疗效，如气滞血瘀型，可用四逆散加延胡索，疏肝理气，治病求本；痰凝湿聚型，用瓜蒌薤白半夏汤，涤痰通浊；气血亏虚型，用当归四逆汤，温经散寒，养血通脉。

理气行气、活血祛瘀、化痰散结、通络止痛、清热解毒为主要治疗法则。常用药：延胡索、川芎、柴胡、木香、青皮、乳香、没药、三棱、莪术、法半夏、浙贝母等。另外，亦有喜用虫类药通络止痛者，常用蜈蚣、全蝎、僵蚕、土鳖虫等，这些虫类药不仅具有活血化瘀、除痰散结的功效，还能以毒攻毒。有毒中药马钱子、斑蝥、生草乌、生川乌、生半夏、黄药子、生南星等也广泛运用于治疗癌性疼痛方中。在治疗癌性疼痛的同时，治疗了癌症本身，标本兼治，收效颇佳。

2. 癌性疼痛的中药外治 中药外治为体表直接给药，药力直达病所，止痛迅速有效。近年来中药外用治疗癌性疼痛积累了丰富的临床经验。药物方面，常用中药多是芳香走窜、气味浓烈及穿透性强的药物，常用药物有麝香、乳香、没药、血竭、丁香、全蝎、艾叶、见肿消、细辛、冰片、赤芍、延胡索、姜黄等。治则方面，组方多采用"以通止痛""以荣止痛""通络止痛""解毒止痛"等治疗方法；剂型方面也不断改进，已从传统的膏、散、酊剂发展到现代制剂加入透皮介质，疗效更加可靠。癌性疼痛中药外治的机制大致包括以下几方面。

（1）皮肤透入。采用外敷、涂擦、熏蒸、局部离子导入等方法治疗癌性疼痛。

1）外敷法。局部外敷是根据中医学"以痛为腧"的理论，将药物直接贴敷于患者痛处，其作用机制为卫气载药以行，内达于脏腑，输布于全身，药力直达脏腑，调和气血。治疗癌性疼痛常选的外用药物集中于活血逐瘀、散结通络，如乳香、没药、延胡索、血竭、莪术、丹参等；开窍解毒如冰片、麝香、蟾酥等。

2）涂擦法。外涂法是将药液、酊剂、药糊等涂抹于患者痛处或相关穴位，通过穴位或皮肤吸收、循经络发挥止痛效果，如临床有应用中药五生酊、以痛为腧中药外涂治疗癌性疼痛，均收到较好的止痛效果。

3）局部离子导入。中药经皮离子导入技术就是利用直流电场作用和电荷同性相斥、异性相吸的特性，使药物离子或带电胶体微粒进入人体，充分发挥中药、直流电及穴位刺激的多重作用，从而疏通经脉、祛风散寒、调和气血、平衡阴阳。作为中药外治癌性疼痛给药方法的创新，超声电导药物透射技术已体现出巨大潜力，对比单纯的中药外敷治疗有提高疗效的趋势。

4）熏蒸水浴法。中药熏蒸水浴疗法是根据中医辨证论治的原则，选配一定的中药制成水溶液，趁热进行熏洗。现代研究发现，中药熏蒸水浴疗法能开放外周毛细血管网、改善微循环，能使大量的致痛物质排出体外而达到止痛的目的。

（2）黏膜透入

1）直肠给药。中药灌肠法使用广泛，特别是对不能口服中药的患者，选用具有止痛作用的药物保留灌肠，不仅可以止痛，还可有效解决便秘这一阿片类止痛药物常见的副作用。

2）经鼻给药。中药刺激鼻部，通过官窍吸收，作用于经络、血脉及脏腑，通调全身脏腑气血，鼻疗畅通气血恰是经鼻疗法治疗癌性疼痛的重要机制，因气机郁滞是导致癌性疼痛发生的重要原因之一。

（3）穴位透入。经络可沟通表里上下，外连皮肤肌腠，内接五脏六腑，中药作用于穴位，既刺激穴位，又发挥药效。

1）穴位贴敷。穴位贴敷即把中药贴敷于患者体表的穴位上治疗癌性疼痛。一方面有药物的直接作用，另一方面借助经络的传导作用，使药物能发挥全身治疗作用。原发性肝癌及肝转移癌可选择期门、肝俞、胆俞为主穴，足三里及脐周全息穴为配穴；肺癌可选择肺俞、云门为主穴，全息穴、大肠俞为配穴，胰头癌可选胰俞、中脘为主穴，足三里及合谷为配穴；骨转移癌、骨肉瘤及多发性骨髓瘤根据疼痛部位不同进行选穴。有研究者采用癌性疼痛散（蟾皮、大腹皮、桃仁、大黄、延胡索、莪术、红花、青皮、乳香、没药、水蛭、冰片）穴位贴敷。依据不同癌症选择相应穴位，将药膏贴于穴位上，治疗10天后观察，107例患者总有效率为91.58%。

2）穴位药物离子导入。穴位离子导入法即药物离子通过穴位导入体内，单独使用或配合其他治法治疗癌性疼痛，其疗效肯定，临床使用较广泛。

3）穴位药物涂擦。穴位药物涂擦法是将药物制成酊剂、软膏，涂抹于相应穴位治疗癌性疼痛的方法。本法制剂简单，使用方便，且止痛作用迅速，可反复用药多次，止痛效果良好，患者乐于接受。有研究者选用延胡索、乌药、土鳖虫、丹参、红花、血竭、冰片等药物制成祛痛喷雾酊治疗癌性疼痛，疗效显著。

4）穴位注射。穴位注射是一种在穴位中进行药物注射，通过针刺和药物对穴位的刺激及药理作用治疗疾病的方法。药物可选择西药镇痛剂，也有选用中药注射液作研究者，止痛效果良好，且不良反应少。肺癌可取单侧中府、云门、肺俞、膈俞；胃癌取双侧足三里、膈俞、胃俞；乳腺癌取双侧乳根、肝俞；肝癌取双侧足三里、三阴交、期门、章门、肝俞等。

3. 针灸疗法 癌性疼痛治疗主张以综合治疗为主，近些年针灸治疗癌性疼痛的研究取得了长足的进步，单独治疗或配合西药治疗癌性疼痛取得满意疗效。针刺可以纠正或消除使气血运行不利的因素，通经络、调气血，阻断恶性循环，从而缓解疼痛。此外，针刺还可以激发经气，调动机体自身的消炎镇痛功能。运用艾条燃烧时所释放出的热量激发经气，散寒祛湿，行气活血，疏通经络，以达通则不痛的治疗目的。

针灸治疗癌性疼痛常有以下几类：①疏通为主，如毫针刺、电针等，通过毫针刺激或脉冲电流振动刺激，达到"动则通"的目的。②温通为主，如温针灸、火针、毫火针、灸法等，通过温阳行气的作用，达到"温则通"的目的。③荣通为主，如穴位埋线、穴位注射等，通过药物、羊肠线长效、温和的刺激，可补益正气，达到"荣则通"的目的。选穴的规律：表里取穴，选择与疼痛关系密切的常用穴位，如足三里、合谷、三阴交等；选择癌性疼痛的附近穴位，循经取穴，如肺癌取肺经穴，肝癌取肝经穴，也可以选用阿是穴。

（1）疏通为主。电针疗法是指在一般常规针刺治疗的基础上加上电针治疗，但是要注意其强度，要以患者能够耐受的程度为宜，一般首选疏密波，这样既能够保证对穴位产生持续性的刺激，又不会产生耐受，使用电针疗法可以提高治疗效果。

（2）温通为主。很多痛证都与寒邪有关，故采用温通为主类刺灸法治疗癌性疼痛的报道也比较多。有以合谷、内关、支沟为主穴，按疼痛部位配合相应的背俞穴和其他相关穴位，采用温针灸联合止痛药物治疗癌性疼痛；有采用火针为主配合三阶梯止痛法治疗胃癌疼痛者，选用胃俞、肝俞和膈俞，火针每穴点刺 5 下，隔日 1 次，共治疗 4 周，总有效率为 90.16%；有用火针治疗癌性疼痛患者，以阿是穴及疼痛点周围穴位为主，每日 1 次，7 日为一个疗程，一个疗程后总有效率为 92%。毫火针较火针对组织刺激小，具有温通、化瘀、散结、扶阳等功效，也同样适用于治疗不同病期的癌性疼痛，目前正在开展相应的临床观察研究。

艾灸是重度癌性疼痛患者的重要姑息治疗措施，有研究者取穴中脘、神阙、关元，采用温阳艾灸法联合三阶梯止痛法干预肝癌、肺癌、子宫内膜癌、宫颈癌患者，疼痛程度明显减轻。亦有研究者在关元、中脘、足三里、阿是穴等穴位进行热刺激和药物刺激，15 分/次，至局部皮肤呈潮红为止，1 次/日，7 日为一个疗程，可明显减轻疼痛症状。

（3）荣通为主。穴位埋线疗法通过留置羊肠线对穴位进行温和长效的刺激，有"静、微、久"的特征，故能荣养气血、补虚扶正而通达血脉，治疗痛痹。穴位埋线以扶正固本为主，通经解毒为辅。故多以补虚作用明显的穴位为主穴，如足三里、中脘、脏腑的背俞穴及原穴等。穴位注射是以中医理论为指导，将特定药液注射到相关腧穴或部位治疗疾病的方法。它的止痛功效来源于药物、腧穴、针刺三方面的协同作用，兼具荣通或疏通的功效，以荣通为主。多选用足三里等穴位。

（邱传旭　关小倩　曲范杰　李　川　钟振滨　王武龙　吴　星　王玉平　陈盛阳

黄坤玉　魏晓薇　王思源　夏洪涛）

第三章

肿瘤恶病质及其营养支持治疗

"恶病质"（cachexia）来源于希腊词语"kachexia"，意思是"恶劣的状况"，是人体在原发疾病基础上出现的显著消瘦、贫血等全身功能衰竭的现象，是一种被严重低估、远未认知的严重的临床综合征。恶病质涉及全身多个脏器和系统，许多慢性或终末期的疾病，如肿瘤、慢性阻塞性肺疾病、慢性心力衰竭、慢性肾脏疾病、艾滋病等都伴有这种代谢并发症。

肿瘤合并恶病质的发生，称为肿瘤恶病质（cancer cachexia）。肿瘤恶病质是以体重下降、肌肉萎缩及脂肪组织消耗等进行性营养消耗为特征的多器官综合征，常见于晚期肿瘤患者。这种复杂的多器官综合征同代谢异常、食欲减退、早期饱胀感、摄入减少、水肿、乏力、免疫功能低下、味觉改变等有关。恶病质也是诸多肿瘤并发症发生的基础，晚期恶性肿瘤患者，由于原发病灶和转移病灶的迅速生长，机体营养消耗严重，代谢发生紊乱，极易出现贫血、厌食、极度消瘦、乏力等恶病质表现，进而引起机体抵抗力下降、系统感染、多器官功能衰竭等并发症，最终导致患者死亡。研究报告显示，肿瘤恶病质在晚期消化道恶性肿瘤中发生率高达80%，在晚期肺癌、前列腺癌患者中发病率为50%，有20%的肿瘤患者直接死于恶病质。肿瘤患者体重下降30%，每月体重下降超过2.75%，是患者生存率降低的显著指标。肿瘤患者出现恶病质，不仅对放疗、化疗的反应较差，影响了患者的预后和生存期，也严重影响患者的生活质量。营养支持可提高患者对各种抗肿瘤治疗的敏感性和耐受力，虽不能完全改善肿瘤恶病质状态，但能延缓恶病质的进展，改善生活质量。现阶段肿瘤恶病质的发病机制不完全明确，诊断标准和评估手段尚待完善，防治策略及治疗手段有限。

第一节　肿瘤恶病质的发病机制

肿瘤恶病质作为一种复杂的与肿瘤相关的代谢紊乱综合征，其发病机制目前尚未完全阐明，一般认为是由多因素共同作用的结果，包括因肿瘤导致的厌食、消化道梗阻等引起的营养物质摄入不足；三大营养物质代谢紊乱；肿瘤自身产生的一系列介质直接或间接调节物质代谢。

一、肿瘤及抗肿瘤治疗影响食物的摄入与吸收

1. 食物摄入下降　多见于头颈部及消化道肿瘤，患者可能有咀嚼吞咽障碍或消化道梗

阻；大量腹水压迫腹腔器官，也间接引起进食减少。

2. 吸收障碍　肿瘤阻塞胆管或胰腺导管，可引起脂肪吸收不良，使能量供应严重不足。小肠肠壁的淋巴管浸润，淋巴回流受阻引起肠壁水肿，均可影响营养物质的吸收。

3. 医源性并发症　抗肿瘤治疗的损伤通常较大，不可避免引起营养和食欲的损伤。例如，胃肠大部切除术可造成营养物质吸收障碍；胃切除术、小肠切除术可分别引起倾倒综合征、盲襻综合征；食管、胃切除术造成的吻合口狭窄；胰腺切除术后的脂肪及蛋白质吸收障碍；肝切除术后易发生低血糖、低蛋白血症、脂溶性维生素缺乏；放疗和化疗都可能引起恶心呕吐、食欲不振，产生习得性厌食；头颈部肿瘤放疗后发生的吞咽疼痛、口腔干燥、口腔炎、嗅觉障碍、味觉障碍、张口困难；胸部放疗后的咽下困难、食管狭窄；以及腹盆腔放疗后的急、慢性肠炎，均必然影响患者对食物的摄入、吸收，并致营养的丢失。

二、肿瘤消耗宿主的营养

通常情况下，人体在急性饥饿时，骨骼肌分解氨基酸用于糖异生；慢性饥饿时肌肉分解减少，以保证器官功能。患肿瘤时这一特征则消失，肿瘤细胞总是大量夺取其自身无法合成的氨基酸如门冬氨酸和谷氨酸，使肌肉和组织中的蛋白质合成减少，表现为骨骼肌萎缩及低蛋白血症，而蛋白转换率也异常升高；由于肿瘤细胞生长主要依赖外部的碳链和氮源，机体通过促进组织的消耗和加速代谢支持肿瘤生长和增殖，导致能量消耗增加；肿瘤组织细胞的增殖相对不受正常代谢的调节控制，即使宿主已处于营养不良状态，肿瘤仍然持续地大量地利用氨基酸与蛋白质，而并不是利用酮体；肿瘤糖异生、糖酵解增加，葡萄糖不能被直接利用，迫使宿主动员大量氨基酸进行糖异生。此时，患者的组织细胞对胰岛素的敏感性下降，在某些应激情况下，如化疗、败血症发生时可出现糖尿病样表现。

1. 肿瘤恶病质时能量代谢的异常　能量消耗的主要决定因素是静息能量消耗（REE），占人体总能量消耗的70%左右。在癌症患者中，肿瘤类型是影响能量消耗最重要的决定因素。在肺癌患者中REE均增加，而胃癌和结、直肠癌患者的REE却并没有增加。肿瘤患者机体代谢率增高是导致机体进行性能量缺乏和自身组织不断消耗，最终导致恶病质的主要原因之一。有研究表明，肿瘤患者总体上处于高代谢状态，机体细胞内水减少、细胞外水含量增高、体脂及瘦组织群含量明显下降。进一步研究发现，在不同类型肿瘤之间机体能量消耗的变化存在差异性，能量消耗增高较为明显的肿瘤，患者体重下降发生率和下降程度及机体组成的改变也较其他肿瘤患者明显，且更容易发生恶病质。

正常细胞体内，葡萄糖会维持一个平衡状态，在氧气充足的条件下，主要通过氧化磷酸化（oxidative phosphorylation，OXPHOS）供能，丙酮酸进入三羧酸循环（tricarboxylic acid cycle，TCA）；在氧气不足时，葡萄糖会转变为丙酮酸进而转变为乳酸。与正常细胞相比，肿瘤细胞摄取葡萄糖更多，但是通过OXPHOS利用葡萄糖更少。20世纪20年代，德国生理学家Warburg发现，即使在氧充足的条件下，肿瘤细胞仍偏好于采用糖酵解方式进行葡萄糖代谢，而不是产生ATP效率更高的线粒体氧化磷酸化方式。此即为著名的Warburg效应。肿瘤恶病质患者普遍存在此能量代谢异常，即高代谢耗能增加。这使得机体即使摄取足够的能量，仍无法逆转体重的持续下降。此外，由于分解代谢增强而产生的甘油和生糖氨基酸也是重要的糖异生底物，这也增加了能量的消耗。

2. 肿瘤恶病质时糖代谢的异常　在三大营养素的代谢异常中，突出的是糖代谢异常。肿瘤患者糖类代谢异常的主要表现：葡萄糖储存减少；肿瘤消耗葡萄糖增加；肝糖异生活性增强；组织对胰岛素抵抗。肿瘤主要依靠葡萄糖作为能源，由于其无序而迅速地分裂增殖，而血管生成相对迟缓，导致局部组织经常处于缺氧状态。这种无氧环境不利于三羧酸循环和氧化磷酸化的进行，葡萄糖代谢以生成乳酸为主。乳酸被运送至肝内重新合成葡萄糖（乳酸循环），由于将 2mol 的乳酸转变成葡萄糖需要 6mol 的 ATP，而将葡萄糖再代谢成乳酸仅能生成 2mol 的 ATP，因而该过程实际上是一个消耗能量与葡萄糖低效利用的过程。糖代谢异常主要表现为乳酸-葡萄糖（Cori）循环增强，即尽管葡萄糖更新加速，但机体对葡萄糖的利用能力却较差。一个乳酸循环净消耗 4mol ATP，该种周而复始的恶性循环成为荷瘤状态下葡萄糖代谢的特点。正常情况下，Cori 循环仅占葡萄糖转化的 20%，而在肿瘤恶病质患者中却增加至 50%，并可以清除 60% 的乳酸。中晚期患者尤其伴体重下降者的葡萄糖生成明显增加，其原因可能是肿瘤释放的某种物质间接作用于糖异生组织，促进肝内糖异生；或是宿主针对肿瘤所产生的某些生物因子或毒性物质所致。肿瘤细胞在生长过程中糖酵解产生的乳酸被肝组织利用，进行糖异生，消耗大量的能量，而葡萄糖又被肿瘤组织消耗，形成加剧肿瘤患者高代谢的无效循环。此外研究表明，肿瘤的存在是诱导胰岛素抵抗的主要原因，其他因子包括炎症反应也参与了胰岛素抵抗的发生。机体组织对胰岛素抵抗导致胰岛素代偿性升高而发生高胰岛素血症。一方面，胰岛素与细胞膜上的胰岛素受体结合后，使胰岛素受体酪氨酸残基磷酸化，激活 MAPK-Ras-Raf 途径，此为诱发肿瘤细胞增殖的中心环节；另一方面，血液中的高胰岛素浓度，可能通过细胞增殖与代谢过程而诱发肿瘤。胰岛素抵抗导致葡萄糖储存减少，外周组织对葡萄糖的氧化也显著减少，氧化底物部分从葡萄糖转化为脂肪酸。癌症患者的葡萄糖更新率也增加，能消耗糖类摄入量的 40%，也会导致体重减轻。因而糖类代谢的改变能够导致肿瘤恶病质。

3. 肿瘤恶病质时脂肪代谢的异常　脂质丢失是肿瘤恶病质的一项重要特征，在肺癌患者中发现，脂肪消耗程度可以高达 85%。肿瘤恶病质患者体内脂肪组织萎缩与脂质降解的增加密切相关。与正常脂肪组织相比，肿瘤恶病质患者脂肪组织内三酰甘油水解酶活性明显上调，虽然脂质降解增加不足以完全解释肿瘤恶病质脂肪组织的萎缩，但有研究表明激素敏感脂肪酶（hormone-sensitive lipase，HSL）的表达及活性增加及白色脂肪组织（white adipose tissue，WAT）棕色化在脂肪组织萎缩中起到重要作用。棕色脂肪组织中存在丰富的线粒体，可以通过 ATP 产生的解偶联作用直接产热，增加肿瘤恶病质患者的能量消耗。

4. 肿瘤恶病质时的蛋白质代谢异常　表现为机体总蛋白质更新率增加和蛋白质分解大于合成为主要特征，从而使全身总蛋白量减少。其结果首先体现在骨骼肌的消耗，其后才是内脏蛋白。处于饥饿状态、营养不良的肿瘤患者，其蛋白质更新率较营养不良的良性疾病者和健康者分别高出 32% 和 35%。但不同种类肿瘤患者的总体蛋白质更新率增幅表现不一，也有些肿瘤患者的蛋白质更新率并无异常变化。肿瘤恶病质的蛋白质消耗与单纯性饥饿所致的氮丢失不同，宿主蛋白的分解为肿瘤代谢提供底物，事实上，肿瘤患者肝脏急性反应蛋白合成增加可能是对炎症的一种代偿反应。有研究表明，促炎症因子 IL-1，IL-6，TNF-α 也和蛋白质分解有关，这些促炎症因子还可以促使机体产生系统性炎症，进一步推动恶病质的病程。此外，血浆胰岛素浓度下降和骨骼肌对胰岛素的敏感性降低、蛋白质翻译水平下降、氨基酸供给不足和必需氨基酸缺乏等都会导致蛋白质合成减少。与此同时，丧失活动能力也是抑制恶病质患者蛋白质合成的一个重要因素。

三、肿瘤及宿主的生物活性物质对食欲、代谢的影响

肿瘤消耗宿主的营养确实是肿瘤恶病质的一个重要原因。但在肿瘤病灶不大的情况下患者同样可以发生恶病质，况且肿瘤的营养消耗显然小于孕妇妊娠时的消耗，但孕妇的营养绝大多数仍可保持正常。因而这仍然不能完全解释肿瘤恶病质的病因，还需要从肿瘤细胞及宿主本身产生的生物活性物质中寻找原因。有研究表明，TNF、IL-1、IL-6、INF 等细胞因子可直接或间接破坏肌肉、脂肪组织，增强肿瘤组织及机体过度消耗，抑制食欲等，进而导致肿瘤恶病质。

1. 细胞因子　是淋巴细胞和（或）单核细胞、巨噬细胞分泌的蛋白质分子。众多的细胞因子，包括 TNF、IL-1、IL-6、IFN 被认为在肿瘤恶病质中起重要作用。这些因子平常在有害刺激下也可产生，但在患有肿瘤的机体内产生量大为增加，病理效应也就发生了质的变化。

（1）TNF-α：在导致肿瘤恶病质的细胞因子中，TNF-α 是公认的最重要的一个，由单核/巨噬细胞产生的 TNF-α 是核因子（NF）-κB 途径的激活子。短时间静脉输入重组 TNF-α 可以模拟恶病质的发生。近年来有研究发现，TNF-α 可以通过激活 NF-κB 信号通路，增加氧化压力和 NOS 生成等途径使得骨骼肌中泛素连接酶基因如 MAFbx 的表达加强，从而诱导 MURF-1 和 Atrogin-1 等蛋白的表达，经泛素-蛋白酶体系降解肌肉蛋白。TNF-α 诱导的 NF-κB 信号激活还可以降解 MyoD 转录因子从而抑制肌肉生成。

（2）IL-1：单核细胞在内毒素的作用下产生 IL-1，参与感染性休克和炎症的病理过程。IL-1 具有与 TNF-α 相似的作用，包括抑制脂蛋白酯酶，使胞内降解加速等。IL-1 可诱发厌食、体重减轻、低蛋白血症。有研究表明，IL-1 可直接作用于下丘脑饱食中枢和外周部位，下丘脑食物调节中枢有 IL-1 受体，IL-1 可直接作用于下丘脑产生厌食。研究发现应用 IL-1 抗体或（和）天然 IL-1 受体拮抗剂可减慢肿瘤生长、改善饮食、降低消耗，改善代谢状况，从而进一步证实了 IL-1 在肿瘤患者恶病质发生中的作用。但在肿瘤患者中，很少能检出高浓度的 IL-1，推测可能与血浆中存在干扰 IL-1 的物质有关。

（3）IL-6：兼有 TNF 及 IL-1 的作用。其由巨噬细胞及成纤维细胞产生，也可由作用于肿瘤细胞的炎性细胞刺激巨噬细胞产生 IL-1，IL-1 促使肿瘤细胞产生 IL-6。有研究显示，败血症患者的血浆中检出的 IL-6 较高，荷瘤小鼠的 IL-6 高于对照鼠。IL-6 在肿瘤恶病质发展中至关重要的证据主要来自对小鼠结肠腺癌 C-26 的研究，当使用 IL-6 的中和抗体进行治疗时，恶病质过程中的体重减轻及其关键环节被削弱。与 IL-1 和 TNF-α 不同，IL-6 能从肿瘤动物血中测出，其浓度与肿瘤负荷相关。

（4）INF-λ：由人体内活性 T 细胞产生 INF 增加 TNF 的生物活性，抑制脂蛋白脂酶的活性，给鼠应用 INF 可使其产生食欲不振，但不像 TNF 那样有耐受现象发生，抗 INF 的血清可使其得到部分甚至是完全的纠正。Argiles 等实验发现，INF-λ 可减少脂肪合成，降低

食物摄入，促使体内组织消耗而产生恶病质。因此认为，INF-λ 直接或间接与肿瘤恶病质的发生有关。

2. 神经内分泌肽　生理状态下的能量平衡和体重调节可以用一个神经内分泌环路模型来解释：胃肠道系统和脂肪组织把外周营养状况信号传到下丘脑，经信息处理后，神经内分泌肽和神经递质通过自主神经系统和内分泌系统作用于靶器官，从而达到对能量的动态调节。中枢神经内分泌肽包括神经肽 Y（neuropeptide Y，NPY）、黑皮质素系统与刺豚鼠相关蛋白（agouti-related peptide，AgRP）、5-羟色胺（5-hydroxytryptamine，5-HT）等；外周神经肽包括瘦素、胃促生长素等。

（1）NPY：含有 36 个氨基酸，主要在下丘脑弓状核合成。NPY 是目前所知最有效的促进食欲的因子。在啮齿动物、绵羊、猴等哺乳动物身上发现，单剂量脑室内注射 NPY 即可刺激进食。NPY 的生理作用是通过增加食物摄入，减少脂肪产热及增加脂肪沉积而达到能量正平衡。如果用反义寡核苷酸下调 NPY 的合成和分泌，或用免疫中和阻断 NPY 的作用位点，则使机体能量丢失、食欲缺乏。

（2）黑皮质素系统与 AgRP：黑皮质素包括 α-促黑激素（α-MSH）、促肾上腺皮质激素（ACTH），这两者是前体阿片-促黑素细胞皮质素原（POMC）的裂解产物。AgRP 含有 132 个氨基酸，由下丘脑弓状核神经元合成。α-MSH 是一种降低食欲的神经肽，通过激活 4 型黑皮质素受体（MC4-R）来控制食欲、增加能量消耗。AgRP 则通过作为 MC4-R 的反向激动剂而刺激食欲和减少代谢。

（3）5-HT：广泛存在于哺乳动物组织中，特别在大脑皮质及神经突触内含量很高，它是一种神经递质，其合成是以色氨酸为原料，在食欲调控中主要调节饱胀感。有研究表明，患有肿瘤的人或动物下丘脑的 5-HT 水平较正常人或动物的下丘脑 5-HT 水平高，同时 5-HT 受体表达增多。此外，TNF-α 和 IF-1 也可使血浆游离色氨酸水平增高，促进 5-HT 合成释放，使其直接作用于下丘脑腹侧核饱食中枢，可以使肿瘤负荷患者的厌食情况恶化。

（4）瘦素：主要由脂肪组织表达产生，其主要生理作用是减少食欲并增加能量消耗，若缺失则不能抑制食欲而使个体变得肥胖。瘦素经由选择性连接形式的瘦素受体发挥作用。短型受体功能为转运瘦素通过血脑屏障；真正发挥功效的则是长型受体，这种受体主要分布于下丘脑的弓状核（ARC）、背内侧核、室旁核及外侧区，这与下丘脑作为食欲调节中枢相一致。在生理状况下，进食减少和体重下降会抑制瘦素的分泌。然而在肿瘤负荷状态下，上述的负反馈机制被打破。最终导致机体肌肉萎缩、体重下降的恶病质状态。

（5）胃促生长素（ghrelin）：是一种内源性脑肠肽。其作用包括摄食调节，促进胃肠道蠕动和消化液的分泌。循环中的胃促生长素存在酰化及去酰化两种形式，只有酰化的胃促生长素具有生物活性。在肿瘤恶病质动物模型中，研究人员发现胃促生长素作用减弱，且胃促生长素分泌减少及受抑制现象同时存在，这可能与促皮质素释放因子与 5-HT 相互作用有关。在肿瘤负荷情况下，大鼠血浆中的酰化胃促生长素水平显著低于配对进食的正常大鼠，可推测胃促生长素水平的降低是肿瘤恶病质形成的重要原因之一。

3. 其他

（1）蛋白水解诱导因子（PIF）：是由部分肿瘤细胞产生的细胞因子，在没有体重明显下降或良性肿瘤伴有体重丢失的患者体内往往检测不到，但在肿瘤恶病质患者体内明显升高。PIF 明显升高的患者蛋白质合成减少 50%，蛋白质分解增加 50%，伴有体重明显下降，主要是瘦体组织下降。其机制与增加泛素降解途径（UPP）相关基因的表达有关。

（2）脂肪动员因子/锌-α2-糖蛋白（LMF/ZAG）：具有降解脂肪的活性。肿瘤细胞产生的 LMF，可通过 cAMP 通路特异性作用于脂肪组织，刺激 GTP 依赖的腺苷酸环化酶、激活 HSL 诱导脂肪水解，增加整体脂肪氧化水平。此外，LMF 还可以通过增加褐色脂肪组织（BAT）和骨骼肌中的线粒体氧化通路提高底物利用率。

（3）胰岛素和胰高血糖素：是分别由胰脏胰岛 B 细胞和胰脏胰岛 A 细胞分泌的激素。大量研究显示，无论在肿瘤患者还是肿瘤动物模型中都存在胰岛素抵抗的现象，而胰岛素治疗可以有效改善恶病质的症状，延长患者存活时间。基于上述研究证据，胰岛素抵抗被认为是促进肿瘤恶病质肌肉消耗的机制之一。其主要机制：胰岛素通过影响泛素-蛋白酶体系统来抑制蛋白质的分解，而恶病质患者普遍存在胰岛素抵抗现象，导致胰岛素下游信号通路的激活受阻，最终致使蛋白质的分解增加。与胰岛素相反，胰高血糖素是促进分解代谢的激素。有实验表明，给予外源性胰高血糖素可以引起食欲缺乏、肝脏糖异生增加和升糖氨基酸的利用增加，结果导致蛋白质合成减少。

（4）生长激素（growth-hormone，GH）-胰岛素样生长因子（insulin like growth factor，IGF）：正常情况下，生长激素的分泌主要受下丘脑产生的生长激素释放激素（growth hormone-releasing hormone，GHRH）的调节；在恶病质状态下，胃促生长素可明显刺激垂体前叶释放 GH 及 IGF-1 的合成，在同样的情况下其作用能力是 GHRH 的 4 倍。研究显示，恶病质患者机体的高代谢水平往往伴随着 GH 循环水平升高但 IGF-1 水平的降低。IGF-1 可以刺激蛋白合成、肌原细胞分化、肌肉生长，以及抑制蛋白氧化分解。因此在低 IGF-1 水平状况下，患者的分解代谢旺盛而合成代谢受到抑制，导致恶病质的发生。

（5）糖皮质激素：已广泛应用于肿瘤恶病质相关的治疗，其主要机制是通过抑制前列腺素活性及 TNF-α 和 IL-1 的产生，促进食欲、改善体力、减轻疼痛等。但是研究显示，糖皮质激素并不能增加体重，长期使用反而可能引起肌肉萎缩。这与糖皮质激素具有阻止氨基酸进入肌肉组织，致使肌肉组织的蛋白质供应不足有关；同时糖皮质激素还会抑制胰岛素、IGF-1、氨基酸磷酸化作用和 p70 核糖体蛋白 S6 激酶 1 的活性，下调肌细胞生成素抑制肌肉蛋白质合成的作用。

四、厌　食

食欲是一种想吃食物的要求和欲望，与人的五官感觉和心理状态有密切的联系，食物的外观及色、香、味，人的精神状态，都可作用于大脑皮质继而提高或降低食欲。厌食（anorexia）是指因食欲减低或消失，导致进食量下降和体重降低，是晚期肿瘤患者所经历的一种常见症状，也可以发生在某些胃肠道肿瘤，甚至可能是早期肿瘤患者的唯一症状。厌食引起的食欲缺乏，进而导致的能量摄入减少毫无疑问是肿瘤恶病质患者体重丢失的重要因素。恶性肿瘤患者内分泌异常可能影响到患者下丘脑摄食活动的调节，引起患者厌食行为。有研究发现，33%～75% 的肿瘤患者有厌食表现，5%～25% 的恶性肿瘤患者直接死于营养不良和耗竭，在肿瘤进展期患者中，厌食发病率为 80%，终末期高达 100%。其发病原因主要有肿瘤相关因素、肿瘤治疗相关因素和精神心理因素。目前被公认为调控肿瘤食欲缺乏的介质包括激素（如瘦素）、下丘脑弓状核调节（如神经肽 Y）、细胞因子（如 IL-1、IL-6 及 TNF-α）和神经递质（如 5-羟色胺）。这些途径不是孤立的，而是不同致病机制间存在密切关联，但其深层的发病机制尚有待于在肿瘤总体研究上有进一步的突破。

五、心理因素

肿瘤患者的心理变化较复杂，波动较大，极易受到外界不良刺激的影响，可出现焦虑、愤怒、抑郁、绝望和孤独等心理状态，还可表现为烦躁不安、出汗、心悸、厌食、恶心和腹部不适等。这些情况都可以影响情感因素从而加重食欲缺乏，并导致病情的进一步加重。由于肿瘤的存在，肿瘤恶病质患者往往出现肿瘤带来的或肿瘤相关的并发症，10%～79% 的肿瘤患者伴随着心理负担或调节障碍，存在恐惧、紧张、焦虑、抑郁等精神症状。有人报告肿瘤患者抑郁的发病率达 10%～30%，显著高于其他疾病的 5%～10%，抑郁还导致药物治疗依从性下降，疗效下降。有研究发现，炎症细胞因子水平与抑郁发病率呈正相关，即：肿瘤恶病质患者炎症细胞因子通路的表达升高可导致抑郁发病率增加。

第二节　肿瘤恶病质的临床表现

一、症　状

肿瘤恶病质是以骨骼肌和脂肪同时丢失为特征的综合征，60%～80% 晚期肿瘤患者都存在此综合征，其发生既有肿瘤本身的原因，又有抗肿瘤治疗的因素。临床主要表现为厌食、非自愿主观体重丢失、贫血、乏力/虚弱等，且上述状况仅仅依靠单纯增加营养摄入并不能逆转。

1. 厌食/食欲缺乏　是指患者缺乏进食的欲望，食欲明显减退。食欲下降在肿瘤患者中发病率为 15%～40%，而在肿瘤晚期患者中超过 80%。肿瘤相关食欲下降是肿瘤恶病质最常见的临床表现之一，厌食/食欲缺乏主要表现为早饱、味觉改变、嗅觉改变、厌食肉类、恶心/呕吐、腹胀等相关症状。

2. 非自愿主观体重丢失　由恶病质引发的非自愿主观体重丢失，其最主要的特征是骨骼肌萎缩所带来的患者体重的明显下降。其发生率在食管癌患者中高达 80%，胃癌患者高达 60%，晚期肿瘤患者约 80%，1/3 患者会有体重比生病前体重下降 10% 甚至更多的现象。根据公认的诊断标准，体重丢失表现为近 6 个月内体重丢失量是正常体重的 5% 以上，或者体重丢失 2% 以上伴随消耗症状。其体重丢失一般不能通过营养支持逆转，即使患者摄入更多的能量，瘦体组织依然减少。

3. 贫血　是循环中血红蛋白量的下降伴或不伴红细胞数量的减少，可导致血液携氧能力的下降。贫血是肿瘤恶病质患者的常见并发症之一。贫血的程度不同，患者的症状也不尽相同。

（1）轻度贫血时患者多无明显症状，或被原发疾病的症状所掩盖。

（2）中度贫血主要表现为乏力等症状。

（3）重度贫血会出现虚弱、乏力、头晕、心悸、胸闷、食欲缺乏和嗜睡等症状。

（4）极重度贫血可出现心肺功能的衰竭，从而危及生命。

4. 乏力/虚弱　是患者感受到的疲劳、虚弱或困倦等不适的一种主观感觉，表现为身体、认知和情感功能的不同程度的受损，是一种非常主观的多维体验和感受。乏力症状在肿瘤患者中较为常见，同健康个体出现的"乏力"不同，肿瘤相关性乏力（cancer-related fatigue，CRF）与机体的疲劳程度并不成正比，且休息或睡眠后也不能有效缓解这一症状。美国国立综合肿瘤网络（National Comprehensive Cancer Network，NCCN）将 CRF 定义为一种对疲乏的主观感觉，具有持续性和普遍性的特点，与肿瘤本身及影响生理功能的肿瘤治疗有关。

二、体　　征

肿瘤恶病质患者的体征主要由营养不良、肌肉消耗，以及由此导致的一系列病理生理改变所致。

1. 消瘦/营养不良　肿瘤恶病质患者由于食物摄入不足，同时分解代谢旺盛，造成显著的能量负平衡，肌肉组织和脂肪组织大量消耗，可呈现明显的消瘦和营养不良的状态。

（1）皮褶厚度变薄：常用的皮褶厚度计测定上臂、腹部、背部等的皮褶厚度，来反映皮下脂肪含量，间接代表体脂量的多少。通常以肩胛下皮褶厚度与肱三头肌皮褶厚度之和来判定。正常参考值男性为 10～40mm，女性为 20～50mm；男性＜10mm，女性＜20mm者为消瘦。

（2）体质指数下降：体质指数（BMI）=体重（kg）/身高 ^{2}（m^2），用来反映患者的营养状况和消瘦程度。一般认为，BMI＜18.5kg/m^2 为营养不良，BMI＜17.5kg/m^2 为中度营养不良，BMI＜16.0kg/m^2 为重度营养不良。

（3）皮肤弹性变差：皮肤弹性与年龄、营养状态、皮下脂肪、皮肤胶原蛋白含量及组织间隙含液量有关。临床简易法检查皮肤弹性时，常选择手背或上臂内侧部位，以拇指和示指将皮肤提起，松下后如皮肤褶皱迅速平复为弹性正常，如褶皱平复缓慢为弹性减退。

2. 肌萎缩　是指由于肌肉营养不良、代谢异常等导致肌肉体积较正常缩小，肌纤维变细和（或）肌纤维数目减少。根据肌肉萎缩的程度，一般将其分为四级：

（1）轻度萎缩：肌纤维轻度下降、肌肉组织外观无明显凹陷，触摸肌肉组织松弛，肌无力，能做抗阻力运动。

（2）中度肌萎缩：肌纤维部分萎缩、缺失，肌肉组织外观凹陷，触摸纵向缩小，横向减少，肌无力明显，不能做抗阻力运动。

（3）重度肌萎缩：肌纤维组织大部分萎缩，相关的骨骼外露。肌肉组织仅存少量肌纤维，肌无力严重，患者丧失最基本的协调运动能力。

（4）完全萎缩：肌纤维组织完全萎缩，与其肌肉相关联的运动功能完全丧失。

第三节　肿瘤恶病质的诊断与治疗

一、诊　　断

肿瘤恶病质的诊断标准尚未完全统一，多以去脂质量指数下降程度结合实验室指标及症状特点等进行诊断及分期。目前应用较多的标准有两种。

1. 2008 年华盛顿诊断标准　符合一项主要条件：12 个月内体重下降≥5%，或患有潜在疾病（BMI<20kg/m^2，体重下降>5%）。并符合三项次要条件：①肌力降低。②疲劳。③厌食。④去脂质量指数降低。⑤生化异常：C 反应蛋白>5mg/L 或 IL-6>4pg/ml；血白蛋白<3.2g/L；血红蛋白<120g/L。

2. 2010 年欧洲癌症治疗指南标准，目前引用最广。共分 3 期：

（1）恶病质前期：6 个月体重下降≤5%，伴厌食、代谢异常。

（2）恶病质期：6 个月体重下降>5%；BMI<20kg/m^2 及体重下降>2%；肌肉减少及体重下降>2%，常伴摄食减少及系统性炎症。

（3）恶病质难治期：分解代谢持续增强，营养治疗无效，抗癌无效，WHO 体能评分为 3 分或 4 分，生存时间小于 3 个月。

二、鉴 别 诊 断

1. **营养不良**　是指当人体没有获得适量的营养成分时造成的一种营养素缺乏或失衡的营养状态或身体状况，可导致机体构成、功能和临床结局的不利影响。营养不良可发生在没有基础疾患的健康个体，其体重丢失的特点是首先发生脂肪减少，脂肪的消耗明显高于肌肉的消耗量。与此相反，恶病质往往伴随着其他基础疾病而存在，是机体存在的基础疾病、疾病相关的代谢改变与可用的营养物质减少三者之间复杂的相互作用的结果。肿瘤恶病质与单纯的蛋白-能量缺失的最大区别就是肌肉损耗出现的时间，前者在疾病早期阶段即可出现显著的肌肉消耗并呈现进行性加重的趋势，而肌肉消耗是蛋白-能量缺失时的一个晚期表现。

2. **肌肉减少症**　通常是指以肌肉的量和功能的进行性丧失为特征的老年综合征，但在某些特定条件下，其他年龄段的肌肉减少或萎缩也都认为是肌肉减少症。恶病质一直被用来描述疾病消耗状态，并与全身性炎症/代谢功能障碍密切相关。而肌肉减少症患者自身并不存在这种状态，这是两者最大的区别。

三、治　　疗

肿瘤恶病质的治疗应视患者的具体情况而定。在患者消化道没有明显障碍，问题主要在于厌食、食欲缺乏、恶心呕吐、消化不良时，需设法消除其诱发因素，适当使用调动食欲的药物，必要时给予短时间的营养治疗。有胃肠道梗阻又暂时无法解除者，则主要予以营养支持。

（一）一般处理

生活方式和饮食习惯的调整等一般处理对于肿瘤恶病质的作用往往不被医生重视。事实上，告知患者和家属以下注意事项，对治疗具有十分重要的作用，可能会收到意想不到的效果。

（1）通过营养咨询帮助患者了解饮食的宜忌，指导其改善生活方式、调整饮食结构和习惯。避免患者或家属盲目限食或禁食某些食物，使进食范围缩小。

（2）少量多次进食高能量且易于咀嚼的食物可显著提高患者的食物摄入量。而若每餐为患者提供过多的食物，患者因吃不完而怀疑自己有问题，这种压力同样可以引起食欲缺乏。

（3）避免脂肪含量高的食物，因为脂肪能延缓胃排空时间进而加重食欲缺乏、消化不良的症状。

（4）由于患者的味觉和嗅觉发生了改变，应避免极端温度和味道的食物，如过烫、过冷、过甜、过咸、油腻、辛辣食物或气息浓郁的食物。

（5）患者应和家属一起在舒适的环境中进餐，边进食、边轻松地交谈，这是对患者最好的安慰，有助于分散注意力而身心愉快，促进食欲。进餐时放些柔和动听的音乐，也能增进食欲。

（6）对于放疗、化疗的患者，不要盲目更换食物，因为此时的患者常有治疗反应，易产生不良的条件反射。

（7）患者爱吃的食物不要总是吃，以免日久生厌，固定接受某种食物的时间越长，它与身体不适形成条件反射的机会越多。

（8）患者如有疼痛，应在进餐前半小时至1小时给予止痛药。这样既可避免因疼痛影响进食，也能防止形成不良的条件反射。

（9）如有伤口、瘘口需要换药，不要安排在进食的前后。另外不要让患者在进餐时看到便盆、尿壶，以免因视觉、嗅觉上的不良刺激而影响食欲。

（10）对于卧床患者，要尽可能地鼓励他自己进食。这有助于增强其生活信心，避免产生"我是连吃也不会的人"的自卑心理。

（11）告知患者尽量进食对治疗与康复都是必要的，其作用甚至比药物还重要。

（二）药物治疗

药物治疗主要用于尚能进食又无明显吸收障碍的患者，目的在于调动食欲，改善消化功能。常用的治疗药物如下所述。

1. 促进胃肠动力药　晚期肿瘤患者常有胃排空迟缓，可使用甲氧氯普胺、多潘立酮、莫沙必利等胃肠动力药，可能有较好效果。甲氧氯普胺10mg，3次/日，餐前30分钟口服，必要情况下可以在晚上睡前再增加一次；多潘立酮10～20mg，3次/日，餐前30分钟口服；莫沙必利5mg，3次/日，餐前或餐后口服。

2. 消化酶类　对于消化不良的患者，外源性补充消化酶能改善与进餐相关的腹胀、食欲缺乏等症状。可使用复方阿嗪米特肠溶片 75～150mg，3 次/日，餐后口服。

3. 糖皮质激素类 对肿瘤恶病质患者，糖皮质激素可促进食欲，增加进食量，体重下降减缓，生存期延长。可使用地塞米松 2～4mg，每日早晨口服；或泼尼松龙 15～30mg，每日早晨口服。糖皮质激素类对虚弱及需要用消炎止痛药的患者，如肿瘤骨转移的患者特别适合，但有代谢性疾病，如糖尿病患者不宜使用。因长期应用糖皮质激素可出现较多不良反应，故不建议长期使用，主要用于治疗短期获益或可能短期生存的患者。

4. 孕激素 在肿瘤恶病质的患者中应用甲地孕酮（MA）起到了改善食欲、增加体重的作用，患者的营养状态和生活质量也大为改观；对激素依赖性肿瘤还可能有抗肿瘤的效果，对激素非依赖性肿瘤，不会加重病情。通常剂量为 80～160mg，4 次/日，口服。甲地孕酮的副作用不大，常见的是踝水肿和血栓栓塞等。对服药时间较长、有凝血倾向者需定期检查凝血功能，同时预防性使用抗凝血药如肠溶阿司匹林 25～40mg/d。

5. 蛋白质同化激素 既能增加蛋白质的合成，又能抑制蛋白质的分解，纠正负氮平衡，结合高蛋白饮食可明显纠正患者的厌食、体重减轻。常用的有苯丙酸诺龙，25～50mg，1～3 周 1 次，肌内注射。

6. 大麻素类药物 具有止吐、刺激食欲、镇痛及调节情绪的作用。四氢大麻醇（THC）2.5mg，3 次/日，餐后 1 小时口服。对有轻微抑郁但尚无须使用抗抑郁药的患者尤其适用。副作用包括瞌睡、液体潴留等，老年人多见。本药可以引起恶心，必要时应予停药。

7. 中药 六君子汤可以调理脾胃，改善消化功能，应用得法也有一定效果。

8. 赛庚啶 对非肿瘤患者的厌食症有效，有人建议可在肿瘤患者中试用。剂量：8mg，3 次/日，口服。

9. 抗抑郁药 如米氮平也可发挥刺激食欲、改善症状的作用，用于肿瘤患者焦虑和抑郁症，肿瘤恶病质及厌食。用法：米氮平 15～45mg，1 次/日，睡前口服，也可分次服用。

（三）营养支持治疗

营养支持治疗是肿瘤恶病质的治疗基础，对于肿瘤的发病、预防、生活质量，以及疾病的转归、预后都具有重要的作用。从肿瘤营养学（nutritional oncology）的角度，肿瘤营养支持治疗包括肠外营养（parenteral nutrition，PN）与肠内营养（enteral nutrition，EN），即从胃肠道外或经胃肠道供给营养。尽管目前没有充分的证据表明，肠内或肠外营养支持能够完全逆转患者的恶病质状态，但确实能改善部分营养指标。

肠内营养是指患者通过口服或管饲摄入不需要消化或只需化学性消化的营养制剂，经消化道给予营养素使机体获得所需能量和营养素的营养支持方法。肠外营养是指通过静脉为无法经胃肠道摄入和利用营养素的患者提供包括糖类、氨基酸、脂肪、维生素及矿物质等在内的营养素，以促进合成代谢、抑制分解代谢，从而维持结构蛋白功能的营养支持方法。

恶性肿瘤是一种消耗性疾病，随着肿瘤的发展，机体的营养物质被逐步消耗，患者营养状况不断的恶化，以至于在中晚期，有相当一部分患者出现恶病质状态。肿瘤患者的恶病质状态被认为是影响患者生存的一项独立预后不良的因素。对于恶病质患者来说，营养支持的目的并不是治愈肿瘤，而是缓解症状、改善生活质量。

在营养支持治疗前，需要全面评估患者营养状况和胃肠道功能状况，根据综合评估结果制订营养支持治疗计划，实施肠内或肠外营养支持治疗。在营养支持治疗实施的过程中，需要密切监测出入液量、血电解质水平、是否合并水肿或脱水的症状和体征等，并根据监测结果及时调整营养支持实施方案。

1. 肠内营养支持　增加食物摄入，是改善和维持营养的最符合生理和最经济的措施。因此，饮食营养摄入不足，且胃肠道有消化吸收功能的患者首选肠内营养支持。

（1）肠内营养的优点

1）营养物质经门静脉系统吸收输送至肝，有利于内脏（尤其是肝）的蛋白质合成和代谢调节。

2）长期持续应用胃肠外的营养输入途径会使小肠黏膜细胞和营养酶系的活性退化，而肠内营养可以改善和维持肠道黏膜细胞结构与功能的完整性，起到防止肠道细菌易位的作用。

3）肠外营养时，内脏血流和心排血量增加，使代谢营养物质所需消耗的能量增加。

4）在同样热量和氮水平的治疗下，应用肠内营养的患者体重增加和氮潴留均优于完全肠外营养。

5）肠内营养对技术和设备的要求较低，使用简单，易于临床管理，费用仅为完全肠外营养的 1/10 左右。

（2）肠内营养的适应证：肠内营养的适应证较为广泛，包括不能经口摄食、经口摄食不足或胃肠道瘘等胃肠道疾病患者。

1）不能经口摄食、经口摄食不足或禁忌

A. 不能经口摄食。因口腔、咽峡炎症或食管肿瘤术后、烧伤、化学性损伤等造成咀嚼困难或吞咽困难者。

B. 经口摄食不足。因疾病导致营养素需要量增加而摄食不足，如大面积烧伤、创伤、脓毒血症、甲亢、肿瘤化疗、肿瘤放疗时。

C. 经口摄食禁忌。由于脑血管意外及咽反射丧失而不能吞咽，中枢神经系统紊乱、知觉丧失而不能吞咽者。

2）胃肠道疾病

A. 短肠综合征。小肠部分或广泛切除后的患者，术后应及时给予肠外营养以维持机体合成代谢，进入代偿期后即可根据胃肠道功能的恢复情况采用或联合用肠内营养，以更有利于肠道的代偿性增生与适应。由肠外营养过渡到肠内营养需采用逐渐增量的方式给予，直至可以完全满足机体营养需要时可停止肠外营养。

B. 胃肠道瘘。适用于提供的营养素不致从瘘孔流出的患者。要素肠内营养低渣、易于吸收且对胃肠道刺激小，能有效降低瘘液的排出量，适用于低位小肠瘘、结肠瘘及远端喂养的胃十二指肠瘘。高位胃十二指肠瘘可由空肠造口给予要素制剂使瘘孔肠道完全休息，有利于瘘口愈合。对于近端有 100cm 以上功能良好小肠的小肠瘘，可由胃内喂养，必要时可与肠外营养联合应用。

C. 炎性肠道疾病。溃疡性结肠炎与克罗恩病。在病情严重或急性发作期时，应采用肠外营养支持。待小肠功能适当恢复后，可通过缓慢等渗的连续滴注要素制剂，供给充分的蛋白质与热量。此外，要素制剂低渣可使小肠得到休息，减轻腹泻，缓解症状。

D. 胰腺疾病。要素肠内营养支持用于胰腺炎与胰腺疾患时，宜采用空肠造口喂养途径，不仅可有效减少胰腺外分泌并提供充分的营养，亦可促进切口的愈合。

E. 结肠手术与诊断准备。在进行结肠术前肠道准备或进行结肠镜检查时，应用无渣肠内营养制剂可使肠道干净，减少污染及避免因粪便引起的干扰，降低术后感染的风险。

F. 对于厌食或胃轻瘫的患者，肠内营养支持有利于短期内营养不良状况的改善和胃轻瘫的恢复。

3）胃肠道外疾病

A. 肿瘤化疗、放疗的辅助治疗。肿瘤的化疗和放疗都能产生多种不良反应而导致营养摄入和利用不足而发生营养不良，甚至肿瘤恶病质，加重毒性反应，迫使部分患者治疗中断。适当的肠内营养有助于改善症状，提高患者耐受力。机制可能是肠内营养中的氨基酸和蛋白水解物减少胰腺分泌，增加受照射小肠的氨基酸吸收，改善体重和血清蛋白水平，减轻腹泻等。

B. 术前与术后的营养补充。择期手术的患者，术前给予肠内营养支持，通常需7～14天，可改善患者营养和代谢状态。腹部手术后6小时，小肠蠕动及吸收功能即逐渐恢复正常。术中放置经空肠造口的喂养管，待小肠蠕动及吸收功能逐渐恢复，即可应用肠内营养，有利于患者恢复。其他术后需补充营养时，只要胃肠道允许，均可采用肠内营养。

C. 烧伤与创伤。对经口摄食不足的烧伤与创伤患者，可单独应用肠内营养支持或与肠外营养结合，以达到恢复或维持体细胞群的目的，有利于降低感染及早期康复。

（3）肠内营养的禁忌证

1）重症胰腺炎急性期。

2）严重应激状态、麻痹性肠梗阻、上消化道出血、顽固性呕吐、严重腹泻急性期、严重吸收不良综合征的患者。

3）小肠广泛切除4～6周内。

4）年龄小于3个月的婴儿。

5）完全性肠梗阻及胃肠蠕动严重减慢的患者。

6）胃大部切除后易产生倾倒综合征的患者。

（4）肠内营养制剂的选择：根据肠内营养制剂的组成不同可分为非要素制剂、要素制剂、组件制剂和特殊应用型制剂。

1）非要素制剂：也称多聚体膳，包括以整蛋白为氮源的非要素整蛋白膳食和采用天然食物经混合、捣碎、搅拌后制成的匀浆膳。非要素制剂的渗透压接近等渗，口感较好，适合口服、管饲，使用方便，耐受性强，适用于胃肠道功能较好的患者。

2）要素制剂：也称单体膳，是一种营养素齐全、不需消化或稍加消化即可吸收的少渣营养制剂，组成成分明确，包括氨基酸或短肽、葡萄糖或麦芽糊精、植物油、多种维生素和矿物质，适用于胃肠道消化和吸收功能部分受损者。

3）组件制剂：也称不完全营养制剂，是以某种或某类营养素为主的肠内营养制剂，包括蛋白质组件、脂肪组件、膳食纤维组件、矿物质组件、维生素组件等，用于对完全制剂进行补充或强化，以适应患者的特殊需要。

4）特殊应用型制剂：是针对特殊患者的营养需要而专门设计的制剂，包括婴儿制剂、糖尿病型制剂、肝衰竭制剂、肾衰竭制剂、创伤制剂、先天性氨基酸代谢缺陷制剂等。

选择肠内营养配方应考虑以下因素：

1）评定患者的营养状况，考虑配方的能量与蛋白质密度、配方能否满足患者的营养需求，如高代谢状态的患者应选择高能量密度的配方，需要限制水分摄入的患者应选择浓度较高的配方。

2）根据患者的胃肠道功能，确定肠内营养配方中营养物质的形式。消化功能受损（如胰腺炎、胆道梗阻）或吸收功能障碍（广泛性肠切除、克罗恩病）者，可能需要简单、易吸收的配方（如水解蛋白、短肽或氨基酸、单糖、低脂等）；如消化道功能完好，则可选择含完整蛋白质，复杂糖类和较高脂肪的天然食物制成的肠内营养液。

3）考虑患者是否对某些食物过敏或不能耐受，如乳糖不耐受的患者可选择免乳糖的肠内营养配方。

4）考虑肠内营养喂养途径。直接输入小肠的营养液应尽可能选择等渗的配方。

（5）肠内营养的输入途径：口服、鼻胃置管、鼻空肠置管、胃造口、空肠造口等多种途径。临床上应用最多的是鼻胃置管和空肠造口两种途径。

1）口服营养。口服营养是指在非自然饮食条件下，口服由极易吸收的中小分子营养素配制的营养液。口服的肠内营养液不一定要求等渗，冷饮、热饮、加调味剂或以其他饮料形式配制都可依据患者的喜好。口服剂量应能满足营养素的需要并纠正已存在的缺乏。

2）鼻胃置管喂养。留置鼻胃管是肿瘤恶病质患者营养支持治疗的重要措施之一。优点是胃容量大，对营养液的渗透压浓度不敏感。缺点是有可能引起咽部溃疡、瘘管和导管脱出，并且易发生反流而引起呕吐及误吸。适用于要素饮食、非要素饮食和匀浆膳的肠内营养治疗。

3）鼻空肠置管喂养。对于不能耐受胃肠喂养的患者，可使用鼻空肠置管喂养。优点是可以减少误吸的发生；营养支持和胃十二指肠减压可同时进行；患者可同时经口进食，不适感减轻，方便活动，减少机体和心理负担。缺点：由于空肠喂养管径细小，为避免管腔堵塞，对营养液的质量要求较高，必要时需要喂养泵提供输注动力。适用于胃瘫、重度胰腺炎、由于胃食管反流引起的反复误吸、近端肠瘘、幽门狭窄或十二指肠流出道狭窄、胃肠吻合术后、妊娠剧吐等。为了减少腹泻并充分利用小肠功能，插管位置以距屈氏韧带15～20cm为宜。

4）胃造口喂养。恶性肿瘤患者，消化道狭窄导致的摄食障碍，放疗、化疗导致的食欲下降及肿瘤本身导致的食欲缺乏需使用肠内营养，且估计肠内营养的应用需持续3～4周以上时，宜采用胃造口喂养，以防鼻面部及胃肠道上部的刺激，并增加患者的舒适度。

5）空肠造口喂养。患者行肝脏、胰腺、胃部大手术术后需禁食较长时间，因各种原因不能行胃造口手术时，首选空肠造口行肠内营养支持治疗。适用于：①手术时有营养不良的患者；②重大复杂的上腹部手术后早期肠内营养灌注；③坏死性胰腺炎；④需要剖腹探查的多处创伤患者；⑤准备手术后行放疗和（或）化疗的患者；⑥食管、胃及十二指肠手术后预防性空肠造口，用于发生吻合瘘等并发症时维持营养。空肠造口喂养比胃造口喂养发生误吸的风险更低。

（6）肠内营养的投给方式：可分为一次性推注、间歇性重力滴注、连续性泵输注。采用何种方法取决于肠内营养液的性质、喂养管的类型与大小、管端的位置、营养素的需要量及患者的耐受情况。

1）一次性推注。将配好的肠内营养液经注射器缓慢推注入喂养管，每次 250～400ml，4～6 次/日。因易引起腹胀、腹痛、腹泻、恶心与呕吐等不适，部分患者初期不耐受，应用一段时间后，大部分患者都可逐渐耐受。此方式适用于有胃肠功能且临床情况稳定的鼻饲患者，因其可导致空肠造口患者肠管扩张产生明显的症状，不适于空肠造口患者。

2）间歇性重力滴注。将配好的肠内营养液置于肠内营养喂养袋中，在重力作用下经鼻饲管缓慢滴注进入胃内，每次 250～400ml，每次持续 30～60 分钟，每日滴注 4～6 次。此投给方式适用于鼻饲患者，较为常用。若患者胃肠道正常或病情不严重时，多数可以耐受。其较连续性泵输注有更多的下床活动时间，类似正常经口膳食的间隔时间。

3）连续性泵输注。与间歇性重力滴注的装置相同，通过喂养泵连续 12～24 小时输注。适用于不能耐受大剂量推注或间歇性滴注的危重患者及空肠近端喂养者。输注量、浓度与速率必须从低到高逐渐增加，直至能够满足患者需要。速率与浓度不可同时增加。如系小肠内连续输注，宜用等渗液体饮食，速率宜慢，增加滴速的同时，逐渐增加浓度，直至达到能耐受并满足营养素需要的浓度、速率及输注量。

（7）肠内营养的并发症及其防治：肠内营养的并发症主要有胃肠道并发症、代谢性并发症、感染性并发症和机械性并发症等。

1）胃肠道并发症：是肠内营养最常见的并发症，主要表现为腹泻、腹胀、恶心、呕吐。

A. 腹泻。是肠内营养支持中最常见的并发症。一般每日粪便排出量＞500ml 或每日排便次数＞3 次，连续超过 2 日，即可认为是腹泻。引起腹泻的原因：营养制剂选择不当；营养液高渗且滴速过快；营养液温度过低；严重营养不良、低蛋白血症；乳糖酶缺乏；长期应用抗菌药物引起的肠道菌群失调；肿瘤化疗或放射治疗也可引起腹泻。腹泻通常易于纠正，防治方法包括：调整肠内营养制剂；降低肠内营养液的浓度，放慢输注速度；输注时营养液加温至接近室温；在肠内营养液中加入抗痉挛或收敛药物；在肠内营养的同时经静脉补充白蛋白有助于维持胶体渗透压，增加肠道的吸收能力。处理无效的严重腹泻患者应暂时停用肠内营养。

B. 腹胀与肠痉挛。肠内营养液输注速度过快、营养液温度过低、渗透压过高均能发生腹胀、腹痛和肠痉挛。但要首先鉴别患者是否存在机械性或麻痹性肠梗阻，如果存在则应停止肠内营养，也可通过调整肠内营养制剂、减低营养液浓度、减慢输注速度、加温营养液接近室温等措施来消除上述症状。

C. 恶心、呕吐。要素制剂或短肽制剂多有异味，即使使用调味剂仍有 10%～20% 的患者会出现恶心、呕吐。除此之外，高渗透压导致胃潴留、输注速度过快、乳糖不耐受、营养液配方中脂肪含量过高等也可造成恶心、呕吐。防治方法：改用低脂配方的营养制剂；降低输注速度；降低渗透压；给予促胃动力药物、止吐剂等。

2）代谢性并发症：发生与营养液的质量管理、临床监测是否完善有关，危重、高龄、意识障碍的患者较易发生。代谢方面的并发症较常见的有水电解质平衡紊乱、糖代谢异常、维生素缺乏、必需脂肪酸缺乏等。预防及治疗代谢性并发症的关键是认真监测，及时纠正。

A. 水、电解质平衡紊乱：包括脱水、低钾血症、低钠血症、高钾血症等。在气管切开或昏迷患者、老年患者及年幼患者中用高渗和高蛋白配方肠内营养支持时易发生脱水，应在肠内营养支持时根据患者的口渴程度、临床表现和原肠内营养配方中所允许加入的水量适当增加水分，同时应监测每日的出入液体量和电解质情况。分解代谢状态、机体瘦组织消耗、代谢性碱中毒、应用利尿剂、胃肠液丢失未额外补钾时易发生低钾血症。大剂量利尿剂的应用、营养液钠含量低、外源性钠补充不足、大量出汗或腹泻时可发生低钠血症。营养液钾含量过高、患者肾功能障碍钾排出量减少时易导致高钾血症的发生。

B. 糖代谢异常：低血糖多发生于长期应用要素饮食而突然停止者，此类患者肠道已经适应吸收大量高浓度的糖，突然停止后，再加上其他形式的糖补充不充分时，容易发生低血糖。缓慢停止要素饮食，或停用后以其他形式补充适量的糖，可避免低血糖的发生。高血糖症主要发生于肠内营养液中糖含量过高或应激状态下糖耐量下降，老年或胰腺疾病患者也易发生高血糖，若未及时纠正则可发生高渗性非酮性昏迷，对此可以使用少量胰岛素控制。

C. 维生素缺乏和必需脂肪酸缺乏：营养制剂配方中维生素 K 一般含量较低或缺乏，肠内营养支持时间长则易发生维生素 K 缺乏，导致凝血酶原时间延长。长期应用低脂配方的肠内营养制剂可导致必需脂肪酸和脂溶性维生素的缺乏。肠内营养制剂中亚油酸所供能量>4%即可有效预防必需脂肪酸的缺乏。

3）感染性并发症：主要与营养液被污染和营养液的误吸有关。

A. 营养液被污染。营养液配制过程中未严格执行无菌操作可造成污染；营养液配制后保存不当，可致细菌繁殖，导致细菌随输注途径进入体内。预防方法：严格执行无菌操作；营养液现用现配，如未用完可在室温下密封、避光保存 12 小时。

B. 吸入性肺炎：是肠内营养支持中最严重的并发症，常见于幼儿、老年人、呼吸困难者、吞咽反应迟钝及昏迷患者。发生吸入性肺炎的主要原因在于胃排空不良、胃潴留物过多导致胃液及胃内营养液呃逆反流，引起误吸。应注意喂养管的位置及输注速率，采取床头抬高 30°，避免夜间输注，检查胃充盈程度及胃内残留量等措施，均有助于防止误吸。

4）机械性并发症：与喂养管的质地、粗细及置管方法、部位有关。

A. 鼻咽部损伤：长时间放置粗硬的喂养管，压迫鼻咽部或食管壁，可引起鼻翼部糜烂、咽喉部溃疡、声音嘶哑、鼻窦炎、中耳炎、食管炎及食管溃疡等并发症，必须注意护理，及时更换细、软的喂养管，病情需要时可行胃造口或空肠造口。

B. 造口并发症：胃造口并发症主要是胃与腹前壁固定不严密导致胃内容物漏出，造成腹腔内感染、造口处出血。空肠造口并发症主要是造口周围固定不严密而导致的造口管周围渗漏和喂养管脱出，因肠道异常蠕动导致梗阻。

（8）肠内营养的监测：治疗开始期间，2～4 次/周，至肠内营养的定量与热卡稳定以后可以适当放宽间隔时间，改为 2 次/周。应定期检查血钠、钾、尿素氮、钙、磷、镁、总蛋白、白蛋白、转铁蛋白、胆红素、血糖、尿糖和凝血酶原时间。定期记录体重、氮平衡、出入量及营养参数（如肌酐/身高指数，三头肌皮褶厚度，上臂肌围等）。还应观察患者对肠内营养支持的反应，及时发现可能出现的并发症，对腹泻、恶心、呕吐、肠痉挛和腹胀等消化道不能耐受的症状，应及时记录并给予相应的治疗。

2. 肠外营养支持　当患者需要营养支持，但又不能或不愿经口或通过肠内途径摄入充足的营养时，可以选择肠外营养支持。肠外营养支持还可以作为经口进食或肠内营养支持的补充，或作为丧失小肠吸收功能的患者维持生命的一种治疗手段。

（1）肠外营养的适应证：凡是营养不良、胃肠道功能丧失或严重障碍，估计1周以上不能进食的患者都是肠外营养的适应证。在肿瘤患者中，常见的情况有肿瘤化疗或放疗引起胃肠道反应短期内不能口服或经鼻胃管进食的患者；短肠综合征；消化道瘘；炎症性肠病；胃肠道梗阻；急性腹膜炎；放射性肠炎；严重感染与败血症等。

（2）肠外营养的禁忌证：肿瘤恶病质患者出现血流动力学不稳定，或严重胆汁淤积或严重水电解质紊乱需要控制，预计发生肠外营养并发症的危险性大于其可能带来的益处的患者；广泛转移的晚期肿瘤恶病质患者，任何治疗方法均无明显改善作用，此时肠外营养并无益处，反而会增加患者生理和经济负担时；患者一般情况好、只需短期肠外营养、预计需要的时间少于5天时；对接受肠外营养支持的患者，应注意观察胃肠道功能的恢复情况，及时由肠外营养过渡到肠内营养。

对于肿瘤恶病质患者，治愈的可能性不大，是否有必要给予有力的营养支持尚有争论。一般认为，预计对放疗、化疗有效的肿瘤，营养支持应持积极的态度。对于已治疗无望的极晚期患者，过分的营养支持并不适合，患者也会因此多遭受不必要的痛苦；此外过分的营养支持有可能促进肿瘤生长。

（3）肠外营养输注途径的选择：根据病情和输注肠外营养液的内容，输注途径分为中心静脉营养和周围静脉营养两种。

1）中心静脉营养：适用于预计肠外营养治疗需2周以上的患者。由于选择管径较粗、血流较快的上/下腔静脉作为营养液输注途径，因此可使用高渗溶液（>900mOsm/L）和高浓度营养液。根据置管方式的不同分为中心静脉插管（CVC）和经外周中心静脉置管（PICC）。中心静脉置管输注营养液不受输入液体浓度和速度的限制，而且能在24小时内持续不断地输注液体，保证机体需要，减少患者反复周围静脉穿刺的痛苦，避免表浅静脉栓塞、炎症等并发症。

2）周围静脉营养：适用于预计营养支持时间在2周以内或中心静脉置管困难时。主要是改善患者手术前后的营养状况，纠正营养不良。外周静脉穿刺操作比中心静脉方便，可在普通病房内实施，但所用营养液的渗透压应小于900mOsm/L（以600mOsm/L以下为宜），以避免对静脉造成损伤。

（4）肠外营养制剂的组成：肠外营养制剂一般包括糖类、脂肪、氨基酸、多种维生素、多种微量元素、水及电解质等，可根据患者营养需要组合配制。营养素必须完整，即必须足量给予所有必需营养物质。

1）糖类：到目前为止，葡萄糖是肠外营养液中添加的唯一糖类，是人体主要供能物质，在体内利用率高，能被所有器官利用。临床上常用的葡萄糖溶液的浓度有5%、10%、25%、50%等，其中高浓度葡萄糖溶液较为常用。人体对葡萄糖的最大利用率一般为6mg/（kg·min），过量输注葡萄糖易引起高血糖、糖尿甚至高渗性脱水，长期过量会转化成脂肪沉积在肝脏等内脏组织，影响其功能。

2）脂肪：营养价值主要是供能和提供必需脂肪酸。脂肪乳剂是以红花油或大豆油为原料，经磷脂酰胆碱乳化制成。常用的脂肪乳剂有 10%、20%、30%不同浓度，一般提供总能量的 30%～50%，成人每日用量为 1～2g/kg。脂肪乳剂具有 pH 与渗透分子浓度适宜的特点，可经周围静脉输注而不致发生静脉炎，也可与葡萄糖或氨基酸液混合输入，无高渗利尿及高糖引起代谢紊乱的作用。故严重创伤或败血症患者，应用脂肪乳剂加葡萄糖作为能源较单用糖类有更多益处。脂肪乳剂的油滴易被高浓度电解质液所破坏，形成油水分离，一般在单价阳离子浓度超过 150mmol/L、二价阳离子浓度超过 4mmol/L 时，脂肪油滴将破裂。故将脂肪乳剂与电解质液混合时，应先将电解质液稀释。

3）氨基酸：复方氨基酸溶液是肠外营养的供氮物质，由人工合成的结晶左旋氨基酸根据临床需要以不同模式配制而成，包括 8 种必需氨基酸和 6～10 种非必需氨基酸。除了可提供能量外，主要用于提供氮源，维持正氮平衡，促进体内蛋白质合成、组织愈合，合成酶和激素。严重感染时用含高支链氨基酸的复方氨基酸液，有更好的节氮效果。高支链氨基酸液中含有 44.5%支链氨基酸，高于较常用的平衡氨基酸液（20%支链氨基酸）。对危重患者，需要长时间肠外营养支持的患者，输含谷氨酰胺的复方氨基酸可保持肠黏膜完整，防止或减少细菌移位和肠道毒素入血。

4）维生素：参与糖类、脂肪、蛋白质代谢及人体生长发育、创伤修复等。肠外营养一般提供维生素生理需要量，肠瘘和处于应激状态的危重患者需要额外补充，否则可出现神经系统和心血管系统的损伤和维生素缺乏症。

5）微量元素：参与酶、核酸、多种维生素和激素的作用，在体内含量虽少，但却是机体不可缺少的。肠外营养中的微量元素的需要量较难确定，因为血中的浓度并不一定反映其组织中的含量、生理活性及代谢平衡状况。目前常用的复方微量元素制剂内含有铁、锌、锰、铜、铬、硒、铂、氟、碘的成人每日需要量。

6）水与电解质：肠外营养的液体需要量基本上是 1ml/kcal，成人每天约 3000ml 左右为宜。电解质主要用于维持血液的酸碱平衡和水盐平衡，以保持机体有恒定的内环境。在无额外丢失的情况下，电解质按生理需要量补给即可。若患者的病情、病程不同则应有相应的变化，需根据血清及 24 小时尿中的电解质检查结果及时进行调整。常用的肠外营养电解质溶液有 10%氯化钠、10%氯化钾、10%葡萄糖酸钙、25%硫酸镁及磷制剂等。

（5）肠外营养的并发症及其防治：对肠外营养并发症的认识和防治关系着其实施的安全性。临床常见的肠外营养并发症主要有静脉导管相关并发症、感染性并发症、代谢性并发症和脏器功能损伤。大多数并发症是可以预防和治疗的。

1）静脉导管相关并发症：均与中心静脉导管的置入技术及护理有关。常见的有气胸、血胸、胸腔积液、空气栓塞、导管异位、导管折断等。

A. 气胸。锁骨下静脉穿刺置管时损伤胸膜、肺尖可引起气胸，多发生于瘦弱、营养不良等机体皮下脂肪组织少的恶病质患者。少量气胸（肺压缩量<20%）可以自行吸收。若患者发生呼吸困难、缺氧、发绀、胸壁疼痛加重等，应立即行胸部 X 线检查。如果是张力性气胸或肺压缩量较大，需行胸腔闭式引流术或反复穿刺抽气，经胸部 X 线证实气胸消失后方可拔出胸腔引流管。掌握正确的穿刺部位和姿势可预防气胸的发生。

B. 血胸、胸腔积液。导管穿刺时穿破静脉时，可导致血胸。穿刺导管未放置入静脉而误入胸腔且未被发现，输入的营养液进入胸腔引起胸腔积液。

C. 空气栓塞。因导管直接插入锁骨下静脉或颈内静脉，与上腔静脉很近，置管时当穿刺针已进入静脉，卸下注射器准备插入导丝或插入导管退出导丝时，较容易进入空气；拔管后，由于沿导管的软组织中已形成一窦道，短暂时间内不致闭合，一旦此时患者有胸内负压增加的动作，就会经此窦道进入空气。少量空气进入可无症状，大量空气进入后患者出现呼吸困难、发绀、血压下降、心动过速、神志不清以致昏迷，严重空气栓塞的死亡率可达50%。预防方法：在置管或拔管过程中使患者处于头低脚高位；嘱患者平静呼吸，在呼气相时插入导管；在卸下注射器时应立即堵住穿刺针接头部位，防止空气进入；导管护理时要有防止接头脱开的保险措施，以最大限度地减少置管时的空气栓塞。拔管时预防空气栓塞的关键是嘱患者在拔管时安静、配合，操作者在拔除导管后应紧压入口处窦道3～5分钟。

D. 导管异位、导管折断：经锁骨下静脉、颈内静脉穿刺置管或PICC均可发生导管异位。因右侧静脉角开口处颈内静脉直径大于左侧，锁骨下静脉穿刺时异位率和导管误入同侧颈内静脉的发生率，右侧均明显高于左侧，为提高置管的成功率，应尽量选择左侧锁骨下静脉穿刺。导管折断大都是由于在置管过程中导管被锐器割伤所致，较罕见。

2）感染性并发症：在导管置入、营养液配制、输入过程中均易发生感染。导管性败血症是肠外营养常见的严重并发症。在中心静脉营养支持过程中突然出现寒战高热，无法用其他病因来解释时，应考虑导管性败血症。临床上，当高度怀疑有败血症或发热与肠外营养输注有关时，应果断地实施拔管，管端、静脉血、营养液等均需要取送培养，同时辅以周围静脉营养。必要时应根据药敏实验配合抗菌药物治疗。感染性并发症的预防措施：①置管过程应遵循严格的无菌技术；②在超净工作台内配制营养液；③采用全封闭式输液系统；④定期消毒穿刺点皮肤并更换敷料等。

3）代谢性并发症：与对病情动态监测不够、治疗方案选择不当或未及时纠正有关。

A. 糖代谢紊乱：大多数恶病质患者治疗前已存在进食量少，胰岛素分泌不足，胰高血糖素等升血糖激素分泌增多等情况，葡萄糖输入过多、过快，外源性胰岛素补充不足，则会出现高血糖。如不能及时控制，血糖骤然升高，将继高渗性利尿之后，产生高渗性非酮性昏迷。因此，在开始实施肠外营养的第1天，葡萄糖给予150～200g为宜，输注速度控制在0.5～1g/（kg·h），并监测血糖和尿糖，若血糖稳定或能控制在正常范围，第2天开始逐步增加到1～1.5g/（kg·h），同时可根据具体情况添加胰岛素以控制血糖，预防高血糖的发生。高血糖或高渗性非酮性昏迷一旦发生，应立即停止葡萄糖的输注，快速输入低渗盐水（0.45%）以降低渗透压；应用胰岛素10～20U/h静脉滴入以降低血糖；同时纠正酸中毒，注意钾离子的补充；注意降糖速度，防止血糖下降太快导致脑水肿；监测离子、血糖、血气。

长期肠外营养支持的患者，体内胰岛素分泌增加，以适应外源性高浓度葡萄糖引起的血糖变化，若突然停止含糖营养液的输入，有可能导致血糖快速下降，发生低血糖反应，甚至低血糖性昏迷，危及生命。因此，实施肠外营养支持时切忌突然换用无糖溶液。另外在高糖营养液输注完后，以等渗糖溶液维持数小时过渡，再改用无糖溶液。

B. 必需脂肪酸缺乏症：在应用葡萄糖、氨基酸系统营养液的患者中，如未补充脂肪乳剂，可出现必需脂肪酸缺乏症。成人一般于缺乏脂肪乳剂的 1～3 周后出现，婴幼儿于数天内发生。预防最有效的方法就是输入脂肪乳剂，每日 2%～4% 的能量应由亚油酸提供，即每周 3 次提供 10% 脂肪乳剂 500ml，可预防必需脂肪酸缺乏症。

C. 氨基酸代谢紊乱：早期应用的水解蛋白液中有较高的游离氨，较易发生高血氨症，现用的结晶氨基酸液含氨量低，但仍可致婴儿血氨升高。有报告成人全肠外营养时血氨升高直接与氨基酸液输入速度成正比。因此，氨基酸的浓度和摄入量应根据患者的病情和耐受性而定，尤其在严重肝、肾功能损伤，危重患者及婴幼儿患者，应根据患者的内脏蛋白情况、氮平衡、血尿素氮和肌酐值调节，防止高血氨症和氮质血症的发生。

D. 酸碱平衡紊乱：高糖溶液的 pH 为 3.5～5.5，大量输入时可影响血液 pH；糖类过量时可使二氧化碳增加，导致呼吸性酸中毒；氨基酸溶液中的精氨酸、组氨酸、赖氨酸等氨基酸的碱基代谢后可产生氢离子，发生代谢性酸中毒；伴有腹泻的患者更易产生代谢性酸中毒。对全肠外营养合并代谢性酸中毒的处理应是输入碳酸氢钠、治疗感染等合并症，同时减少输入的糖类的组分，部分能量由脂肪代替。

E. 电解质紊乱：在肠外营养较易发生，最常见的是低钾血症、低磷血症、低镁血症等。钾、磷、镁与蛋白质合成和能量代谢密切相关。肠外营养治疗时，大量钾、磷、镁从细胞外进入细胞内，导致低钾、低磷、低镁血症。由于电解质的补充量没有固定的标准，建议定期监测其血液浓度，视病情变化及时调整补充。

F. 微量元素缺乏症：禁食超过 1 个月以上时，可出现微量元素缺乏，常见的是锌缺乏、铜缺乏、铬缺乏和硒缺乏。因此，长期行肠外营养治疗的患者，需每天补充微量元素。

G. 维生素缺乏症：可以在全肠外营养后 5 周出现，表现为巨细胞性贫血，以及出现核过度分叶的白细胞，全肠外营养液中甘氨酸含量过高可能是导致叶酸缺乏的主要原因之一，这主要是因为甘氨酸转换成丝氨酸的过程中需要消耗大量的叶酸。因此肠外营养时应注意及时补充。

4）脏器功能损伤

A. 肝损伤：长期肠外营养可致肝功能损伤，表现为转氨酶和碱性磷酸酶升高，部分患者同时出现总胆红素和结合胆红素升高。原因大多与营养液中的某些成分有关，如长期过高的能量供给，过量的葡萄糖输注，高剂量脂肪乳的应用，氨基酸的长期大量应用等。尤其在原有基础肝病或伴有败血症、中重度营养不良、短肠及肠道已有损伤（放疗或化疗）的患者更易产生。营养液用量越大，肝功能损伤的发生机会就越多，尤其是葡萄糖的用量。目前无有效的预防措施，停用肠外营养或减少用量后肝功能可恢复正常。近年来，富含支链氨基酸的氨基酸溶液应用使氨基酸对肝脏的损伤得到控制，还能促进肝功能恢复；富含中链三酰甘油的脂肪乳剂的应用对肝脏大小、密度及肝酶系均无改变，提示在肝功能不全的情况下，中链脂肪酸供能有其优势。

B. 胆道系统异常：长期肠外营养时肠道处于休息状态，缩胆囊素（CCK）分泌受到抑制，导致胆囊动力下降，出现胆汁淤滞、胆囊或胆管系统结石形成，并可能进一步诱发急性胆囊炎、急性胰腺炎和胆道感染等并发症。因此肠外营养时每日预防性注射缩胆囊素，以防止胆汁淤滞和胆泥形成，中医针刺阳陵泉，也可以有效地减轻胆汁淤滞。

C. 肠道屏障功能损伤：食物的消化吸收有赖于胃肠道及其他消化腺的正常功能，而肠道黏膜等结构与功能的正常又依赖于正常的食物刺激。长期禁食状态会导致肠上皮绒毛萎缩、变稀，皱褶变平，肠壁变薄，使肠道屏障的结构受损，功能减退。全肠外营养的患者，由于长期禁食，肠道屏障就有这种改变。肠道黏膜屏障的结构与功能减退，还可能导致肠细菌易位，发生内源性感染性并发症。目前认为有两个防治办法，一是尽可能早地恢复肠道饮食，或由肠内营养提供部分热量；二是在全肠外营养期间补充谷氨酸胺。谷氨酰胺被认为是肠黏膜细胞的主要能量物质，在维持肠道结构和功能上有重要作用。全肠外营养液中增加谷氨酸胺，可以使得空肠黏膜增厚，绒毛增高、数量增多。

（6）肠外营养的监测：对肠外营养治疗的患者进行全面的监测至关重要。应根据临床和实验室监测结果，评估患者每日需要量，以减少营养支持相关并发症。

1）临床观察

A. 每天测量体温、血压、脉搏，记录 24 小时液体的出入量。观察生命体征是否平稳，若不平稳，则先积极纠正；若体温异常升高，提示有感染可能，应积极查找病因，对因治疗。

B. 观察神志，有无水、钠潴留或脱水，有无黄疸、胃潴留，黄疸多见于长期肠外营养所致胆汁淤积性肝病；水肿和脱水反映体液平衡情况，根据体液平衡情况作出相应调整。

2）导管监测。观察导管皮肤出口处有无红肿感染，导管接头有无裂损，导管是否扭曲或脱出。

3）实验室监测

A. 血生化：在开始肠外营养的最初 3 日，应每日测定患者血糖、血电解质（包括血清钾、钠、钙、镁、磷），稳定后每周测 2 次。若代谢状况不稳定，有电解质紊乱，应增加检测次数，必要时每日测 2～3 次电解质，高血糖患者每日测 3～4 次血糖或尿糖。

B. 肝肾功能：每周测 1～2 次血胆红素、转氨酶、尿素氮及肌酐。若有异常，应及时查找原因，对因处理，调整营养支持方案以减轻肝肾的代谢负荷。

C. 血常规、凝血酶原时间：一般每周查 1～2 次。总淋巴细胞计数能反映免疫功能。通过检测凝血酶原时间了解机体凝血功能。若存在严重出血倾向，应慎用脂肪乳剂，尤其是含鱼油的脂肪乳对凝血功能有影响。

D. 血脂：可每周或每两周测 1 次。

E. 血气分析：在肠外营养支持开始时每日测定，如无异常可每周测 1 次，以了解体内酸碱平衡的紊乱情况。

F. 血清蛋白质浓度：一般可测定血清白蛋白、转铁蛋白、视黄醇结合蛋白的浓度，每周 1 次，以了解机体蛋白质的代谢情况和营养治疗的效果。

G. 氮平衡：监测每日尿氮排出量，计算氮平衡。

4）营养评价：包括体重、上臂围、三头肌皮褶厚度、上臂肌围、小腿围等，每周测 1 次，以了解全身脂肪的储量变化和全身骨骼肌量的变化。

（7）肠外营养向肠内营养的过渡：长期进行肠外营养支持可导致胃肠道功能衰退，因此，只要患者胃肠道有功能或有部分功能，应逐渐从肠外营养过渡到肠内营养，但肠外营养不能骤然停止，否则会加重胃肠道的负担而不利于恢复。过渡可分为 4 个阶段：①肠外营养与肠内营养结合；②完全肠内营养；③肠内营养与经口摄食结合（以医院基本膳食为主）；④从医院基本膳食过渡到正常膳食，或因病情需要使用的治疗膳食。当患者开始能耐受肠内营养时，先采用低浓度的肠内营养制剂缓慢输注，监测水电解质平衡，再逐渐增加肠内营养输注量，同时降低肠外营养输注量，直至肠内营养能完全满足患者代谢需要，可完全停用肠外营养，过渡到完全肠内营养。随着病情和胃肠道功能的恢复，可逐渐增加经口摄食，一般由流质膳食开始，经半流质、软食过渡到普食或治疗膳食。患者通常过渡到半流质膳食时已经可以拔鼻饲管，完全经口进食。

（张　慧　郑思宁）

第四章

异位激素综合征与内分泌代谢性紊乱

恶性肿瘤对机体的不良影响主要有两个方面：一是原发性或转移性病变压迫或破坏组织、器官而引起功能异常；二是与肿瘤本身和转移病灶无直接关系，而是肿瘤产生的生物活性物质所造成的。这些物质进入循环以后，改变患者的正常生理状态，并可能产生各种临床综合征，即所谓异位激素综合征，又称为异源内分泌综合征、伴肿瘤综合征、副癌综合征。

异位激素是指肿瘤分泌的各种多肽激素，如 ACTH、甲状旁腺激素（PTH）等，分布于血液循环中，并作用于远离肿瘤的靶器官，这些物质与身体正常情况下分泌的激素相似或完全相同，因而有相同或相近的病理生理效应。异位激素综合征多伴有代谢异常。

肿瘤产生异位激素的原因，有三种可能：①肿瘤组织中含有潜在的内分泌结构；②肿瘤细胞与具有内分泌能力的细胞杂交可获得产生激素的能力；③肿瘤细胞逆分化，重新获得合成内分泌激素的能力。异位激素分泌在肿瘤患者是经常发生的，然而只有少数患者出现临床症状与体征。正确认识异位激素综合征并阐述其机制非常重要，不仅有利于疾病的早期诊断，部分异位激素还可用于评价疗效、监视肿瘤复发或进展，甚至可能通过对异位激素的研究而获得新的肿瘤治疗方法。

第一节　肿瘤溶解综合征

一、病　因

对于化疗、放射治疗及其他诊疗手段极其敏感的肿瘤组织崩溃溶解，肿瘤细胞发生溶解破坏，细胞内的大量代谢产物迅速释放到细胞外液中，而出现一种以高尿酸血症、高钾血症、高磷酸血症、低钙血症及急性肾衰竭为表现的代谢紊乱综合征，临床上称之为肿瘤溶解综合征（tumor lysis syndrome，TLS）。临床上容易发生肿瘤溶解综合征的肿瘤包括 Burkitt 淋巴瘤、T 细胞淋巴瘤、急性淋巴细胞淋巴瘤、急性淋巴细胞白血病、小细胞肺癌、转移性神经管细胞瘤等。

二、病 理 生 理

TLS 的发生主要是肿瘤细胞发生溶解、破坏，使得肿瘤细胞内的大量代谢产物迅速释放进入血液中，由此而出现的包括高尿酸血症、高钾血症、高磷酸血症、低钙血症及急性肾衰竭为表现的代谢紊乱综合征。

1. 高尿酸血症　肿瘤细胞大量溶解以后，肿瘤细胞中代谢旺盛的核酸、嘌呤等代谢的终末产物尿酸大量释放入血，超出了肾脏的清除能力，就可以引发高尿酸血症，具体见第四章，第十节。

2. 高钾血症　肿瘤细胞的溶解伴随着肿瘤细胞内物质的入血，由于正常浓度梯度的因素，细胞内的高浓度血钾可以在短时间内释放到血液中，提高血钾的浓度，引发与高钾血症相关的，以心血管系统心律失常为主的临床表现。

3. 高磷酸血症和低钙血症　代谢旺盛的肿瘤细胞中一般富含磷，大量的肿瘤细胞溶解以后，使得含有磷成分的化合物入血，由于正常人血中的钙磷乘积是一个恒定的常数，因此同步也可以引发低钙血症。

4. 肾衰竭　肿瘤化疗药物的细胞毒作用及免疫介导的肿瘤细胞崩解溶解，是导致肾功能不全的主要因素之一。

三、临 床 表 现

TLS 的发生时间差异较大，短时间发生的可以是化疗后 12 小时以内，一般在治疗后的数天以内发生，个别患者也可以发生在 48 小时以内。临床症状的程度多数与代谢的异常程度相关。

轻症患者可以无明显的不适，轻度的高尿酸血症对急性肾功能不全的影响主要表现为少尿、厌食、恶心、呕吐、乏力等神经系统症状。随着血中尿酸水平的升高，患者可以出现贫血加重，引发无尿、步态不稳、呼吸深大，甚至出现呕吐、腹泻及血压下降等影响生命体征的症状。

高钾血症引发的主要是神经肌肉应激性下降，表现为手足感觉异常，四肢软弱无力，腱反射消失，呼吸肌麻痹等。此外，高钾血症还可以诱发心律失常，血压改变，心房颤动甚至心搏骤停等相关症状。

在患者的化疗期间，除外长春碱类药物的神经毒性及不良反应后，患者如感觉指端和腹部出现明显的麻木和刺痛，面部肌肉和手足痉挛，手足抽搐，意识障碍，结合患者具有TLS 的高危因素，应该在临床上高度怀疑患者具有高磷酸血症和低钙血症。

四、诊断与治疗

1. 诊断　对于具有 TLS 的高危因素，即肿瘤的恶性程度较高，增殖比率大，增殖迅速；肿瘤的负荷较大；对化疗、放疗及其他治疗手段较敏感；伴发高乳酸脱氢酶血症及潜在的肾功能不全的患者，出现了高尿酸血症、高钾血症、高磷酸血症、低钙血症及急性肾功能不全等临床相关的代谢紊乱综合征表现，即应该考虑此病。本病的诊断主要依靠客观检查。

2. 治疗　对于具有 TLS 高危因素的患者，需要在化疗及放射治疗之前实施相关的预防措施，预防措施包括完善治疗前生化检查、预防性使用别嘌呤醇，适当水化和碱化尿液，减少医源性肾损伤。而对于已经引发相关症状和体征的患者主要以对症治疗为主，包括降低血尿酸、碱化尿液、充分水化、纠正高钾血症，对于上述措施疗效欠佳的患者，可以考虑予以血液透析治疗。

第二节　高钙血症

血清钙正常值为 2.25～2.74mmol/L，临床上将血清钙浓度超过 2.75mmol/L 即定为血钙升高。超过 3.7mmol/L 为重度升高，可以引起高钙血症危象，主要表现为极度的软弱、精神失常、进行性加重的氮质血症甚至昏迷。高钙血症是肿瘤患者中最常见的代谢危象，多发生在乳腺癌、多发性骨髓瘤、非小细胞肺癌、肾上腺样瘤等疾病。高钙血症影响多器官功能，比肿瘤本身更易危及生命。

一、发病机制

引发高钙血症的疾病较多，临床上可以将此类疾病分为肿瘤性疾病和非肿瘤性疾病两大类。非肿瘤性因素所致高钙血症虽然不是本章节讨论的重点内容，但是在临床肿瘤工作中经常发现两者同时、伴发或者序贯出现，因此需要在临床实践中进行鉴别。

肿瘤患者高钙血症的发病机制虽然尚不完全清楚，但是对其认识却经历了一个较长的时间和过程。肿瘤相关高钙血症的现代观点认为，不论肿瘤诱发的骨破坏是否存在，肿瘤细胞分泌的各种循环因子才是与本病发生有关的主要因素。目前认为肿瘤相关高钙血症的发病机制如下。

1. PTH、异位甲状旁腺激素和异位甲状旁腺激素相关蛋白（PTHrp）　许多肿瘤如肺鳞癌、肾癌、乳腺癌（50%以上病例）可产生 PTH 及 PTHrp。然而高钙血症的肿瘤患者和原发性甲状旁腺功能亢进患者，血浆中 PTH 之间有免疫化学差异，因而此类细胞因子称为 PTHrp 更合适。PTHrp 也是目前研究介导肿瘤相关高钙血症最为常见的细胞因子。在生理条件下，PTHrp 经由体循环而发挥作用，当肿瘤细胞产生超量的 PTHrp 时候，该激素可以通过体循环而起作用，从而刺激小肠内的钙的摄取，肾小管重吸收和骨代谢。

2. PGE　体外试验证实，人体癌细胞可产生 PGE_2，它可导致直接骨吸收。一些高钙血症的癌症患者比正常血钙的癌症患者血浆 PG 高。用吲哚美辛肠溶片或阿司匹林治疗，因其能抑制 PGE_2 的合成，可减轻或纠正肿瘤所致的高钙血症。

3. 破骨细胞激活因子（OAF）　在多发性骨髓瘤或恶性淋巴瘤患者，已证实能分泌 OAF，它刺激骨重吸收，使溶酶体酶及胶原纤维释放增加，可导致骨质溶解和高钙血症。其他肿瘤及正常细胞也可以产生 OAF。

4. 细胞因子类（cytokines）或细胞活素类　转化生长因子（TGF）是由许多癌细胞以自分泌方式释放并起作用的。主要包括 α 和 β 两种类型，属于多肽类上皮生长因子，因为部分氨基酸具有同源性的特点，该因子可以刺激表皮生长因子（EGF）受体，从而增强骨吸收。

5. 其他有关因素　肿瘤患者长期卧床，骨更新加速，破骨细胞活性增加，成骨细胞的活性和骨化作用相对减低，能加重高血钙。原有肾脏功能损伤者排泄钙的能力下降，易发生高钙血症。

此外，在部分血液系统肿瘤，如霍奇金病、非霍奇金淋巴瘤、多发性骨髓瘤等实体瘤患者血清中发现，多种肿瘤细胞分泌的细胞因子如 1，25-二羟维生素 D_3、集落刺激因子（CSF）、淋巴毒素（LT）、破骨细胞激活因子（OAF），IL 等也可以引发血钙的增高。

二、临床表现

血清钙正常值为 2.25～2.74mmol/L，临床上血清钙为 2.75～3.0mmol/L 为轻度升高，3.1～3.7mmol/L 为中度升高，超过 3.7mmol/L 为重度升高，并且可能引起高钙血症危象。

高钙血症的临床表现几乎包括各个系统，极易与药物副作用或晚期患者的衰竭症状，特别是脑转移的表现相混淆。

1. 神经精神症状　早期表现为头昏、失眠、情绪不稳定、记忆力减退、软弱、淡漠、忧郁、腱反射减退，部分患者也可以表现为神经精神兴奋样症状。

2. 消化系统症状　常伴有食欲减退、恶心、呕吐、便秘等症状。严重的高钙血症可以伴有腹胀甚至肠绞痛。高血钙的情况下可以刺激促胃液素的分泌而较容易发生消化性溃疡。钙在胰管等碱性环境中可以促进磷酸钙或碳酸钙形成，阻塞胰管，加之胰泌素和促胃液素的分泌，可以诱发胰腺炎的发生。

3. 肾脏症状　高血钙可以使得肾脏的浓缩功能受损，肾小管的重吸收功能减退，从而引起多尿、脱水、烦渴和氮质血症；尿液中钾的排泄量增加可以引发低钾性碱中毒；尿钙的排泄增加可以引发肾结石及肾钙化，长期、严重病例可以导致慢性肾衰竭。

4. 高血钙危象　当血钙值达到 3.7mmol/L 以上时，可能引起高钙血症危象。表现为全身软弱、倦怠、昏睡、木僵、精神失常、心律失常、氮质血症及昏迷等，甚至死亡。

5. 实验室检测　血清钙大于 2.75mmol/L；尿钙增高，大于 62.4mmol/24h；血清碱性磷酸酶及羟脯氨酸增高，血清磷降低，PTH 水平增高。

6. 心电图检查　心电图表现为 ST 段缩短或者消失，P 波和 T 波倒置，QT 间期缩短，PR 间期延长，严重的病例可以因为心肌的应激性过高而易于发生急性心动过缓、房室传导阻滞及室性期前收缩。此种表现与使用洋地黄类药物的表现极其相似，临床需要对药物治疗史进行鉴别诊断。

7. X 线、CT 及 MRI 等影像学检查　影像学主要表现其原发恶性肿瘤的相关特点，此外，X 线、CT 及 MRI 在检查中还可以看见骨膜下皮质吸收、脱钙、软骨钙化、钙化性关节炎、多发性或者反复性的尿路结石等间接征象。

三、诊断与鉴别诊断

1. 诊断　高钙血症没有特异的症状与体征，重要的是在出现上述有关临床表现时，是否考虑到本症的可能。及时测定血清钙、磷及其他电解质，血尿素氮、肌酐、白蛋白/球蛋白值、PTH 等有助于诊断。

熟悉有关肿瘤高钙血症及骨转移的发生频度，对高钙血症的病因诊断也是有帮助的。在没有骨转移的情况下，高钙血症的发生率依次为肺癌、肾癌、头颈部癌、女性生殖系统癌、膀胱癌、胰腺癌、乳腺癌；在有骨转移时，依次为头颈部癌、乳腺癌、肺癌、多发性骨髓瘤、肾癌、前列腺癌。

2. 鉴别诊断　临床上除肿瘤性因素以外的非肿瘤性疾病主要包括①原发性甲状旁腺功能亢进引发的轻度高钙血症，以及注射甲状旁腺激素或者同时伴有甲亢时引发的高钙血症；②因为医疗性或意外性因素，如维生素 D 中毒、维生素 A 中毒、锂或铍中毒等，以及碱性药物的大量使用，长期使用噻嗪类利尿剂等引发的医源性或意外性高钙血症；③结节病；④甲状腺功能亢进；⑤肾上腺皮质功能亢进行次全切除术后患者，曾大剂量使用皮质激素治疗后及患有艾迪生病等患者表现出肾上腺皮质功能不全；⑥其他，如急性肾功能不全、Paget 病、嗜铬细胞瘤、骨硬化病、家族性高钙血症、乳酸综合征、肾移植术后、多发性内分泌肿瘤综合征、小儿特发性高钙血症、肢端肥大症、失用性骨质疏松，以及霉菌、分枝杆菌感染，结核病、球袍子菌病、HIV 感染、肉芽肿病等因素也可以引发高钙血症。其中最重要的就是与原发性甲状旁腺功能亢进的区别（表 4-1）。

表 4-1　癌性高钙血症与原发性甲状旁腺功能亢进的区别

项目	癌性高钙血症	原发性甲状旁腺功能亢进
病史	短、发生迅速	长、变动、发展缓慢
体重	大多减轻	很少减轻
并发症	肾结石，胰腺炎少见	肾结石，胰腺炎和消化性溃疡常见
血清钙	通常高，75%的病例超过 3.5mmol/L	不定，大约 25%的病例超过 3.5mmol/L
血磷酸盐	增加、正常或降低	正常或降低
血 AKP	50%以上病例升高	有大的骨病变才升高
血清氯	低，通常低于 102mmol/L	高，通常高于 102mmol/L
氯/磷	50%病例小于 30	大于 30
血清 CO_2	升高或正常	正常或降低
血沉	通常升高	正常
影像学检查	正常或显示有转移病灶	可以显示，有骨膜下糜烂
类固醇抑制	血清钙浓度常降低	少见血清钙浓度降低
N-PTHY	90%病例正常或降低	90%病例升高

四、治　疗

（一）高钙血症的治疗原则

高钙血症的治疗以针对原发肿瘤为主，包括手术切除肿瘤，放疗，化疗，激素治疗与应用生物反应调节剂，单用或联合应用。但是，对于部分中晚期的肿瘤患者，对原发肿瘤进行治疗一般显得束手无策，此时的一般性对症处理也极其重要。

（二）高钙血症的具体治疗措施

1. 一般措施 低钙饮食，不必过分限制活动，不活动可加剧高钙血症和使得血钙进一步增加。停用任何可增加血清钙的药物，特别是噻嗪类药物，维生素 A，维生素 D，维甲类化合物及乳腺癌等患者应用的他莫昔芬，有明显肾病和氮质血症的患者，为了控制严重的高钙血症，必要时尽快血液透析或腹膜透析。

2. 特殊治疗

（1）生理盐水与利尿剂的使用：静脉途径补充生理盐水等液体可以有效稀释血钙浓度。对于具有脱水或不显性失水的患者，需要按失水情况补充生理盐水。24 小时以内可补给2000～4000ml，在开始补充 1000～2000ml 以后，可以给予呋塞米 40～80mg，静脉注射，以后可依照病情每 2～6 小时重复使用一次，补液和利尿剂应同时使用，既可以增加血液循环容量，抑制钙重吸收，又可以增加尿钙的排泄。应该指出的是，单纯意义上的补液和利尿治疗对于高钙血症治疗的有效性不足 20%，但是，此项措施在高钙血症的综合性治疗中却是最基础的治疗手段。

（2）糖皮质激素：可增加尿钙的排泄，减少肠道对钙的吸收，对肿瘤和骨可能有直接作用。一般可应用泼尼松 40～120mg/d，或相当于此剂量的其他制剂。激素类药物的起效缓慢，维持时间较短，一般多需要与其他降钙类药物联合使用。

（3）光辉霉素：是一种具有抗肿瘤作用的抗生素，也是治疗癌性高钙血症的主要药物。常规性使用剂量为 25μg/kg，迅速静脉输注或 4～24 小时以上持续静脉滴注。通常一次用药以后，约 75% 的患者可以在 24～48 小时以内出现疗效，血钙可以降低或达到正常水平。此方法目前较少使用。

（4）双膦酸盐：是无机焦磷酸盐的非水解类似物，是目前治疗高钙血症的主要药物。静脉注射无机膦酸盐是一种降低血钙最快和最有效的方法，相关副作用不大。此种治疗的主要并发症是低钙血症、低血压、肾衰竭。发生率多与应用剂量和输注速率有关，也与具体药物的选择相关。对轻度或中度高钙血症患者，可通过口服膦酸盐 1～3g/d 处理。

（5）前列腺素合成抑制剂：吲哚美辛或阿司匹林等前列腺素合成抑制剂，治疗因前列腺素分泌过多所致的高钙血症有效。但有溶骨性转移的患者，即使证明有过多的前列腺素产生疗效亦差。

（6）降钙素：是甲状腺滤泡旁细胞（C 细胞）分泌的一种多肽。其主要作用是通过抑制破骨细胞对骨的重吸收和增加肾脏对钙的清除而使血钙降低。降钙素可以与糖皮质激素或者光辉霉素合用产生协同治疗作用，也可以和双膦酸盐联合应用，对治疗癌性高钙血症效果更好。

（7）依地酸二钠（EDTA）：可以和静脉注射的磷酸盐形成与钙离子的络合物，从而由循环系统清除，该药特点：起效快、用药的安全性不稳定，肾功能不全者慎用，目前该药在临床上已经较少使用。

（8）硝酸镓：硝酸镓中的"镓"可以通过抑制破骨细胞皱襞细胞膜上的 ATP 酶依赖性质子泵，从而抑制破骨细胞的骨吸收。硝酸镓的主要缺点是肾脏毒性和需静脉持续长时间的输注（一般需要 5 天左右）。

（9）顺铂：是一种广谱的抗肿瘤药物，具有细胞毒作用。新近研究发现，顺铂抗肿瘤治疗的同时还具有治疗癌性高血钙的作用，其治疗的安全性较好，疗效持久。

第三节　异位促肾上腺皮质激素综合征与低钾血症

异位促肾上腺皮质激素综合征，是由于异位分泌的促肾上腺皮质激素（ACTH）不断刺激正常肾上腺组织，使其分泌过多的肾上腺皮质激素而引起。但肿瘤分泌少量过多的激素，不足以引起临床症状，只有大量分泌过多具有活性的激素才出现临床综合征。

一、病因及发病机制

异位促肾上腺皮质激素综合征是恶性肿瘤中异位内分泌综合征中最常见的一种，肿瘤可以来自全身各个部位，综合国内临床资料分析，引起异位促肾上腺皮质激素综合征的肿瘤中以肺癌最常见，约为 50%，其次为胸腺瘤，占 10%～20%，胰腺癌为 10%～15%，甲状腺髓样癌及神经嵴组织肿瘤各占 5%左右，其他少见的肿瘤一般来自消化道、泌尿道及生殖系统。

对于异位促肾上腺皮质激素综合征的发病机制研究目前还不是十分清楚，有 3 种观点仍然是较为主要的。

1. APUD 细胞的分泌作用　APUD 细胞被认为具有以下的特征：①产生了类多肽和胺类物质，具有激素活性或者为神经递质；②起源于胚胎的外胚层的神经嵴细胞，再分泌为神经内分泌细胞；③组成神经内分泌系统的一部分，具有调节神经内分泌系统及其与内分泌系统之间的关系。APUD 细胞所产生的多肽胺具有激素和神经递质的生理性功能。当被激素酶激活以后，便可以产生多肽类激素的异位释放。

2. ACTH 前体分子异常增多　在正常人群中，人体的很多组织中均含有少量的 ACTH 免疫活性，这种正常组织的 ACTH 样物质属于一种糖蛋白，分子量大约为 26 000，它具有 ACTH 及促黑激素（MSH）的免疫活性，在胰蛋白酶的作用之下，可以转变成为具有生物活性的、分子量约为 4500 的 ACTH。推测该物质就是前黑皮素（POMC），即活性的 ACTH 的前体分子，ACTH 前体分子转变成为具有活性的 ACTH 的过程目前还在研究中，具体机制尚不清楚。

3. 基因调节失控　细胞分化过程中受到细胞内核糖核酸（RNA）所合成的特定的蛋白质（酶类）的支配，RNA 的活性又受到 DNA 上的基因调控。DNA 上具有调节基因、操纵基因和结构基因，后两者构成了操纵子。在正常的情况下，大约 90%或者以上的遗传信息都被"压抑"，但是在病态的情况下，操纵基因"去压抑"，合成和分泌正常情况下一般不产生的某些激素或者生物胺类物质，从而引发了异位激素分泌的表现。

二、临床表现

癌症患者异位 ACTH 综合征好发于男性，一般未出现典型的肾上腺皮质激素增多综合征时患者已经死亡或者恶病质状态将其临床特殊症状、体征掩盖。所以，有时候临床症状并不典型。临床上通常表现为低钾血症、水肿、肌无力或肌萎缩、高血压和体重下降，以及伴有明显的碱中毒、皮肤色素沉着及糖尿病。生长速度较缓慢的肿瘤可出现典型的库欣综合征的临床表现。

三、诊　断

临床诊断主要根据病史、临床表视、血钾测定及心电图等检查而确定。肿瘤患者特别是小细胞肺癌患者（尤其老年人）有不能解释的低血钾性碱中毒，伴有水肿、高血压、肌无力或萎缩、精神改变等，或者胸腺肿瘤和支气管类癌患者（通常较年轻），具有库欣综合征的特点应考虑本病，并做进一步的实验室检查，以协助临床诊断。

典型病例的相关实验室检查及有助于诊断的相关试验：

1. 血清钾浓度测定　血清钾低于 3.5mmol/L，严重者低于 2.5mmol/L，常伴有代谢性碱中毒，CO_2CP、pH、SB 升高，但尿呈酸性。血钾浓度与机体钾总量并非相对应，对于血钾水平和体内钾总量须结合病情审慎判断。

2. 尿类固醇的测定　检测 24 小时尿中 17-轻类固醇（17-OHCS）和 17-酮类固醇（17-KS）含量测定也有助于诊断，一般二者均会出现明显升高。

3. 血浆 ACTH 测定　异位促肾上腺皮质激素综合征患者的血浆 ACTH 值均出现明显升高的趋势，并且失去了昼夜变化的规律。

4. 地塞米松抑制试验　异位 ACTH 综合征的皮质激素产生具有自主性，不会被地塞米松抑制，但类癌引起的异位 ACTH 综合征，约 50%患者皮质醇可被地塞米松抑制。

5. CRH 兴奋试验　对于异位 ACTH 综合征患者而言，给予 CRH 刺激无反应。此项试验可以鉴别异位 ACTH 综合征，敏感度和特异度可以分别达到91%、95%。应用肺功能检查（PFT）判断患者对于 CRH 的反应来诊断垂体性肾上腺皮质激素增多症，比应用 ACTH 判断更加特异，因为异位 ACTH 水平升高，肾上腺的兴奋已经达到极限，所以腺垂体难以进一步对其反应以升高 ACTH。

6. 影像学检查　大部分的异位 ACTH 肿瘤位于胸腔，可以常规进行胸片的检查，对于胸片异常或者胸片正常但是具有其他诊断依据而高度怀疑此病的患者，应该进行薄层 CT 扫描。

四、鉴 别 诊 断

确定异位 ACTH 综合征，首先应肯定是否有肾上腺皮质激素分泌过多的佐证并伴有肿瘤。理论上，肿瘤经有效的治疗后，ACTH 等激素水平应该下降，前述症状缓解或消失，而肿瘤治疗无效或复发后则症状复现、激素水平回升。对于异位 ACTH 综合征与库欣综合征、类癌及小细胞肺癌的鉴别，见表 4-2。

表 4-2 异位 ACTH 综合征与库欣综合征的鉴别诊断

项目	小细胞肺癌	类癌	库欣综合征
性别	多为男性	男女相当	多为女性
皮肤黏膜色素沉着	常见	有时	少见
肥胖	体重多减轻	多数肥胖	80%以上肥胖
病程	时间短，数周	时间长，多年	时间长，多年
低血钾血症	大多数	大多数	少见
碱中毒	大多数	大多数	少见
血浆 ACTH	大多数大于 200pg/ml	多数可以增高	增高或者正常
血浆肾上腺皮质激素	多数升高	少数增高	增高
大剂量地塞米松试验	不被抑制	多数不被抑制	几乎均被抑制

五、治 疗

1. 根除原发肿瘤 原发性支气管肺癌、胸腺瘤、胰腺癌、类癌等能行手术切除者，尽可能手术治疗，即使是减瘤手术也应力争施行，以利于进一步的综合治疗。小细胞肺癌、淋巴瘤等对化疗敏感的肿瘤，可行化疗。

2. 肾上腺皮质激素合成抑制剂 肾上腺皮质激素治疗的主要目的在于阻滞激素的合成，降低过度肾上腺皮质激素的分泌。主要的治疗药物包括酮康唑、二氯苯二氯乙烷、甲吡酮、氨鲁米特。

3. 审慎补钾 ①对于轻度低钾血症，应鼓励患者多进富钾饮食或口服钾盐，可选 10% 氯化钾溶液，或 10%枸橼酸钾溶液；②重度低钾血症，静滴氯化钾，控制钾浓度不应超过 40mmol/L，即配制的液体钾浓度不超过 3%，静脉滴速不超过 13.4mmol/L。

第四节 抗利尿激素分泌异常综合征

抗利尿激素分泌异常综合征（syndrome of inappropriate secretion of antidiuretic hormone，SIADH）指各种原因所致抗利尿激素（ADH）分泌过多，导致体内水分潴留、尿钠排出增多、稀释性低钠血症及血浆胶体渗透压降低而导致相关症状的临床综合征。

一、病因及发病机制

对于发生 SIADH 的疾病种类很多，目前已知的疾病多达 60 余种。其中以恶性肿瘤的发生率最高，其次为药物因素。分别叙述如下。

1. 肿瘤因素 发生 SIADH 的肿瘤多为肺癌、支气管类癌、十二指肠癌、胰腺癌、结肠癌、前列腺癌、胸腺癌、头颈部癌、霍奇金病、非霍奇金淋巴瘤等。肺癌中尤以小细胞癌患者 SIADH 的发病率为高。

2. 药物因素　多种抗肿瘤药物及其他药物具有诱发 SIADH 的特点，如长春新碱、长春碱、环磷酰胺、对乙酰氨基酚、缩宫素、加压素、氨磺丙脲、甲磺丁脲、呋塞米、氯丙嗪、吗啡、噻嗪类药物等。上述药物主要可以通过增加 ADH 的分泌，促进 ADH 对肾小管上皮细胞的作用，以及增加肾小管对水的重吸收而引发 SIADH。

3. 其他　中枢神经系统炎症、颅内出血、颅内压增高、间歇性血卟啉病等，会破坏下丘脑神经垂体通路上细胞膜的稳定性、通透性，使得 ADH 的释放不依赖于血浆渗透压的变化。部分肺部的良性疾病，如肺结核、肺炎、肺脓肿、肺曲球菌病、支气管哮喘等，主要通过容量和压力感受器刺激下丘脑分泌较多的 ADH。此外，外科的手术治疗、精神紧张、精神分裂症、黏液性水肿、肝硬化、心功能不全、二尖瓣分离术后也均可引发 SIADH。

二、临 床 表 现

SIADH 的临床表现取决于低钠血症出现的快慢，以及血清钠降低的程度，因此，本病在临床上有三个主要特点：

1. 低钠血症　血清钠的水平在 120mmol/L 以上时，一般不具有低钠血症的临床表现；血清钠水平低于 120mmol/L 时，可以出现食欲缺乏、恶心、呕吐、易激惹、不合作、性格反常、意识朦胧等；对于血钠低于 100mmol/L 时，可以出现严重的神经精神症状，腱反射减退或消失，有时可出现延髓麻痹或假延髓麻痹症、惊厥、昏迷，甚至死亡。

2. 尿钠排出增多　血钠的减少，血浆的渗透压降低，尿钠却增高，尿渗透压增高，这种"分离现象"是本病的最大特点，这也是与缺钠性低钠的主要鉴别点。

3. 低钠而无脱水现象　SIADH 的患者无体液容量缺乏的表现，皮肤弹性较好，血压脉搏等生命体征均正常，静脉充盈良好。

三、诊　　断

SIADH 诊断主要结合病史、临床表现及实验室检查而定。SIADH 的诊断需要具备以下检测条件。

1. 低钠血症　血清钠水平低于 120mmol/L，这是 SIADH 的主要特征，其原因与水分的潴留及钠排泄增多有关，是本病的主要病理生理学改变。

2. 血浆渗透压降低伴有高渗尿　血浆渗透压降低，低于 270mOsm/kg；高渗尿，尿渗透压升高达 600～800mOsm/kg。

3. 尿钠排泄持续增加　在未使用利尿剂的情况下，尿钠通常超过 20mmol/L，而且不受水负荷影响。

4. 血中肾素活性不增高　对于 SIADH 患者，虽然机体具有低钠血症的情况发生，但是因为细胞外液容量的增加，肾小球的滤过率增加，单位时间内流经致密斑的钠负荷增加，因而抑制了肾素的分泌。

5. 肾功能及肾上腺皮质功能正常　肾功能不全的患者，尿钠的排出可以增加，引发低钠血症。肾上腺皮质功能不全也可以造成低钠血症。诊断 SIADH 时，需要对上述因素进行较好的鉴别。

6. 无血容量减少征象　由于 ADH 分泌过多，导致低钠而无脱水的发生，因而无血容量减少的征象，患者的皮肤弹性较好，血压、脉搏等生命体征均正常，静脉充盈良好。

7. 血液中其他指标检测　一般血 CO_2CP 正常或低于正常，血清氯化物偏低，血和尿中 ADH 量明显升高。

四、鉴 别 诊 断

因 SIADH 多发生于肿瘤，尤其多发生于小细胞肺癌，而且小细胞肺癌常有脑转移的发生，故对有神经综合征的患者，均应该检查血钠水平。凡低钠血症者，也应对是否有脑转移作出判断。一般原发病经过有效治疗以后，SIADH 症状与体征也可以得到改善或消失。

SIADH 的常见病因很多，对于肿瘤患者经常需要除外的有①缺钠性低血钠，失盐多于失水的各种疾病；②稀释性低血钠，因水入量增多，细胞外液钠被稀释而引起低钠血症；③原发性低钠血症，多见于慢性消耗性疾病，如晚期肺结核，各种肾脏疾病，肿瘤恶病质，老年体弱患者，可能由于细胞内渗透压减低，水分移至细胞外液所致。此外，应注意以往是否曾应用利尿剂。

临床经验表明，对于原发肿瘤治疗有效的病例，其 SIADH 的相关症状和体征也可以随之缓解甚至消失，此点亦具有鉴别诊断的意义。

五、治　　疗

对于 SIADH 的治疗，主要在于发现致病因素，并且针对致病因素进行相关的原发疾病治疗。由于 SIADH 的发病主要为肿瘤性因素，针对与癌相关的 SIADH 与低钠血症，除病因治疗外，在诊疗过程中还应注意下列问题：①大剂量化疗与限制摄入水量的问题；②积极对症处理具有严重症状的低钠血症；③在治疗期间发生的 SIADH，应区别其他原因或真正的肿瘤复发，但是，肿瘤的进展与 SIADH 之间的症状、体征并不平行。这些相互作用、影响的因素将对后续的治疗措施实施起到重要的干预，需要引起临床的足够重视。

1. 病因治疗　原发病控制后，则 SIADH 缓解甚至消失。不同类型肿瘤应根据其病理类型、部位及一般状况进行合理、有计划的综合治疗。

2. 纠正低血钠与水过多　对于临床症状较轻的患者，此为较适宜的方法之一，积极的限制摄入水量，成人每日应少于 800ml，对于儿童，则控制在 $20\sim30ml/kg$ 为宜，同时静脉输入 5%氯化钠 $200\sim300ml$，以便迅速纠正血钠浓度和血浆渗透压，须防止诱发肺水肿。

高渗盐水输注应用过程中的停用指征：①神经精神症状消失；②血钠大于120mmol/L；③血钠水平已经较原来水平升高 25mmol/L 以上。对于纠正低钠的治疗，一般不主张过快进行，避免引发脑桥脱髓鞘作用及脑水肿，严重时可引起死亡。

3. 利尿剂的使用　主要是指呋塞米或者依他尼酸（利尿酸），这种髓袢利尿剂排水的能力多于排钠的作用，作用较为强大而且迅速。对于肾功能不全的患者可以加大剂量使用。也可以代替高渗盐水的输注。

4. 盐类固醇激素的应用　对于使用盐类固醇激素治疗 SIADH 的低钠血症的患者，剂量必须加大，一般使用去氧皮质酮，每日 20mg，或者使用醛固酮 1mg/d。

5. 抑制 ADH 分泌及其拮抗剂　目前临床上尚无特效药物。苯妥英钠可抑制 ADH 分泌，但作用短暂，临床上少用，碳酸锂（lithium carbonate）可拮抗 ADH 对肾小管的作用而引起多尿。去甲金霉素（demeclocyline）在肾小管水平上阻断 ADH 作用，可用于治疗低钠血症。

6. 透析治疗　对于上述治疗方法疗效欠佳的患者，可以使用腹膜透析技术或血液透析，此法可以迅速去除体内的水分，疗效确切。

7. 其他对症治疗　对于其他相关症状的治疗主要以对症为主：①惊厥的患者，给予吸氧，地西泮抗癫痫；②对于高血压并伴有左心功能衰竭的患者，应服用二氮嗪、硝普钠、哌唑嗪、甲巯丙脯酸、酚妥拉明等药物减轻暂时性血容量减少的症状。③出现脑水肿的患者，可以使用激素类药物。

第五节　低血糖症

低血糖症（hypoglycemia）是一组多种原因引起的血糖浓度低于 2.8mmol/L 的综合征。最常用者为功能性原因不明性低血糖症，约占 70%；其次为胰岛 B 细胞瘤及各种内分泌疾病引起的低血糖症。肝源性者大多见于严重肝衰竭期，极少数见于肝酶异常。与癌症相关的低血糖除胰岛 B 细胞瘤外，间质肿瘤最为常见，如纤维肉瘤、平滑肌肉瘤、横纹肌肉瘤、脂肪肉瘤及间皮瘤，约占 64%；其余依次为肝肿瘤（占 21%）、肾上腺癌（占 6%）、胃肠道癌（占 5%）、其他肿瘤（占 5%）。

一、发病机制

胰岛 B 细胞瘤产生低血糖的机制显而易见。推测其他肿瘤引起低血糖的机制：①胰岛素样物质的分泌。有人在低血糖症患者血清中测出非可抑制胰岛素样活性物质（substance with non suppressible insulin like activities）。②肿瘤过度利用葡萄糖。③肿瘤发生广泛肝转移占据正常肝组织和肝功能受损，影响肝糖原的储存与利用。④肿瘤患者的糖皮质激素、生长激素、高血糖素对糖代谢的调节受某些机制未明因素的影响而不够敏感。

二、临床表现

肿瘤患者的低血糖症状与一般的低血糖基本一致，即出现典型的低血糖"Whipple"三联症。服用糖或者进食物后症状改善或者消失。

低血糖症状的出现与否，以及表现轻重主要取决于血糖值、血糖降低速度、降低幅度及持续时间。此外，不同的疾病病因、年龄、个体差异都是主要的影响因素。但有些患者血糖仅缓慢的下降。在这种情况下，低血糖症状并不突出，脑细胞反而易受损伤，表现出各式各样的精神症状，如性格改变、记忆力减退、幻觉、行为异常、狂躁，也有可能被误诊为精神病或神经官能症。少数患者有步态不稳等癫痫样发作表现。

低血糖的症状与体征主要有两类表现：

1. 交感神经兴奋　主要表现：大汗、面色苍白、心悸、肢冷、手颤、软弱无力，以上症状多数在血糖下降较快的病例中出现。

2. 中枢神经受到抑制

（1）大脑皮层受到抑制：意识朦胧、定向力和识别力逐渐丧失、头昏头痛、健忘嗜睡、语言障碍或者伴有精神失常等。

（2）皮层下中枢受到抑制：神志不清，躁动不安，出现阵挛性、舞蹈性或者幼稚性动作，瞳孔散大、锥体束征阳性。

（3）中脑及延髓受到抑制：阵发性的癫痫及惊厥发作，严重者可以出现深度昏迷，去大脑强直，各种反射消失。

三、诊断与鉴别诊断

诊断低血糖的关键在于提高警惕，凡空腹血糖或发作时血糖低于 2.8mmol/L；有低血糖症发作史；发作时进食或注射葡萄糖后迅速恢复，即低血糖三联症，即可作出临床诊断。常用的实验室及理化检查项目如下：

1. 血糖检查　血糖低于 2.8mmol/L，空腹血糖和症状发作时的血糖检测意义更大。

2. 血清胰岛素　对于疾病的诊断及鉴别诊断均具有积极的意义。测定免疫反应性胰岛素（IRI），其中包括胰岛素原及其衍生物，其生物活性较胰岛素则低得多，这样的物质在血液中的轻微增减改变，即可引发血糖水平的改变。

3. C 肽　是由胰岛素原产生的，储存于 β 颗粒中，与胰岛素一起分泌。C 肽的测定可以补充 IRI 测定的不足，特别是在对于外源性胰岛素所引发的低血糖症的诊断上具有积极的意义。

4. 血胰岛素/血糖值　对于器质性低血糖，尤其是胰岛素瘤的患者，此项比值会明显增高，血糖低于 2.8mmol/L 时，此项比值大于 0.3 即具有诊断意义。

5. 胰岛素释放指数　具体的计算方法：胰岛素释放指数=（血胰岛素×100）/（空腹血糖−30mg/dl）。可以明确地与正常人区别开来，胰岛素瘤的患者一般可以达到 100 以上，甚至 150 或者以上。而正常人一般在 50 以下，即使肥胖体型的人也不会超过 80。

6. 饥饿试验　空腹血糖无明显降低的患者，可以利用饥饿试验激发或者诱发低血糖的发生。正常人及多数功能性低血糖患者，禁食以后会出现低血糖的相关轻微表现，血糖一般会高于 2.8mmol/L，血中胰岛素水平明显下降，血胰岛素/血糖值一般小于 0.3；对于器质性的低血糖患者，尤其是胰岛细胞瘤的患者可以在 24～36 小时内发生低血糖，对于胰岛素瘤患者，可以伴有高胰岛素血症，血胰岛素/血糖值大于 0.3。

7. 甲苯磺丁脲（D860）试验　对于怀疑为胰岛素瘤但是血糖并不是很低，又不能够忍受饥饿试验的患者，可以进行此项试验。正常人的血糖下降幅度不会超过基础值的 40%，对于血糖值下降低于基础值的 65%，或者用药后血糖低于 30mg/dl 持续 3 小时以上，或者有一次血胰岛素水平大于 120μU/ml 均为异常。此项试验阳性率一般在 60%，假阳性率较高的现象主要出现在肥胖和具有肝病的患者。

8. 亮氨酸试验　静脉使用亮氨酸 150mg，血糖下降 25mg/dl 以上者，或者口服亮氨酸 150mg/kg，服药后的 30～45 分钟，血糖下降到 50mg/dl 以下者为阳性。

9. 胰高血糖素试验　空腹静脉快速注射胰高血糖素 0.03mg/kg，测定 3 小时的血糖和胰岛素，正常人的血糖升高，如发生低血糖，而血中胰岛素水平增高大于 150μU/ml 即为异常，本试验的阳性率约为 50%，假阳性率较高。

10. 生长介素的 RIA 法测定　生长介素是一组肽类物质，氨基酸序列与胰岛素的 β 链相似，具有胰岛素样活性。

11. 定位影像学检查　选择性使用目前各种影像学检查手段，如 B 超、CT、MRI，以及选择性腹腔动脉的造影（SAG），对于胰岛细胞瘤的定位诊断具有积极的意义。对于各种介入性有创检查也具有更加准确的定位。

四、治　疗

1. 治疗原则　和其他的肿瘤并发症一样，本病的治疗原则也遵循第一是针对肿瘤本身的治疗，第二是对症治疗。

2. 急症处理　严重的低血糖属于肿瘤急症，必须给予积极、快速、有效的处理。对于低血糖急症的处理如下：

（1）葡萄糖的使用：为急症的首选治疗方法，直接有效。轻度低血糖症的处理通常是增加饮食次数，及时口服补充葡萄糖处理，重症患者急需静脉推注 50%葡萄糖 40～100ml，必要时可以重复使用。值得一提的是，即使是已经清醒的患者，仍然需要持续静脉点滴 10%的葡萄糖，观察时间最好超过 24 小时。

（2）胰高血糖素的使用：皮下或者静脉的直接使用 0.5～1.0mg，用药后患者可以在 5～20 分钟内清醒，否则可以重复用药。该药的持续时间较短，一般为 1.0～1.5 小时，治疗中需要注意对于患者的后续治疗和疗效观察。

（3）糖皮质激素的使用：对于血糖已经维持在 200mg/dl 水平一段时间，但是仍然没有改善的患者，可以考虑使用激素，一般使用氢化可的松 100mg，每 4 小时一次，可以连续使用 3～4 次，以利于患者的快速恢复。

（4）甘露醇的使用：对于使用上述方法效果不佳的患者，昏迷时间较长的患者，可以考虑使用 20%的甘露醇静脉快速应用。

3. 病因治疗　针对病因进行有针对性、选择性的手术、化疗、放射治疗等多种手段，但是，令人遗憾的是，总体的治疗效果均不甚满意。

4. 药物性治疗　不属于低血糖症的常规治疗方法，多数用于术后的辅助性治疗，也有用于手术前的准备，手术切除不甚满意，或者术后效果不佳的患者。对于已经没有手术指征的患者也可以试验性使用。此类药物主要包括以下几种。

（1）二氮嗪：是一种胰岛 B 细胞的钾离子通道激动剂，可以抑制胰岛素的释放，提高周围组织中血糖。使用剂量：150～600mg/d，分次口服，大剂量使用可以引发水钠潴留、多毛质等不良反应，对于出现水肿的患者主张加用塞嗪类利尿剂减轻症状。

（2）苯妥英钠：本身为抗惊厥药物，具有升高血糖的作用，常用剂量为 300～600mg/d。

（3）链脲霉素：是治疗胰岛素瘤的首选用药，推荐使用剂量为 1500～4000mg/d。

第六节　嗜铬细胞瘤危象

嗜铬细胞瘤危象（pheochromocytomarisis）也称儿茶酚胺危象，是人体内嗜铬细胞瘤突然释放大量的儿茶酚胺入血，或者突然停止儿茶酚胺的分泌，由此而引发的一系列以心血管系统症状为主的临床表现。

一、病因及病理

在嗜铬细胞瘤患者中，有 80%～90% 的患者为单侧肾上腺髓质良性肿瘤，有 10%～15% 可以发生在肾上腺以外，其中，多数患者的肿块位于腹主动脉旁、纵隔两侧、膀胱等处。在所有的嗜铬细胞瘤病例中，组织学恶性病变约占 10%。

嗜铬细胞瘤的瘤体大小，以及在外观形态上差异较大，较小的肿瘤直径约为数毫米，巨大的肿瘤可以达到数千克，多数肿瘤的大小为 10～100g。良性肿瘤的大体形态主要为圆形、类圆形，光镜下其肿瘤细胞的形态及细胞核的形状极不规整，很难以与恶性嗜铬细胞肿瘤相鉴别。因此，对于诊断良性嗜铬细胞瘤的患者，一般很难单纯依据光镜下肿瘤病理学决定，还应该根据肿瘤的临床表现，肿瘤是否具有转移等表现进行确诊。

儿茶酚胺包括肾上腺素（E）、去甲肾上腺素（NE）和多巴胺（DA）。其间存在相互作用、转化的关系。

二、临床表现

嗜铬细胞瘤危象的临床表现，主要取决于肿瘤分泌的肾上腺素、去甲肾上腺素的量及两者之间的比例。典型的临床症状表现：阵发性高血压；持续性高血压阵发性加剧；代谢紊乱综合征。当肿瘤分泌过多的儿茶酚胺时，短时间内儿茶酚胺进入血液循环，引发血压升高及危象等发生。常见的临床分型多数以临床症状为主。

1. 高血压危象　临床表现为患者具有剧烈的头痛、心悸、焦虑、恐惧感，患者可以同时伴发大汗淋漓、面色苍白、恶心、呕吐等症状。同时血压检查发现患者的血压急剧升高，可以达到 250～300/180～210mmHg（33.3～40.0/24.0～28.0kPa），发作持续时间、频度不等，部分患者还可以在高血压的基础上伴发心律失常、心力衰竭、视物模糊甚至抽搐、昏迷等。

2. 高血压与低血压危象交替发作　肿瘤分泌的儿茶酚胺属于非持续性、间断、脉冲式，患者的血压在短时间内出现高低反复性交替变化，部分病例可以出现心动过速、大汗淋漓、面色苍白、四肢厥冷等表现。

3. 发作性低血压与体位性低血压　发作性低血压又称肾上腺髓质功能衰竭，临床表现为患者持续性的高血压的基础上突然出现低血压乃至休克，也有部分患者则在高血压危象后持续性出现低血压状态，或者患者在进行手术肿瘤切除等治疗以后出现血压持续性不升。直立性低血压的发生也较为常见，临床上主要表现为当患者处于卧位或者蹲位急速起立时，血压发生骤然下降，伴有头昏、面色苍白、虚脱等症状，立即改为平卧以后，相关症状立即消失，血压回升。

4. 儿茶酚胺心脏急症　主要表现为急性左心衰竭和肺水肿的发生。严重的病例可以出现多种心律失常情况，包括频发性室性期前收缩、室性心动过速、心室颤动及阿-斯综合征等。

5. 糖尿病酮症及酮症酸中毒　临床上表现为部分嗜铬细胞瘤患者出现糖耐量异常或者出现糖尿病的相关症状。高血压危象的发作或者持续性高血压阵发性加重，患者伴发血糖水平增高，尿酮体检查阳性，严重的患者可以出现酮症性酸中毒。

三、诊　　断

早期、正确的疾病诊断，对于嗜铬细胞瘤患者具有积极的意义，可避免重大脏器继发损伤，需完善以下相关检查尽快明确诊断。

1. 尿儿茶酚胺及其代谢产物的测定　尿液中 3-甲氧基-4-羟基苦杏仁酸（VMA）、尿 3-甲氧基肾上腺素（MN）和 3-甲氧基去甲肾上腺素（NMN）的测定，其检测的灵敏度和特异度都较高，因此，对于嗜铬细胞瘤的诊断具有较大的意义。

2. 药理学试验　药理学试验主要用于特殊时期和状态下的疾病诊断，主要包括激发试验和阻滞试验两大部分。其中，激发试验主要包括冷加压试验和高血糖素试验，主要适用于临床高度怀疑嗜铬细胞瘤的阵发性高血压的非发作期间患者；阻滞试验（酚妥拉明试验）则主要适用于持续性高血压发作或者阵发性高血压的发作期，或者激发试验中血压升高达到 170/110mmHg（22.7/14.7kPa）时。

3. 影像学定位检查　目前常规使用的各项影像学检查手段及放射性核素检查对于嗜铬细胞瘤的定位、定性诊断都具有意义，并且已在临床上广泛使用。

四、治　　疗

各种类型的嗜铬细胞瘤的主要临床表现为高血压、高血糖，以及患者的心血管系统的症状、体征，属于内科急症、肿瘤急症范畴，需要临床给予高度的重视，并尽快采取措施以控制和缓解临床症状。

1. 急症处理　嗜铬细胞瘤以分泌肾上腺素为主而导致高血压发作的患者，联合应用 α-和 β-肾上腺素能阻滞剂能较好地使血压下降，避免心肺并发症。

2. 血管扩张剂　硝普钠（nitroprusside）是一种强效的血管扩张剂，可以直接作用于血管的平滑肌，扩张外周小动脉，降低外周阻力，一般应用于高血压危象患者。

3. 钙通道阻滞剂（离子拮抗剂）　正常情况下，钙离子参与儿茶酚胺的释放调节，因此，通过干扰钙离子的反流而减少瘤组织内的儿茶酚胺的释放。危象发生的时候，可以直接舌下含服，作为紧急处理用药手段，也可以作为长期治疗用药使用。

4. 补充血容量　发生低血压的患者应该迅速补充血容量，静脉输入低分子右旋糖酐、葡萄糖盐水，也可以使用白蛋白或者全血。

5. 对症治疗　在嗜铬细胞瘤危象发生时，可以常规进行吸氧，适当使用镇静剂。对于发生心律失常、心力衰竭及糖尿病酮症酸中毒的患者均需要进行相对应的积极处理措施。

6. 原发性肿瘤的治疗　对于危象发生的急症处理得到满意控制或者患者的一般情况得到改善以后，应该对患者进行积极地针对原发肿瘤的治疗，包括化学治疗、放射性核素治疗或者介入性动脉栓塞治疗。

第七节　肾上腺危象

肾上腺危象（adrenal crisis，AC）是指由于各种原因所造成的肾上腺皮质突然分泌不足或者缺乏所致的临床综合征。肾上腺危象的发病危急，病情进展迅猛，临床上具有较高的死亡率，因此，需要及早进行诊断和抢救治疗。

一、病　　因

1. 肿瘤性因素　肾及肾上腺的血液灌注量极大，血运丰富，肾上腺的皮质和髓质极易发生肿瘤转移。肾上腺发生转移的主要原发肿瘤包括乳腺癌、肺癌、胰腺癌等。此外，临床上一些少见的实体肿瘤，如室管膜瘤、神经纤维瘤、平滑肌瘤等也可以发生肾上腺转移。白血病、再生障碍性贫血、血小板减少性紫癜、淋巴瘤、淀粉样病变等血液系统肿瘤也可以因为肾上腺皮质的浸润而引发皮质激素的分泌不足。垂体瘤的手术切除或者照射治疗以后，肾上腺肿瘤的放射治疗、细胞毒药物及肾上腺酶系抑制药物等均可以导致下丘脑-垂体-肾上腺轴呈现抑制状态，使得双肾上腺的皮质坏死或者萎缩，导致皮质激素分泌不足而引发疾病。肾上腺肿瘤的出血及腹腔其他实体肿瘤并发肾转移癌，肾上腺静脉造影，癫痫持续状态等，均可以引发急性肾上腺功能减退。

2. 非肿瘤性因素　包括肾上腺结核、特发性肾上腺萎缩等因素也可引发肾上腺危象。

二、诱 发 因 素

引发肾上腺危象的原因很多，其中主要的原因当属重症感染。肾上腺出血也是一个主要的诱因，肾上腺出血除了见于肿瘤并发癌栓塞以外，尚可见于抗凝治疗、血液系统疾病及白血病的浸润。肾上腺危象还可以见于其他原因导致的体内肾上腺皮质激素的需求量急剧升高或供应不足。

三、临　床　表　现

1. 皮质醇缺乏综合征　主要表现在多个系统的异常：①神经精神系统表现，嗜睡、神志淡漠、极度疲劳、精神失常；②消化系统症状，呕吐、腹泻、腹胀、腹痛、突发性食欲锐减、消化不良；③心血管系统表现，心音低钝、心脏缩小、头昏眼花，并可以出现体位性昏厥、血压低；④肝肾功能，肝脏的糖异生减弱，肝糖原耗损而容易引发低血糖，肾脏自由水清除减弱，临床检查可以出现稀释性低钠血症。

2. 醛固酮缺乏综合征　主要表现在机体水、电解质紊乱，包括机体的保钠能力减低，出现食欲下降、无力、低血压、失水、虚弱及低钠血症的进行性加重，并可出现氮质血症及代谢性酸中毒。

3. 原发肿瘤综合征　主要为肾上腺皮质功能减退而导致的原发肿瘤的恶化及进展等。

四、实验室检查

肾上腺危象属于急症，一旦发现以抢救为主，此时对于实验室检查、检测不必一定要求，当患者的病情稳定以后，再做以下各项检查也是可以的。

1. 一般性检查　包括血常规检查提示为正色素性贫血，嗜酸性粒细胞增加；生化检查提示低血钠、低血糖、血钾异常、尿素氮升高及糖耐量试验显示低平曲线。心电图检查可以出现低电压、T波低平或者倒置，PR间期与QT间期延长。X线、B超、CT及MRI等影像学检查可见肾上腺萎缩、钙化、出血、坏死阴影。

2. 激素水平测定　基础性血、尿皮质醇、尿17-OHCS、17-KS测定降低，醛固酮分泌减少。ACTH兴奋试验显示肾上腺皮质储备功能低下，也具有协助诊断的价值。

五、治　　疗

肾上腺危象的早期危险主要是休克和高钾血症。治疗上应该立即补充肾上腺皮质激素、静脉输液、控制感染的发生和针对病因、诱因进行抢救治疗，诊断延误以及未及时救治的患者，一般在24～48小时死亡。

1. 补充皮质激素　及早、快速补充足量的肾上腺皮质激素是抢救成功的关键之一。可给予氢化可的松、地塞米松静脉滴注，对于病情危重，又暂时无条件进行静脉注射治疗的患者，可以采用地塞米松2～4mg或者琥珀酸氢化可的松50～100mg，肌内注射，以后根据病情变化，每2～4小时重复一次。治疗期间注意反跳现象。

2. 纠正水电、解质紊乱　补充液体量一般需要根据患者的病情决定，如一般情况得到改善，鼓励患者进食。对于严重的脱水患者，积极补液，输液中需要密切注意患者的心脏、肾脏功能，防止出现肺水肿和心力衰竭等。对于危象期间发生的高钾血症，经过补液、应用肾上腺皮质激素、抗休克治疗及患者尿量恢复以后，反而容易引发低钾血症，需动态监测血钾并及时处理。

3. 抗休克治疗　经过上述积极治疗以后，一般患者的症状可以得到有效的控制，对于休克症状未得到缓解的患者，应该考虑输注血浆、全血、白蛋白，也可以考虑使用血管活性药物。

4. 抗感染治疗　对于由感染性因素所诱发的肾上腺危象，则应该积极进行抗感染治疗，抗菌药物的使用中需要坚持早期、足量、联合的原则。

5. 治疗原发肿瘤　在有效控制危象后，依据患者的肿瘤病理、临床分期、身体状况等因素，采取积极的措施治疗肾及肾上腺原发或继发性肿瘤，去除诱因和疾病的病因是治疗的关键。

第八节　类癌综合征

类癌是一种起源于肠腺管基部嗜银细胞的实体肿瘤，多数位于胃肠道和呼吸道，还可见于胰腺、胆管等处。其组织学特征是一种生长缓慢的低度恶性肿瘤，由于类癌及类癌转移灶产生过多的 5-HT、5-羟色胺酸（5-HTP）、缓激肽、组胺或儿茶酚胺等化学介质、生物活性物质，从而引起皮肤潮红、腹泻、哮喘及心脏瓣膜病等临床综合征，并将此统称为类癌综合征。

一、病 理 生 理

类癌可以发生在消化道的任何部位，最为常见的是回肠的远端，约占 80%，其次为空肠、十二指肠、梅克尔憩室。肝是类癌发生转移最多见的部位。

可以说，5-HT 是引发类癌综合征相关的病理及病理生理学改变的基础。类癌患者体内的 5-HT 存储量增大，血液和血小板中 5-HT 及尿液中的 5-羟吲哚乙酸（5-HIAA）含量均明显增高。5-HT 的含量过高不但可以引发腹泻、腹痛、恶心、呕吐等相关症状，而且也是引发支气管痉挛和哮喘的主要介质之一（表 4-3）。

此外，类癌患者还可以产生缓激肽、肾上腺素、前列腺素及多种肽类。上述激素在类癌综合征的发病过程中起着重要的参与作用。基础研究表明，5-HT 和缓激肽有可能是类癌综合征患者并发肠系膜、腹膜后等广泛纤维化的主要原因。

表 4-3　与类癌综合征临床表现相关的活性物质

	临床表现	5-HT	5-HTP	组胺	儿茶酚胺	缓激肽	激肽释放酶	前列腺素
皮肤系统	潮红：紫红色	+			++	++	++	++
	鲜红色		+	++				
	糙皮病样症状	++	±					
	毛细血管扩张					++	+	
	出汗	+						
	水肿	++				++	+	

续表

	临床表现	5-HT	5-HTP	组胺	儿茶酚胺	缓激肽	激肽释放酶	前列腺素
消化系统	消化性溃疡	+	±	+				
	腹泻	++	++					++
	肠蠕动亢进	++				+	+	+
	腹痛	++				+	+	
心血管系统	瓣膜病变	++	++			++	+	
	血压变化	++				++		+
其他	尿少	+						
	哮喘性发作	+		++		++	+	++
	关节痛	++	++			+		
	软组织纤维化	++						
	性格精神变化	++						

二、临床表现

类癌及类癌综合征的临床表现：类癌引发的局部症状，以及类癌综合征所引发的全身表现。

1. 局部症状 不同部位的类癌所致的临床症状各有不同：①腹部疼痛；②肠梗阻；③腹部肿瘤包块；④消化道出血；⑤胃肠道穿孔；⑥大便习惯及性状的改变、便血；⑦其他相关表现，咳嗽、咯血及胸痛等。

2. 类癌综合征 表现多种多样，变化多端，其中皮肤潮红是最为常见的症状（表4-4），还可能表现为腹泻、腹痛、肝大、心脏症状及瓣膜病变、哮喘、营养不良、水肿、糙皮病等。

表4-4 类癌综合征的皮肤潮红情况

类型	主要部位	特征
I型	面、颈、胸、背部	弥漫性，红斑性，每次5～10分钟
II型	面、颈、胸、背部	紫色潮红，面部皮肤可发绀，持续时间较长
III型	面、颈、胸、背部	与I型相似，每次持续数小时到数周，多系支气管类癌
IV型	颈根部	鲜红，多与胃类癌有关

三、诊断与鉴别诊断

对于类癌出现的皮肤潮红、腹痛、腹泻，以及伴有的哮喘，心脏及其瓣膜疾病等典型症状，临床上具有提示诊断的意义，但是，临床上胃肠道等类癌90%的病例发现时已有转移。重要的是，提高对类癌的警惕性，适当运用影像学及生物化学检查，方能作出诊断。

1. 影像学检查 X线、B超、CT等可确定原发或转移灶的位置，但通常不能明确肿瘤属于何种类型。近来报道，注射放射性核素标记的生长抑素后进行放射性核素扫描，可在肿瘤尚未发生转移的情况下做到早期定位、定性诊断。内镜偶能取下肿瘤，通过病理检查确诊。

2. 实验室检查　类癌综合征的诊断除了临床表现和寻找原发肿瘤外，尿中 5-HIAA、血清中 5-HT、5-HTP 或组胺水平具有重要的诊断价值（表 4-5）。

引起尿液中 5-HIAA 检测阳性的因素很多：①药物，如利血平、退热剂、肌肉松弛剂等药物；②特殊的食物，如香蕉、菠萝、李子、番茄、核桃、腌鱼等食物。此外，乳糜泻、结肠憩室、肠痉挛、支气管哮喘等疾病，也可使试验出现假阳性。与之相对应，氯氧嗪、丙氧拉嗪等药物可使试验出现假阴性。因此，在临床拟进行试验检查前 3 天应停止可能影响试验结果的食物和药物。

表 4-5　类癌综合征常用的生化检查

项目	正常人群	类癌综合征
全血 5-HT	0.1～0.3μg/ml	0.5～3.0μg/ml
血 5-HIAA	0.1～0.2μg/ml	0.2～0.8μg/ml
尿 5-HIAA	2～10mg/24 小时	>50mg/24 小时
尿色层分析	5-HIAA	5-HTP，5-HT，5-HIAA
尿组胺	23～90μg/24 小时	4.5mg/24 小时

3. 激发试验　对于临床高度怀疑类癌而生化检查阴性或可疑的病例，可进行激发试验以协助和验证临床诊断，目前常用的主要方法包括五肽促胃液素刺激试验、乙醇激发试验和儿茶酚胺激发试验。

4. 生长抑素受体闪烁扫描　对于较小的类癌病灶，由于缺乏相应的临床症状，肿瘤病灶较小，有时常规的影像学检查一般难以检出或者做出明确的定位。应用 ^{111}In-DTPT-D-Phel-奥曲肽闪烁扫描可以对 80%～90% 的类癌进行定位诊断。

5. 鉴别诊断　在临床上，类癌患者经常被误诊为阑尾炎、克罗恩病、肠癌或肉瘤、肠息肉等。因此临床需要对此加以注意。在临床诊断的同时，还需要注意除外那些可以产生 5-HT 的其他非类癌肿瘤，如甲状腺髓样癌、燕麦细胞癌、支气管癌、肝脏肿瘤、嗜铬细胞瘤等。还需要与其他激素引发的腹泻等疾病，以及系统性肥大细胞瘤、嗜碱细胞性白血病、Vermer-Morrison 综合征、促胃液素瘤、神经节瘤和神经细胞瘤相鉴别。血清组胺、血管活性肠肽、促胃液素、儿茶酚胺的测定有助于对疾病的诊断和鉴别诊断，除了促胃液素瘤以外，其他的疾病血清中 5-HT 和 5-HIAA 均不升高。

四、治　疗

对于类癌及类癌综合征的治疗，包括饮食及精神调节在内的一般性预防、治疗和外科手术、化学药物等多手段的积极治疗。饮食上应避免饮酒和富含色胺酸的食物，牛奶制品和蛋类可以引发皮肤潮红或者腹泻，应避免使用。药物治疗方面，应注意不要使用单胺氧化酶抑制剂及乙醇，避免精神紧张和体力劳累所引发的内源性肾上腺素的释放，对于引发贫血等情况，可以酌情成分输血，多种维生素和烟酸可以较好地改善患者的一般情况。

1. 手术治疗 类癌的根本治疗是外科切除，其原则是根据肿瘤大小、部位、有无转移决定相应的切除范围与术式。

2. 内科治疗 包括饮食和药物治疗。饮食上应避免饮酒和富含色氨酸的食物。药物治疗方面，应注意不要使用单胺氧化酶抑制剂。可用于类癌综合征治疗的药物大致可分为以下几类。

（1）对症治疗：①5-HT 拮抗剂；②肾上腺皮质激素类药物；③α-肾上腺素能阻滞剂，酚苄明；④H_1 受体阻断剂，苯海拉明；⑤异丙肾上腺素；⑥甲基多巴；⑦复方苯乙哌啶或复方樟脑酮；⑧色氨酸羟化酶抑制剂；⑨他莫昔芬。

（2）内分泌治疗：肿瘤细胞表面也存在生长抑素受体。在人类的各种肿瘤中，消化系统内分泌肿瘤的生长抑素受体密度及阳性率最高，而类癌更为突出，使用生长抑素类似物作用肯定、疗效确切。目前临床应用最多、效果最肯定的是奥曲肽。

（3）干扰素：实验研究发现，干扰素对类癌细胞有直接抑制作用，对 5-HT 合成中的一些关键酶也有抑制作用。

（4）化疗：类癌对化疗中度敏感，但是对于类癌而言，其发生及进展缓慢，多数化疗的效果不甚明显。在早期病例中，除非其临床症状极其严重并直接影响了患者的生活质量，一般不主张采用积极的多疗程化疗。

（5）放疗：对类癌疗效不佳，一般不予考虑，仅在肝转移时酌情应用。

（6）肝动脉化疗和（或）栓塞术：对于肝脏肿瘤，其肿瘤的供血主要来自肝动脉，占90%～95%，而门静脉的供血仅占 5%～10%。即使是经过门静脉途径转移到肝脏的转移肿瘤，其肿瘤的供血血管依然符合上述形式，因此介入治疗的方法也适用于类癌肝转移。

3. 类癌危象的治疗 类癌危象的治疗属于肿瘤急症，病情进展急骤，甚至可以危及生命。对于类癌危象的治疗，奥曲肽作为治疗类癌危象的药物具有较为肯定的疗效，其他治疗包括输液，补充电解质，使用升压药物、皮质激素、抑肽酶、色氨酸及 5-HT 受体拮抗剂酮舍林，但是这些措施的效果不是十分肯定。

第九节 低镁血症

血清镁的浓度低于 0.75mmol/L 时称为低镁血症。在临床上，相对于血清钠、钾、氯、钙等离子而言，镁离子在生理学及病理学上的重要性很少被提及，但是，镁离子在细胞内是一种极其重要的辅助因子，基础研究表明，恶性肿瘤患者的红细胞内镁离子的上升程度与血清中镁离子浓度的下降程度与恶性肿瘤的进展阶段呈正相关。

一、病　　因

1. 肿瘤性因素 肿瘤细胞的生长迅速，肿瘤细胞内的镁离子的需求量、消耗量增加，引发镁离子向细胞内集聚，致使细胞内局部浓度升高，血清中镁离子浓度减低。

2. 摄入量不足 由于肿瘤性因素，引发部分患者的消化功能和食欲减退，从而导致含镁食物的摄入量减少。

3. 医源性肾损伤　在抗肿瘤治疗中，药物性肾小管损伤也可以导致低镁血症的发生，其中顺铂和氨基糖苷类抗菌药物的使用尤为突出，从而发生低镁血症。

二、临床表现

低镁血症可以直接导致镁离子依赖的钠镁 ATP 酶的损伤，使得肾的保钾能力下降，导致低钾血症。由于终末器官对于 PTH 不敏感，低镁血症也可以导致继发性的低钙血症，此种继发性低钙血症可以导致肌肉的痛性痉挛、手足抽搐、反射亢进性肌无力、Chvostek 征阳性、Trousseau 征阳性。

低镁血症还可以引发 QT 间期的延长、室性和室上性心动过速，以及尖端扭转型室性心动过速等。

三、治　疗

1. 重症低镁血症的抢救

（1）紧急抢救：患者惊厥、昏迷或者发生严重心律失常时，需要紧急对患者进行血清镁离子的补充，一般临床上采用 10% 的硫酸镁缓慢静脉注射或静脉滴注。

（2）积极治疗病因：对于低镁血症的治疗，除了强调急症的处理以外，还要同时积极地纠正原发的、并存的低钾血症、低钙血症和酸中毒。

2. 轻度低镁血症的抢救　对于轻度的低镁血症的治疗，强调病因治疗为主，包括口服补镁剂或肌内注射补镁。

3. 特殊药物使用时的注意事项　对于使用顺铂进行化疗的患者，治疗过程中使用的水化液中需要加入硫酸镁等镁离子，这样可以最大限度地减少化疗药物性低镁血症的发生，对于顺铂治疗引起的慢性低镁血症可以采用口服补镁剂的治疗方式。

第十节　高尿酸血症

尿酸是人体的嘌呤分解代谢的终末产物，当血尿酸大于 417μmol/L 时则应考虑为高尿酸血症。高尿酸血症分为原发性和继发性两种，临床上通常将由直接与嘌呤代谢特异性酶的缺乏或活性异常所引起的高尿酸血症称为原发性高尿酸血症，此多数与遗传代谢性缺陷有关；因为各种其他原因引起的尿酸排泄减少，嘌呤类分解增多引起的高尿酸血症称为继发性高尿酸血症。

一、病因及发病机制

人体内尿酸有两个来源，外源性因素主要指从富含核苷酸食物中吸收而来；而从体内核糖核酸分解代谢而来的一般属于内源性因素。发生高尿酸血症的患者，内源性代谢紊乱较外源性因素更为重要。

临床上包括恶性肿瘤在内的很多良性肿瘤和慢性疾病都可以伴发高尿酸血症，而恶性肿瘤所引发的高尿酸血症，常发生于肿瘤细胞增殖迅速或者肿瘤的负荷过大但是对于肿瘤化疗、放疗尚较为敏感的肿瘤，部分患者是以急性肿瘤溶解综合征的形式表现出来的。

造成高尿酸血症的原因可能是尿酸生成增加和（或）排泄减少。在淋巴增殖性和髓性增殖性疾病中的高尿酸血症属继发性，是由于细胞增殖旺盛，破坏增加，使核酸类合成和降解加速；同时，应用抗癌药或放疗，致使肿瘤细胞溶解释放出大量核酸，经降解而导致尿酸增多。多发性骨髓瘤患者高尿酸血症往往由于肾排泄尿酸减少或细胞增殖旺盛，使尿酸增加，故常与肾损伤同时存在。此外，各种肾脏病晚期，尿酸排泄减少，或者由于应用噻嗪类利尿剂，抑制了肾小管排泄尿酸，致使血尿酸堆积增高，高尿酸血症可导致急性肾功能不全危及生命。

二、临 床 表 现

肿瘤因素引发的高尿酸血症，大多数是单纯性血尿酸增高，多数无肾脏和关节损伤的相关临床表现。临床上出现肾脏病变的患者较少，占5%～10%。主要临床表现如下：

1. 肾脏病变

（1）急性尿酸性肾病：临床上主要表现为少尿、无尿、血尿、恶心、呕吐、腰部疼痛，以及血中 BUN 和 NPN 的明显增高等一系列急性肾功能不全的表现。

（2）尿酸性结石：对于长期高尿酸血症的患者，尿酸经过肾脏持续性的排出增多，尿酸在肾盂、肾锥体和肾乳头沉积成为结石，可以引发相关的疼痛，肾绞痛、血尿，对于较小的结石可以从尿液中排出，尿中可以发现鱼子样砂粒，显微镜下呈现双折光的尿酸结晶。并发的感染性疾病主要为肾盂肾炎，长期可以出现肾脏萎缩。

（3）慢性尿酸性肾病：长期持续的高尿酸血症，尿酸盐结晶可以在肾实质中沉淀而引发轻度的肾功能不全，这是一种具有持续性、渐进性、进展性的肾脏疾病。临床上可以出现轻度到中度的蛋白尿，有或无镜下血尿，肾功能可以是正常的，有时可见高血压和肾脏硬化，最终导致肾功能不全。此种情况在恶性肿瘤患者中不多见。

2. 痛风性关节炎 主要见于真性红细胞增多症的患者，其中 5%～10%可以出现痛风性关节炎，其他恶性肿瘤患者较为少见。临床主要表现为急性的单关节或者小关节受累，约75%的患者可以蹞趾、跖趾关节等炎症为本病的首发症状。

3. 痛风石 尿酸盐的结晶可以沉淀、沉积于耳轮、跖趾、指间关节等处形成痛风石，可以造成关节的畸形，骨质的损伤。肿瘤患者中亦不多见。

三、诊断与鉴别诊断

1. 临床诊断 正常饮食情况下，24 小时尿酸排出量小于 600mg，临床上每日尿酸排泄量超过 700mg 称为高尿酸尿症，血尿酸超过 357μmol/L 为高尿酸血症，尿中发现有尿酸结晶对诊断很有帮助。

2. 鉴别诊断　主要是除外原发性痛风。

（1）原发性痛风：原发性痛风的自然病程及临床表现，大致可分为：①无症状高尿酸血症，仅有血清尿酸盐浓度的增高而无临床症状；②急性痛风性关节炎发作期，典型发作起病急骤，疼痛剧烈；③痛风发作间歇期，痛风发作持续数天至数周可自然缓解，关节活动可恢复；④慢性痛风石性关节炎，有时症状不典型，故凡中年以上男性，突然发生趾、跖、踝、膝等处单关节红肿疼痛，伴有血尿酸增高，即应考虑痛风可能，滑囊液检查找到尿酸结晶可确定诊断；⑤肾功能损伤。

（2）其他疾病：骨髓增生性疾病主要包括红细胞增多症等可引发急性或者慢性高尿酸血症。其他化疗、放疗敏感的实体瘤治疗后可发生高尿酸血症，以往有肾损伤的患者最为危险；高尿酸血症也可能是某些药物的副作用，如应用利尿药物（如噻嗪类、呋塞米），抗结核病药（如吡嗪酰胺，乙胺丁醇）和抗肿瘤药物[如噻唑羧胺核苷（tiazofurin）]。有些肿瘤，如肺癌、胃癌等也可以发生不伴有骨转移的骨、关节病损，它可在恶性肿瘤临床征象已明确时出现，也可在肿瘤临床征象之前数周乃至数月出现骨、关节疼痛，但血尿酸不一定增高。鉴别诊断主要是提高警惕，仔细询问病史，详尽的体格检查，必要的实验室与器械检查也可能避免误诊。

四、治　疗

高尿酸血症的治疗主要包括预防性治疗和针对性治疗两部分。

1. 预防性治疗措施　肿瘤在治疗期间，对于可能发生高尿酸血症的患者，应该给予必要的预防性措施。

预防性措施的实施应该在化疗或放疗开始之前采取。①严格禁止、尽可能避免或减少使用升高血清尿酸盐或产生酸性尿的药物；②治疗前完善诊断、治疗相关性常规检查，包括肝功能、肾功能、血清电解质及尿酸；③口服或静脉滴注碳酸氢钠等碱性药物，增加饮水量，调解使尿量超过 2000ml/d，有利于尿酸的排泄，同时低嘌呤饮食；④对有危险的病例或使用大剂量顺铂的患者，需要提前充分水化，腹部有大肿块的患者，尽可能进行手术切除或最大限度的减瘤术、减灭术；⑤预防性使用别嘌醇。

2. 治疗措施　对于已经出现高尿酸血症者应立即纠正，并注意维持水与电解质平衡，防止尿酸结石形成和急性肾衰竭。主要治疗包括充分水化、碱化尿液、给予降低尿酸的药物、透析及尿路结石的处理。

第十一节　乳酸中毒症

一、病因及发病机制

乳酸中毒症（lactic acidosis，LA）又称乳酸性酸中毒，属于代谢性酸中毒，由于乳酸在血中堆积所致。LA 的临床特点是血浆二氧化碳结合力及 pH 的下降，血内乳酸的浓度明显升高，该疾病发病急，矫治困难，死亡率较高，可达 48%～80%。

乳酸由丙酮酸还原而成，是糖中间代谢产物，当缺氧或丙酮酸未及时氧化时即还原为乳酸。乳酸中毒症有两个亚类：一是缺氧，氧不能满足组织需要（A 型乳酸中毒症），常见于休克和败血症；二是无缺氧及休克状态者（B 型乳酸中毒症），与许多疾病有关，如糖尿病、肾功能不全、肝脏疾病、感染，以及药物毒素、遗传性疾病等。在癌症中，乳酸中毒症主要见于白血病或淋巴瘤患者，少数实体瘤病例也可以发生。

二、临 床 表 现

LA 相关临床表现极易被肿瘤原发性表现或者其他与肿瘤相关并发症相互混淆。LA 患者的临床表现差异较大且无典型表现。轻症患者临床表现一般不典型，个别患者仅出现呼吸略微深快的表现。重症患者，可以出现疲乏无力、恶心、呕吐，并且偶尔可以出现腹泻、脱水、呼吸深大，但不伴有酮臭味，较为严重的患者可以出现血压下降、意识朦胧、昏睡，甚至深昏迷。

三、诊 断

对于可疑临床症状的患者，以及有危险因素的病例，在出现上述症状时应该严密观察，及时进行有关实验室检查。临床诊断中需要注意以下几点。

（1）肿瘤患者具有可能诱发代谢性酸中毒的因素。

（2）对于临床过程中出现的发病急骤，在数小时内出现深大而且规律的酸中毒性呼吸困难，并且迅速出现意识障碍、谵妄甚至昏迷的患者，其临床过程又不能以酮症性酸中毒等解释时，需考虑 LA。

（3）实验室检测：①乳酸浓度超过 5mmol/L；②尿液酸度明显增高，pH<7，二氧化碳结合力下降，小于 13mmol/L；③血乳酸有时可达 35mmol/L，丙酮酸也相应增高达 0.2～1.5mmol/L，乳酸/丙酮酸大于 30；④HCO_3^- 降低，Na^+，Cl^- 变化不大，Na^+ 常增高或正常，K^+ 常增高或正常，未定阴离子 $[Na^+ + K^+ - (HCO_3^- + Cl^-)]$ 常>18mmol/L，一般为 24～25mmol/L，但是酮体增高不多，可以确诊乳酸中毒症。

四、治 疗

1. 减少乳酸的生成 减少乳酸的生成是 LA 治疗的主要手段：①去除诱因；②对于已经发生休克的患者，积极予抗休克治疗；③尽早、及时改善缺氧。

2. 纠正酸中毒 一般需要积极的补液治疗，提高有效血容量，改善组织的灌注量，缓解组织细胞的缺氧状态，一般可给予生理盐水 1000～2000ml，对于酸中毒无明显改善的患者，可以使用药物纠正，包括碳酸氢钠、双氯醋酸、亚甲蓝、胰岛素。

3. 透析治疗 应用不含有乳酸钠的透析液进行腹膜透析、血液透析，可以及时地加速乳酸的排泄，同时也可以清除某些诱发 LA 的药物，此方法对于不能耐受钠过多的老年人及肾功能不全的患者作用明显。

4. 治疗原发肿瘤　对于原发肿瘤的及时、有效治疗，是预防和治疗 LA 的最主要的手段之一。值得提出的是，在原发肿瘤的治疗过程中，需要尤其重视保护患者的肝、肾等重要脏器的功能，及时纠正贫血，维持正常的组织灌注量，这样才具有积极的治疗意义。

（张素琴　王显会　夏洪涛）

第五章

血液系统并发症

肿瘤的血液系统并发症包括血液中的有形成分，如红细胞、白细胞、血小板等在数量和（或）质量上的异常，以及免疫、凝血功能、机制方面的障碍。其原因主要与肿瘤疾病本身所致的促细胞成分生成素合成、分泌减少；患者自身的消耗、损失增加；肿瘤诊疗过程中的不良反应有关。

第一节　红细胞增多症

红细胞增多症是指血细胞比容、血红蛋白和红细胞数量超过正常值，包括原发性红细胞增多症（真性红细胞增多症）和继发性红细胞增多症。

真性红细胞增多症是一种原因不明的慢性骨髓增殖性疾病，其特点是红细胞的数量增多，多数患者同时伴有白细胞和血小板增多，血液黏稠度增高。真性红细胞增多症发病缓慢、病程较长，多数情况下以皮肤黏膜红紫、脾大、高血压及反复性血栓形成，以及特异性的神经、精神症状为主要表现。中老年患者多见，男性多于女性。与肿瘤相关的红细胞增多症主要是继发性红细胞增多症，肾癌患者最为多见。

一、发 病 机 制

红细胞生成素（EPO）正常情况下主要由肾产生，是促使红细胞生成的主要调节性激素。肿瘤患者伴发红细胞增多症的发病机制尚不明确，推测与红细胞生成素生成过多相关。

1. 肾脏肿瘤引发的红细胞增多症　肾肿瘤引起病灶周围肾小球局部缺氧，反馈性引发红细胞生成素生成增多。肾脏肿瘤还可使红细胞生成素代谢障碍，使其灭活能力下降、排泄减少。

2. 肝脏疾病引发的红细胞增多症　肝脏肿瘤广泛浸润使肝细胞代谢、灭活激素的能力明显下降，影响红细胞生成素的代谢、灭活。

3. 肿瘤组织的异常性分泌作用　部分肿瘤组织本身也可能产生结构、形式与红细胞生成素相似或者具有相同功能的"类红细胞生成素"样物质。

4. 辅助性因子　肿瘤的生长、增殖过程中可以产生一些辅助因子，如某些前列腺素等，也具有诱导红系干细胞分化成熟的功能。

5. 其他激素的作用 很多患者在诊疗过程中，需要接受激素治疗，这部分患者也可以出现红细胞增加，甚至出现药物性红细胞增多症。

二、诊　　断

红细胞增多症一般无特异性临床症状和体征，临床诊断主要依赖于血液学检查。

1. 症状 红细胞增多症的临床症状缺乏特异性。早期症状主要包括头痛、头晕、耳鸣、健忘、手足麻木、易疲劳及高代谢性症状。由于血中红细胞数量增多、凝血功能异常，可以出现出血或者血栓相关症状。

2. 体征 体格检查时可以出现面部、口唇、手足末端轻度发绀，结膜充血，皮肤黏膜可以出现瘀点或者瘀斑，部分患者可以出现持续性的血压升高。视网膜静脉充盈、粗大并弯曲。部分患者可发生巨脾症。

3. 辅助检查 男性红细胞数量超过 6.5×10^{12}/L，血红蛋白超过 170g/L，血细胞比容超过 0.55；女性红细胞数量超过 6.0×10^{12}/L，血红蛋白超过 160g/L，血细胞比容超过 0.50，即可以诊断为红细胞增多症。

三、治　　疗

1. 病因治疗 肿瘤相关的红细胞增多症实质上为一种伴癌综合征。因此，治疗上应首先处理原发肿瘤。当原发肿瘤得到有效控制后，多数患者症状会明显改善。原发肿瘤具有手术切除指征者，应尽快行手术治疗，减瘤手术也同样具有积极意义。原发瘤无法手术切除时，可予以放疗或化疗。

2. 对症治疗 静脉放血疗法是较为成型的治疗手段。主要针对：①手术、放疗或者化疗等措施无法实施或者实施后治疗效果不佳者；②临床症状严重，反复、多次出现危及生命的并发症者；③体质较差，难以耐受其他治疗方案者。为预防血栓形成，可在放血后静脉输入低分子右旋糖酐或给予新鲜血浆。放射性核素 ^{32}P 也是可选的治疗方法。无症状的红细胞增多症不需要治疗，也不影响其他抗肿瘤措施的实施。

第二节　贫　　血

贫血（anemia）是肿瘤患者最常见的并发症，一般多为正细胞正色素性贫血。贫血会严重影响患者的诊疗效果，发生医源性的化疗耐药或放射性抵抗。肿瘤患者伴发贫血多与年龄、肿瘤类型、病理组织学和分期、是否合并感染和其他并发症等因素相关。

一、发病机制与分类

按肿瘤患者贫血发病机制分类如下：

1. 营养性贫血　主要由肿瘤本身的消耗或治疗影响造成：①肿瘤本身及各种医源性诊疗措施的实施，如化疗、放疗引发食欲缺乏等反应；②消化道肿瘤可引起进食困难；③肿瘤本身或消化道肿瘤术后可引起吸收合成障碍，发生缺铁性贫血或因缺少叶酸、维生素 B_{12} 引起大细胞性贫血。部分化疗药物也可导致核酸、叶酸代谢障碍，引起大细胞性贫血。

2. 失血性贫血　泌尿生殖系统、消化系统及呼吸系统的肿瘤，可发生显性或不显性失血导致贫血。由于患者单位时间内出血量较少，对贫血的耐受性高，临床症状不突出，贫血危害性更加严重。肿瘤性失血性贫血的临床表现及治疗与缺铁性贫血相似。

3. 骨髓病性贫血（又称骨髓浸润性贫血）　骨髓是肿瘤最常见的转移部位，易转移至脊柱、肋骨、胸骨、盆骨、颅骨和肢骨等，这些部位均为骨髓造血的重要部位。恶性肿瘤浸润骨髓，可破坏骨髓中的正常造血组织，引起骨髓造血功能低下性贫血。肿瘤患者发现有病因不明且难以纠正的贫血，应做骨髓涂片检查，以确定是否有癌细胞浸润。

4. 慢性病性贫血与癌性贫血　肿瘤患者初始发病所引发的贫血临床上一般归因于"慢性病性贫血（anemia of chronic disease，ACD）"，也是肿瘤患者最常见的贫血。一般与红细胞生成素水平降低、红细胞寿命缩短、多种造血负调节因子抑制骨髓造血功能、单核-吞噬细胞系统铁释放障碍等因素有关。不断加重或难以纠正的贫血通常提示原发疾病正在发展或恶化。

5. 自身免疫性溶血性贫血（autoimmune hemolytic anemia，AHA）　多伴发于淋巴网状系统肿瘤，尤其是慢性淋巴细胞白血病、淋巴瘤、多发性骨髓瘤等造血器官肿瘤。主要原因：肿瘤所产生的癌性抗原改变了红细胞膜表面的特性；肿瘤组织刺激机体产生的抗体与红细胞膜表面抗原产生交叉性反应；肿瘤本身所产生的抗体引发红细胞破坏导致溶血；某些化疗药物可作为半抗原与红细胞结合，引发体内 Ⅱ 型免疫反应。

6. 微血管病性溶血性贫血（microangiopathic hemolytic anemia，MAHA）　特点为微小血管的内膜异常或血栓形成，致红细胞损伤，典型的临床表现为溶血性贫血、血小板减少及弥散性血管内凝血（DIC）。多发生于肿瘤扩散状态，特别是分泌黏液的腺癌出现广泛转移时。患者贫血、黄疸、胆红素升高、Coombs 试验阳性，往往是自身免疫性溶血性贫血的表现。

7. 药物性溶血性贫血　药物亦可引起 MAHA，最常见于丝裂霉素，其次是顺铂。腺癌患者最易发生。可以在化疗过程中或化疗后 2～4 个月出现，对联合使用丝裂霉素-顺铂、丝裂霉素-5-Fu 方案的患者尤其需要定期检测肾脏功能。

8. 与肿瘤治疗相关的贫血　手术、放疗、化疗、生物治疗等均可导致贫血，尤以放、化疗多见。

放射治疗引起的贫血与放射部位、照射野的范围、剂量、疗程等有关。较大剂量的放疗照射野内骨髓多再不能产生干细胞，即意味着造血能力丧失。接受骨髓放疗的患者再应用化疗时，后者抑制造血细胞的副作用更加严重。

化疗药物造成的骨髓抑制临床上很常见，各种抗肿瘤药物对骨髓的抑制程度、出现快慢、持续时间并不相同。根据对造血系统损伤的类型，可将抗癌药物分成三类：①基本不影响骨髓造血的化疗药物，如博来霉素、长春新碱；②暂时性损伤骨髓造血功能的化疗药物，如阿糖胞苷、5-Fu、长春碱、依托泊苷、顺铂等；③延期毒性、重度损伤骨髓造血功能的化疗药物，如丝裂霉素、亚硝脲类、阿霉素、卡铂等，这一类药物往往可引起全血细胞降低。

9. 氧化性贫血　主要见于蒽环类抗生素，能使红细胞产生反应性氧化物和正铁血红蛋白，加速红细胞的破坏。

10. 纯红细胞再生障碍性贫血（pure red cell aplasia，PRCA）　为单纯的红细胞增殖分化障碍。临床上主要表现为进行性正细胞性贫血，伴网织红细胞减少或者缺乏，骨髓中红系造血祖细胞减少或者缺失。临床研究认为，PRCA 是一种自身免疫性疾病，在胸腺瘤、慢性淋巴细胞白血病等患者中可合并发生。

二、临床表现与诊断

主要包括患者的临床表现、辅助检查，以及贫血的分级、致病原因分类等。

1. 临床表现　贫血的病理学基础为组织和器官的缺氧。其症状轻重与其发生速度及心脏代偿能力密切相关，绝大多数肿瘤患者的贫血为慢性经过，易被忽视。具体临床表现如下：

（1）一般情况：皮肤苍白，面色无华，其程度取决于血红蛋白含量、皮内毛细血管分布及舒缩状况、皮肤色素及组织含水量。观察甲床、口唇黏膜、睑结膜的血管充盈情况往往比单纯的观察面色及皮肤更加准确、可靠。

（2）呼吸及循环系统：呼吸频率增加是贫血的一个重要补偿机制，可以提高血氧饱和度。患者感到呼吸困难，稍事活动后即感气急。贫血较重持续时间较长的患者，可能出现肺动脉瓣区及心尖区收缩期杂音，心电图呈现缺血性改变。

（3）消化系统：胃肠道功能紊乱十分常见，但是由于缺乏特异性，难以被认识到是贫血引发。患者会出现食欲缺乏、恶心、呕吐、腹胀甚至腹泻，部分患者有舌炎。主要是由于血液从肠系膜和髂血管床转移到身体其他区域，如中枢神经系统。

（4）神经精神症状：易疲倦、乏力、头晕、耳鸣、记忆力减退、注意力不集中，不少患者有较严重的焦虑、抑郁、心理和行为异常，经常被误诊为肿瘤脑转移或反应性神经症。

（5）泌尿系统：贫血严重者可有肾功能损伤，可能发现多尿、尿比重低、蛋白尿。

（6）免疫系统：贫血可以通过减少外周血单核细胞分泌的 IL-2，对免疫系统产生负面影响。

（7）神经系统：脑缺血和脑灌注量的下降可以引发神经系统症状，如眩晕、头昏、耳鸣、头痛和认知功能下降等。

（8）生殖泌尿系统：贫血可以造成性激素分泌受损，引发性欲丧失、男性阳痿、女性月经减少等症状。

（9）其他：视贫血的原因而有不同，出血患者可能伴有皮肤瘀点或瘀斑，溶血性贫血可能伴有茶色尿，少数患者可能伴有低热。

2. 辅助检查　进一步确定贫血病因需借助于辅助检查。根据血红蛋白含量、红细胞计数和血细胞比容计算的各项红细胞指数，可对贫血作出大致分类。红细胞形态及网织红细胞计数、免疫学及酶学检查对溶血性贫血尤其具有指导意义，骨髓检查有助于了解骨髓的造血功能。必要时需考虑骨髓活检排除骨髓转移。

3. 贫血的分级 依据血红蛋白水平及红细胞数等指标将贫血分为轻度、中度和重度贫血。

（1）轻度贫血：血红蛋白 90～120g/L，红细胞（3.0～4.0）×10^{12}/L；

（2）中度贫血：血红蛋白 60～89g/L，红细胞（2.0～3.0）×10^{12}/L；

（3）重度贫血：血红蛋白 30～59g/L，红细胞（1.0～2.0）×10^{12}/L。

三、治 疗

1. 去除病因 病因治疗对于肿瘤贫血患者来说极其重要。直接针对肿瘤的治疗如果有效，贫血会得到改善。由于药物导致的应立即停止所用药物。

2. 补充造血要素 针对性的造血要素补充可以达到治疗目的。胃大部切除或全部切除的患者，可酌情补充铁剂、维生素 B_{12} 和叶酸，晚期肿瘤患者还应注意营养支持。

3. 抗凝药物 MAHA 可应用肝素、双嘧达莫、阿司匹林等进行治疗。低分子右旋糖酐可保护受损的血管壁和红细胞膜，抑制血小板凝聚和黏附，防止血栓形成。

4. 刺激红细胞生成 主要用于癌性贫血，常用的药物为丙酸睾酮和红细胞生成素。

5. 输血 对于肿瘤患者具有免疫抑制作用，反复输血可能刺激肿瘤生长，除非贫血已引起明显呼吸、循环及神经精神症状，应首先进行其他改善贫血的治疗。对单纯贫血患者，可予红细胞成分输血。输入成分血可以解决短时间、应急的贫血状态，这种效果是一过性的，持续时间约为 2 周。

6. 免疫性溶血性贫血的治疗 首先需要区别患者属于温抗体型溶血性贫血还是冷凝集综合征。不同的亚型具有不同的治疗方法。

（1）温抗体型溶血性贫血：此类患者疾病发展迅速，死亡率较高，需要紧急处理。治疗原则主要是减少抗体产生和脾亢对红细胞的机械性破坏。首选泼尼松，同时对肿瘤进行治疗。也可以选择环磷酰胺、硫唑嘌呤等免疫抑制剂。对于激素治疗效果不佳者还可以采用脾切除或者部分脾动脉栓塞治疗等方法。

（2）冷凝集综合征：多属于慢性自限性疾病，血红蛋白多轻度下降。患者可遇冷时出现临床症状或者临床症状加剧，因此需重视保温。如需进行输血治疗，由于温度可干扰血型的鉴定及交叉配血结果，操作过程中同样需要采取必要的保温措施。

7. 对症支持治疗 如强心、利尿、预防感染。除非有脾肿瘤侵犯，一般不做脾切除，由于脾脏原因引起的贫血，可以采用介入治疗或部分脾动脉栓塞术改善临床症状，恶性淋巴瘤患者可结合原发病的治疗方案考虑。

8. 中医治疗 恶性肿瘤相关性贫血（CRA）证属祖国医学"虚劳""血枯""血虚"等范畴，脾肾亏虚、气血两亏是其根本病机。

（1）中成药治疗。可选用贞芪扶正颗粒、健脾益肾颗粒、复方阿胶浆等。贞芪扶正颗粒为女贞子、黄芪等中药组成的复方的褐色提取物。可用于肿瘤患者的手术、放疗、化疗的辅助治疗，可促进人体免疫功能的恢复，提高远期疗效。健脾益肾颗粒由党参、白术、枸杞子、女贞子、补骨脂、菟丝子组成。既补先天，又补后天，补而不滞、温而不燥，经过临床证实，该方在减轻乏力、心慌、恶心呕吐等症状，减轻化疗药物的毒副作用、保护骨髓造血干细胞、提高机体免疫力、抑制肿瘤细胞增殖转移、提高患者生存质量、延长生存期等方面均有良好作用。复方阿胶浆以血肉有情之品阿胶为君，滋阴补血，臣药人参大补元气，培补后天之本，熟地黄滋阴补肾，补气兼有消导，补血并活血，补而不腻，以达健脾补肾、补气养血之效。

（2）辨证治疗：临床上根据患者临床症状，辨证施治的汤药治疗对恶性肿瘤相关性贫血也显示出较好的疗效。报道有效方有龟板固本汤（龟板 30g，黄精 30g，桑椹 20g，女贞子 15g，黄芪 30g，红参 15g）、三黄三仙汤（生黄芪、仙鹤草、丹参各 30g，黄芩、白术、茯苓各 12g，仙茅、鸡血藤、党参各 15g，淫羊藿、当归各 20g，女贞子、旱莲草、黄精、补骨脂各 10g）、益气活血方（生黄芪、炒白术、茯苓、清半夏、当归、菟丝子、枸杞子、鸡血藤、阿胶、甘草）等。

（3）古方治疗：圣愈汤（熟地黄、白芍、当归、川芎、党参、黄芪）是补益气血的经典名方；归脾汤（白术、茯苓、当归、黄芪、远志、龙眼、酸枣仁、人参、木香、炙甘草）具有益气补血、健脾养心之功效，主治心脾气血两虚证；八珍汤主要由当归、川芎、熟地黄、白芍、人参、白术、茯苓、甘草等组成，具有补益气血的功效。

（4）中药注射制剂治疗：参附注射液是由古验方参附汤加工提炼而成，中医学认为参附注射液具有回阳救逆、益气固脱之功效。现代药理研究表明参附注射液能促进骨髓干细胞分化增殖和改善骨髓造血微循环，明显改善化疗药物对人体骨髓造血功能的损伤，从而保护细胞免疫功能，减少造血细胞破坏。

第三节　肿瘤性白细胞增多症

外周血液中白细胞总数超过 $10 \times 10^9/L$ 称为白细胞增多症。增多的白细胞成分包括中性粒细胞、嗜酸性粒细胞、嗜碱性粒细胞、淋巴细胞及单核细胞。临床上以中性粒细胞及嗜酸性粒细胞增多最常见。

一、白细胞增多症的原因与分类

1. 中性粒细胞增多症　成年人外周血液中性粒细胞绝对值超过 $7.5 \times 10^9/L$ 称为中性粒细胞增多症。肿瘤性中性粒细胞增多首先考虑白血病，其次是感染、出血、药物作用、变态反应、代谢和内分泌紊乱等因素。可能与肿瘤产生并释放集落刺激因子（CSF）、粒细胞从血循环中的清除速度放慢、骨髓与血循环间屏蔽破坏促使骨髓粒细胞进入循环池、外周粒细胞储存池释放等因素相关。非肿瘤性中性粒细胞增多主要见于原发或继发的库欣综合征、甲状腺功能亢进、风湿病、高渗性脱水、溶血性疾病等。

2. 嗜酸性粒细胞增多症　外周血中嗜酸性粒细胞超过 4%或绝对值超过 $0.35 \times 10^9/L$，称为嗜酸性粒细胞增多症。霍奇金病最易伴发此病。推测其发病机制：①肿瘤分泌某些多肽，一方面促进骨髓产生嗜酸性粒细胞，另一方面动员嗜酸性粒细胞从骨髓中游出到外周血和有关组织中；②局部受到持续刺激，如腹部肿瘤患者接受腹部放射治疗等，组胺不断地释放入血液，引起骨髓和血液中嗜酸性粒细胞增多。

3. 淋巴细胞增多症　婴儿及幼童淋巴细胞绝对值达到或超过 $9.0 \times 10^9/L$，儿童达到或超过 $7.2 \times 10^9/L$，成人达到或超过 $4.0 \times 10^9/L$ 时称为淋巴细胞增多症。相对性淋巴细胞增多是指淋巴细胞绝对值不超过上述范围，而白细胞分类中淋巴细胞百分数显著增高（＞40%）。各种感染、血液和淋巴系统恶性肿瘤都可引起淋巴细胞不同程度增加。

4. 嗜碱性粒细胞增多症　血液中嗜碱性粒细胞绝对数高于 $0.05 \times 10^9/L$ 称为嗜碱性粒细胞增多症，临床较为少见，主要见于慢性粒细胞白血病。

二、诊断与鉴别诊断

白细胞增多症的临床诊断一般通过实验室检查明确。包括外周血白细胞计数和分类，对某些患者需进行全血细胞、寄生虫、变态反应性疾病及皮肤病、内分泌学、微生物学等有关实验室检查及骨髓活检。如出现类白血病反应，应与慢性粒细胞白血病或其他骨髓增殖症鉴别（表5-1）。

表 5-1　类白血病反应与慢性粒细胞白血病的鉴别

检查项目	类白血病反应	慢性粒细胞白血病
白细胞计数超过 $100 \times 10^9/L$	罕见	常见
周围血中幼稚粒细胞	罕见	常见
嗜碱性粒细胞	正常	升高
血小板计数	多常见	多升高
脾大	无	常见
白细胞碱性磷酸酶	升高	降低
费城染色体	无	常可查出
血清维生素 B_{12}	正常	升高

三、治　疗

单纯的白细胞增多症常无临床症状，故无须特别处理。重要的是疾病原因的诊断，这也是目前实施最有效治疗手段的基础。

第四节　白细胞减少症与粒细胞缺乏症

肿瘤临床工作中，由于手术、放化疗等多种治疗手段影响，白细胞减少症（leukopenia）和粒细胞缺乏症（agranulocytosis）很多见。当中性粒细胞绝对值低于 $2.0 \times 10^9/L$ 时称为粒细胞减少症。若白细胞总数低于 $2.0 \times 10^9/L$，中性粒细胞绝对值低于 $0.5 \times 10^9/L$，称为粒细胞缺乏症。

一、病　因

1. 骨髓转移及浸润　肿瘤细胞直接浸润骨髓，抑制造血干细胞的繁殖分化，引起白细胞减少或粒细胞成熟障碍。

2. 化疗　抗肿瘤药物对于骨髓的主要毒副作用在于抑制粒细胞增殖及成熟障碍，如烷化剂可导致细胞染色体的破坏；抗代谢类药物阻断核酸的合成；抗肿瘤性抗生素抑制DNA 合成。肿瘤患者接受化学药物治疗时，出现的粒细胞减少或缺乏应首先考虑到药物的副作用。

3. 放疗　放疗的骨髓抑制也是白细胞减少或者缺乏的主要原因之一。放疗可抑制骨髓造血干细胞或祖细胞生长，或通过破坏白细胞生长和繁殖的骨髓微环境，使粒细胞生成减少。程度与放疗的剂量、照射范围、照射时间呈正相关。

4. 感染　中性粒细胞减少可使患者免疫水平下降，诱发感染。感染程度与中性粒细胞减少程度密切相关。当粒细胞绝对数低于 $1.0×10^9/L$ 时，感染的发生率开始上升，患者感染的概率每隔 1 天约增加 25%。严重感染还会进一步破坏及消耗粒细胞，使大量粒细胞离开骨髓储存池进入炎症灶或感染部位。

5. 脾功能异常　肿瘤细胞的转移和浸润可以引起继发性脾亢，使白细胞滞留于脾索内并被吞噬破坏。

二、临床表现

轻微的白细胞减少（不低于 $2.0×10^9/L$）患者通常无明显不适，有些人可表现为易疲倦、乏力、头晕及低热等症状，不易被察觉。当白细胞进一步下降时，患者可以出现反复感染，严重时可导致败血症，甚至死亡。

三、治　疗

对于白细胞减少症和粒细胞缺乏症的治疗主要包括疾病预防及对症治疗两方面。

1. 预防　积极有效的预防是最大限度地减少诊疗危害性的关键因素。具体的预防措施如下。

（1）在患者治疗之前：详尽评估患者的一般状况及肝肾功能，依照患者具体情况决定化疗药物剂量及放疗剂量，减少医源性、可控因素损伤。

（2）治疗期间：定期检测血常规，密切关注以往发生过白细胞减少或者粒细胞缺乏的患者。定时对房间进行通风消毒，紫外灯照射，临床操作应该遵循无菌原则等，使得患者在诊疗期间处于一个和外界相对隔离的环境，减少交叉感染。注意口腔、鼻腔、会阴等易发生感染区域的清洁卫生，一般不必给予抗菌药物口服或静脉滴注。

2. 一般性处理　当患者出现粒细胞减少或者缺乏时，一般性的治疗包括调整化疗药物剂量，减少放疗剂量；应用提升白细胞药物；积极预防感染；每周进行 1～2 次血常规检查，血细胞异常时适当增加检查的频度。

3. 激素类药物治疗　地塞米松、泼尼松有短期提高白细胞的作用。雌激素可促进成熟粒细胞释放和骨髓增生，但有恶心、呕吐、乳房胀痛等副作用。激素类药物不可长期使用，应强调适应证选择。

4. 感染的治疗　尽量避免引起感染的因素。如已出现感染，治疗方法与一般感染的治疗有所区别，最重要的是抓紧时间，联合应用有效的广谱抗菌药物，边治疗边等待微生物检查结果。否则 50%～70% 的病例将在 72 小时内出现菌血症。

5. 输注粒细胞　对于采用多种治疗方法而效果欠佳的粒细胞缺乏症患者，可输入粒细胞，帮助患者渡过严重骨髓抑制期。

6. 集落刺激因子　刺激中性粒细胞增殖分化的主要因子是粒细胞集落刺激因子（G-CSF）。G-CSF 应在抗肿瘤药物应用后给予，避免在化疗前使用，因为 G-CSF 可以使得造血干细胞加快增殖，对抗肿瘤药的敏感性增高，从而可能使骨髓进一步抑制。G-CSF 可以动员成熟的中性粒细胞从骨髓及血管内缘细胞边缘池进入外周血液循环中，连续使用可以使骨髓多能造血干细胞池、各血细胞的前驱细胞池增大，并促进其释放到外周循环中。

药物应用原则和注意事项：①G-CSF 在化疗所致的 Ⅲ～Ⅳ 级骨髓抑制患者中应用，可以明显缩短低血象持续时间，减少发热伴中性粒细胞减少的持续时间，减少抗菌药物联合使用的时间；②G-CSF 不可在放化疗前，以避免损伤造血干细胞；③G-CSF 可能会促进白血病细胞增殖，因此，AML 患者使用 G-CSF 需非常谨慎；④推荐在化疗后 24～72 小时开始使用，持续到中性粒细胞超过 10×10^9/L；⑤初次化疗的患者，除非有高危因素，原则上不需要预防性使用 G-CSF，初次化疗中出现发热性粒细胞减少并延迟化疗的，在治疗的第二周期中需要预防性应用 G-CSF。

7. 中医药治疗　中医学将白细胞减少症归为"血虚""虚劳"等范畴，认为"肾藏精、主骨生髓""精血同源"，白细胞减少症与心、肝、脾、肾有关，其中脾、肾尤为重要，脾为气血生化之源，五脏六腑得以滋养；肾为先天之本，主骨生髓。

（1）辨证论治：脾肾亏虚者，治宜健脾补肾法。临床常用黄芪、白术、茯苓等益气健脾，淫羊藿、菟丝子、补骨脂等补肾生髓。气血亏虚者治宜补气养血，常用黄芪、党参等益气健脾，当归、大枣等补血养血；脾胃亏虚者，治宜益气健脾，可用四君子汤、补中益气汤等化裁；肝肾亏虚者，治宜补益肝肾，化疗药物损伤肾精，精不化血，肝血亏虚，而成肝肾不足之证，症见头晕耳鸣、腰脊酸楚、夜寐不安等，此时当以补益肝肾法治之，用六味地黄丸等化裁；阴虚内热者，滋阴清热法可以清热凉血，养阴生津，改善患者潮热盗汗，五心烦热等症状，减轻化疗副作用，用沙参麦冬汤等加减；气阴亏虚者，用生脉散等加减益气养阴。

（2）中成药治疗：参芪扶正注射液是以党参、黄芪为主要成分来源的中药制剂，能补气生血，补益脾胃；参麦注射液是以红参、麦冬为主要原料的中成药，具有益气固脱，养阴生津的功效；另康艾注射液、地榆升白片、复方阿胶浆等也可收到较好的疗效。

（3）针刺：针刺治疗化疗后白细胞减少症的机制在于促进骨髓细胞向外周血中释放、延长白细胞寿命，通过提高血清集落刺激因子的活性，促使造血干/祖细胞增殖。治疗时的穴位主要以气海、关元、足三里等补益穴为主。

（4）艾灸：由于化疗后白细胞减少症多为虚证，故多使用艾灸补法。选取穴位亦以足三里、脾俞、膈俞等强壮保健穴为主。其中隔姜灸、附子饼隔物灸可以加强艾灸的补益作用，在临床治疗中较为常用。

（5）穴位注射法：是将药水注入穴位以防治疾病的一种治疗方法。它可将针刺刺激和药物的性能及对穴位的渗透作用相结合，发挥其综合效应。足三里是穴位注射治疗白细胞减少症的常用穴。

四、发热性中性粒细胞减少症

发热性中性粒细胞减少症的定义为中性粒细胞绝对值少于 $0.5 \times 10^9/L$（或者预计在接下来 48 小时内将降至 $0.5 \times 10^9/L$ 以下），伴有体温升高，口腔温度≥38.3℃，或者腋窝体温＞38.0℃持续超过 1 小时。其发生率与以下因素有关：中性粒细胞减少的程度和持续时间，全胃肠道黏膜炎的程度，出现肿瘤有关梗阻，以及出现其他合并症。

1. 病因学　大约有 50%的发热性中性粒细胞减少症经临床研究证实存在感染，但是只有大约 25%具有微生物学证据。目前，革兰氏阳性菌如表皮葡萄球菌是最常见的病原体。而革兰氏阴性菌如铜绿假单胞菌通常与最严重的感染有关。

2. 危险因素评估　危险因素评估包括以下内容：①住院患者；②有明显的并发症；③临床不稳定性或复杂性感染，如肺炎；④肝、肾功能异常或障碍者；⑤肿瘤进展；⑥接受干细胞移植者；⑦预计严重的粒细胞减少者（少于 $0.1 \times 10^9/L$），超过 7 天；⑧国际肿瘤支持治疗学会（MASCC）评分（表 5-2），得分 21 分者，具有上述因素之一的应重点观察。

表 5-2　MASCC 评分

表现和特征	权重得分
疾病负荷	
无症状或轻微症状	5
中度症状	3
无低血压	5
无慢性阻塞性肺疾病	4
实体瘤或血液学恶性肿瘤伴有真菌感染	4
无脱水	3
门诊患者	3
年龄小于 60 岁的患者	2

（1）详细询问病史：了解患者化疗所采用的方案、剂量、周期、强度、既往毒副作用及耐受情况等资料。

（2）记录末次化疗周期开始的第 1 日到出现白细胞、中性粒细胞减少及出现发热的时间，由此评估中性粒细胞减少的预期持续时间。

（3）仔细观察临床表现，进行详尽的体格检查，尤其注意可能成为感染或潜在感染病灶的部位，如皮肤（尤其是甲周）、口咽、外阴等区域。中性粒细胞减少的患者应尽可能少用有创性检查和操作。

（4）所有体内置入性管腔、导管系统都需要进行严格仔细检查，寻找感染征象，红斑、触痛、波动感、渗出或输液抽血困难等都可能是感染的唯一证据。

（5）一般性化验检查，评价全血细胞计数和分类，同时评估转氨酶、胆红素、血离子和肾功能。每天一次或多次检查血细胞计数，直到恢复到正常水平。

（6）微生物培养：是明确诊断和指导治疗的重要手段。除血培养以外，还强调对于每一个静脉开放口的培养及对痰、尿、可疑部位渗出物进行培养。培养需多次进行，不能仅凭一次结果进行一贯制的治疗，顽固性发热或有僵直者需反复进行血培养检查。除非症状提示中枢神经系统感染，否则一般不推荐腰穿。

（7）影像学检查：根据患者情况完善胸片、超声、CT、MRI 等影像学检查。

3. 治疗　发热性中性粒细胞减少症属于肿瘤内科急症，需要立即给予积极诊疗，强调检查与治疗同步进行。治疗 3 天左右需重复评价。

（1）立即经静脉给予足量广谱杀菌性抗菌药物。应在血培养后、任何其他检查完成前立即开始经验性广谱抗菌药物治疗。①用抗假单胞菌的 β 内酰胺类药物单药，如头孢吡肟、美罗培南、亚胺培南/西司他丁等。②当患者临床表现较为复杂或疑似存在耐药时，可在初始治疗方案中加用其他抗菌药物[如氨基糖苷类、喹诺酮类和（或）万古霉素]。③不推荐初始治疗方案的标准用药中包含万古霉素，除非患者有疑似导管相关性感染、存在皮肤或软组织感染、肺炎或血流动力学不稳定等。④对于有耐药风险或血培养结果提示耐药的患者，应考虑对初始方案进行调整。⑤如有证据表明存在坏死性黏膜炎、牙周蜂窝织炎、腹内感染、盆腔感染或厌氧菌菌血症，需加用厌氧菌治疗；如果发热持续 5～7 天，应尽可能明确是否存在全身性真菌感染，加用抗真菌治疗；只有具有病毒感染证据的情况下才给予抗病毒药物。

（2）应用粒细胞集落刺激因子。粒细胞集落刺激因子可以较早提高外周血中中性粒细胞水平，减少感染的机会。对于具有不良预后因素的患者，如真菌感染、肺炎、低血压、多脏器功能不全等高危患者，联合使用粒细胞集落刺激因子更加具有积极的意义。

（3）检查药物敏感器官的功能。尤其是肾功能的检查，保证肝、肾功能的正常。应该避免联合使用肾脏毒性药物。

第五节　肿瘤性血小板增多症

肿瘤患者出现的血小板增多症多为继发性，一般为暂时性的中度增加，血小板计数一般为（400～800）×10^9/L。如果原发病治疗有效，诱发因素去除，血小板可逐渐恢复正常。

一、病　　因

肿瘤患者中有 30%～40%的病例在病程的不同时期出现血小板增多症，潜在原因可能是这些患者血循环中存在促进骨髓巨核细胞生成的体液因子，使得血小板的生成率显著增加，但其寿命基本正常或稍低，其功能亦无明显缺陷。脾切除术、急性或慢性出血、急性或慢性炎症和感染等，有时也是血小板增多症的原因。

二、临床表现

临床发病较为缓慢、隐匿。患者多无不适或仅有轻微的临床症状，血栓栓塞与异常出血的现象虽然是主要症状，但是其发生率低，脾一般不大。

三、治　疗

由于肿瘤患者出现的血小板增多症同样属于肿瘤的伴癌综合征，因此主要控制原发肿瘤，没有症状的患者则可以不治疗。

若血小板数超过 1000×10^9/L，伴有出血或血栓等表现，可采用烷化剂为主的化疗，同时酌情配合应用肝素、阿司匹林和双嘧达莫等抗血小板凝聚的药物。有条件者可作血小板清除处理。

1. 抗血小板治疗　阿司匹林对于预防血栓性疾病具有肯定的治疗效果，对于血小板增多症性血栓性疾病的预防也具有可靠的疗效，多主张使用小剂量阿司匹林。对于阿司匹林不耐受的患者可以使用肝素、双嘧达莫等其他抗血小板凝集性药物进行替代。

2. 烷化剂治疗　以羟基脲为代表的烷化剂具有明显的抑制血小板功能，是减少血小板数量的有效手段。药物的毒副作用较少，可作为具有合并症患者的首选治疗用药。

3. 其他　还可以使用干扰素、白消安片及部分处于临床试验阶段的药物进行治疗。

第六节　肿瘤性血小板减少症

人体正常的血小板计数为（$100 \sim 300$）$\times 10^9$/L，血小板减少定义为血小板计数低于 100×10^9/L。如果血小板计数低于 50×10^9/L 时可能有出血倾向，对于低于 20×10^9/L 的患者，可表现为自发性出血，其出血的发生率极高。

一、病因及发病机制

1. 血小板破坏、消耗过多　血小板破坏、消耗过多的主要原因包括免疫源性的血小板破坏过多、脾功能亢进及继发性的血小板消耗。

（1）免疫源性的血小板破坏过多：肿瘤患者可以发生类似于原发性血小板减少性紫癜综合征样的反应。此种免疫性反应的主要特点：①骨髓中巨核细胞正常，无肿瘤细胞骨髓浸润及骨髓纤维化等表现；②血小板的生存时间明显缩短；③与血小板相关的免疫性球蛋白增加；④血小板减少可以出现在临床肿瘤患者确诊之前，并且发生血小板减少所特有的出血症状，如内脏出血、脑出血等。

（2）脾功能亢进：由于原发性或者继发性的脾大或者脾机械性滤过功能增强，导致脾功能亢进，使血小板在脾脏内的破坏增加。

（3）弥散性血管内凝血及巨大血管瘤：因局部血管内凝血消耗大量循环中的血小板引起的血小板继发性减少。

2. 药物性血小板减少

（1）药物性骨髓抑制：大多数抗肿瘤药物有骨髓抑制作用，这种骨髓抑制对于巨核细胞的作用类似于继发性骨髓再生障碍，使外周血中血小板计数下降。

（2）药物性抑制骨髓的巨核细胞：部分药物，如氯噻嗪、甲苯磺丁脲、雌激素可以特异性抑制骨髓巨核细胞的功能，从而抑制血小板生成。

（3）药物诱发产生血小板抗体：肿瘤患者在诊疗过程中使用的非化疗性药物，如氯噻嗪、利尿剂、阿司匹林等，这些药物都可作为半抗原与血小板的膜结构结合，作为抗原刺激机体产生抗体，引起免疫性血小板减少或骨髓生成血小板减少。

3. 感染　肿瘤患者机体免疫水平下降是诱发感染的主要因素。感染性病原微生物的毒素可直接破坏血小板，还可通过各种途径消耗血小板。

4. 电离辐射引发的骨髓抑制　反复性电离照射会造成巨核细胞数量减少，从而减少血小板的生成。

5. 微血管病性溶血性贫血（MAHA）　多见于转移性腺癌和应用丝裂霉素的患者。主要表现为血栓性血小板减少性紫癜（TTP）和溶血尿毒综合征（HUS），症状为贫血、黄疸、程度不同的皮肤黏膜出血，Coombs 试验阳性。

6. 肿瘤对骨髓的浸润　肿瘤细胞的骨髓浸润可引发血小板减少，减少程度与骨髓浸润的范围直接相关。

二、临床表现与诊断

1. 病史　多数血小板减少症患者具有明确的肿瘤病史，接受化疗和（或）放疗的病史。

2. 症状　主要的临床症状为鼻出血、牙龈出血等出血性表现，口腔颊黏膜的出血经常提示临床需要注意颅内出血可能。

3. 体征　体格检查中可以发现黏膜的出血、紫癜、瘀斑，对于出现大面积片状瘀斑的患者，应排除 DIC。

4. 实验室检查

（1）血小板计数：低于 $100 \times 10^9/L$。血小板的减少与临床出血的严重程度密切相关。①血小板计数大于 $50 \times 10^9/L$ 时，可能不会发生出血现象；②血小板计数为（50～30）$\times 10^9/L$ 时有出血倾向，对于创伤后的出血更加严重；③血小板计数低于 $30 \times 10^9/L$ 时可表现为自发性出血；④血小板计数小于 $10 \times 10^9/L$ 时经常出现自发性的皮肤黏膜出血、内脏出血，甚至并发脑出血危及患者生命。

（2）骨髓的细胞学检查：骨髓检查见巨核细胞正常或者巨核细胞增多一般提示血小板破坏增多，骨髓中巨核细胞减少则提示血小板的生成减少。对于部分发生骨髓浸润的患者，在骨髓中可以看到浸润的肿瘤细胞。

依据临床表现，结合外周血小板计数、血小板形态、骨髓检查、胆红素及其他有关的生化与免疫学检查：IL-3 可以诱导巨噬细胞的增殖，增加血小板。

三、治　疗

1. 去除血小板减少的原因　①药物引起的血小板减少应立即停用可疑药物；②由肿瘤直接引起者，应尽可能控制原发肿瘤；③免疫性血小板减少性紫癜（ITP），首选药物为肾上腺皮质激素，还可以使用烷化剂或长春碱类药物治疗；④脾功能亢进的患者可以进行选择性脾部分动脉栓塞术或脾脏切除，后者在近几年的使用明显减少，多数被微创的介入治疗所取代。

2. 预防出血　重度血小板减少的患者应避免便秘、剧咳、性交、外伤，禁用非甾体抗炎药等止痛药物。

3. 促进血小板生成　许多中药与西药有升血小板作用，可使大部分肿瘤患者的轻至中度的血小板减少恢复正常。目前临床上使用的药物主要有以下几类。

（1）中医药治疗：从肿瘤性血小板减少的临床表现来看，当属中医"虚劳""血证"范畴。中医治疗以补益脾肾、滋阴养血为法，常选用白芍、首乌、桑椹、石斛、女贞子、旱莲草等药物。治疗中注意顾护胃气，加健脾和胃、开胃消食药物。并可尝试配合中医外治方法，如艾灸、贴敷以改善病情，艾灸法可温经散寒通络、扶阳固脱举陷，常用穴位有气海、关元、神阙、足三里、脾俞、肾俞等；贴敷法具有适应证广、疗效确切、用药安全、简便易行等特点，常用药物有女贞子、熟地黄、肉桂、山萸肉、紫河车、枸杞、菟丝子、鹿角霜等，既往没有明显皮肤过敏倾向者都可以试用。升高血小板的常用中药有鸡血藤、仙鹤草、阿胶、旱莲草等。伴有出血者，可辨证使用化瘀止血药物，如三七粉、蒲黄炭、茜草等。

（2）雄激素：可以促进造血细胞的分化和增殖，恢复骨髓的造血功能，包括丙酸睾酮、去氢甲基睾酮等。

（3）士的宁及一叶萩碱：均为脊髓兴奋性药物，刺激骨髓神经，改善骨髓微环境，刺激干细胞的分化和增殖。

（4）山莨菪碱及阿托品：通过改善骨髓微环境的血管系统，调节骨髓微环境，促进造血的发生。

（5）酚磺乙胺：可以促进血小板循环量的增加，并可以增强血小板的功能。

（6）IL-1：高剂量使用 IL-1 可以明显缩短血小板减少期。

（7）IL-3、IL-6：其造血生长因子活性可表现在以下五方面①促进多能造血干细胞的增殖分化；②促进 GM-CSF 的效应；③促进巨核细胞增殖分化并加速血小板再生；④促进 B 细胞分化为浆细胞；⑤促进 T 细胞分化。

（8）IL-11：可以保证血小板的持续稳定状态，或减少血小板减少持续的时间。

（9）促血小板生成素：可以促进巨噬细胞的分化和成熟，并且与 IL-3 具有协同作用，是作用于巨核细胞系统增殖分化及血小板的特异性调节因子。

（10）用于白细胞减少症的药物一般都可用于血小板减少的治疗。

4. 控制出血 如出血严重，或血小板计数低于 $20×10^9/L$，应及时静脉输注浓缩血小板，以保证血小板数超过 $20×10^9/L$。止血药等可以酌情选用。

第七节 血栓形成及栓塞事件

有 1%～15%的病例血栓形成先于恶性肿瘤的诊断，易导致血栓形成的恶性肿瘤包括胰腺癌、膀胱癌、胃癌、肠癌、肺癌及卵巢癌。

一、病因与发病机制

1. 血栓的形成 血栓形成的发病机制：①通过血小板增多，血浆内纤维蛋白原、凝血因子Ⅴ、Ⅷ、Ⅸ和Ⅺ的增加，血浆内抗凝血酶-Ⅲ（AT-Ⅲ）水平的降低等方式促进血凝块加速形成；②肿瘤的压迫和静脉血淤滞可加速血栓形成，肿瘤血管破裂暴露出的胶原蛋白和基膜可以触发血液凝集；③肿瘤细胞可直接作用于血小板，并刺激单核细胞和巨噬细胞，直接产生前凝血质，从而促进血凝块加速形成，引发血栓形成。

2. 肿瘤栓塞 瘤栓在机体内的形成与肿瘤细胞浸润和血流动力学改变等因素直接相关。瘤栓一般有 3 种基本类型：①瘤细胞相互之间的黏附，形成了一种纯瘤细胞成分的瘤细胞栓子；②瘤细胞和血小板或者纤维蛋白原共同构筑成的混合性栓子；③淋巴细胞黏附在一个或者多个瘤细胞表面形成的淋巴细胞-瘤细胞栓子。血液中瘤细胞栓子的数量决定肿瘤转移的发生速度。肿瘤细胞比正常的组织细胞黏附力低，栓子易于脱落，为肿瘤栓塞的发生提供了重要条件。此外，化疗、放疗及手术治疗都有可能促进癌栓栓塞。依照癌栓的运行路径的不同，分为动脉系统栓塞和静脉系统栓塞。动脉系统栓塞中，主要的、危害极大的栓塞包括脑栓塞和冠状动脉栓塞。静脉系统栓塞的发生率较高，主要部位包括肿瘤组织侵及的邻近静脉系统，此外，所有的瘤栓均可以随着静脉的回流而发生肺栓塞。因此，肺栓塞是恶性肿瘤静脉系统中最为常见的表现。

二、临　床　表　现

肿瘤患者的血栓形成及癌栓栓塞可发生于全身任一部位，以血流较为缓慢的血管多见，临床表现随阻塞部位的差异而不同，其中，具有较大危险性的血栓形成和血栓栓塞事件包括深静脉血栓和肺栓塞。共同的主要表现包括血流的阻断及局部的缺血性损伤。具体表现如下：

1. 疼痛 ①运动性疼痛：常见于下肢动脉闭塞性疾病，表现为间歇性跛行。②体位性疼痛：抬高患肢减少动脉供血，疼痛出现或加重，而患肢下垂时症状可能缓解。③温差性疼痛：与环境温度变化有关。④特发性疼痛：下肢肌肉痉挛性疼痛，好发于夜间，局部按摩或起床行走常能缓解。⑤静息性疼痛：肢体在不运动时也出现疼痛。

2. 温度改变 与血管供血情况及侧支循环建立的好坏有关，严重者患肢皮温可明显降低，甚至出现区域局部循环障碍。

3. 肢体肿胀　静脉性肿胀为可凹陷性，随着栓塞的进一步加重，回流障碍，后期可表现为静脉曲张；淋巴管肿胀，多为非凹陷性。

4. 其他　部分患者可有皮色改变、难治性溃疡、受累动脉搏动减弱甚至无脉。

5. 特殊部位的栓塞　动脉栓塞的发生可以引发脑栓塞、短暂性脑缺血发作、冠状动脉栓塞等，其临床表现与其具体部位的功能相关。

三、诊断及鉴别诊断

根据肿瘤病史及相应体格检查，可初步诊断血栓形成及癌栓的栓塞。理化检查可进一步明确栓塞部位、范围及侧支循环形成情况。

1. 血压测定　测定踝部胫前动脉的血压，计算与其同侧的肱动脉血压的比例，两者比值<1.0 提示下肢动脉栓塞。

2. 超声检查　多普勒超声对全身动静脉栓塞具有定位诊断的价值。此外，也可以对局部的血流形态，侧支循环建立、改变给予一定的评价；数字血管减影则主要用于动脉栓塞的检查，仅限于多普勒超声阴性而又高度怀疑深静脉血栓的患者。放射性核素静脉造影术更适合于静脉栓塞的诊断。疑有淋巴管栓塞的患者，需行淋巴管造影。

3. 影像学检查　对于突发血栓形成，以及癌栓栓塞性相关症状和体征的患者，可以利用 CT、MRI 等影像学检查对疾病进行明确的诊断。

鉴别诊断主要是除外动脉硬化、糖尿病所致的脉管闭塞症。

四、治　疗

1. 预防性措施　积极的一级预防对于深静脉血栓形成具有重要的意义。具体的预防性措施如下。

（1）下肢加压：物理方法可以减少深静脉血栓的形成，尤其对于手术治疗后的深静脉血栓形成具有预防意义。

（2）低分子肝素：肿瘤患者手术期间使用低分子肝素具有积极的预防作用。

（3）普通抗 Xa 因子肝素：肿瘤患者手术期间也可以使用普通抗 Xa 因子肝素。

（4）香豆素衍生物：对于接受化疗的患者，已经有大量临床资料证实，使用低剂量的华法林，维持国际标准化比值（INR）在 1.3～1.9 水平，可以显著降低乳腺癌患者的血栓栓塞事件。

2. 去除病因　对原发肿瘤的治疗具有至关重要的作用。有一部分病例在肿瘤切除后，血栓可逐渐消除。化疗和（或）放疗也可使一部分敏感肿瘤的血栓消失。

3. 扩血管药　常用药物有妥拉唑林、烟酸及普鲁卡因等。

4. 溶栓剂　可使用蝮蛇抗栓酶、尿激酶等。溶栓剂最好从患肢缓慢滴入。

5. 抗凝剂　阿司匹林、双嘧达莫、肝素等。使用禁忌证：①有出血征象；②顽固性胃肠道溃疡；③近期接受过眼睛、中枢神经系统的手术；④血管紧张素水平升高或有细菌性心内膜炎；⑤肢体麻木，胆管有 T 形管引流。

抗凝治疗最少应该持续 6 个月以上。部分学者甚至认为，对于具有活动性肿瘤的患者，以及具有高危因素的肿瘤患者应该考虑终身服药。

6. 中医药治疗　现认为血栓属于中医"瘀血"，凡离经之血不能及时排出和消散，停留于体内，或因气虚、气滞、寒凝、热阻等病因所致血行不畅，塞遏于经脉之内，以及瘀积于脏腑组织器官的，均称为瘀血。由于瘀血内阻而引起的病变，即为血瘀证。血栓病是因气虚、气滞、寒凝、热阻等病因所致血行不畅，塞遏于经脉之内，引起相应组织脏器病变的过程。其基本的病机为血脉瘀滞，治则为益气活血、理气活血、清热活血、散寒活血、活血化瘀、搜风通络等，临床需辨证用药。

在治疗上，现代研究表明，单味中药，如水蛭、全蝎、地龙、红花、桃仁、僵蚕等中药都具有抗凝血作用；赤芍、丹参、川芎、当归、灯盏花、土鳖虫、三七等具有抗血小板聚集作用。复方制剂及中成药也具有较好的抗血栓作用，其中大多数为活血化瘀类的方药，如补阳还五汤、血府逐瘀汤、桃红四物汤、通窍活血汤、桃核承气汤、抵当汤等；中成药制剂如通心络胶囊、脑心通胶囊、复方丹参滴丸、丹参类注射液、血塞通注射液、杏丁注射液等。

第八节　弥散性血管内凝血

弥散性血管内凝血（disseminated intravascular coagulation，DIC）是促凝因素导致机体血管内发生广泛性凝血，并且继以纤溶亢进为特征的一种获得性出血性综合征。其主要特征是出血、休克、脏器功能不全。

一、病　　因

引发 DIC 的病因很多，其发生率由高到低为感染、肿瘤、产科疾病、手术创伤等，恶性肿瘤因为转移方式、转移难易程度、范围、肿瘤组织的大小及促凝物质的不同，其 DIC 的发生率也不尽相同，一般以急性白血病发病率最高。

二、发 病 机 制

肿瘤引起 DIC 的机制相当复杂，归纳如下。

1. 血管内皮损伤　化疗药物、肿瘤的抗原抗体复合物、感染及其他病原体等均可导致血管内皮损伤，激活Ⅻ因子，触发内源性凝血系统反应引起血管内凝血。

2. 组织损伤　组织损伤及肿瘤组织自身性坏死可以释放组织因子Ⅲ，在Ⅶ因子和 Ca^{2+} 的参与下，激活外源性凝血系统引起血管内凝血。

3. 红细胞与血小板的损伤　肿瘤本身和（或）各种抗肿瘤治疗均可损伤红细胞，破坏血小板，释放出一系列促凝血物质，使内源性和外源性凝血系统同时激活。

4. 免疫反应　补体和免疫复合物均可自不同途径激活血液凝固系统。

5. 癌促凝素　许多肿瘤细胞可表达一种特殊的丝氨酸酶，可不依赖因子Ⅶ直接激活因子Ⅹ，腺癌等肿瘤细胞可以产生黏素进入血液，通过激活因子Ⅹ而启动凝血系统。

6. 纤溶活性改变　某些肿瘤可以分泌纤溶抑制物质，使得机体纤溶活性降低。

上述原因使血液呈高凝状态，进而引起微循环广泛栓塞。如病情发展，使血小板和凝血因子大量消耗，纤维蛋白溶解增加，导致继发性纤溶，血液变成低凝状态，终致广泛出血。

三、临床分型及分期

1. 临床分型　典型的 DIC 有出血倾向、休克、栓塞及微血管性溶血等表现。根据肿瘤并发 DIC 的快慢及病程的长短分型如下。

（1）急性 DIC：数小时至 1～2 天之内发病，起病突然，多数以严重出血为首发症状，这种类型常发生在急性白血病，实体肿瘤中并不多见。这一类患者往往因为不可逆的休克和（或）大出血在短时间内死亡。

（2）亚急性 DIC：多在数天至数周内出现症状，病程较缓慢，栓塞症状较为明显。

（3）慢性 DIC：病程较长，达数月甚至数年。出血不严重，溶血常见。患者多无明显的出血与休克症状。慢性 DIC 在肿瘤患者中比较多见，常提示肿瘤扩散，但不一定代表预后差。

2. 临床分期　DIC 的发生过程中，可以根据 DIC 的病理生理学变化特点及临床特点，将 DIC 的发生、发展分为三个时期。

（1）高凝期：为 DIC 发生的早期，凝血因子被激活后形成大量凝血酶，作用于纤维蛋白原，在凝血因子的作用下形成纤维蛋白。此时可以没有任何临床症状。

（2）消耗性低凝期：由于血管内广泛性的血栓形成，消耗了大量凝血因子及血小板。且 AT-Ⅲ，α_2-纤溶酶抑制物（α_2-PI）分别与激活的凝血因子和纤溶酶结合，使凝血因子进一步减少。这一时期最容易出现典型的 DIC 表现，血液凝固性降低，出血症状明显。

（3）继发性纤溶亢进期：DIC 时凝血机制过度激活，微小血栓大量沉积于小血管，激活纤溶系统，产生大量纤溶酶降解纤维蛋白，形成纤维蛋白降解产物（FDP）。纤溶酶还可以降解各种凝血因子，抑制纤维蛋白形成，使患者出血症状进一步加重。

四、临床表现

1. 出血　DIC 早期血液处于高凝状态，一般较少出现出血反应。在消耗性的低凝血期，尤其部分患者伴发有继发性纤溶亢进时，可以出现广泛而严重的出血性反应，其中颅内出血是 DIC 最严重的并发症，但其发生率并不高，多数患者表现为四肢瘀斑、反复性鼻出血等。

2. 微循环障碍　主要表现为一过性或持续性血压下降。与大量微血栓沉积、补体被激活引发血流淤积、血管通透性增加使血浆外渗等因素相关，各因素互相促进，形成恶性循环。

3. 栓塞　DIC 引发的多脏器微循环障碍可以进一步加重并发生微血管栓塞，此种栓塞的程度与肿瘤患者的微循环障碍及微血管栓塞的持续时间、栓塞血管水平、侧支循环建立等因素相关。其表现在不同脏器差异较大。

4. 溶血　DIC 可以引发血管内皮损伤及微血管狭窄，红细胞因此出现变形、损伤、破碎等情况导致溶血。早期可以没有任何临床症状，急性发作的大量病理性溶血患者可以出现寒战、高热、黄疸、血红蛋白尿、红细胞计数下降，周围血涂片可以看见大量盔甲样红细胞。

五、辅助性实验室检查

DIC 缺乏特异性实验诊断方法，须结合临床表现综合考虑。

1. 有关消耗性凝血障碍的检查

（1）血小板减少：95%以上患者有血小板减少，一般低于 $100 \times 10^9/L$。

（2）凝血酶原时间延长：由于凝血因子大量消耗、凝血酶原和纤维蛋白原减少，抗凝物质的增加，血浆凝血酶原时间显著延长。

（3）纤维蛋白原含量减少：约 70%患者纤维蛋白原低于 1.5～2.0g/L，但在 DIC 的早期阶段，纤维蛋白原可能并不降低。

（4）出血时间延长：有时部分凝血活酶时间也延长。

2. 有关继发性纤维蛋白溶解的检查

（1）凝血酶时间延长：影响凝血酶凝固时间延长的主要因素：①血浆纤维蛋白原含量明显减少；②纤维蛋白、纤维蛋白原降解产物（FDP）含量增高；③血中肝素及肝素样物质增多等。

（2）FDF 含量：FDP 数值的升高，表示血管内有纤维蛋白沉积或血栓形成，若增高显著，则表示有急性 DIC 的可能。

（3）血浆鱼精蛋白副凝固试验（3P 试验）：鱼精蛋白能与纤维蛋白降解产物结合形成纤维蛋白，DIC 患者此试验阳性率较高。

（4）血浆蛇毒致凝时间：当 FDP 增多时，凝血酶时间延长。本试验不受肝素的影响。

（5）血浆蛋白溶酶原含量测定：当 DIC 伴继发性纤维蛋白溶解亢进时，纤维溶酶原含量减少。

（6）优球蛋白溶解时间试验：其缩短反映血浆素原及其激活因子活性增强，提示纤溶亢进。

3. 关于微血管病性溶血的检查　血涂片中发现红细胞形态异常。同时还可查见网织红细胞升高。

以上所述的 DIC 实验室检查指标，在急性、亚急性和慢性 DIC 中的结果往往不同，可以作为临床鉴别的辅助性手段使用（表 5-3）。

表 5-3　各型 DIC 的实验室检查特点

检查项目	急性 DIC	亚急性 DIC	慢性 DIC
凝血酶原时间	明显延长	延长	正常或增减不一
部分凝血酶原时间	明显延长	延长	正常或增减不一
凝血酶时间	明显延长	延长	正常或增减不一
纤维蛋白原含量	明显减少	减少或正常	正常或增减不一
凝血因子 V、Ⅶ、Ⅹ	明显降低	降低	正常或升高
纤维蛋白降解产物（FDP）	明显增高	明显增高	正常或升高
血小板计数	减低	不一定	正常或增减不一
网织红细胞	多正常	多正常	升高
异形（畸形）红细胞	少或无	少或无	多见

六、诊　　断

肿瘤并发 DIC 与其他疾病并发 DIC 的诊断标准相同，有以下几个方面：

（1）存在可以引起 DIC 的基础疾病，如晚期肿瘤、严重感染、创伤等。

（2）具备下列临床表现 2 项以上

1）多发性出血倾向。

2）不易用原发疾病解释的微循环衰竭或休克。

3）多发性微血管栓塞的症状和体征。

4）抗凝治疗有效。

（3）具备实验室检查指标三项以上异常

1）血小板低于 $100×10^9$/L，或呈进行性下降，肝癌及肝病 DIC 低于 $50×10^9$/L。

2）纤维蛋白原低于 1.5g/L（肝癌及肝病 DIC 低于 1.0g/L）或进行性下降，或高于 4g/L。

3）凝血酶原时间缩短或延长 3 秒以上或呈动态性变化，或激活的部分凝血活酶时间缩短或延长 10 秒以上。

4）3P 试验阳性或 FDP 高于 2mg/L。

5）优球蛋白溶解时间缩短或纤溶酶原减低。

疑难病例有下列一项以上异常：①因子Ⅷ：C 降低，血管性血友病因子（vWF）：Ag 升高，Ⅷ：C/vWF：Ag 值降低；②抗凝血酶Ⅲ含量降低及活性减低；③血浆 β-血栓球蛋白或血栓素 B_2 升高；④血浆纤维蛋白肽 A 升高或纤维蛋白原转换率增加；⑤血栓试验阳性。

七、治　　疗

肿瘤伴发 DIC 首先要设法除去原发病因，消除诱发或加重 DIC 的因素。如控制感染，纠正酸碱平衡，补充血容量等措施。

1. 抗血小板凝聚药物　抑制血小板的黏附和聚集，可以减少微血栓形成，达到制止和延缓发生 DIC 的目的。对于 DIC 后期患者，由于消耗了大量的血小板，可能增加出血的发生概率。临床上常使用的药物有双嘧达莫、阿司匹林、低分子右旋糖酐等。

2. 肝素　通过抑制凝血因子、凝血酶及纤维蛋白原阻止凝血和防止血栓形成，但不能溶解已经形成的血栓。在 DIC 治疗的过程中，肝素的应用越早越好，一旦进入纤溶阶段则属于禁忌。

以下情况需谨慎使用：①在 DIC 进入纤溶阶段，病理性变化以纤维蛋白溶解为主；②新鲜的手术切口尚未愈合；③原有严重的出血病史，以及因为支气管癌反复咯血，溃疡性胃癌出血或者脑出血等引发的 DIC，肝素的使用属于绝对禁忌；④具有明显的肾功能不全者；⑤有造血功能障碍，尤其对于血小板减少者。

肝素原则上要应用到血管内促凝血物质消失，原发肿瘤或诱发因素得到控制，临床症状明显好转，出血停止、血压稳定、血小板计数和纤维蛋白原浓度接近正常时，此时使用剂量方可逐渐减少、逐渐停药。切忌骤停，以免复发和加重病情。

3. 抗纤维蛋白溶解剂　能抑制血浆素原激活因子，起到抑制纤溶的作用，可导致微循环阻塞，内脏缺血坏死，使病情恶化。抗纤溶药物一般在 DIC 的继发性纤溶期使用，如果继发性纤溶有可能是出血的主要原因时，则应在使用足量肝素治疗的基础上再应用。常规的抗纤维蛋白溶解剂包括 6-氨基己酸、氨甲苯酸、氨甲环酸等。

4. 凝血因子和血小板　DIC 的高凝状态消耗了大量的凝血因子和血小板，这是引发出血的重要原因，补充凝血因子及血小板等措施需要在应在肝素的基础上实施，包括输注新鲜全血、新鲜血浆或者冷冻血浆、血小板、浓缩纤维蛋白原、凝血酶原复合物等。

5. 肾上腺皮质激素　可以抑制磷脂酶 A_2，减少血栓素 A_2（TXA_2）的产生，同时又可以抑制纤溶活性，常用于 DIC 的纤溶亢进期，一般使用氢化可的松或地塞米松。应用需谨慎，因为肾上腺皮质激素易封闭网状内皮系统，不利于 DIC 的恢复。

附：发热

发热是肿瘤患者最常见的临床症状，约 2/3 的患者在病程中伴有发热。发热主要分为非感染性发热和感染性发热两大类。其中，非感染性发热主要包括肿瘤性、医源性、药物性等原因引起的发热。感染性发热主要包括细菌、病毒、真菌感染，原虫、疟疾、卡氏肺囊虫感染及二重感染等引起的发热。感染是引起肿瘤患者发热的重要原因，也是最常见的并发症。

一、发病机制及易感因素

1. 机体免疫功能缺陷　放疗、化疗、手术肿瘤切除及肾上腺皮质激素的应用均可使机体细胞免疫和体液免疫功能进一步受损，加重机体免疫功能缺陷，使肿瘤患者更易发生感染。部分肿瘤患者存在细胞和体液免疫功能缺陷。

2. 粒细胞减少　化疗所导致的粒细胞减少是发生严重感染的重要危险因素，此时患者发生感染的危险与粒细胞的减少程度呈正相关。①当中性粒细胞数低于 $1.0 \times 10^9/L$ 时，感染的危险性明显增加。②当中性粒细胞数低于 $0.5 \times 10^9/L$ 时，感染的危险性更加明显，几乎可以达到 100%。③当中性粒细胞数低于 $0.1 \times 10^9/L$ 时，感染的发生已经成为定局，菌血症发生率可以达到 20%。肿瘤浸润骨髓同样可以引起粒细胞显著减少。

3. 机体防御屏障破坏　很多抗肿瘤药物和放射治疗对机体的皮肤、黏膜有损伤，从而造成黏膜炎，皮肤破溃、感染等情况发生，其严重程度和持续时间与感染发生相关。晚期肿瘤患者的褥疮、各种穿刺术和插管操作、长期留置各种导管等，也会破坏机体防御屏障的完整性。另外，肿瘤可引起自身组织及相关周围组织的水肿、糜烂、溃疡、坏死，各种管腔、管路的压迫和梗阻，这些均易导致感染发生，从而引起发热。

4. 医源性因素　长期应用广谱抗菌药物及糖皮质激素，易使机体的微环境发生改变及菌群失调，诱发机体的二重感染或真菌感染。化疗药物如博来霉素、柔红霉素，生物反应调节剂如干扰素，经动脉导管化疗药物灌注和（或）化疗栓塞治疗均可能引起发热。

5. 营养状况　恶性肿瘤是一种全身性、慢性、消耗性疾病，长时间的肿瘤消耗，营养供给不足可引起体内蛋白质、维生素及微量元素合成不足，损伤皮肤及黏膜的屏障功能，导致机体免疫力下降，诱发感染。

6. 手术的影响　胃癌切除术后胃内酸性环境杀菌作用消失或严重削弱，肠道菌群感染发生率增加；脾切除术后细胞吞噬功能下降易发生感染。

7. 伴发症的影响　不少肿瘤病人常合并存在肝硬化、糖尿病、慢性支气管炎等基础疾病，使感染风险增高。

8. 癌性发热　推测与肿瘤迅速破坏细胞释放肿瘤坏死因子、肿瘤细胞本身产生内源性致热源、肿瘤内浸润白细胞产生内热源、肿瘤细胞释放抗原物质引起机体免疫反应、肿瘤肝内转移干扰致热源的代谢、肿瘤侵犯或影响体温调节中枢导致中枢性发热等因素相关。

二、临 床 表 现

1. 肿瘤性发热　较常见于肿瘤的进展期、有广泛肿瘤坏死或肿瘤细胞大量破坏的患者，有时可作为肿瘤的首发或唯一症状出现。一般造血系统及淋巴网状内皮系统的肿瘤出现肿瘤性发热的比例高于其他实体肿瘤。临床表现：①间歇性发热；②热型以不规则热及弛张热为主，少数呈稽留热，体温多为 $37.5 \sim 38.5\text{℃}$，有的可高达 40.0℃；③中毒症状常不明显，畏寒及与发热相应的心动过速也较少见；④无明显的消化障碍；⑤抗感染治疗无效，应用萘普生等非甾体抗炎药常能奏效。

2. 伴随症状　不同部位的肿瘤可以引发不同的发热伴随反应，如呼吸系统肿瘤常伴有咳嗽、咳痰等症状，中枢神经系统肿瘤常伴有头痛、呕吐等症状，胆道系统肿瘤及肝癌等常伴有腹泻等症状。

三、诊断及鉴别诊断

肿瘤患者发热需注意判断是肿瘤性发热还是感染性发热。

（一）诊断

肿瘤性发热目前尚无统一标准，一般原则归纳如下：①不明原因的发热，时间超过 2 周，中毒症状较轻，与发热的程度及时间不成比例；②经合适的抗感染治疗 7 天后发热仍不退；③能除外其他各种医源性因素发热；④用萘普生等非甾体抗炎药能迅速退热，继续用药可维持正常体温。

（1）在已确诊的肿瘤患者：肿瘤性发热首先要与感染性发热相鉴别（表 5-4），其次要与其他各种医源性因素引起的发热相鉴别。

表 5-4 肿瘤性发热与感染性发热鉴别

项目	肿瘤性	感染性
病因	肿瘤本身	细菌、真菌、病毒、原虫
中毒症状	不明显	明显
休克、低血压	无	可发生
血象	正常	常升高
四唑氮蓝试验	不超过 20%	超过 20%
中性粒细胞碱性磷酸酶反应	积分不超过 200 分	积分超过 200 分
鲎溶解物实验	阴性	细菌感染常阳性
C 反应蛋白测定	阴性	常阳性
微生物学检查	阴性	阳性
抗菌药物治疗	无效	有效
萘普生治疗	有效	无效

1）化疗药物：环磷酰胺、博来霉素等可引起药物热，发热多于用药后立即发生。

2）细胞因子：包括 IFN、IL-2、TNF，各种集落刺激因子等生物反应调节剂。表现为发热在用药后短时间出现，常伴流感样症状；发热反应一般与用药剂量有关。

3）抗菌药物：青霉素类、头孢菌素类、氨基糖苷类等都可引起药物热。

4）输血、输液反应：多发生于输血、输液过程中或输后 2 小时以内。

（2）对尚未确诊为肿瘤但高度怀疑为肿瘤性发热的患者还需要除外系统性红斑狼疮、结节性多动脉炎等结缔组织疾病和网状内皮系统疾病。

（3）需注意除外慢性感染性疾病，如结核、链球菌感染、亚急性细菌性心内膜炎等。

（二）感染性发热的病原学诊断

（1）检测方法：发热是最常见、最有诊断意义的临床征象，一旦出现就应该首先考虑感染。在迅速全面地询问病史和进行详细的体格检查后，有选择地送血、尿、痰、粪、脑脊液、脓液、骨髓等标本进行细菌性检查，注意标本采样需符合要求。

（2）伴随症状对明确诊断有参考价值，常常提示可能相关系统中某一器官感染，并可提示病原菌。肾上腺、头颅等部位的影像学检查对排除肿瘤性发热具有重要意义。

（3）试验性治疗也是感染性发热的常用诊断方法。当采用抗细菌治疗一段时间后疗效不满意，则应考虑真菌感染。如抗菌药物及抗真菌药物均无效，应考虑病毒、原虫或其他特殊细菌的感染。

四、预防与治疗

1. 预防措施

（1）提高患者的抗感染能力，积极进行营养支持治疗。

（2）积极治疗原发肿瘤，尽量保持体内各种管腔、通道通畅，尽可能减少损伤性、侵入性检查和治疗。

（3）医务人员应加强无菌观念，经常对医疗环境及患者生活、活动环境进行消毒、环境监测。接触患者的家属也应该注意卫生，避免和禁止已经具有感染或者具有潜在感染的家属与患者进行密切的接触。

（4）对粒细胞严重低下的患者应实行隔离，最好能在无菌室内，并适当应用保护骨髓和升高白细胞的药物。

（5）在使用抗感染药物时，需注意以下事项：①治疗上应尽可能选择杀菌性药物，利用抗菌药物之间的协同作用，避免拮抗作用；②住院时间的长短；③及时对已使用的抗菌药物是否有效进行评价，避免无依据地频繁更换抗菌药物；④注意评估患者全身脏器情况；⑤根据细菌培养及药敏的结果使用抗菌药物；⑥考虑到抗菌药物是否对感染部位有效；⑦抗菌药物对肠道正常菌群的影响。

2. 物理降温治疗　对于体温超过 39.0℃的患者，需要进行必要的物理降温，包括酒精擦浴、冷敷、冰盐水灌肠或将患者置入空调房间物理降温等。

3. 药物性降温治疗　包括安乃近、奈普生、吲哚美辛、对乙酰氨基酚等。

4. 细菌性感染的治疗措施　最好根据病原菌选择药物及治疗方案，但临床上有时感染灶隐蔽，待分离出病原菌才开始给予治疗往往失去了挽救患者的机会，因而经常要经验性应用抗菌药物治疗，具体应用指征：①体温超过38℃，并持续存在；②外周血中性粒细胞低于 $1.0×10^9$/L 或超过 $12×10^9$/L；③近期未用过正规有效的抗菌药物。

经验性抗菌药物治疗后，如体温恢复正常，病情好转，说明治疗方案有效，可继续使用 1 周，此间如能分离培养出致病菌，可根据药敏结果更换针对性强的抗菌药物。如分离不出致病菌，多种抗菌药物治疗无效，则考虑有真菌、病毒等感染或肿瘤性发热的可能，并更换治疗方案。

5. 特殊性细菌感染

（1）厌氧菌感染：临床上以脆弱杆菌、梭状杆菌感染多见。口腔、胸腹腔、盆腔为高发部位，多为混合性感染。在培养结果未获得之前，具有以下情况之一者提示厌氧菌感染或混合感染可能性极大：①有吸入性肺炎病史；②长期应用氨基糖苷类抗菌药物；③恶性肿瘤、外伤缺血等有组织坏死基础的感染；④伴有黄疸反应性的败血症；⑤脓液常规培养无菌生长，而涂片镜检见大量形态一致的细菌；⑥培养物产气或有特殊恶臭。治疗包括局部病灶引流、清创，解除梗阻及使用相应的抗菌药物。感染位于口腔、盆腔可使用青霉素类药物，位于呼吸系统可使用林可霉素，位于中枢神经系统可使用氯霉素+青霉素类药物。

（2）军团病：其中嗜肺军团菌是主要病原菌。临床表现包括肺炎型和非肺炎型。治疗首选红霉素，病情严重可加利福平。

（3）李斯特菌病：为革兰氏阴性需氧杆菌。临床表现为脑膜脑炎、局灶性感染、败血症等。治疗以氨苄西林及青霉素效果最佳。也可与氨基糖苷类抗菌药物联用增强疗效。

（4）L型细菌感染：L型细菌是在理化或生物因素诱导下导致细菌壁缺陷的变异型细菌，易致慢性和反复发作的感染。临床特征：发热呈波动性，不易控制，但中毒症状不明显。感染部位以泌尿系统、皮肤、呼吸道为多。治疗方面只选对L型细菌敏感并作用于细菌细胞质的杀菌剂，如氨基糖苷类、氯霉素、大环内酯类等。

6. 真菌感染　发热可能是感染引起，使用强有力抗菌药物治疗1周后仍不能控制体温的患者，可行试验性抗真菌治疗。

（1）念珠菌病：念珠菌是常见的机会性真菌感染源，以白念珠菌最为常见。其临床表现随感染部位而有不同：①黏膜白念珠菌病：常见鹅口疮；②消化道念珠菌病：包括念珠菌食管炎、胃炎、肠炎，表现为吞咽困难、胸骨后疼痛、腹泻及泡沫水样大便；③肝念珠菌病。持续发热，右上腹疼痛，肝脏B超或CT检查可有"公牛眼"样病损；④肺念珠菌病：表现为支气管炎或肺炎，但无特异性。

（2）隐球菌病：属于深部真菌病。常见中枢神经系统感染，其次为肺部和皮肤黏膜感染，取患者脑脊液或痰涂片墨汁染色，阳性率可达85%。治疗及预防参见念珠菌病。

（3）曲菌病：侵袭性曲菌病在机会性真菌感染中较常见，但诊断困难，常继发于肺部细菌感染之后，肿瘤患者出现难以控制的肺部炎症应警惕曲菌病的存在。治疗参见念珠菌病。

7. 病毒感染

（1）单纯疱疹病毒（HSV）感染：HSV是肿瘤患者最易感染的病毒之一。轻者引起皮肤黏膜炎症、生殖器疱疹，可伴发热和全身不适。严重者并发全身播散性感染，可引起散发性脑炎。阿昔洛韦是治疗HSV感染的首选药物。

（2）水痘-带状疱疹病毒（VZV）感染：在成人主要表现为带状疱疹，水疱沿神经分布，肋间神经分布区域好发，可伴有病变部位严重疼痛。治疗主要是预防继发感染和缩短病程。水疱处理以干燥消炎止痛为原则。

（3）巨细胞病毒（CMV）感染：典型表现是长期发热、全身不适、肝脾大、淋巴细胞增多，血中可查见"非典型淋巴细胞"。治疗除对症处理外，主要采用阿昔洛韦、阿糖腺苷、干扰素等。

8. 原虫感染　肺孢子虫病：卡氏肺囊虫经呼吸道侵犯肺部，是院内感染的重要来源。临床表现为突起高热、干咳、继之气促、呼吸困难和发绀。X线检查可见双肺弥漫性网状、结节阴影，气管、支气管分泌物涂片或纤维支气管镜刷检查出卡氏肺囊虫可予确诊。治疗首选药物为磺胺甲基异噁唑加甲氧苄啶。

9. 中性粒细胞缺乏症患者的感染　详见本章第四节。

10. 侵入性诊疗技术相关感染　静脉导管感染多见，包括蜂窝组织、静脉炎、化脓性血栓静脉炎等。如考虑有导管感染可能，应及时拔除导管，并将导管尖端做细菌培养、药敏。

11. 肿瘤性发热的诊断性治疗　多选用萘普生、阿司匹林等，发热消退且维持正常体温，强烈提示肿瘤性发热。

适当的抗肿瘤治疗如能奏效，发热有望消失。因此，能肯定或强烈怀疑为肿瘤直接相关的发热，化疗及放疗均非禁忌证。

12. 中医药治疗　肿瘤性发热当属于中医学"内伤发热"的范畴。癌肿为其根本病因，其病性为本虚标实。

（1）辨证论治：气虚发热，治宜益气除热，方用补中益气汤；阴虚发热，治宜滋阴养血清热，方用白虎汤合麦门冬汤、青蒿鳖甲汤、清骨散等；阳虚发热，治宜温补阳气，引火归元，药物多选用附子、干姜、肉桂、黄芪等益火补阳之品；热毒炽盛，治则应为清热解毒凉血，可予黄连解毒汤加减；痰湿内蕴者，可予达原饮加减；血瘀发热，既要逐瘀，也要注重癌症"虚"和"毒"的特点，故选用犀角地黄汤、血府逐瘀汤加减治疗；少阳郁热用小柴胡汤加减；营卫虚弱用黄芪建中汤加减；湿郁发热用三仁汤加减；湿热蕴结型用蒿芩清胆汤加减；气血亏虚型用补中益气汤合归脾汤加减治疗。

（2）针灸治疗：肝气郁滞证，可选用内关、足临泣、外关穴、丘墟、合谷穴；阳明腑实证，选中脘、天枢、足三里、上巨虚、脾俞、公孙、天井等穴位进行治疗；阴虚发热证，治疗应滋阴清热为主，宜选用百会、神阙、气海、关元、大椎、命门、肾俞、足三里、涌泉；阳虚发热证，选穴可取肾俞、中脘、气海、关元、足三里、阴陵泉、天枢、曲池来补气助阳兼以清热，要多灸少针，补充阳气。

（吴　倩　夏洪涛　魏晓薇）

第六章

神经系统并发症

肿瘤的神经系统并发症很多，分类繁杂，一般以神经损伤性因素分类：①肿瘤、转移癌对神经系统的直接压迫或浸润；②肿瘤对神经系统的远隔效应；③致病微生物对神经系统的损伤；④肿瘤相关的脑血管病；⑤抗肿瘤治疗的神经系统损伤；⑥代谢性脑病。这些分类方法在临床上有时可以相互交叉。

肿瘤神经系统并发症的诊断与治疗至少应注意三个方面：①已确诊的非神经系统恶性肿瘤患者，应对新近出现的或潜在的神经系统并发症予以足够重视；②尚未诊断为肿瘤的患者，如出现难以用一般疾病解释的神经系统症状和体征，需除外肿瘤可能；③及时识别和处理感染和医源性因素引起的神经系统并发。本章将以中枢神经系统为重点，对神经系统的并发症加以描述，其中也包括有关肿瘤的脊髓转移、损伤等内容。放疗的神经系统损伤将在专门章节中阐述。

第一节　肿瘤颅内转移

一、概　　述

1. 发生率　近些年来，颅内转移的发生率有了较大幅度的增高，且统计结果差异较大，临床报道的发生率明显低于尸检结果，临床及尸检报告为 30%～66%，其中有 50%～75% 的患者生前有颅内转移的症状与体征。理论上，所有的实体肿瘤都可以发生脑转移，在对原发肿瘤的比较上，以肺癌，尤其是小细胞肺癌最为常见，其次为乳腺癌、恶性黑色素瘤等。同一肿瘤中，不同组织类型、分化程度的恶性肿瘤脑转移癌的发生率亦有差异。脑转移瘤的发生男性略多于女性，中、老年患者好发。目前以脑转移相关症状、体征为首发的患者不在少数。

2. 转移途径　颅内转移的途径主要有三个方面：血行转移、直接浸润和通过周围神经淋巴间隙转移。

（1）血行转移：全身各个脏器肿瘤脱落的癌细胞和癌栓一般都可以首先进入血液循环而转移至肺，并可以直接对肺组织进行浸润或生长。咳嗽、屏气、体位改变、震动等普通的动作，均可促使和导致癌细胞脱落而发生再次血行转移。因此，无论是原发性肺癌或其他脏器的肿瘤，都有机会通过肺循环血流而转移至颅内。

（2）直接浸润：鼻咽癌、中耳癌、口腔等头面部肿瘤，由于解剖上和颅脑相连，可直接通过颅底神经孔以及颅底骨性结构而侵犯颅内器官。

（3）通过周围神经淋巴间隙转移：依照此途径的转移主要发生于脑膜。

3. 潜伏期　潜伏期的长短与原发癌的病期、病理类型、患者的一般状况、治疗及治疗效果等有关。一般来说，从临床诊断出原发癌到出现脑转移的时间，肺癌为4～6个月，乳腺癌为2～3年，消化道癌为1～5年。也有原发癌出现15年后才出现颅内转移的报道。有时可能先发现颅内转移灶再寻找原发癌，此类情况多见于肺癌。

4. 转移部位　颅内转移部位与颅内的血液循环特点密切相关，以幕上占绝大多数，尤其是额颞、顶叶皮质及皮质下。两侧大脑半球转移率几乎相等。枕叶和天幕下转移发生较少，小脑占10%～15%，脑干仅占2%～3%。

5. 转移数目　颅内转移可以是孤立的单发灶，也可多发，临床上以多发性肿瘤转移为多见。

6. 转移灶的病理形态　颅内转移瘤形态多为结节状或球形，呈紫红色、灰黄色或灰白色，质地较硬，周围脑组织水肿明显，分界清楚。切面呈颗粒状。较大者由于其代谢旺盛，超过血供能力，中心常有坏死、囊性变，内含液化坏死组织。

二、临　床　表　现

1. 头痛　最常见和首诊症状。早期可仅有头昏、轻微头痛，也可自发缓解。在儿童可仅表现为精神差，精神萎靡。老年人头痛症状出现较晚，随着病情进展，头痛渐趋明显，呈持续性。

头痛可能与体位有关，常因蹲下、用力、说话、咳嗽、排便等加重。头痛的部位常与转移灶所在部位一致，局限性头痛有定位价值，但一般不可靠。肿瘤侵及硬脑膜时头痛向颅底放射；波及大脑镰时疼痛向前额放射，可有深部疼痛；小脑转移时病灶侧侧卧可减轻疼痛，而第四脑室内转移时头前倾可缓解头痛。如果转移位置较深，头痛主要在额部及双侧颞部，有时可有牵拉痛，颈部僵直感，屈颈也可使头痛加重。颅内压增高所致疼痛经常为渐进性加重的阵发性头痛，多数于清晨或夜间发生或者加重，一般在额颞部或者枕颈部，颅内压增高进一步发展，将出现注意力不集中，精神恍惚，嗜睡，定向力障碍，甚至发生去大脑强直发作。

2. 呕吐　颅内转移引发的恶心、呕吐反应发生率为30%～40%。恶心、呕吐的发生除了与颅内肿瘤占位相关以外，还与肿瘤占位引发的颅内压增高相关。呕吐一般随着头痛的发生而出现，但是，呕吐以后头痛症状并不缓解。颅内转移及颅内压增高所引发的喷射性呕吐具有一定的特异性，但是，多数颅内转移的初期通常没有呕吐，较少的患者可以出现相对特异性的喷射性呕吐症状，因此喷射性呕吐不是诊断颅内转移的必备症状。幕下转移瘤由于直接影响脑干呕吐中枢，比幕上大脑半球转移更易引起呕吐，而且症状较重且发生频繁。

3. 视乳头水肿　较头痛、呕吐出现更晚，是颅内压增高的较特异的客观体征。早期、中期的患者视力可以正常，晚期则出现继发性视神经萎缩、视力下降，周边视野向心性缩小，最后可导致失明。视乳头水肿多为两侧同时发生，严重程度也基本一致。

4. 精神和意识障碍 脑转移初期可能仅有头昏、头晕，情感淡漠，记忆力减退，反应迟钝，情绪不稳，怕光，怕噪声吵闹，易激惹，警觉性减低。后期出现嗜睡、昏睡、昏迷等意识障碍。

5. 癫痫发作与脑缺血反应 在临床上，约30%的颅内肿瘤患者有癫痫样症状，部分患者甚至以此症状为首发症状就诊。对于部分患者，还同时伴有库欣反应，表现为血压增高、脉搏缓慢、呼吸深慢。这些均提示疾病进展很快，病情凶险，随即而来的将是发生脑疝，多为先兆信号。

6. 脑疝 以小脑幕切迹疝和枕骨大孔疝压迫重要神经中枢和对生命的严重威胁最为严重。

7. 其他 颅内压增高也可表现为抽搐、黑蒙、晕厥、嗅觉减退、行走不稳、共济失调、癫痫发作、大小便失禁、神经源性肺水肿、消化道出血等临床表现。

三、诊　　断

依据病史结合有关特殊检查，临床上诊断颅内转移瘤一般并不困难。

1. 临床表现 有下列情况应想到颅内肿瘤的可能。如中年以上，长期头痛，进行性加重，并出现呕吐，多数为喷射性呕吐，呕吐后相关症状一般没有明显的缓解；伴有精神反应迟滞、精神异常；视力改变；肢体运动感觉障碍；晚发性局灶性癫痫；体检中有眼底视盘水肿，肢体轻瘫，感觉障碍，反射不对称，出现病理反射等。

2. 常用的辅助检查

（1）脑脊液检查：对颅内转移癌的诊断意义不大，但对排除脑脊膜肿瘤浸润和微生物感染所致的脑膜炎具有鉴别诊断价值。

（2）脑电图：在颅内肿瘤的诊断上，目前多采用 MRI、CT 检查。但在区别肿瘤的远隔效应方面仍有一定价值，后者常表现为弥漫性脑损伤。

（3）X 线平片：对颅内肿瘤的检查现在已经很少使用，靠近颅骨的转移瘤，X 线平片可见颅骨骨质破坏甚至瘤结节。

（4）头颅 CT：是目前诊断颅内转移瘤最可靠的手段之一。CT 能清楚显示转移瘤的大小、部位及数目，但直径小于 0.5cm 的病灶和幕下转移常不能显示。颅内转移灶在 CT 平扫时呈现低密度、等密度、高密度或混杂密度；注射造影剂增强扫描可使病灶更加清晰。绒癌、黑色素瘤、甲状腺癌及肾上腺癌等颅内转移时强化特别明显。实质性肿瘤常均匀增强，有坏死囊变者，强化不均匀。颅内转移瘤的另一个重要特征为病灶相对较小而周围水肿面积较大，此与原发性脑肿瘤明显不同。

（5）MRI：较 CT 更为敏感，特别是对颅后窝及脑干部位的转移，MRI 易作出诊断。但 MRI 观察转移灶的脑水肿效应逊于 CT。

四、鉴 别 诊 断

有原发肿瘤病史，伴或不伴中枢神经系统症状及体征，CT 和（或）MRI 发现颅内单发或多发占位性病灶，诊断即可成立。实际工作中可能面临的鉴别诊断如下所述。

1. 以神经系统症状为首发表现，影像学检查只发现单个占位病灶，需排除原发性脑肿瘤。

2. 以神经系统症状为首发表现，影像学检查发现多个占位病灶，需排除脑包囊虫病、脑结核瘤，流行病学资料及相应的微生物学、免疫学检查可能有助于鉴别诊断。

3. 其他部位已明确有原发肿瘤，颅内有占位病灶，但病人情况不能全部用原发或转移癌解释，需除外中枢神经系统感染、脑脓肿、电解质紊乱、低血糖、癌性脑病等，以避免把可以治疗的其他并发症和伴发症视为脑转移晚期而过早放弃必要的努力。

4. 其他部位已明确有原发肿瘤临床表现提示有脑转移，但 CT 未能证实，最好能用MRI 对全颅进行检查，如仍为阴性结果，需要除外患者有严重的心理精神问题、肿瘤对神经系统的远隔效应及代谢紊乱。

五、治　疗

对于颅内转移病灶的总体治疗原则：①临床上对于有临床症状的多发性颅内转移患者或有临床症状的孤立颅内转移但颅外病灶未得到控制的患者，全脑放射治疗加支持治疗仍然是标准的治疗；②对于没有临床症状的多发或孤立颅内转移，同时有全身播散性疾病的患者，在肿瘤对化疗敏感的前提下，化疗可以作为首选的治疗方式；③对于颅外疾病已经得到控制、一般状况较好并且只有孤立颅内转移病灶的患者可以选择手术加后续的全脑放射治疗。

1. 手术治疗　原则上转移灶的切除应在原发灶切除以后或者两者同时切除，少数病例转移灶严重威胁患者的生命，可先切除关键性转移结节，暂时缓解症状。

颅内转移瘤的手术治疗适应证相对较为严格：①全身情况较好，可耐受手术；②孤立性或相互靠近的多个病灶，位于手术能够达到的部位，术后不产生较为严重的后遗症；③原发灶已消除，身体其他部位未发现转移灶；④原发肿瘤已治愈多年，颅内孤立性病灶难以除外再发肿瘤，或颅内占位病灶诊断不明需行手术探查；⑤因肿瘤阻塞脑脊液通道产生脑积水需做分流术。对放疗或化疗均不敏感的肿瘤，手术指征可适当放宽。

2. 放射治疗　长期临床资料证实，大剂量皮质激素和抗惊厥药物的支持治疗和全脑放射治疗被认为是颅内转移患者的标准治疗。放射治疗能使 60% 颅内转移患者的神经症状得以缓解，放疗后患者生存期明显延长，平均在 6 个月以上，一年生存率 12.3%，生存 2 年以上者占 4%～8%，正常脑组织能耐受 30～40Gy/3～4 周，放疗以后正常颅内组织并无明显病理形态学的改变。如作为姑息治疗，可给于 20Gy/周，但通常把总量用到 30Gy 以上，以便阻止转移瘤的复发。在颅外疾病已经得到控制、一般状况较好并且只有孤立颅内转移病灶的患者可以选择手术或立体定向放射治疗加上后续的全脑放射治疗。对于颅内微转移病灶的治疗，具有明确治疗效果的手段是在于小细胞肺癌的预防性全脑照射治疗。其他肿瘤和化疗手段的疗效尚不明确。

3. 化疗　是治疗颅内转移瘤的一项重要手段，制约化疗效果的一个重要因素是药物能否通过血脑屏障的问题。血脑屏障包含血-脑屏障、血-脑脊液屏障、脑-脑脊液屏障、脑-

脑肿瘤屏障。抗癌药物通过这些屏障进入肿瘤组织的能力取决于药物的分子量、脂溶性、离解状态、蛋白结合度及蛋白转换机制。在有颅内肿瘤的情况下，或使用甘露醇、尿素、阿拉伯糖、乳糖等药物，以及经过脑部放疗后，均可以使血脑屏障的通透性发生改变，允许平常不能进入血脑屏障的药物进入肿瘤组织。一些化疗药物如铂类衍生物、依托泊苷、替尼泊苷、吉西他滨、伊立替康和拓扑替康等可以透过血脑屏障，并对颅内转移具有一定的效果。

（1）化疗药物：常用于颅内转移瘤的药物：①亚硝脲类，卡莫司汀、洛莫司汀、司莫司汀、尼莫司汀等；②抗代谢药，甲氨蝶呤、5-Fu 等；③抗生素类，多柔比星、表柔比星、平阳霉素等；④植物类，长春新碱、长春碱、鬼臼酚噻苷等；⑤拓扑异构酶Ⅰ抑制剂，拓扑替康、羟喜树碱等；⑥其他药物包括：环磷酰胺、异环磷酰胺、噻替哌、消卡芥、顺铂、丙卡巴肼、羟基脲等。

（2）化疗途径：化疗药物最常通过静脉给予，但为了尽可能提高肿瘤局部的药物浓度，也可考虑动脉内插管化疗及鞘内给药与肿瘤内给药等途径给药。

（3）化疗方法：化疗一般需要联合给药，除了考虑对原发肿瘤敏感的方案以外，针对颅内转移的方案还有以下内容：TU CKER 方案、BCNU-DAG 方案、BCNU-F 方案、BCNU-I 方案、拓扑替康（Topotecan）单药使用、HCPT 单药使用。

化疗和放疗联合应用可以提高疗效。化疗后肿瘤缩小，需氧细胞增加，肿瘤细胞进入对放射线更加敏感的期相，可使肿瘤细胞对放射线更加敏感。具体安排治疗方案时应视患者的身体状况和肿瘤类型而定。

4. 对症处理

（1）糖皮质激素：可降低毛细血管通透性，减轻肿瘤周围的脑水肿，还可能有直接溶解肿瘤细胞的作用。糖皮质激素能使 2/3 的颅内转移癌患者的神经系统症状在 24 小时内得到有效缓解。

（2）脱水利尿剂：常用的有甘露醇、甘油果糖注射液、甘油口服和各种利尿剂配合使用。

5. 预后　脑转移癌的预后取决于下列因素：①转移部位，软脑膜转移者生存期较短，而硬膜下孤立病灶预后较好；②中枢神经系统受累程度，广泛受累者预后较差；③原发肿瘤的病理类型、生物学行为、对放疗化疗是否敏感；④脑转移瘤发现的时间；⑤患者的健康状况。

第二节　脑（脊）膜癌病

从解剖学角度看，脑脊膜是一个整体，有肿瘤细胞的侵犯或者转移时，两者常同时受累，文献中常以脑膜癌病或癌性脑病代替脑（脊）膜癌病。中枢神经本身癌肿的脑膜直接扩散称为原发性脑膜癌病。脑（脊）膜癌病发病率尚无确切统计，多数资料显示以胃癌为高发。肿瘤转移至脑膜途径与下列途径相关：①血源性转移到脉络膜血管，再通过血管达蛛网膜下腔；②血源转移到软脑膜再达蛛网膜下腔；③沿神经周围淋巴管及神经鞘逆行播散；④经椎静脉丛到达脑脊膜下腔。

一、临 床 表 现

肿瘤脑（脊）膜转移的突出表现是脑膜刺激征，其次是颅内压增高、脑神经和（或）脊神经受损的症状。这些可发生在肿瘤的任何时期，但多见于肿瘤扩散阶段，偶可作为肿瘤的首发症状出现。

1. 脑膜刺激征　以头痛为首发症状，也是主要症状，初期为间歇性、阵发性头痛，可以在短时间内完全缓解。随着病情进展，头痛持续时间延长，间歇期缩短以致持续性头痛和阵发性头痛渐进性加剧。有时甚至发生头痛剧烈难以忍受。继之是全脑持续性胀痛。以后枕部最为明显，患者同时伴有怕光、怕吵。但一般不发热或仅有低热。体检可见明显的脑膜刺激征阳性，即颈项抵抗，布氏征及克氏征均阳性。

2. 颅内压增高　部分患者除了有头痛症状以外，尚可以伴有频繁性呕吐，两者多数可以同时发生，其呕吐多呈现特征性的喷射样，喷射性呕吐发生以后患者的头痛往往不见缓解，严重的患者常不能进食。患者常呻吟不止、烦躁不安、谵语，甚至出现抽搐或精神障碍，全身状况日趋恶化，检查可见眼底视乳头水肿出血。

3. 脑神经症状　由于癌细胞进入颅内，可以导致脑神经相关的临床症状发生。

4. 脊神经损伤　脊神经受损的程度相对较轻，明显的运动障碍及感觉障碍少见。部分患者可有轻度肌力减弱，肌张力降低，腱反射消失及神经根痛等症状。

5. 其他　可有眼球震颤、共济失调，膀胱直肠功能障碍、皮肤干燥、多汗、病理反射等。

二、辅 助 检 查

脑（脊）膜癌病的临床辅助检查手段中以脑脊液检查最为重要，通过患者的脑脊液检查可以达到临床确诊的目的，其他相关的脑电图及影像学 CT、MRI 检查的价值不大，可以酌情选用，辅助诊断。

1. 脑脊液检查　脑脊液穿刺检查可以发现，多数患者的脑脊液压力明显升高，可达53kPa（400mmHg）以上；外观通常无色透明，如蛋白含量增高或合并有少量出血，则脑脊液颜色可以略微加深，呈现稍黄色；白细胞轻度增高或无变化，以淋巴细胞为主，少数可有红细胞轻度增加；蛋白含量多升高或者无明显变化，糖定量减少是本病的主要特征之一，其原因尚不清楚，可能由于肿瘤细胞代谢活跃，消耗增加所致。

2. 脑脊液细胞病理学检查　脑脊液中发现肿瘤细胞是诊断本病的可靠手段之一。一般临床上采用玻片离心沉淀法收集脑脊液细胞。脑脊液肿瘤细胞的阳性率也与标本量有关，送检标本至少应为 5～10ml，多次送检能提高阳性率。临床上已经证实或者高度怀疑脑脊液通路梗阻时，腰穿收集脑脊液的检查结果可为阴性。必要时，这部分患者需要在影像学的监视下，从脑池或脑室获取脑脊液标本进一步检查。

三、诊断与鉴别诊断

1. 临床诊断 脑（脊）膜癌病的临床诊断主要依赖于各种临床资料的综合。肿瘤患者出现脑膜刺激征、颅内压增高等脑病症状，CT 和（或）MRI 除外肿瘤颅内转移，伴有脑脊液的生化改变。脑（脊）膜癌病的临床诊断基本可以成立。脑脊液中发现肿瘤细胞则具有确诊意义。

2. 鉴别诊断 在肿瘤患者中，有脑病的临床表现而脑脊液中未查到癌细胞时，应当与下列疾病鉴别。

（1）结核性脑膜炎：有密切的结核病接触史；身体其他部位有结核病灶；缓慢发病，具有结核中毒症状；结核菌素试验阳性；脑脊液细胞数增高比较明显，糖和氯化物降低，脑脊液 PCR 试验，结核杆菌阳性或脑脊液涂片抗酸染色发现结核杆菌。

（2）真菌性脑膜炎：有严重削弱免疫功能的原发性疾病，长期使用大剂量糖皮质激素与免疫抑制剂；隐袭起病；脑脊液墨汁染色或玻片离心法检出真菌；除外其他病原体所致脑（脊）膜病；氟康唑等抗真菌药物试验性治疗有效。

（3）病毒性脑膜炎：急性发病；脑脊液检查，细胞数可正常或轻度升高，糖及氯化物多数正常，蛋白轻度增高；脑脊液病毒抗体滴度增高超过 4 倍以上或单份脑脊液病毒抗体大于 1：80；病毒分离有助于确诊。

（4）弓形体病：轻者可以没有症状，重症患者可以有高热、肺炎、心肌炎、肝炎、眼部损伤、脑膜脑炎，确诊有赖于下列实验室检查：病原体分离最为可靠；血清学检查，恢复期血清效价增高有诊断意义；间接荧光抗体试验阳性可协助诊断。

（5）有脊髓放疗史的患者，需除外放射性脊髓炎。

四、治　疗

脑（脊）膜癌治疗的有效率主要与原发癌有关，一般恶性淋巴瘤的有效率最高，可以达到 100%的临床控制，肺癌的有效率为 50%，乳腺癌及恶性黑色素瘤均为 40%。脑（脊）膜转移目前的主要治疗手段为鞘内给药和放射治疗。

1. 化疗 通过鞘内注射化疗药物可以直接作用于病变部位，提高了肿瘤区域的局部药物浓度，达到了预防和治疗的双重作用，临床常使用的鞘内注射药物包括甲氨蝶呤 10mg，噻替哌 10～20mg；阿糖胞苷 50～100mg。可以单药使用，也可以酌情联合使用，一般 2 周，直到症状好转或稳定，细胞学检查转阴性。此后可每月给药 1 次。药物鞘内注射除局部副作用外，剂量过大、给药次数频繁（1 次/周以上），同样可以伴有全身的毒性反应，如肝功能损伤、白细胞降低等。肾功能不全的患者尤应注意副作用。

2. 放疗 脑（脊）膜癌病常同时侵犯软脑脊膜，放疗难以达到根治目标且副作用较大。一般在有脑或脑神经异常时才考虑全脑照射。剂量通常为 30Gy/2 周。

第三节 肿瘤性卒中

一、病　因

肿瘤性卒中的发病原因主要包括：①肿瘤新生血管的组织结构缺陷，易于破损；②正常脑血管被肿瘤细胞侵蚀、损伤，在血流的冲击下破裂出血；③肿瘤生长过盛，发生缺血坏死，继发出血；④肿瘤栓子所致出血性梗死；⑤凝血机制异常；⑥生长旺盛的肿瘤牵拉周围脑组织和血管；⑦脑血管本身缺陷，如高血压、动脉粥样硬化。

二、临床表现及诊断与鉴别诊断

原发或转移性脑肿瘤患者突然发生症状加重；头痛、呕吐、偏瘫时，应考虑到肿瘤出血可能，其表现与一般的脑血管疾病的出血无异，加之出血可能掩盖肿块影，即使 CT 也不能很快确诊，因此鉴别诊断的最大困难是明确是一般的脑出血还是肿瘤的并发症，有以下临床表现时，提示肿瘤性卒中：①出血量与症状体征不吻合，出血少而临床症状却严重；②病灶不在常见脑血管病的好发部位，高血压脑出血好发于基底节区，而肿瘤出血随肿瘤的部位不同而异，如转移瘤好发于灰白质交界处；③经常规治疗病情不见好转，或略有好转又继续加重。需要考虑的鉴别诊断有短暂性脑缺血发作、脑动脉栓塞及静脉或静脉窦血栓。

三、治　疗

可参照脑栓塞时脑水肿的治疗，一般不用止血药，可选用抗纤溶止血剂，如 6-氨基己酸 10～12g，加入 5%葡萄糖水或生理盐水中静脉滴注，2 次/日，每 2～3 周为 1 个疗程。有凝血机制异常者可给予相应处理。

第四节 肿瘤性癫痫

癫痫是脑肿瘤常见的并发症之一，脑肿瘤经过手术治疗、放射治疗后其发生率明显提高。癫痫持续状态（status epilepticus，SE）持续的时间越长患者的预后就越不佳，并可以引发严重的脑部损伤和其他全身性并发症。

一、病因及分类

脑肿瘤的手术操作及放射治疗可以导致大脑皮质的损伤，这是导致癫痫发作的主要因素，治疗后出现的颅内水肿、颅内血肿，以及由此引发的颅内压增高均是导致癫痫发作的重要诱因和（或）加重因素。临床上癫痫持续状态的发生还与肿瘤患者所固有的水和电解质平衡失衡、局部缺氧、代谢紊乱等因素相关。按照国际抗癫痫联盟癫痫发作的分类修正案，癫痫发作可分类为：①部分性发作，包括单纯性发作、复杂部分性发作及部分性发作发展至全身性发作。②全身性发作，包括失神发作、全身性强直-阵挛发作、肌阵挛性发作、阵挛性发作、强直性发作及无张力性发作。③未能分类的癫痫发作。

二、临床表现

癫痫的各种发作类型可以单独也可以相互组合地发生在同一位患者的身上，也可以在整个的发作过程中从一种发作类型发作而转变成为另外的一种或者几种发作类型之间的转变。其中全身性强直-阵挛发作，又称为大发作的持续状态，是最为严重和危险的，其表现可以分为三个时期，介绍如下：

1. 先兆期　部分发生大发作的患者在其发生前一瞬间可以出现一些先兆性的症状：

（1）感觉性先兆：包括胸闷、眩晕、心悸、心慌等。

（2）运动性先兆：身体的局部发生抽动或者头部、眼睛向一侧转动等。

（3）精神性先兆：患者可以出现无名的恐惧、不真实感或者发生如入梦境的感觉等。

2. 抽搐期　患者可以出现突发性的意识障碍、丧失，并伴发尖叫、跌倒、瞳孔散大、对光发射消失，可以出现全身的肌肉强直性抽搐，上睑抬起，眼球上窜。口部先强张而后突然性关闭，可能会伴有咬破舌尖等损伤发生。颈部和躯干先屈曲而后发生反张。上肢自上抬、后旋，继而转变为内收、前旋，下肢自屈曲转变为强直伸直。强直期可以持续10～20秒，在肢端可以出现细微的震颤，其震颤的幅度也可以逐渐增大延及全身，继而进入阵挛状态。阵挛状态可以表现为全身的肌肉屈曲痉挛，继而发生短促的肌张力松弛，呈现一张一弛的交替性抽动，形成阵挛，在发作的过程中，阵挛的发作幅度和频率将会逐渐减少，松弛的时间也会逐渐增加。1～3分钟以后，这种强烈的抽搐可以在最后一次强烈的阵挛之后突然停止。对于处于抽搐状态的患者可以出现心率加快，血压升高，出汗，唾液及支气管的分泌物增多，以及瞳孔的扩大等自主神经征象。呼吸可以出现短暂性停顿，皮肤自苍白转为发绀。瞳孔的对光反射与深、浅反射均消失。

3. 痉挛后期　患者出现昏迷或者深昏睡状态。在最后一次较为强烈的强阵挛以后，部分患者可以出现短暂的强直性痉挛，此时极有可能造成牙关紧闭或者再次的舌咬伤。最后一次的阵挛到第二次肌肉强直期间全身的肌肉可以松弛，这种肌肉的松弛也包括各种括约肌的松弛，因而可以出现尿、便失禁。呼吸的恢复是最先出现的，脸色也可以转为正常，随之出现的血压、心率、瞳孔反射等也逐渐恢复正常。意识也可以逐渐出现恢复。此时期经历的时间长短不一，短的时间可以是几分钟，长的则可以达到数小时。苏醒后的患者，部分仅能回忆先兆性症状，对于发作时期的表现无记忆。多数患者感觉头痛、头昏、全身酸痛、乏力。

大发作的患者常伴有高热、脱水、白细胞总数增高和酸中毒的发生，因此可以发生脑组织缺氧引发或者加重脑水肿的发生，颅内压力持续增高可以伴发颅内压增高危象，甚至引发死亡。部分患者可以出现持续性的长久昏迷，后遗性痴呆或者出现植物状态。

三、诊　　断

肿瘤性癫痫及癫痫持续状态的临床诊断一般不困难，依照患者的病史、临床特点、体格检查、辅助检查及全身强直-阵挛发作时的特殊临床表现，可以较为准确地进行临床诊断。

四、治　　疗

1. 手术前后的治疗　在手术治疗之前需要进行有针对性的抗癫痫药物治疗，以达到预防的目的。对于进行放射治疗的患者，也主张进行预防性给药。药物包括苯妥英钠、丙戊酸钠及苯巴比妥等。术后用药也需要持续一个相对较长的时间，这一时间段依照患者的病情、患者状态、疾病的类型而有所区别，预防性用药的时间以超过3～4个月较为合适。对于无癫痫发作，脑电图检查无异常波形者，可以考虑逐渐停止药物。

2. 癫痫持续状态

（1）处理原则和注意事项：①药物以静脉使用为主，一般不采用肌内注射的方法进行急救用药。②药物的使用需要足量，尽快达到满意的治疗剂量。③药物使用过程中对于出现疗效不理想的情况，只要药物的使用剂量允许，就应该进行重复性药物使用。④在尽快控制临床症状的情况下，为保证用药安全，应避免一次性大剂量用药的危险性，建议采用多次、反复性的单剂量给药，其疗效仍然是可靠的。⑤临床症状顽固的患者可以采取多种药物联合使用的治疗方法。⑥在诊疗的间隔时期，及时地纠正患者的代谢异常。在治疗过程中，尚需要注意所选择的治疗性药物的潜在毒性反应可能导致癫痫发作或者加重癫痫反应的发生，如氨茶碱、利多卡因、异烟肼、三环类抗抑郁药及可卡因等药物。⑦应采取其他措施维持生命功能，预防和控制并发症，如物理降温，给氧，处理脑水肿，预防性应用抗菌药物等。⑧癫痫发作控制后，应给予维持治疗。⑨抗癫痫药物的使用改为口服制剂的时间不宜过早。

（2）癫痫持续状态的急救：首先将患者放平，防止坠床跌伤。立即替患者松开领扣和裤带，将头偏向一侧，以利口腔分泌物外流，严防误吸而引起窒息。另外，保持呼吸道通畅，补充给氧，防止舌咬伤，严密观察生命体征，定时监测瞳孔、呼吸、血压、脉搏和体温。

（3）药物治疗：立即静脉给予地西泮，10～20mg，速度不宜超过2mg/min。再给予苯妥英钠15～20mg/kg，成人50mg/min，儿童1mg/（kg·min），缓慢静脉注射，具有心律不齐、低血压、肺功能损伤病史的患者应慎用。在使用苯妥英钠20mg/kg以后，其癫痫持续状态未见缓解时，可以加大使用剂量，达到30mg/kg；也可以选择地西泮、异戊巴比妥及硫喷妥钠。

（4）全身一般状况的纠正：利用治疗的间歇时期，及时对诱发因素进行治疗和纠正。反复的全身强直-阵挛发作，需要及时采用短时间见效的甘露醇进行脱水治疗。及时监测血液的酸碱平衡及电解质的变化情况，及时对症处理。对于癫痫持续状态的患者可以预防性使用抗菌药物进行预防感染治疗。高热患者及时进行物理降温或者药物退热。

3. 中医药治疗 中医学认为本病属"痫证"范畴。多由肝肾不足，气血素虚，或情志抑郁，肝失条达，或饮食不节，脾失健运，以致肝风上扰，痰涎上泛，蒙蔽清窍，而发为痫证。

（1）辨证论治

1）肝风痰浊

主症：卒然昏仆，目翻流涎，肢抽口喊，舌苔薄腻，脉多弦滑。

治则：息风涤痰，宁心开窍。

方药：定痫丸加减。天麻9克，川贝母9克，胆南星6克，半夏9克，陈皮9克，茯神9克，丹参9克，麦冬9克，菖蒲9克，远志9克，全蝎6克，僵蚕9克。

用法：水煎服，一日1剂。另用琥珀、朱砂各0.15～1.5克，冲服。

2）肝火痰热

主症：症状同上，但发作前多见心烦失眠、口苦而干、便秘等，舌红苔黄，脉细数。

治则：清肝泻火，化痰开窍。

方药：龙胆泻肝汤合涤痰汤加减。龙胆草12克，黄芩9克，栀子9克，木通6克，半夏9克，橘红9克，胆南星9克，菖蒲9克，麦冬9克，丹参15克，郁金9克，大黄9克。

（2）单方、验方

1）宁痫散。朱砂470克，明矾470克，制香附1000克，广木香1000克，郁金1000克，研末混合，每次1.2克，日服3次。

2）大腹皮，煅焦存性，装瓶内，放阴凉处，1周后可用。每次9克和白矾0.9克，炖猪心吃。

（3）中医外治法

1）发作期。多以督脉、心及心包经穴位为主。

治法：豁痰开窍，平肝息风。

处方：百会、内关、神门、中脘、太冲。

方义：百会、神门、内关息风开窍，醒脑安神，中脘化湿降逆，太冲平肝息风，宁心安神。阳痫而搐搦抽掣重者，加风池、合谷、阳陵泉。阴痫而湿痰盛者加丰隆、气海、足三里。

灸法：①温和灸：每次选用3～5个穴位，每穴灸10～20分钟，每日灸1次，10次为1个疗程，每1个疗程间隔3～5天。②隔姜灸：每次选用3～4个穴位，每穴灸10～30壮，艾炷如黄豆大，每日灸1次。7～10次为1个疗程。

2）休止期。

治法：补益肝肾，健脾化痰，养心安神。

处方：心俞、神阙、气海、足三里、丰隆、太溪、三阴交。

方义：心俞清心安神，神阙、足三里补益脾胃，气海益气补肾，丰隆清神气、化痰浊，太溪、三阴交滋阴益肝肾。

灸法：①瘢痕灸：每次选用3～4个穴位，每穴灸3～5壮，艾炷如黄豆大，每20～30天灸1次。②灯火灸：每次选用3～4个穴位，每穴只灸1壮，每10天灼灸1次。③阳燧锭灸：取艾 500 克，硫黄 120 克，元湖石（研极细末）9 克，西黄 0.9 克，珠粉 0.9 克，麝香 6 克。先将艾放在铜质锅中，加清水于白炭炉煮成艾汁 120 克，去艾，拌入硫黄和元湖石，减弱火力（火力过大则全部燃毁，过小则凝成块状），适宜火候，使诸药逐渐凝结，然后去火，再将药块置于铜锅中，以白炭火徐徐熔化，加入西黄、珠粉、麝香，用竹片将药物拌匀。将拌匀的药液倒于瓷盘中，使其凝成饼状，剪成麦粒大小，用瓷瓶收藏备用。施灸时取薄纸 1 片，剪成圆形如 2 分硬币大，置于穴位上，再将麦粒大灸药 1 块，置圆形薄纸中央点燃施灸，至药燃尽为 1 壮，灸后局部即起 1 小水疱，敷料包扎即可，每次灸 1 壮。④芫花敷灸：取芫花 100 克，用醋浸泡 1 天，明雄黄 12 克，胆南星 20 克，白胡椒 10 克，共研细末，混匀贮瓶备用。敷灸时取药粉适量，置于神阙穴内，使与脐平，上贴胶布固定，3 天换药 1 次。⑤隔定痫糊灸：取制马钱子、僵蚕、胆南星、明矾各等份，将药混合研为细末，再以青艾叶、鲜姜适量，和诸药即成定痫糊。施灸时取定痫糊 5～10 克，分别置于神阙与会阴穴，上置艾炷灸。1 穴灸 1 壮，每日灸 1 次。⑥苯妥英钠敷灸：取苯妥英钠 0.25 克，丹参粉、月石各 1 克，冰片适量，共研细末，混匀密贮备用。敷灸时取药粉适量，纳入神阙穴内，使与脐平，胶布固定，7 天换敷 1 次。

第五节　脊髓压迫症

脊髓压迫症（spinal cord compression，SCC）系指脊髓、马尾、神经根或者血管受到肿瘤性或者非肿瘤性因素的压迫后，出现的脊髓水肿、变性及坏死等病理学变化，最终导致脊髓功能丧失而出现的一系列症状与体征。肿瘤性因素是导致脊髓压迫症最为常见的因素。主要包括椎管内肿瘤，发生于椎管内的各种组织，如脊髓、神经根、脊膜、椎管壁来源的各种原发性或继发性肿瘤，其中，原发性肿瘤占 75%～95%，继发性肿瘤占 5%～25%。

一、临床分期

1. 疾病早期　又称临床刺激期。主要包括神经根痛和感觉障碍。有些患者表现为相应神经根支配的肌力下降或肌肉萎缩。

2. 脊髓部分受压期　突出的症状是脊髓的传导束症状。典型者可出现脊髓半切综合征，即病变水平以下的上运动神经元性瘫痪、深感觉障碍和病变对侧水平以下 2～3 节段的痛、温觉减退。

3. 脊髓完全受压期　病变进入晚期，可以出现脊髓横断性损伤，病变水平以下完全瘫痪，在肿瘤患者主要是自主神经功能障碍。

二、临床表现

1. 感觉障碍

（1）疼痛：是脊髓压迫最为常见的临床症状，也是常见的首发性症状。大多数髓外肿瘤患者的疼痛表现为沿着神经分布区域扩散的神经根疼痛。髓内肿瘤则往往因为直接刺激脊髓内后角细胞或者感觉传导束，而表现为酸痛或者烧灼痛。

（2）感觉异常：患者可以出现麻木感、蚁走感、束带感、寒冷感、奇痒感，并可以出现感觉错乱等表现。

（3）感觉缺失：患者可以出现痛觉、温度觉、触觉及本体感觉的缺失。

2. 运动障碍　主要表现为不同程度的肌无力和瘫痪，可以伴有肌肉松弛、肌肉萎缩、肌张力和腱反射的异常。在肿瘤的发生及侵袭部位，可以表现为下运动神经元的瘫痪，肿瘤压迫平面以下，出现上运动神经元瘫痪。

3. 反射异常　肿瘤所在的节段出现反射减弱或消失，在此节段以下，浅反射消失，深反射亢进，并可以出现病理性反射。

4. 自主神经功能紊乱　包括膀胱、直肠功能障碍，出汗异常，瞳孔改变，血管舒缩和立毛肌反射异常等。

5. 其他相关性症状　主要包括棘突压痛、三叉神经和后组脑神经损伤的相关症状，蛛网膜下腔出血和颅内压增高等症状。

6. 不同平面的椎管内肿瘤的临床特点

（1）$C_1 \sim C_4$ 占位：颈枕部痛，头颈活动受限，面部呈洋葱皮样麻木，呼吸困难，胸锁乳突肌、斜方肌萎缩，四肢呈上运动神经元性瘫痪。

（2）$C_5 \sim T_1$ 占位：四肢瘫、臂部肌萎缩和 Horner 综合征等。

（3）$T_2 \sim T_8$ 占位：上胸至上腹有神经根痛伴束带感，下肢呈上运动神经元性瘫痪，腹壁反射消失。

（4）$T_9 \sim T_{12}$ 占位：两侧背部、下腹部神经根痛伴束带感，中、下腹壁反射消失。前屈时腹直肌上部收缩正常、下部瘫痪，出现脐孔上移，即比弗征阳性。

（5）$T_{12} \sim S_2$ 占位：下肢神经根疼痛，双下肢迟缓性瘫痪，提睾反射（$L_1 \sim S_2$）、膝反射和（或）踝反射消失，肛门括约肌松弛，偶伴尿失禁。

（6）圆锥部：早期仅有括约肌功能障碍，阳痿、鞍区麻木。晚期可有双下肢弛缓性瘫痪。

（7）马尾部：腰痛，坐骨神经痛，可为单侧或双侧，括约肌功能障碍。

三、诊断与鉴别诊断

1. 临床诊断　脊髓压迫的临床诊断包括病灶定位诊断和疾病的定性诊断两部分内容。怀疑有脊髓压迫症的患者，首先需要详细了解病史，并进行详细的临床查体，尤其注意进行有针对性的神经系统检查。对于部分良性肿瘤所致的慢性脊髓压迫，其临床表现不甚明显，神经系统检查可能出现阴性结果，这样就需要借助于影像学检查手段对确定可疑的病变节段进行 X 线平片、CT、ECT、MRI 等影像学检查，个别患者需做脊髓造影。

2. 鉴别诊断

（1）腰椎间盘突出：病情紧急者常有外伤史，病情缓慢者常反复发作。以 $L_4 \sim L_5$ 及 $L_5 \sim S_1$ 最常见，直腿高举试验阳性，脊柱侧弯，腰椎生理性前凸消失，局部疼痛在活动时加重，卧床休息时减轻。通常无自主神经功能障碍。

（2）颈椎病：以 $C_5 \sim C_6$ 为多见，常有一侧或双侧上肢的神经根性疼痛及麻木感，肱二头肌或肱三头肌反射减弱。头颈牵引可减轻症状，X 线检查可见椎间隙变窄。

（3）胸椎小关节紊乱症：中年以后发病。疼痛由脊柱向前胸放射，颇似肋间神经痛，在咳嗽、弯腰、低头时可加重。X 线检查椎体边缘有骨质增生、骨刺形成。

（4）脊椎结核：多见于青年人，有食欲缺乏、消瘦、午后潮热、盗汗等结核中毒症状。脊柱角状后突畸形，几乎为脊柱结核所特有。

（5）骨质疏松症：主要发生于老年人和绝经后妇女，甲状旁腺功能亢进、长期使用糖皮质激素可以导致骨质疏松。常见的症状是腰痛、背痛、乏力。血清钙、磷及碱性磷酸酶多正常。X 线表现为骨小梁数量减少，骨密度降低。骨皮质变薄但没有侵蚀是其特点（肿瘤多有皮质破坏）。

（6）强直性脊椎炎：患者除疼痛及骨质疏松外，尚有发热、贫血、多脏器功能损伤等。

（7）甲状旁腺功能亢进：病史及血液生化检查有助于明确诊断。

四、治　疗

1. 对症治疗和一般性处理

（1）控制疼痛及放射治疗：对于恶性肿瘤骨转移所引发的疼痛及脊髓压迫，非手术治疗的首选方法为放射治疗，也适用于椎体压迫症。伴疼痛者可给予适当的止痛剂、镇静剂。

（2）药物缓解椎体压迫：常使用地塞米松和甘露醇，二者可以合用，需要注意药物性消化性溃疡、应激性溃疡、电解质紊乱等情况的发生，需要同步给予药物性预防。

（3）自主神经功能障碍的对症处理：主要是对可能存在的便秘、尿潴留等症状给予对症处理。

（4）注意预防肺炎、泌尿系感染及压疮等并发症的发生。

（5）支持治疗：对于疾病较重或者疾病晚期的患者，尽可能地进行经消化道高营养治疗。

（6）药物性神经营养支持：对于具有脊髓压迫的患者可以常规给予部分神经营养药物，最大限度地营养神经的生理性功能，缓解神经损伤的程度。

2. 手术治疗

（1）手术指征：①脊髓压迫原因不明，手术兼有探查和解除脊髓压迫的双重作用；②仅有 1～2 个椎体受累；③患者一般情况尚好，能耐受手术；④放疗及糖皮质激素治疗无效者，或放疗后复发；⑤已知原发肿瘤对放疗不敏感者；⑥放疗后肿瘤体积缩小，但腰背痛不缓解需做固定术者；⑦患者术后能存活 3 个月以上，手术的利弊应告知患者或其家属并获得他们的知情、同意。

（2）手术之前应明确椎体受累程度及其稳定性。日本学者德桥泰明等提出 6 项脊椎转移灶手术治疗的参数，包括一般情况、脊椎外骨转移灶、脊椎转移灶、主要脏器有无转移及可否切除、原发肿瘤部位、脊髓压迫程度。每项参数以对生命的影响和程度评分，总分为 12 分。9 分以上者，术后生存时间 90% 在 1 年以上，而 5 分以下者术后 90% 生存不到 6

个月，平均约 3 个月。6～8 分者术后近半数未生存到 6 个月，37% 生存 6～12 个月。

（3）手术方式：单纯后路减压术术式简单，创伤较小，但它进一步破坏脊椎的稳定性，最好能同时行脊髓内固定。脊髓前路手术减压效果肯定，但除颈椎外，通常需要开胸、剖腹或胸腹联合切口才能切除病灶，手术损伤较大，对于晚期肿瘤患者一般是不适合的。脊髓压迫症术后仍可考虑放疗，因为手术不可能彻底清除肿瘤。

3. 化学治疗　化学治疗对于缓解脊髓压迫的作用效果不甚理想，对于治疗上需选择对于化疗敏感或者相对敏感的肿瘤进行。

五、预　后

预后与下列因素有关：①原发肿瘤发展较慢者预后较好。②肿瘤部位。③肿瘤对化疗、放疗、内分泌治疗的敏感性，能被这些治疗控制的肿瘤预后优于不敏感的肿瘤。④术前患者一般状况好的预后也较好。⑤有精心护理及良好的康复措施者预后较好。

（王　欢　李　蓓　曲范杰）

第七章

心血管系统并发症

第一节 心脏转移瘤及心脏压塞

一、流 行 病 学

心脏与其他脏器相比，其发生转移瘤的概率相对较低。其原因主要是心脏运动及血循环不利于恶性肿瘤细胞的生存、生长，仅有极少数的细胞得以存活，并建立起转移瘤。由于心肌不断运动，以及心肌不断产生乳酸和快速的血流等因素，心肌发生转移的概率较心包转移低。常侵犯心脏或心包的恶性肿瘤有肺癌、乳腺癌、白血病、霍奇金淋巴瘤与非霍奇金淋巴瘤、恶性黑色素瘤、胃肠道癌和肉瘤，尤以肺癌和乳腺癌最为常见。

心脏压塞（pericardial tamponade）是指心包腔内积聚过多的液体，使心包内的压力升高，达到一定的限度以后，引发心室的舒张充盈受限，导致心脏的搏出量降低，体循环静脉压、肺循环压增高等心脏受压的一系列临床急症。

二、病 理 生 理

心脏压塞的主要原因是在心包腔这个潜在的腔隙内充满了液体和其他成分。心脏压塞对于血液循环的影响不仅取决于心包积液的量，更取决于其增长速度。快速增长的心包积液，即使仅为 100～250ml，也可以引发明显的心脏压塞症状。相反，缓慢增加的心包积液，即使心包积液量达到 1000ml，临床症状也可能很轻或是基本没有任何临床表现。

一般而言，心包腔内的压力超过 1.33kPa（10mmHg）即可出现心脏压塞症状。心脏压塞时，心包腔内的压力急剧升高，心脏舒张充盈受限而引发体循环静脉压和肺静脉压升高，心脏搏出量降低。导致周围血管阻力增加及动脉压下降，主要表现为收缩压降低，舒张压改变不明显，脉压变小。由于心肌舒张功能受限，心肌内的冠状动脉、静脉受压，以至于供血不足，引发一系列临床症状，严重者可出现休克、死亡。

三、临 床 表 现

恶性心包积液特异性的临床表现较为少见。心包积液和心脏压塞的常见临床症状：发热、乏力、呼吸困难、胸痛、咳嗽、心悸、端坐呼吸、疲乏、虚弱、焦虑和意识错乱、谵妄、呃逆、少尿及水肿，多数症状缺乏特异性。心脏压塞的体征：心动过速、心音减弱、颈静脉怒张、周围性水肿和心包摩擦音；随着心脏压塞的发展，可以出现心音遥远、低血压、心律不齐和中心静脉压增高。奇脉的出现是心脏压塞的标志，表现为吸气时收缩压下降 10mmHg 以上。由于压迫邻近器官，如肺、气管、支气管、食管和大血管，可以引发肺淤血，出现呼吸困难加重，咳嗽、咳血丝痰甚至咯血。此外，部分患者还可以吞咽困难、声音嘶哑为首发症状。

四、诊　断

由于心包积液和心脏压塞缺乏特异性的临床症状和体征，因此临床诊断上除了需要详细询问病史以外，主要依赖于以下临床相关辅助检查手段。

1. X 线影像学检查　对于成年人而言，一般心包积液超过 250ml 时才可以看见心影扩大，透视情况下可以随着体位的变化而改变。目前诊断很少直接利用 X 线影像学检查。

2. 心电图　大约 50% 的患者心电图表现为窦性心动过速，肢体导联低电压，部分患者可出现期前收缩和房室传导阻滞等心律失常表现。

3. 超声心动图　心脏超声、超声心动图检查方法确切、直观、迅速、可靠，并且无任何创伤等，目前已经成为诊断心包积液和心脏压塞的首选方法。

4. 纤维心包镜　内镜技术可以清晰地观察到心包腔内脏层和壁层的病变，必要时还可以进行活检，置入引流导管，腔内冲洗或者心包腔内药物注射。

5. 诊断性心包穿刺　一般用于心包积液量超过 200ml 的病例，临床应用时最好在超声引导下进行。癌性心包积液大多为血性，也可为浆液性，但较少见。

6. 其他检查方法　对于心包积液及心脏压塞的检查手段较多，如心导管检查、心血管造影检查、心肌扫描、心内二氧化碳造影检查、CT、ECT 及 MRI 等。其中，CT 和 MRI 有助于发现心包内积液及肿瘤结节，并可以观察原发肿瘤的分期情况。

五、鉴别诊断

肿瘤患者的心包积液产生原因通常有五种：①周围型，系恶性肿瘤直接侵犯和（或）转移所致；②中心型，纵隔肿瘤压迫、妨碍淋巴和静脉回流而产生心包积液；③严重的营养不良和低蛋白血症，此类患者一般同时有其他浆膜腔的积液；④其他因素，如同时存在严重感染等，在已经明确为肿瘤的患者中少见；⑤放射治疗引起。

需要经常进行鉴别诊断的情况还有下述几种。

（1）原发性心脏、心包肿瘤：甚为少见，但临床意义较大。原发性心脏肿瘤中，良性肿瘤以黏液瘤最为多见，约占 30%；恶性以肉瘤和间皮瘤为主。原发于心包的肿瘤以心包间皮瘤和心包囊肿最为常见。

（2）各种心脏疾病：心包产生积液时，首先要区别是否有感染性心包疾病，如结核，化脓性、病毒性心包炎；其次要排除非感染性心包疾病、类风湿性心包炎和代谢障碍性心包炎等。

（3）放射性心包炎：放射性的心包炎一般较少见，而且放射性心包炎的发生还与多种因素相关。如单独应用前照射野给予根治剂量的照射治疗；对于纵隔内巨大肿瘤存在时，部分患者在进行常规照射治疗以后还需要进一步给予追加照射，则更加容易出现放射性心包炎。甲状腺癌放疗后有少数患者发生黏液性水肿累及心脏，有此病史者亦需注意鉴别。

（4）心肌损伤仅局限于心肌时，临床诊断十分困难。类癌综合征（见第四章，第八节）、其他并发症和抗肿瘤治疗均可损伤心肌，造成与心脏转移相类似的症状与体征。

六、治　疗

对肿瘤心脏转移的治疗，以针对心包积液为主。当患者没有相关症状或症状较轻，没有血流动力学异常时，应该进行全身治疗。

（1）对症支持治疗：与一般的心包积液处理相同，主要包括绝对卧床休息。给予镇静剂或止痛剂减轻患者的紧张情绪，缓解中、重度疼痛。适当使用糖皮质激素与利尿剂，同时控制感染，补充适量的蛋白质与维生素。

（2）对于轻度低血压者，可以静脉快速输注生理盐水或乳酸林格氏液以增加右心室充盈压。

（3）急性放射性心包炎可以采用非甾体抗炎药或激素保守治疗。

（4）解除心脏压塞　解除心包积液和心脏压塞最简便、有效的措施是立即心包穿刺放液。一次较大量的心包积液抽出，引流 200ml 也是安全的。对于心包积液增长速度迅速的患者，治疗上也可以考虑心包腔内留置引流导管进行持续性心包积液引流术。

（5）心包内注入化疗药物：心包积液内查到癌细胞或临床能肯定为肿瘤性心包积液，则可在心包内注入化疗药物。选用药物的原则是有效、低毒，且对原发肿瘤敏感。常用的有丝裂霉素、顺铂、甲氨蝶呤、平阳霉素，药物可选用其中 1～2 种，经生理盐水稀释后注入心包腔内，适当间隔时间再次使用。硬化剂如滑石粉、四环素等，因有缩窄性心包炎的危险，现已少用。

（6）放射治疗：外放射对放疗敏感肿瘤所致的心包积液有效，有报道半数患者可得到控制，常用治疗剂量为 25～35Gy/2.5～3.5 周。

（7）全身化疗：小细胞未分化肺癌、恶性淋巴瘤、乳腺癌等化疗敏感的肿瘤，可用全身联合化疗加病变部位的放射治疗。

（8）手术治疗：由于发病病程、病期的原因，不少患者的一般情况已经难以耐受手术。临床上应严格限制在以下几种情况：重症缩窄性心包炎；心包积液增长过快、心包穿刺及其他非手术治疗不能控制症状的心包积液；诊断难以明确的心包积液。

（9）中医药治疗：肿瘤的心脏转移、心脏压塞是肿瘤的急症，多属《内经》心疝的范畴。病属邪毒阻遏，气流逆化生为水或痰。治疗当以去水饮之邪为要，水去则憋喘自平。癌瘤日久，病及心包。待病情稳定后可以有针对性地施以中医药配合治疗。内治法可以根据水饮内停而施以参附汤合苓桂术甘汤，血瘀心包施以血府逐瘀汤合黄芪桂枝五物汤。外治法可以配合使用姜桂散、隔药艾灸虚里穴。应急治疗可以艾灸关元、气海、足三里、涌泉，用于阳气虚脱证。复方丹参注射液、生脉注射液或者参附注射液等辨证施治。

七、预　后

出现癌性心包积液但无纵隔及肺部病变者，原发肿瘤又对放疗或化疗敏感，通过积极的全身与局部治疗，可望缓解症状并获得相当长的生存期。有全身包括纵隔及心脏转移者，预后往往恶劣。但由于癌性心包积液的疗效优于其他浆膜腔积液，即使是对化疗和（或）放疗不敏感的肿瘤，也不应该放弃治疗。

第二节　抗肿瘤治疗引起的心脏损伤

自 1963 年蒽环类抗肿瘤药物柔红霉素应用于临床以来，陆续有很多该类药物上市，如多柔比星、阿克拉霉素、表柔比星和吡柔比星等，发挥了重要而特殊的抗肿瘤作用。自 20世纪 80 年代以后，抗肿瘤药物导致心脏毒性的临床报道逐渐增多。随着药物的使用，该类药物的心脏毒副作用也日益突出，对其副作用的研究也逐渐深入。其中，最具有代表性、研究较多的首推多柔比星。除了蒽环类抗癌抗生素以外，环磷酰胺、5-Fu、紫杉醇、丝裂霉素等研究也积累了一定的临床资料。近些年来报道了许多其他抗肿瘤的靶向治疗药物也可以引发心脏损伤，部分毒副作用还相当严重。

放疗及许多抗肿瘤药物均有可能导致心脏损伤，心肌损伤包括心肌病和充血性心力衰竭（congestive heart failure，CHF）、心肌缺血和心律失常等。抗肿瘤药物的心脏毒性一般还可以根据出现的时间分为三种类型：①急性心脏毒性，多数在药物使用过程中发生，表现为非特异性的心电图变化，多数是可逆的，持续时间短暂，一般对继续化疗无明显影响；②亚急性心脏毒性，多数发生在第一个周期或第二个周期用药以后的 4 周左右，主要有心包炎、心肌缺血和心功能障碍，老年患者和既往有心脏病的患者，可以发生充血性心力衰竭；③慢性心脏毒性，主要表现为心肌病变，以蒽环类药物的使用最为常见，也是最重要，影响最广的一类心脏毒性反应。

一、病因及发病机制

（一）急性和亚急性心脏毒性

1. 心电图改变　心电图的异常是肿瘤化疗药物使用过程中最为常见的。由于肿瘤患者的特殊性和对多种疾病的易感性，因此在确定为抗肿瘤药物所引发的心电图异常之前，还需要除外肿瘤疾病本身，水电解质紊乱及发热等因素。基础研究表明，大鼠注射多柔比星引发的心肌细胞核改变，表现为细胞核断裂，分离和形成环状结构。临床研究发现，患者可以出现非特异性的心电图表现和心律失常，表现为 ST 段下移，T 波低平，QRS 波下降，窦性心动过速，室上性心律失常，室性和房性期前收缩，QT 间期延长。心电图的变化与药物使用剂量之间没有明确的相关性，任何剂量均可发生。急性心肌损伤的机制推测可能与下列因素有关：①阿霉素引起与剂量有关的组胺浓度升高，可以导致心律失常，心肌细胞损伤和低血压；②抑制心肌鸟苷酸环化酶的活性，使得 c-GMP 的浓度降低，c-AMP/c-GMP 升高，以及心律不齐和细胞损伤。

2. 心包炎-心肌炎综合征　蒽环类药物的使用达到一定剂量以后，易发生心包炎-心肌炎综合征。表现为心律失常，明显的心肌功能障碍，并可以继发充血性心力衰竭而死亡。患者多数相对较年轻，合并心脏病史。组织病理学证实该综合征是一种急性炎症过程，累及心包和心肌外层。部分患者也可以引起心肌缺血性疾病及心肌梗死，通常会在用药后几小时发生，出现类似心绞痛的症状，老年人及原来有心脏疾病的患者更容易发生，发生机制可能与药物的刺激有关，引起类似肾上腺激素的刺激作用及血管痉挛。因此对于此类患者应该加以注意，并且密切观察，对于可能出现症状的患者，可以用硝酸甘油酯类药物并准备及时抢救。

（二）慢性心肌病

多柔比星引发的不同程度的心脏损伤的发生率一般为 2%～20%，其发生率一般和使用剂量有关，在全部的药物性心脏损伤中，抗肿瘤药物占 47.6%，其中充血性心力衰竭的发生率约占多柔比星治疗病例的 1.5%。累计使用剂量的升高，可以增加心肌病的发生率。累计剂量小于 450mg/m^2 时，心肌病一般很少发生，550mg/m^2 时发生率约为 7%，600mg/m^2 时为 15%，而累积量达到 700mg/m^2 时则高达 30%～40%。亚临床的心脏毒性发生率显著高于充血性心力衰竭。

心脏毒性的发生通常可以分为亚临床心肌病、非致死性心肌病和致死性心肌病三种。亚临床心肌病仅可以在同位素血池扫描中发现心脏功能受损，患者可以无任何临床症状，多数患者在常规治疗剂量的基础上，治疗后 6～8 个月发生；非致死性心肌病可以表现为低血压、窦性心动过速或过缓、左室肥大、房性期前收缩、预激综合征或心肌劳损等；致死性心肌病则主要表现为充血性心力衰竭。

充血性心力衰竭很少有前驱性症状，常急骤性发作，出现窦性心动过速，呼吸困难、肝大、肺水肿、胸腔积液和全身性水肿等。心力衰竭出现的时间一般在末次用药后的 9～192 天，平均出现在 34 天，患者一般平均在出现症状后的 2 天左右（1～10 天）死亡。心电图可以表现为 T 波低平或倒置，QRS 波的绝对面积减少 40% 以上，射血前期与左室射血期之比明显增加，并可以出现阵发性室上性心动过速，室上性或室性期前收缩，心室内传导障碍等急性或亚急性心电图改变。

对于接受过或正在接受蒽环类抗肿瘤药物治疗的肿瘤患者，如果出现了运动耐量下降、呼吸困难、肺淤血及循环系统淤血等表现，均应该考虑 CHF 可能。一般来说，窦性心动过速可以是心肌毒性的最早期体征，最终可以发展为心力衰竭。

对于临床诊疗过程中，部分因素的存在可以促进或加重蒽环类抗肿瘤药物的心脏毒性的发生、发展，消除或避免这些因素对于患者具有积极的意义。

（1）药物使用剂量：多柔比星等蒽环类抗肿瘤药物的累积剂量是影响心肌毒性的最主要因素，而与单次使用剂量关系不是很大，累积剂量越大，毒性发生率越高。

（2）心脏的放射情况：接受心脏和（或）纵隔区域放射治疗的患者，以及既往接受过心脏和（或）纵隔区域放射治疗的患者，其充血性心力衰竭的发生率相对较高。

（3）药物的应用方式：对于累积剂量一致的情况下，每3周给药一次的大剂量间歇式给药的心脏毒性明显高于每周给药一次的间歇性小剂量给药方式，而且在使用中还发现静脉推注给药的毒性高于静脉滴注，静脉滴注高于持续静脉注射。部分研究还提示蒽环类抗肿瘤药物可出现骨髓抑制（表7-1）。

表 7-1　蒽环类抗肿瘤药物的骨髓抑制和心脏毒性比较

药物	用药方式	骨髓毒性程度	心脏毒性相对频度*	最大类剂量**
ADM	快速输注	1.0	1.0	450～550
ADM	每周应用	1.0	0.7	550
ADM	24 小时输注	1.0	0.62	550
ADM	48 小时输注	1.0	0.57	625
ADM	96 小时输注	1.0	0.5	800～1000
EPI-ADM	快速输注	0.67	0.66	900
MIT	快速输注	5.0	0.5	160
DNR	快速输注	0.67	0.75	800
ADM+ICRF-187	快速输注	1.0	0.5	800～1000
#ADM+ICRF-187	快速输注	1.0	0.73	550

注：ADM，多柔比星；EPI，表柔比星；MIT，米托蒽醌；DNR，柔红霉素；

* 将阿霉素静脉注射时的毒性反应作为基础单位1。

** mg/m^2。

\# ADM300mg/m^2。

（4）年龄：并不是一个独立毒性反应发生的危险因子，对于老年患者，由于年龄因素，多数患者合并有心血管系统的疾病，会增加蒽环类药物使用的危险性。在相同剂量的前提下，年龄越大，蒽环类药物的心脏毒性越明显。

（5）高血压、冠心病等心脏疾病：对于原来就具有高血压或者冠心病等心脏疾病的患者，应用蒽环类药物发生心脏毒性的概率会明显增高。对于这一类患者，即使使用了"安全剂量"的多柔比星也可以引发具有致死性的心脏毒性，也提示临床需要给予提前观察和必要的预处理。

（6）联合用药：很多药物本身就具有一定的心脏毒性，这些药物的联合使用，可以增加心脏毒性发生率。如环磷酰胺等药物具有增加多柔比星类药物心脏毒性危险性，临床在使用中尤其需要注意药物的协同毒性。

1. 组织病理学　心肌细胞的形态学变化最能反映多柔比星的心肌毒性，在光镜下，可以看见心肌细胞广泛性、退行性病变及间质水肿；电镜观察发现，在早期心肌细胞损伤中发现心肌纤维部分或全部缺失，肌小管扩张，融合成空泡，线粒体相对正常。晚期则可以出现心肌细胞死亡，线粒体变性，线粒体嵴断裂、消失，并可以出现髓磷质小体。严重者可以出现纤维化。对多柔比星心肌病细胞的超微结构研究显示，急性期表现为染色质凝集成块，近核膜分布，大部分线粒体嵴断裂、消失，形成孔泡，闰盘分离；而慢性期除了染色质改变，核仁分离，线粒体肿胀空泡变，数个线粒体融合成巨大线粒体外，主要表现为肌浆网水肿、空泡变，肌丝排列紊乱、断裂溶解，糖原颗粒明显减少，严重者出现纤维化改变。

新近对于5-Fu等抗代谢类药物的研究表明，5-Fu所引发的心脏毒性主要表现为可以使冠状血管痉挛收缩，从而引发心肌缺血，尤其对于5-Fu长期持续静脉使用的患者，使得其冠状动脉较长时间处于收缩状态，心肌缺血的表现更加严重。对于其心肌损伤的机制研究尚有待于进一步深入。

2. 发生机制　蒽环类抗肿瘤药物的细胞作用范围广泛，包括嵌入DNA，抑制RNA和蛋白质的合成，以及干扰细胞的氧化磷酸化过程，但是引起心肌细胞损伤的机制仍然不是十分清楚，目前多数研究提示与下列因素相关：①游离基作用，与自由基、过氧化脂质有关；②抑制心肌细胞Na^+，K^+-ATP酶的活性及钾离子的运输；③抑制心肌细胞的核酸代谢；④抗心脏自身免疫反应；⑤抑制细胞呼吸，抑制能量代谢，导致中毒性心肌病；⑥钙离子的作用；⑦螯合二价阳离子的作用；⑧抑制HMM-肌动蛋白-Mg^{2+}-ATP酶反应，抑制心脏变性球蛋白还原酶。多柔比星中含有的氨基糖也可引发心脏毒性。

（三）其他心脏毒性药物

1. 环磷酰胺和异环磷酰胺　正常剂量下很少有心脏副作用，当一疗程内环磷酰胺总剂量超过$1000mg/m^2$时，轻者仅有一过性心电图变化和（或）无症状的酶学改变，重者可发生心包炎、心肌梗死。本药无剂量累积毒性，但有纵隔放疗史，蒽环类药物用药史者，易发生心脏毒性。

2. 5-氟尿嘧啶　5-氟尿嘧啶引发的心脏毒性反应集中表现于心肌缺血，尤其在持续性输注的患者中，其发生率约为1%～4.5%，与顺铂联合使用会增加毒副作用的发生率。偶有心绞痛及心肌梗死的报道。房颤、室颤可发生在5-氟尿嘧啶给药后3～18小时。长效硝酸甘油及钙通道阻滞剂可能有预防其心脏毒性的作用。

3. 紫杉醇注射液（泰素）　心律失常发生以室速、期前收缩、束支传导阻滞等为主，可发生在给药期间，顺铂可能加重本药的心脏毒性，紫杉醇与蒽环类药物联合使用时其心脏毒性显著性增加。紫杉醇已有心肌梗死的报告，尸检病理学改变同动脉硬化性心脏病类似。

4. 生物制剂　干扰素、白细胞介素、肿瘤坏死因子、靶向药物曲妥珠单抗等生物制剂，对心脏均有一定的毒性。

5. 性激素　己烯雌酚是治疗前列腺癌的重要药物，以往的剂量偏大，导致血管硬化及心脏损伤者颇多。目前倾向于用量1mg/日，心血管副作用已明显减少。

二、预防及治疗

1. 心脏毒性的观察指标　蒽环类药物在使用过程中需要对心脏情况及心脏毒性随时进行监测。这种监测和评估的意义在于，心脏毒性早期的表现不是很明显，发生后多数为不可逆性反应。及早、及时的监测可以明确药物的使用是否已经临近推荐剂量；明确是否还可以继续用药；预测和防止充血性心力衰竭的发生。

心脏毒性反应的监测指标较多，可以采用心电图、心肌酶学测定、心肌血池扫描、超声心动图及心肌和心内膜活检技术。目前认为，对于慢性心肌毒性的最佳监测指标是采用动态性监测左室射血分数（left ventricular ejection fraction，LVEF）。正常人的左室舒张末期容积约为 145ml，收缩末期的容积约为 75ml，搏出量约为 70ml，心脏搏出量与左心室舒张末期容积的百分比即为左室射血分数，健康成年人的 LVEF 为 55%～65%。

2. 蒽环类药物心脏毒性的防治　以多柔比星为代表的蒽环类抗肿瘤药物广泛应用于临床，其心脏毒性是制约临床应用的主要剂量限制性毒性，对于药物应用过程中心脏毒副作用的防治措施主要集中在监测药物本身毒性反应，以及开发和应用心脏保护性药物。

（1）对于蒽环类药物的研究：如前所述，对于蒽环类抗肿瘤药物的研究集中在对其毒性及毒性相关因素的研究上。临床上的预防、防治措施也体现在药物使用中注意剂量的控制，变换不同的使用方式，对阿霉素衍生物及新转运方式的研究上。

（2）心脏保护药物：所谓的细胞保护剂（药物）又称化学性保护剂，其本身不具有任何抗肿瘤的作用，但是其与化疗药物或放射治疗合并应用的时候，能够保护机体的正常细胞免受抗肿瘤治疗性损伤，而不影响化疗药物或放射治疗的抗肿瘤效果。目前根据化学性保护剂的作用机制分为两大类：干扰细胞毒药物对正常细胞的杀伤作用；增强和促进受损正常细胞的恢复。

1）氨磷汀（WR2721，Amifostine，阿米福汀）：具有消除自由基，使得细胞毒性药物失活；减少细胞对溶解氧的利用度；灭活反应簇（供 H^+）；防止或逆转 DDP-DNA 加成物的形成；促进 DNA 的损伤修复。

2）双内酰亚胺类化合物：双内酰亚胺类化合物是一种强有力的细胞内交联剂，具有抗肿瘤作用，降低蒽环类抗肿瘤药物的心脏毒性。目前在临床使用的药物包括：ICRF-159，ICRF-187 和吗丙嗪（AT-2153）。

3）抗氧化剂：主要包括维生素 C、维生素 E、谷胱甘肽（glutathone，GSH）、ATP、辅酶 Q10 等。

4）微量元素：机体对于损伤心肌的 O^{-2}、H_2O_2 等活性氧和自由基的清除取决于抗氧化酶 SOD、GSH-PX 以及过氧化物酶的活性。锌、硒、铜等元素是这些酶的重要组成部分、激活因子、活性体现的重要参与物质。

5）其他：三苯氧胺，褪黑激素，7-单羟乙基芸香苷。

3. 靶向药物心脏毒性的防治

（1）对靶向药物心脏毒性的认识：肿瘤治疗相关的心脏毒性根据病理改变和临床表现可分为两大类：Ⅰ型和Ⅱ型。Ⅰ型心脏毒性常伴有不可逆的心肌损伤，更容易导致充血性心力衰竭的发生，多见于传统化疗药物如上述蒽环类、烷化剂和抗微管类药物治疗后。这类心脏毒性的机制相对较为明确。Ⅱ型心脏毒性是近年来发现的新类型，最初报道于曲妥珠单抗治疗后，近期发现一些新型靶向药物如 VEGF 抑制剂和酪氨酸激酶抑制剂（TKI）治疗后也可出现。该类型往往导致心肌收缩力的暂时性丧失（如心肌顿抑），发生率和严重程度各异，且多数为可逆性，停止治疗后可恢复。靶向治疗期间需进行严密的心脏功能监测。

（2）靶向药物心脏毒性的临床表现：主要包括心律失常、QT 间期延长、心肌缺血或心肌梗死、左心室功能障碍或 LVEF 下降、慢性心力衰竭。其与化疗联合时，心脏毒性的发生率明显升高。高龄病人、既往心脏病史、胸部放疗史、蒽环类等有心脏毒性药物使用史都会增加其心脏毒性。

（3）防治措施

1）治疗前询问高血压、冠状动脉病史，行心电图和超声心动图检查，部分选择进行负荷试验和心肌血清酶检查。每次中每月进行心肌酶谱、心电图检查，每2～3个月进行超声心动图检查，重点监测 LVEF 的变化，若 LVEF 从基线水平下降至≤50%时，应考虑停药。

2）用药期间特别是曲妥珠单抗给予心电监护至输液完成后1小时。

3）发生轻微反应，如心悸、心动过速时给予普萘洛尔对症治疗，出现严重症状时立即停药，并采取相应抢救措施，床旁应常规备用吸氧等急救设备和用品。

4）曲妥珠单抗治疗前120分钟开始给予营养心肌的药物，如心肌极化液。

5）如果出现充血性心力衰竭的症状停止治疗。如果患者虽未出现充血性心力衰竭的症状但伴有 LVEF 低于50%和（或）比基线下降20%，则需中断或减量治疗。恢复后，根据毒性反应的等级确定治疗剂量：1～2级可以相同剂量继续治疗，心脏药物治疗和密切监控；3级可以减量后继续治疗，需进行院内强制性密切心脏监测2周。

6）对于口服靶向药物，以克唑替尼（ALK 抑制剂）为例，可导致1%的患者发生 QT 间期延长，4%发生心动过缓。临床实践中，在克唑替尼治疗前，应进行心电图检查。出现乏力或晕厥的患者应考虑是否为尖端扭转型室性心动过速。男性和女性正常的 QT 间期分别是460毫秒和470毫秒。一旦 QT 间期超过500毫秒，有尖端扭转型室性心动过速病史或先天性 QT 间期延长的患者应咨询心脏病专家。在克唑替尼治疗前和治疗的整个过程中都应监测电解质的水平，这应包括恶病质患者的钙浓度的正确计算。应避免处方易延长 QT 间期或扰乱电解质平衡的药物，从而降低尖端扭转型室性心动过速的发生风险。喹诺酮类、多潘立酮、阿瑞吡坦、唑类抗真菌药、5-羟色胺再摄取抑制剂或丙咪嗪类抗抑郁药和大环内酯类药物可能会延长 QT 间期。一些病人心动过缓为一过性反应，不进行管控会逐步减轻。

7）必要时嘱患者至心内科专科医生就诊。

4. 免疫药物心脏毒性的防治

（1）对免疫药物心脏毒性的认识：近年来，以免疫检查点抑制剂（immune checkpoint blockade，ICB）为主的肿瘤免疫治疗在肿瘤治疗领域取得了突破性进展。ICB 主要以细胞毒性 T 淋巴细胞相关抗原4（cytotoxic T lymphocyte associated antigen-4，CTLA-4）和免疫检查点程序性死亡分子1（programmed death-1，PD-1）/程序性死亡分子配体1（programmed death-ligand 1，PD-L1）抗体为代表。至今，已有多种 ICB 成功应用于黑素瘤、非小细胞肺癌、肾癌和尿路上皮癌等临床治疗，延长肿瘤患者的生存期，也在胃癌等瘤种中进行临床研究。然而，由于 ICB 的作用是使特异性结合 T 细胞表面抑制性受体 CTLA-4 和 PD-1 及 PD-L1 对 T 细胞活化的抑制作用解除，从而增强 T 细胞抗肿瘤作用。因此，在治疗过程中会出现免疫相关性不良反应（immune-related adverse events，irAEs），免疫药物导致的心脏毒性发生率虽然不足1%，但是其毒副作用的表现形式多样，包括心肌炎、心包炎、心律失常、心肌病、冠脉病变和心室功能损伤等。

（2）免疫药物心脏毒性的临床表现：由于临床表现的可变性，对心肌炎没有特殊的发现，心肌炎往往是排除的诊断。当怀疑心肌炎时，可能会建议使用心电图（EKG）、生物标志物、胸部影像、心脏成像和心脏取样的一系列测试。在某些情况下，特别是在治疗开始时仔细观察肌钙蛋白的改变，可以鉴定亚临床心肌炎。根据现有证据，在治疗的第一周内监测肌钙蛋白可被认为是合理的。因此，可以推荐 EKG 和肌钙蛋白测量值作为怀疑心肌炎病例的初步诊断测试。

（3）防治措施：虽然目前在癌症免疫治疗领域尚无针对免疫检查点抑制剂介导性心肌炎治疗的共识或指南，但我们要认识到，一旦免疫介导心肌炎的诊断被高度怀疑或出现，应该迅速进行治疗。研究指出应迅速开始高剂量糖皮质激素形式（甲泼尼龙 1000mg/天，持续 3 天，然后是泼尼松 1mg/kg）的治疗。在有症状的患者中，初始治疗包括静脉内注射甲基强的松龙，剂量为每天 1mg/kg。在没有明显心力衰竭或血流动力学不稳定的患者中，已经提出了另一种口服泼尼松 1mg/kg 每日的方案，根据心脏生物标志物和 LV 功能的改善速率，维持治疗 1 个月或更长时间。在回顾性分析中，收缩功能障碍恢复正常与使用糖皮质激素治疗有关。

对于中度至重度心力衰竭的情况下或难治性心肌炎患者，除高剂量类固醇之外，我们会考虑使用静脉注射免疫球蛋白、抗胸腺细胞球蛋白、他克莫司（考虑其在心脏同种异体移植排斥中的功效）、霉酚酸酯和英夫利昔单抗，但英夫利西单抗可能会导致心衰加重或加剧，所以不建议用于 LV 功能下降的患者。具体建议可由心内科团队提供指导，例如开始标准的心力衰竭和抗心律失常等治疗（β-受体阻滞剂和 ACE 抑制剂）。

一般来说，发生心脏毒性的患者不应该重新接受免疫抑制剂治疗。然而，在一项分析中，30 例诊断为免疫检查点抑制剂心脏毒性发作的患者中有 4 例安全继续使用，且无心脏毒性复发，对于心脏毒性较轻的患者，多达 50% 表明 LV 收缩功能障碍完全逆转。

5. 注意事项

（1）治疗前需要对患者的心脏进行一个较为全面的检查和评估，并和治疗中、后对应随访。除了常规心电图、动态心电图检查以外，应用多普勒超声心动图评价心脏的容积和 LVEF，多门心室功能放射性核素显像（Gated Radionuclide Scan with Multiple Acquisitions，MUGA scan）用于评价心律失常性心肌病（AIC）。

（2）应用阿霉素进行治疗的时候，当阿霉素的累计剂量达到 $300mg/m^2$ 和 $400mg/m^2$ 时，以后每增加 $100mg/m^2$ 时都应该进行 LVEF 检测。LVEF 绝对值下降 10%～20% 或 LVEF 低于 45% 的时候就需要停止治疗。

（3）预防 AIC，可以改变传统化疗方案静脉用药的给药方法。对于每周期 1 次性用药的方案改为 3～4 天的持续输注或每周给药的方法。根据实际情况限制阿霉素累计剂量在 $450～500mg/m^2$。尽管目前已经可以明确表阿霉素的心脏毒性明显低于阿霉素，但是对于未使用过蒽环类药物的患者，当累计剂量达到 $900mg/m^2$ 以上时 CHF 的发生率及危险性会大幅度的增加，用药安全性难以把握。

（4）对于预防性减毒药物的选用，目前推荐在使用阿霉素治疗之前 30 分钟静脉使用地拉佐生（Dexrazoxane），地拉佐生的应用剂量为阿霉素的 10 倍。一般对于初次治疗的患者可以不必使用，当阿霉素累计剂量达到 $300mg/m^2$ 以上时可以使用，并可获得较好的疗效。

（5）必须明确说明的是目前尚无治疗手段和药物能逆转 AIC。相关的治疗措施可以最大限度改善临床症状和表现。停止对心脏具有毒性或潜在毒性的各种药物，限制水钠的摄入量；利尿剂和地高辛的使用可以部分缓解充血状态；血管紧张素转化酶抑制剂、卡维地络和螺内酯可以降低心脏后负荷，改善临床症状；对于其他心肌营养性药物，心肌酶部分辅酶可以预防性或治疗性使用，但是确切的疗效目前还不肯定。

（6）心律失常的治疗用药：对于出现心律失常的患者，停止心脏毒性药物的使用是治疗前提，同时积极的纠正心律失常；对于出现血流动力学紊乱的患者，需要在纠正代谢异常的情况下积极进行药物治疗。对于室上性心动过速，可以采用 β-受体阻滞剂，维拉帕米治疗；对于房颤的患者，采用 β-受体阻滞剂、地尔硫䓬或心脏电复律，对于不稳定的患者也可以考虑使用胺碘酮或抗凝同步治疗；对于持续性室性心动过速的患者，可以静脉使用胺碘酮，也可以在选择性基础上进行植入性除颤。

第三节　上腔静脉综合征

上腔静脉综合征（superior vena cava syndrome，SVCS）是上腔静脉或其周围的各种不同病因引起的完全性或不完全性上腔静脉阻塞，致使流经上腔静脉回流到右心房的血液完全或者部分受阻所造成的一组临床征象。主要表现为上肢、颈部及颜面部的淤血水肿，以及上半身的浅表静脉的曲张，是肿瘤科较常见的急性或亚急性病征之一。

一、解剖学基础

上腔静脉位于纵隔右缘，处于气管前方，成人上腔静脉长 6～8cm，宽 1.5～2.0cm。它由左、右头臂静脉（无名静脉）在右侧第一胸肋后方汇合而成，在右侧第五胸肋关节处注入右心房。当其穿入心包腔之前，收纳的主要属支为奇静脉。奇静脉直接收纳右侧肋间静脉；还直接或通过半奇静脉和副半奇静脉收纳左侧肋间静脉；收纳纵隔，特别是后纵隔的静脉。上腔静脉是主要的静脉管道，它汇集头、颈、上肢、胸部的血液，流入右心房。

上腔静脉管壁薄、压力低，且被固定在上纵隔的右前方，它在胸骨的后方紧邻右主支气管和升主动脉，前面有纵隔淋巴结，后面是右侧或气管旁淋巴结，完全被淋巴结链所包绕。因此上腔静脉及其主要属支奇静脉最易受到纵隔内肿大的淋巴结压迫。

上腔静脉有较丰富的侧支循环，如果受到压迫，它有可能开通以下四条侧支循环：①乳内静脉通路。由此与腹壁深静脉、膈肌静脉、肋间静脉、胸壁浅静脉沟通，向奇静脉和髂外静脉引流。②椎静脉通路。椎内和椎静脉丛引流肋间和腰骶丛静脉，部分与乳内静脉、奇静脉相通。③胸腹壁静脉通路。侧胸壁、胸腹壁、上腹及旋髂前上静脉，通过与乳内静脉的交通支回流。④奇静脉通路。奇静脉、半奇静脉和腰静脉等，沟通上、下腔静脉。由此可见，奇静脉是上腔静脉最重要的侧支交通通路。

二、病　　因

SVCS 的病因学发展是随着疾病谱的改变而发生变化的，随着时间的推移，人类的疾病谱已经发生了很大的变化，目前肿瘤已经成为严重威胁人类健康的主要疾病，因此，在 SVCS 的病因中肿瘤性疾病已经成为主要因素。

1. 恶性肿瘤疾病　目前肿瘤因素所致的 SVCS 约占病因 90%以上，甚至有研究显示高达 97%，其中，75%为肺癌，尤其是小细胞肺癌，恶性淋巴瘤也占有相当高的比例。

2. 非恶性肿瘤性疾病　非恶性肿瘤性病变引起的 SVCS 仅占 3%左右，较常见的原因有甲状腺肿、慢性纵隔炎（特发性纵隔纤维化）、原发性上腔静脉狭窄或血栓形成、主动脉瘤等。

不论是良性疾病还是恶性疾病所引发的 SVCS，鉴别 SVCS 的病因，对治疗和预后均具有重要意义。

三、临　床　表　现

SVCS 临床表现主要集中在上腔静脉压迫迅速发生和（或）侧支循环失代偿上，表现为静脉回流障碍，气管、食管及喉返神经受压，以及其他的血栓、中枢神经系统受损等相关症状。

1. 静脉回流障碍　面颈部及上肢出现充血和非凹陷性水肿、"披肩状"水肿、结膜水肿、颈部增粗、胸腹壁浅表静脉扩张及发绀。常伴有头昏和头胀，严重的 SVCS，静脉压力可高达 27～67kPa（200～500mmHg），血栓形成，可导致脑水肿、颅内压增高，这也是 SVCS 患者死亡的主要原因。

2. 静脉曲张和侧支循环的建立　上腔静脉出现急性阻塞以后，可以引发其静脉属支的血液回流障碍，受阻的远端静脉压力升高，最终导致侧支循环的形成，以及静脉曲张的发生。

（1）阻塞位于奇静脉入口上方时，受阻血流方向仍然可以正常，主要经过奇静脉通道重新汇入阻塞部位的下端的上腔静脉和右心房，颈胸部可以出现静脉曲张。

（2）阻塞位于奇静脉入口下方时，受阻血流方向向下，主要通过奇静脉、半奇静脉反流到腰静脉而注入下腔静脉，胸腹壁的静脉可以出现曲张。

（3）上腔静脉和奇静脉入口均被阻塞，则通过内乳静脉通路、胸外侧静脉通路和脊柱静脉通路等，侧支循环的建立可以与门静脉相沟通，同时可以出现食管、胃底、贲门的静脉曲张。

3. 气管、食管及喉返神经受压　部分患者可以因为气管、食管及喉返神经受侵而出现咳嗽、呼吸困难、进食不畅，声音嘶哑及 Horner 综合征。同时，由于静脉压力增高，淋巴回流受阻而发生肺水肿等症状，且极易合并感染。

4. 中枢神经系统受损表现　上腔静脉的阻塞可以导致不可逆的静脉血栓形成，以及脑水肿、颅内压增高、椎弓根压迫等中枢神经系统受损伤的表现。

四、诊断与鉴别诊断

SVCS 具有典型的临床症状和体征，诊断一般并不困难。充血、水肿出现于面、颈、上肢与上胸部，患者有颈静脉怒张，前胸部和（或）腹部浅表静脉曲张，并兼有呼吸困难、咳嗽、胸痛等症状与体征，胸部 X 线检查提示纵隔增宽，即可初步诊断为 SVCS。

需要注意的是在无原发肿瘤病史，肺内看不到原发病灶时，病因诊断可能有困难，应认真询问病史、症状和体格检查，进行必要的辅助检查。

1. 影像学诊断

（1）X 线胸片：SVCS 合并肺部病变或肺门淋巴结病变约占 50%，一般在上纵隔（右侧占 75%）显示有肿块。20%～50%患者可伴有胸腔积液，多为右侧。

（2）CT：是目前最常用的辅助诊疗手段。可以避免普通 X 线胸片或断层摄片上纵隔内各种组织多层次重叠，难以显示其内在病变。

（3）MRI：能将血管与周围软组织肿块明确地区别开来。较 CT 更能了解肿瘤形态特征；尚能描述肿瘤被膜的厚度、内部有无变性、与周围组织的关系及有无浸润等。

（4）上腔静脉造影：可了解上腔静脉有无栓塞、受压等。

2. 细胞学或病理学诊断

（1）细胞学检查：对肺癌特别是小细胞肺癌的诊断，痰细胞学检查与组织学检查一样正确。浅表淋巴结肿大时，针吸细胞学检查可明确其是否为转移癌。有胸腔积液者亦可通过胸腔积液的细胞学检查帮助诊断。

（2）经胸腔纵隔针吸活检（TNB）：可用于难以定性的肺部肿块或浸润性病变及纵隔肿瘤的诊断，在 CT 或超声导向下行 TNB，一定程度上能避免较大的损伤发生。

3. 其他检查　支气管镜刷洗及活检、食管镜检、纵隔镜及开胸探查术等损伤性诊断方法虽有一定危险性，但有必要时需积极进行。

4. 上、下肢静脉压力测量　静脉压测定对诊断有一定的帮助。SVCS 的周围静脉压可达到 1.47～4.9kPa（150～500 mmH$_2$O），若同时发现两侧上肢静脉压差大于 0.098kPa（10mmH$_2$O），更支持 SVCS 的诊断。

鉴别诊断主要在于区别 SVCS 的病因是恶性肿瘤或良性病变。根据病史、起病缓急、阻塞程度与侧支循环形成状况，影像学检查，特别是胸部正、侧位摄片，以及内镜或手术活检和细胞学检查，大多数情况下可以进行鉴别。

多种原因可导致 SVCS：①肺门淋巴结核，儿童及青年多见，常有低热、盗汗等中毒症状，结核菌素试验阳性，抗结核治疗有效。②胸内甲状腺肿，可疑时可以进行放射性核素 [131]I 扫描检查。③前纵隔良性肿瘤，如囊肿、畸胎瘤与胸腺瘤等，病史与影像学检查可提供重要的诊断线索。④慢性纵隔炎，又称特发性纵隔纤维化，可由结核、梅毒、组织胞浆菌病、结节病、外伤后纵隔出血与锁骨下静脉留置导管等多种原因引起。X 线检查除有纵隔胸膜增厚或上纵隔增宽外，病变区可见钙化阴影。

五、治　疗

SVCS 的发生属于肿瘤急症范畴，SVCS 的治疗应该及早进行，原则上根据 SVCS 的病因和患者的身体状况，合理地、有计划地应用现有的治疗手段；对于部分暂时不能确定临床诊断的患者，也可以先行针对性的处理，同时尽快确定诊断，采取治疗措施。

（一）内科治疗

1. 一般措施　对于临床高度怀疑或者诊断明确的 SVCS 患者，应加强患者的一般性处理。主要包括体位限制、低盐饮食、利尿、抗凝、糖皮质激素的应用。具体内容：要求患者保持卧床，采用半坐卧位、高枕卧位以减少上半身的静脉血流量；持续性吸氧；减少心排血量和静脉压力；限制液体及钠盐摄入量，遵循量出为入原则，利尿剂使用中需要避免过度利尿，以免发生脱水，加重和诱发血液的黏滞性增高；皮质类固醇一般用地塞米松 10～20mg，连续 3～7 天，能暂时减轻呼吸困难，缓解与肿瘤坏死和放疗有关的水肿及炎症反应，进而改善阻塞情况；使用止痛与镇静剂，减轻胸痛及呼吸困难而致的焦虑与不适；预防血栓形成，可采用肝素抗凝等。

2. 化疗　对化疗敏感的肿瘤，如小细胞肺癌、非霍奇金淋巴瘤和生殖细胞肿瘤，化疗效果明显。这些肿瘤约占 SVCS 的 50%，即使出现 SVCS，也有治愈的可能，可以作为首选的治疗手段。SVCS 的首程化疗剂量一般较大，适宜采用冲击疗法，同时可以配合选择使用大剂量肾上腺皮质激素。注射化疗药物时，必须避免注射上肢静脉，特别是不可注射右侧或明显肿胀侧的上肢静脉，以避免因血流缓慢而致药物刺激加重，甚至引起血栓形成或静脉炎。

（二）放疗

源于恶性肿瘤的 SVCS，放疗仍是目前的首选治疗方法。放疗既可以缓解 SVCS 的症状，又可以延长无复发生存期，甚至可以取得根治的效果。一般开始用大剂量治疗 2～4 次，每次 3～4Gy，随后改为 1.5～2.0Gy/d，总量 30～40Gy。放射总量主要按肿瘤类型的病变程度来决定，淋巴瘤 20～40Gy，上皮肿瘤如肺鳞癌或腺癌，往往需要较大剂量，如 50～60Gy/5～7 周方能获局部控制，放疗野应包括纵隔、肺门和一切邻近肺实质病变。对淋巴瘤的放疗野，一般要扩大到邻近有淋巴结区域，包括颈部、纵隔和腋下。

放疗效果通常出现快，往往 3～4 天症状有不同程度的改善，1 周内 90% 的病例自觉症状好转，2/3 的患者出现客观疗效。如果疗效不显著应注意是否有血栓形成。

（三）化疗加放疗

对 SVCS，化疗和放疗联合应用效果较好。一般化疗药物静脉注射之后接着局部放射，再联合化疗 4～6 周。联合治疗中大约 90% 以上的患者放射 1～2 次或化疗 1～2 周，症状明显改善，疗程结束时症状基本消失。

（四）手术治疗

SVCS 目前均采用放疗和（或）化疗进行治疗，只有应用放疗和（或）化疗未获得满意效果以后方考虑手术。手术治疗的优点是可以迅速、有效解除上腔静脉的阻塞情况，同时还可以获得可靠的组织病理学诊断，但是，上腔静脉阻塞部位的移植分流术难度比较大，出血等并发症和死亡率较高。

1. 手术适应证　具有一定的差异，尚未完全统一，目前多数学者推荐认可的手术指征包括：①良性肿瘤应积极手术治疗；②良性病变引起、内科治疗无效或诊断不明，应予手术；③恶性肿瘤引起，估计可将原发病灶与受累的上腔静脉一并切除者，可予手术；④侧支循环过度扩张或者破裂出血者。

2. 治疗方法 SVCS 的手术治疗方法主要包括分流术和移植术两大类：①上腔静脉或者无名静脉与右心耳之间的分流术；②上腔静脉或者无名静脉与心包内上腔静脉吻合术；③奇静脉直接与右心耳或者心包内的上腔静脉吻合术；④奇静脉的远端直接吻合到下腔静脉；⑤颈静脉和右心耳或者心包内上腔静脉之间的血管移植；⑥大隐静脉与颈外静脉的吻合术等。

（五）介入性血管内支架置入

随着介入放射学的发展和成熟，部分医生采用支架技术解决 SVCS，这项技术主要解决的是上腔静脉的解剖学、血流动力学的暂时性问题，对疾病本身的肿块没有帮助，但是，这种立竿见影的解决方式，为肿瘤的进一步治疗提供了可能和便利。

综上所述，针对 SVCS 诊断明确的患者，根据患者的身体状况，合理地、有计划地应用现有的治疗手段；针对 SVCS 原因不明的患者，除一般措施外，同时尽快确定诊断，实施治疗措施。

第四节　下腔静脉综合征

下腔静脉综合征（inferior vena cava syndrome，IVCS）又称下腔静脉阻塞综合征或者下腔静脉梗阻综合征，是肿瘤以及其他非肿瘤性原因引起的下腔静脉阻塞，使得下腔静脉压力增高的综合征。根据阻塞部位的不同，临床表现也具有差异，通常认为下腔静脉的阻塞可以分为 3 种类型：上段阻塞，常导致肝静脉阻塞综合征，也称布加综合征（Budd-Chiari syndrome，BCS）；中段阻塞患者常表现为水肿、蛋白尿、高胆固醇血症等类似肾病综合征的表现；下段阻塞的患者以下肢水肿为主要表现。

一、病　　因

1. 下腔静脉原发性肿瘤 引发 IVCS 最常见的原因是血管平滑肌肉瘤（leiomyosarcoma，LMS）。发生在下腔静脉的血管平滑肌肉瘤的临床表现与肿瘤的部位、生长速度及是否有血栓或者癌栓具有一定的关系。

2. 肿瘤浸润或者压迫下腔静脉 肝脏的恶性肿瘤，尤其是肝癌晚期患者，可以侵犯下腔静脉或者肝静脉，癌栓可以逐渐延伸至下腔静脉，造成下腔静脉的完全或者不完全阻塞。

对于 IVCS 发生原因的研究提示，可能与部分肝脏恶性肿瘤患者进行介入性肝动脉化疗栓塞术时肝脏组织因为栓塞缺血引发肿瘤组织水肿而压迫下腔静脉有关；也可能与肝脏转移癌浸润或者压迫下腔静脉及周围组织器官有关；此外，下腔静脉周围的肾癌、肾上腺癌、Willm 瘤及其他腹膜后肿瘤也可以直接浸润或者压迫下腔静脉；对于 IVCS 的原因报道甚至有睾丸肿瘤经淋巴转移至腹主动脉或者下腔静脉旁淋巴结，从而压迫下腔静脉而发生 IVCS。

3. 下腔静脉癌栓　下腔静脉癌栓的形成原因仍然以原发性肝癌最常见，肿瘤组织侵及肝静脉并形成癌栓，癌栓可以继续沿肝静脉浸润至下腔静脉，引发下腔静脉的上段狭窄或者阻塞，主要表现为布加综合征。除了肝癌以外，肾脏恶性肿瘤居于次位。

4. 下腔静脉血栓形成　下肢深静脉血栓形成（deep venous thrombosis，DVT）是肿瘤患者最容易发生的血栓性并发症。处理不当的血栓可以向上延伸至下腔静脉，并且发生局部静脉阻塞。下腔静脉周围的恶性肿瘤及转移的淋巴结，也可以直接浸润和压迫下腔静脉，使得下腔静脉具备形成血栓的条件而引发血栓形成。

5. 特发性腹膜后纤维化　属于腹膜后瘤样纤维结缔组织增生，多见于 40～60 岁的男性患者，增生物包裹和压迫下腔静脉，从而引发下腔静脉的阻塞。

6. 下腔静脉先天畸形　主要见于下腔静脉隔膜型梗阻综合征，约占 39%，是引发布加综合征的主要原因之一。

7. 其他　除了上述各种致病因素以外，临床尚可见其他造成下腔静脉压迫性阻塞的病例，主要包括肝硬化、肝脏结核性肉芽肿、腹水、肝脓肿等。

二、临床表现

1. 上段下腔静脉梗阻　主要表现为肝大、腹水形成、腹壁静脉曲张及双下肢水肿等。布加综合征的表现除上述表现外，还包括腹痛、脾大、黄疸，以及食管、腹壁、双下肢静脉曲张等。

2. 中段下腔静脉阻塞　由于下腔静脉的阻塞可以引发肾静脉回流受阻，可以引发肾淤血，肾小球的滤过压力增高，滤过膜的通透性升高，可导致尿中出现大量蛋白，可见类似于肾病综合征的表现。

3. 下段下腔静脉阻塞　主要表现为双下肢水肿，行走困难，常伴有下腹部胀痛，腰部疼痛，下肢及腹壁的静脉曲张并呈现上行性扩张，精索静脉曲张，对于疾病病程较长的患者，还可以出现双下肢的皮肤色素沉着，部分病例可以出现皮肤溃疡及外伤后经久不愈。

三、诊　断

1. 超声　大多数患者经过超声检查，可以出现典型的下腔静脉高压和（或）门静脉高压的表现，诊断一般不困难。目前已经成为首选的诊断方法。

2. CT 或者 MRI　CT 或者 MRI 等影像学检查可以明确肿瘤的范围及其与下腔静脉的关系，不仅有助于确定肿瘤对腔静脉的侵犯情况，还利于鉴别下腔静脉内充盈缺损的具体情况，明确是肿瘤性压迫因素还是栓塞情况所致。通过 MRI 检查，可以明确腔静脉内是否具有栓子，还可以通过稳态梯度回返成像技术确定腔静脉壁是否受侵犯，对于鉴别癌栓或是血栓具有积极的意义。

3. 下腔静脉造影　下腔静脉的造影检查对于下腔静脉阻塞的明确诊断具有重要的、确定诊断的意义。可以明确了解阻塞的性质、范围、厚度及侧支循环的情况，为进一步治疗，尤其是进行手术治疗提供了极其重要的、可靠的依据。血管造影检查可以将下腔静脉阻塞分为隔膜状病变阻塞和非膜性病变阻塞。

4. 经皮肝穿肝静脉造影（PTHV） 穿刺时，穿刺针一般进入的是肝右静脉的属支，一般由外下向内上走行，主干一般为 1～2 支，下腔静脉一般同步显影。

根据 PTHV 造影检查的结果，一般可以分为 3 种类型：主肝静脉出口阻塞或狭窄；主肝静脉是通畅的而下腔静脉受阻；肝静脉及下腔静脉均阻塞。

四、治　疗

1. 内科治疗 对于下腔静脉综合征患者的治疗，主要采取内科的保守、对症治疗基础上的抗凝治疗和溶栓治疗。对于病情平稳的患者，应该积极改善患者的全身状态，纠正低蛋白血症及贫血，适当利用利尿剂，纠正水电解质紊乱，对于顽固性腹水患者，可以采用自体腹水浓缩回输。

（1）肝素：对于肿瘤患者，并发急性静脉血栓形成时需要给予肝素治疗。20 000U，皮下注射使用，2 次/日，严密监测活化部分凝血酶时间（APTT），使之达到正常参考值的 1.5～2 倍。

（2）口服抗凝剂（华法林钠）：并发深静脉血栓的肿瘤患者，使用肝素获得一定的治疗效果以后，应给予口服抗凝剂华法林钠治疗，需要每周至少 1 次对于凝血酶原时间（PT）进行监测和药物使用剂量评估。药物的连续使用时间、时限一般为 1～12 个月，有学者推荐使用 3～6 个月。

（3）链激酶和尿激酶：链激酶和单链尿激酶是目前进行溶栓使用最为广泛的药物，但进行药物性溶栓具有一定的危险性，对于拟定进行溶栓治疗者，尚需要考虑肿瘤是否可能获得满意的控制，另外，深静脉的血栓形成应该在 1 周以内。

2. 外科治疗

（1）上段下腔静脉阻塞：一般均是由原发性肝癌所造成的，对于手术切除治疗的机会不大的患者，建议采用介入治疗方法。其在使用中，疗效具有一定的限制：①布加综合征的治疗以往采用手术进行各种分流手术治疗，其难度较大，死亡率较高。因此，近些年来更多的学者推荐使用血管内支架技术治疗下腔静脉的阻塞或者狭窄。②对于下腔静脉膜性阻塞的患者，对于膜下无血栓者，可以选择经皮腔内球囊扩张成形术或者经右心房手指破膜术，此两者都具有破膜的过程，治疗中容易引发出血及肺动脉栓塞等。③对于下腔静脉呈 2cm 以上长节段的狭窄，主静脉闭塞的患者，应该首先选择肠腔分流术，同时进行脾动脉的结扎和冠状静脉结扎。对于实施有困难的患者，可以进行脾静脉-经内静脉或者脾-房架桥术。对于腹水量少的患者，可以采用脾-肺固定术。④对于下腔静脉呈 2cm 以内长度的狭窄，主静脉可能闭塞的患者，可以选择病变隔膜及瘢痕切除术。对于实施困难的患者，可以采用病变上下的腔-腔架桥术。⑤对于下腔静脉闭塞长度超过 2cm，主肝静脉完全性闭塞的患者，急性期可以进行肠-房转流或者肠系膜上静脉-颈内静脉胸骨后转流术。慢性患者可以采用脾静脉-颈内静脉胸骨后转流术或者脾动脉固定术。

（2）中下段下腔静脉阻塞：中下段下腔静脉阻塞的治疗多数情况考虑手术治疗或者进行各种转流术解决。

第五节 血栓性静脉炎及其他血管并发症

肿瘤伴发的血栓性静脉炎（thrombophlebitis）是以静脉内膜继发性炎症并血栓形成为病理特征，从而导致静脉管腔的部分或者完全性闭塞的周围血管性疾病。

一、血栓性静脉炎病因及诱发因素

与肿瘤性因素相关的血栓性静脉炎主要与其直接的浸润、变态反应、血流动力学改变及药物的毒性反应等多因素直接或者间接相关。

1. 药物性血栓性静脉炎 药物性因素是引发血栓性静脉炎的主要原因。其反应发生包括药物的物理性因素和药物的生物反应性因素等多方面。

（1）药物的直接破坏因素：许多抗肿瘤药物在静脉使用时，可以产生药物对静脉血管的直接刺激作用，而发生的无菌性静脉炎反应，可以是药物本身的原因，也可以是医、护、患等人为因素。

（2）药物的生物反应性因素：肿瘤患者静脉长时间的、反复的、频繁的输注各种复杂成分的治疗、诊断用药物，都可以引发静脉内膜的化学性损伤，造成广泛的炎症反应，从而并发血栓。部分化疗药物在血管内具有抗原或者半抗原的特性，从而激活补体系统，发生血管内膜的损伤。此外，药物对于血管及组织的损伤，还可以促进损伤组织释放凝血活素，加重血液的高凝状态。

2. 癌性血栓性静脉炎 目前大量病例的尸检证实，肿瘤并发的血栓性静脉炎的发生率为 3%～15%，个别达到 30%～50%。癌性血栓性静脉炎主要与以下因素相关：

（1）小的癌栓脱落：小的癌栓或者含有肿瘤成分的血栓的脱落，造成末梢静脉的局限性损伤，可以表现为静脉末梢部位的坏疽或者肺栓塞发生。

（2）血液的高凝状态：晚期的肿瘤患者，血浆中纤维蛋白原和其他凝血因子的成分会出现明显增高。此外，肿瘤细胞本身也可以合成和分泌一些促凝血因子，造成血液的高凝状态。

（3）免疫复合物的沉积：肿瘤患者的体内存在着各种与肿瘤相关的抗体，抗原抗体反应形成免疫复合物，沉积于人的血管内膜，补体系统被激活，就可以造成免疫源性的炎症性损伤。

3. 血瘀性血栓性静脉炎 在临床上表现最为明显和典型的就是下肢静脉曲张。部分肿瘤患者也可以出现肿瘤组织对于周围静脉的直接侵犯和压迫，静脉出现迂曲、扩张、血管内涡流、血流滞缓等现象。

二、血栓性静脉炎临床表现

静脉输入任何有刺激性的溶液，特别是刺激性大的抗癌药物，如发疱剂，包括氮芥、丝裂霉素、蒽醌类抗生素、长春碱类，都可能造成受注射的静脉内膜上血管内皮细胞的刺激和化学损伤，导致较广泛的无菌性炎症改变，并发血栓形成。

临床上通常根据表现分为三种类型：

1. 红热型　沿静脉血管的走行区域发热、发红、肿胀及疼痛。

2. 栓塞型　沿静脉走行方向变硬，呈条索状硬结，外观皮肤沿着静脉走行有色素沉着，似大理石纹理，血流不畅，伴有疼痛。

3. 坏死型　沿着静脉穿刺部位疼痛加剧，皮肤发黑、坏死，严重者可深达肌层。

癌性的血栓性静脉炎多数发生在高龄的男性肿瘤患者，具有游走性和复发性的特点，表现为末梢静脉的供血不足，以下肢多见，多数伴有血栓栓塞同步存在。

血瘀性血栓性静脉炎的发生主要与其血管的区域和血流情况相关，临床多见下肢静脉回流障碍的症状，可见下肢静脉回流属支区域大面积的色素沉着，硬化性皮炎，皮肤营养障碍等情况发生。

三、血栓性静脉炎防治措施

（1）正确选择注射部位：静脉注射一般由远端小静脉开始，左、右侧交替使用，一般不得在肿胀侧的肢体静脉注射有刺激性的药物。长期、长时间、刺激性很强的化疗药物鼓励选择中心静脉穿刺或外周深静脉穿刺并留置中心静脉导管输液。

（2）严格把好操作关：先用生理盐水或葡萄糖水建立静脉通道，验明针头确在血管内并滴注良好后再给药。

（3）应用适当量的溶液稀释化疗药物，配成溶液后不可放置过久，有些药物如氮芥、阿糖胞苷、长春新碱等需在临用时稀释，并在短时间内注入体内。

（4）如不慎药物漏出血管外，或患者出现任何疼痛或烧灼感，应立即停止注射；不要拔除针头，更换注射器，采用负压吸引的方法，观察、确认针头是否在血管内；如针头在血管内，注入少量生理盐水后拨出针头；如针头不在血管内，可由注射器尽可能多地回抽局部外渗药物，并酌情给予下列处理措施：①局部冰袋冷敷，防止药物扩散。可局部涂以激素软膏；②0.25%～0.5%普鲁卡因或2%利多卡因，地塞米松5～10mg或泼尼松龙，配合50～70ml生理盐水对渗漏药物区域进行封闭治疗，封闭区域应大于药物漏出区域；③局部使用33%硫酸镁溶液湿敷12～24小时；④局部医用激光照射治疗30～60分钟，2～3次/日，连续到局部症状缓解或消失；⑤局部有破溃者，按外科常规换药，1～2次/日，若有严重的组织破坏或溃疡不愈，也可考虑手术切除治疗。

（5）治疗措施：目前对于静脉炎尚无标准的治疗方法，主要治疗原则以活血化瘀、消炎止痛为主。目前主要的治疗方法：①喜疗妥（hirudoid）：2～3次/日，外涂并给予轻微的局部按摩；②含激素的软膏外涂，合并有感染或感染可能的患者需应用抗菌药物以减轻症状、加快恢复。

本病在中医属"脉痹"范畴，急性多因湿热蕴结、瘀血滞络；或血热壅滞、络损致瘀；或因感外邪而致瘀所致。慢性多为气虚瘀阻湿滞而成；或因外伤、手术、静脉注射、针刺等因而致瘀阻所致。治疗中，采用中医药方法较多，有一定的效果。

1）中药内服法

A 湿热型。

主证：患肢肿胀，发热，皮肤发红，灼痛，喜冷恶热，或局部皮肤呈条索状红肿，压痛，伴有胸闷纳呆，或微恶寒发热，口渴不欲饮，小便短赤，舌苔黄腻，脉濡数。

处方：金银花 30 克，当归 15 克，桃仁 12 克，大黄 10 克，桂枝 6 克，芒硝 6 克，炙甘草 6 克。

B 瘀血型。

主证：患肢疼痛，肿胀，皮色红紫，活动后更甚，局部刺痛或酸痛，或见皮下条索状物，按之硬痛，舌有瘀点、瘀斑，脉沉细或沉涩。

处方：当归 60～100 克，川芎 15 克，茯苓 15 克，羌活 15 克，木瓜 15 克，赤芍 20 克，白芍 20 克，黄芪 45 克，三棱 6 克，莪术 6 克，桃仁 6 克，甘草 6 克。

C 寒湿型。

主证：患肢肿胀，按之凹陷，朝轻暮重，畏寒怕冷，皮色不变，腿酸不适，沉重乏力，甚则跛行，食欲不振，舌淡胖，苔白厚或白腻，脉细濡或沉细。

处方：柴胡 10 克，天花粉 10 克，当归 10 克，桃仁 10 克，熟附子（先煎）10 克，肉桂 10 克。

D 脾虚型。

主证：患肢肿胀，按之凹陷，皮色发白或苍黄，沉重乏力，脘闷纳呆，面色萎黄，神疲肢冷，或见便溏，舌淡胖，苔白厚或滑腻，脉沉缓。

处方：熟附子（先煎）9 克，党参 15 克，干姜 9 克，白术 12 克，炙甘草 6 克，当归 12 克，桂枝 9 克，白芍 9 克，木通 9 克，大枣 5 枚，细辛 3～6 克，炙黄芪 15 克，川芎 9 克。

各方均加水煎煮 2 次，药液混合均匀，分 2 次服，每日 1 剂。

2）中药外治法

A 紫苏木 30 克，红花 15 克，金银花 30 克，蒲公英 30 克，芒硝 15 克，当归 30 克，葱须 30 克，桑枝 30 克，乳香 15 克，没药 15 克。上药共研细末，加水 2500～3000 毫升，煎汤去渣，熏洗患部，每日 1～2 次，每次 30 分钟。适用于各型血栓性静脉炎。

B 桑枝 30 克，芒硝 30 克，苦参 30 克，紫苏木 30 克，红花 15 克，当归 30 克，透骨草 30 克。上药共研细末，加水 2500～3000 毫升，煎汤去渣，熏洗患部，每日 1～2 次，每次 30 分钟。适用于各型血栓性静脉炎。

C 茜草 15 克，土牛膝 15 克，陈皮 15 克，赤芍 15 克，海桐皮 15 克。上药加水煎煮，去渣，熏洗患处。适用于各型血栓性静脉炎。

D 红花 100 克，七叶一枝花 50 克，细辛 10 克，75%乙醇 500 毫升。以上前 3 味浸入乙醇中 7 天以上，去渣后涂敷于患处，每日 3 次。适用于各型血栓性静脉炎。

E 芒硝 50 克，蒲公英 50 克，黄柏 30 克，独活 30 克。上药加开水冲泡。熏洗患处，并用毛巾蘸湿热敷患处，每日 2～3 次，每次 30 分钟。慢性条索红肿长期不消者，可加红花 20～40 克；有外伤者内服散瘀丸，条索硬肿不消者服活血丸；慢性期肿块不消者，服用当归活血汤随症加减。适用于各型血栓性静脉炎。

F 紫苏木 30 克，制草乌 15 克，制川乌 15 克，川椒 15 克，秦艽 15 克，芒硝 15 克，威灵仙 15 克，荆芥 9 克，防风 9 克，红花 9 克，松节 9 克。上药加水 2000 毫升，煎煮 30 分钟，去渣，先熏后洗患部，每日 2 次，每次 30～60 分钟。适用于各型血栓性静脉炎。

G 山慈菇 15 克，乳香 15 克，没药 15 克，蒲公英 30 克，五灵脂 9 克，大黄 9 克，蒲黄 9 克，川芎 9 克，当归尾 12 克，赤芍 9 克，食醋适量。以上前 10 味共研细末，用醋调成糊状，涂敷患处，每日 1 次，连用 7 天为 1 个疗程。适用于各型血栓性静脉炎。

H 七叶一枝花（蚤休）、白醋各适量。将七叶一枝花晒干，研磨成汁，晾后研细末，每 5 克药末加白醋 20 毫升，调匀涂擦患处，每日 2～4 次。适用于各型血栓性静脉炎。

3）穴位放血疗法：

A 配穴方一。委中、阴陵泉、三阴交、漏谷、中封、阿是穴（患部静脉）。

方法：用点刺放血法。穴位常规消毒后，用三棱针在所选穴位处，依次点刺放血，出血量少，可再刺再挤，出血量控制在 50 毫升，血止后可在静脉远端处穴位上拔火罐。每 10～15 日 1 次。同时应配合药物口服。

主治：血栓性浅静脉炎。

B 配穴方二。患部（最高隆起处）。

方法：用刺血拔罐法。部位常规消毒后，用三棱针在患部最高隆起处快速点刺 3～5 下，进针深度需刺破静脉管壁，出血后用闪火法迅速在出血部位拔火罐，此时火罐内有血液积蓄，1 分钟左右出血停止。每点放血至少 10 毫升，留罐时间为 15 分钟。每日治疗 1 次。

主治：大隐静脉急性炎症。

C 配穴方三。阴陵泉、阳交、太冲、阳辅。

方法：用点刺放血法。穴位常规消毒后，用三棱针一次刺阴陵泉、阳交、太冲穴出血；半个月后刺阳交穴出血；三次刺阳辅穴出血。在本组穴刺血前，刺委中穴出血。

主治：下肢血栓性深静脉炎。

D 配穴方四。委中、足三里、阴交、中封、丘墟（均取患侧）。如是髂股静脉血栓形成，还要加取髀关、足五里、关元俞、腰阳关；或取三阴交（双）、阴陵泉（双）、血海（双）、腰阳关。

方法：用刺血拔罐法。穴位常规消毒后，用三棱针对准所选穴位处依次点刺出血，出血量在 50 毫升左右，或加拔火罐，以加快局部静脉血管中的血液流速。每 7～10 日 1 次。

主治：下肢深静脉血栓形成。

四、其他血管并发症

抗肿瘤药物可以引起深部静脉或动脉的血管病变，其临床症状表现各异，无特异性，临床诊断较为困难，由此其确切的发病率难以估计。对于这些病变，临床上除了对症处理外，目前通常没有特异的治疗措施。

近年来文献中报道的可引起深部血管病变的药物很多，但是其具体作用机制及防治措施仍有待于进一步研究，以下仅简要提及，供临床使用时注意。

1. 可引发肺静脉栓塞性疾病的化疗药物 平阳霉素、丝裂霉素、卡莫西汀。

2. 可引起肝静脉栓塞性疾病的化疗药物 环磷酰胺、卡莫西汀、顺铂、左旋苯丙氨酸氮芥（马法兰）、阿糖胞苷、丙卡巴肼、硫唑嘌呤、放线菌 D、依托泊苷、丝裂霉素。

3. 可引起 Budd-Chah 综合征的化疗药物 丙卡巴肼、6-巯基嘌呤、阿糖胞苷。

4. 可引起高血压的化疗药物 顺铂、长春碱、平阳霉素、丝裂霉素、丙卡巴肼。

5. 可引起低血压的化疗药物 依托泊苷、鬼臼酚噻苷、丙卡巴肼、长春新碱、卡莫西汀。

6. 可引起血栓形成的化疗药物 环磷酰胺、甲氨蝶呤、5-Fu、泼尼松、阿霉素、依托泊苷、鬼臼噻吩苷、丙卡巴肼、长春新碱、卡莫司汀。

7. 可引起血栓性微血管病变的化疗药物 丝裂霉素、顺铂、卡铂、平阳霉素。

8. 可引起雷诺综合征的化疗药物 顺铂、平阳霉素、长春碱类。

第六节 肿瘤相关的高血压

高血压作为一个临床综合征，分原发性高血压（高血压病）和继发性高血压，后者又称症状性高血压，可由多种疾病引起，当原发病治愈后，高血压可随之消失，肿瘤引起的高血压属继发性高血压。

肿瘤引起的高血压的发病机制主要有肿瘤细胞分泌具有升高血压作用的活性物质；肿瘤占位性病变使脑、肾实质或血管受压。故鉴别诊断相当重要。

一、肿瘤分泌的活性物质

1. 嗜铬细胞瘤 肾上腺髓质或交感神经系统其他部位的嗜铬细胞，分泌大量的去甲肾上腺素和肾上腺素，其特点是阵发性或持续性高血压，可出现发作性高血压危象，血压在短时间内交替出现大幅度升高或下降，发作后血压正常，甚至发生低血压。但本病亦有无高血压型。嗜铬细胞瘤生长缓慢，多为良性，恶性占 10%～50%。诊断主要根据病史、临床症状（如发作性高血压、代谢紊乱）和儿茶酚胺及其代谢物测定，做出定性诊断之后，尚需选择性做腹膜后充气造影、超声、核素扫描、CT 或 MRI 等进行定位性诊断。治疗主要是手术切除肿瘤，对无法手术或已有转移的病例也可考虑放、化疗，以缓解症状，延长生存期。

2. 类癌 消化道类癌占大多数，常发生于阑尾、小肠、直肠、支气管等处，因类癌可分泌多种活性物质，如 5-羟色胺、儿茶酚胺等，对周围血管有直接收缩作用而导致高血压。诊断主要根据病史及客观检查确定。手术是主要治疗方法，晚期或术后复发者可行化疗和（或）放疗。

3. 肾癌、肾母细胞瘤与近球细胞瘤（发生于肾小球输入端小动脉壁内的良性肿瘤） 均可分泌肾素而导致高血压。根据病史和检查进行诊断，治疗主要采取手术为主的综合措施。

二、占位性病变的压迫

1. 颅内肿瘤 原发性或继发性脑肿瘤，使脑实质受压、水肿、移位，致使颅内压增高而引起高血压症。有时颅内压不高，但由于脑干扭曲或损伤也可以出现高血压，这种高血压具有易波动的特征。诊断一般不困难。治疗主要针对脑肿瘤，辅以对症治疗。

2. 肾脏或腹腔、腹膜后原发性或转移性肿瘤　由于肿瘤右位或压迫肾实质，使肾组织缺血严重，或者肾血管受挤压，阻塞肾动脉、侵犯输尿管等而伴有高血压，也称肾实质性、肾血管性高血压。对本病的鉴别诊断关系到是否能及时治疗而甚为重要，治疗主要针对原发病，对症治疗的同时预防长期压迫、挤压等引起的血栓性栓塞发生。

三、靶向药物对血压的影响

血管内皮生长因子（VEGF）抑制剂和酪氨酸激酶抑制剂（TKI）：VEGF抑制剂和TKI诱导的高血压是抗肿瘤血管生成治疗过程中常见的不良反应。

1. 靶向药物引起高血压的可能因素

（1）可能与血管生成受损有关，如靶向药物索拉非尼可以破坏血管内皮细胞功能，导致VEGF水平增高，减少，引起血压升高。

（2）靶向药物致微血管密度降低，小血管及毛细血管僵硬，内皮素功能紊乱，血管表面积的减少使外周血管阻力增加引起血压增高。

（3）另有动物实验证实，靶向药物可以通过促进肾微小动脉血栓形成从而使血压升高。

2. 靶向药物引起高血压的特点

（1）血压升高在VEGF抑制剂和TKI治疗过程中，发生率为20%～90%，血压升高最早可于开始治疗后1周内发生，而且常伴有蛋白尿的形成。

（2）高血压与靶向药物种类、剂量有关，停药或减少剂量后血压可降低。

（3）当患者同时存在多种心血管危险因素时，高血压可增加肿瘤患者心血管并发症的发生风险，干扰现有的抗肿瘤治疗方案。

（杨　伟　王文娴　李　蓓）

第八章

呼吸系统并发症

肿瘤患者的呼吸系统并发症原因、表现形式多种多样，其临床表现以呼吸困难为主，同时还可以伴发与呼吸系统相关的全身各系统的临床症状、体征。在疾病早期，多数患者的症状轻微或不典型，随着疾病的进展而逐渐加重，可出现咯血、阻塞性肺炎、呼吸困难甚至呼吸衰竭。肺癌、肿瘤肺转移、恶性胸腔积液、抗肿瘤药物治疗及物理性诊疗因素均可引起肺损伤，对于放射性肺损伤的介绍将在放射性损伤专门的章节中阐述，本章节仅对非放疗性肺损伤进行介绍。

第一节　肿瘤的肺转移

肺组织是最易引发恶性肿瘤转移的脏器，从病理类型来看，癌的肺转移发生率最高，占全部肺转移的 80%～85%，其次为肉瘤，占 15%～20%。发生肺转移的原发性肿瘤依次为甲状腺癌、乳腺癌、骨肉瘤、肾癌、前列腺癌、肝癌、鼻咽癌等。骨肉瘤及软组织肉瘤早期即可发生肺转移。肾母细胞瘤和尤因肉瘤等儿童肿瘤常在治疗后的临床完全缓解期发生肺转移。血液系统肿瘤如恶性淋巴瘤、白血病也易发生肺部侵犯。

一、转　移　机　制

1. 血行转移　是肿瘤肺转移的首要途径。因全身的循环血液都要经肺循环进行气体交换，肺组织存在大量的毛细血管网，且与体循环相比，肺循环的血液流速较慢，肺部的凝血-纤溶活性较高，上述因素均可使循环血中的肿瘤细胞极易在肺部停留、生长、增殖。

原发于经腔静脉和肺静脉系统引流的脏器的恶性肿瘤发生肺转移者多见，且短期内即可发生，进展较快。而经过门静脉系统引流者，如胃癌、胆囊癌、胰腺癌等，由于肝脏对于门静脉的滤过作用，首先发生肺转移者相对少见。结肠和直肠虽属门脉系统引流，但因存在直肠静脉丛的侧支循环，肿瘤首先转移到肺脏也相当多见。

2. 淋巴转移　除了血行转移以外，淋巴系统是肿瘤肺转移的另一个重要途径。腹部恶性肿瘤可经横贯膈肌的淋巴通路，由纵隔前后的淋巴管逆行扩散至肺，胃癌、胰腺癌、卵巢癌、前列腺癌等腹、盆腔脏器的恶性肿瘤细胞都可以发生肺转移。淋巴性肺转移的特点是沿淋巴管逐级、按顺序转移，但有部分肿瘤细胞可发生"跳跃式转移"，如胃癌细胞。

3. 直接浸润　以纵隔肿瘤、胸壁和膈下邻近脏器癌肿多见。转移灶可以在肺泡外增殖而挤压肺泡壁，也可在肺泡内增殖，还可在血管及支气管周围发生间质浸润性增殖。此外，少数患者可发生气管和支气管内转移。

二、诊断与鉴别诊断

肿瘤肺转移临床诊断相对不难，肿瘤病史加上一般的 X 线摄片即可明确。仅在肺转移为首发表现或肺部病灶不典型的情况下，需要辅以其他方面的全面检查。

（一）临床表现

1. 原发肿瘤病史　多数患者具有明确的原发肿瘤病史，但从原发肿瘤诊断至发现肺部转移灶之间的潜伏期差异甚大，时间短者仅为数月，长者可达数十年。15%～20%的患者首先出现肺部转移灶，而原发肿瘤尚未明确或难以查出，多见于消化系统肿瘤，如胃、肝、胰等肿瘤。

2. 症状与体征　转移性肺癌患者多缺乏明显的自觉症状，影像学发现转移灶时有症状者仍不到 50%。如有症状，一般表现为咳嗽、咳痰、咯血、胸痛等；广泛转移时，可有胸闷、气急。临床表现与肿瘤在肺内的转移方式也有关，如支气管内膜转移，上述症状较为明显，并可出现阻塞性肺炎和肺不张，与原发性中央型肺癌的临床表现相似；气管内转移时，偶可表现为气道严重阻塞；而微栓塞性转移，可以表现为难以解释的呼吸困难和低氧血症。肺转移癌同样可出现肺性肥大性骨关节病。晚期患者可有纵隔受累表现，如声音嘶哑、吞咽困难、横膈麻痹等。

（二）影像学诊断

1. X 线检查　对于转移性肺癌的影像学检查目前主要采用的是 CT 诊断，普通的 X 线检查已经较少使用，作为基本检查手段，X 线检查具有便于随诊、价格低等优势，且其临床影像学表现也与 CT 等检查的结果相似，可以进行相互配合分析提高诊断准确性。根据其影像学特点可将肺转移癌分为以下几类。

（1）多发结节型：最为常见，约 50%患者属于此类，结节直径为 1～5cm，圆形或类圆形，边缘较清楚，密度均匀，在双侧或单侧肺野呈多发性分布。有时不同的原发性肿瘤转移性结节有特征性表现，如肾癌的肺转移癌结节可呈"炮弹"样阴影。此型尤其在结节边缘不清晰者，应与亚急性血行播散型肺结核、肺真菌感染等鉴别。

（2）单发结节型：也较多见，肿块呈圆形或类圆形。这种情况下要注意：第一，应排除因肺部炎症（包括炎性假瘤）、肋骨病变和胸膜肥厚等引起的假阳性。多轴透视、点片、断层片、胸部 CT 或 MRI 有助于鉴别，必要时可行经皮肺穿刺活检。第二，病变良、恶性的鉴别。一般而言，结核性病灶直径多小于 2cm，边缘光滑，病灶内可见均匀一致的钙化或中性钙化点。第三，原发性与转移性肺癌的鉴别，原发性肺部肿瘤，其痰脱落细胞学检查阳性率较高；病变侧以及对侧肺门增大伴有纵隔淋巴结增大；肺内肿块形态多变，一般边缘毛刺征明显，病灶数目多数以单发为主，而且居于一侧多见，一般无其他部位肿瘤史。相对应的转移癌患者：痰脱落细胞学检查阳性率较低，一般仅有 5% 左右；肺门及纵隔淋巴结很少增大；肺内的肿块形态一般为球形、棉絮团形，一般较为光滑、规则，病灶常为多发，累及两肺，数目较多。

（3）淋巴管型：多见于淋巴管转移者，首先出现肺门浓密阴影，然后向肺外野放射样扩散，呈"向心性分布"。其 X 线特征是从双肺肺门至末梢部呈树枝或线条状阴影，两下肺尤多，并能见到散在颗粒状影，有时可显示支气管肥厚、管腔狭窄，大多数患者伴肺门淋巴结肿大，并发胸腔积液常见。此型多见于胃癌、乳腺癌等。

（4）粟粒播散型：X 线上两肺呈弥漫性分布，以中、下肺野为甚，直径为 2mm 左右的颗粒状阴影。本型多为血行转移所致，多见于甲状腺癌、前列腺癌及原发性肝癌等。需与原发性肺癌周围型、粟粒型肺结节病等鉴别。

（5）肺门、纵隔肿大型：据报道，此型见于 28% 的胃癌肺转移，乳腺癌肺转移占 8%～39%。

（6）肺不张、阻塞性肺炎型：为支气管内膜转移的 X 线表现。

（7）癌性空洞型：可出现多种形态的空洞，空洞壁一般较薄，内面光滑，其原发灶多见于头颈部癌和直肠癌。

（8）肺部浸润病灶型：又称肺炎型及大块型，X 线所见为片状模糊影，与肺炎相似；或呈大块浸润，常见于乳腺癌及肉瘤转移。

（9）钙化型：较少见，常为骨肉瘤或软骨肉瘤的肺转移特征。

（10）混合型：一般不伴有肺门淋巴结转移。

2. CT 检查 是诊断肺转移癌最重要的检查方式之一，其能发现普通 X 线片上无法显示的直径仅为 4mm 左右的微小病灶，且能显示普通 X 片上容易遗漏的肺尖部、胸膜下等部位的病灶。

3. MR 成像 MRI 在转移性肺癌的诊断中较 CT 有更高的敏感性，尤其能更好地发现肺内中央部位的微小结节，此处的征象在 CT 常被误诊为肺血管征，并可在不使用增强剂的情况下，较 CT 更好地显示转移的纵隔肿大淋巴结，减少了造影剂的毒副作用发生。

（三）肿瘤标志物及有关的实验室检查

当原发肿瘤病灶不明时，肿瘤标志物有助于鉴别诊断，如 AFP 明显升高常提示肝癌、睾丸癌或其他生殖细胞肿瘤，β-HCG 提示绒癌和生殖细胞肿瘤，CA19-9 提示胰腺癌。

（四）病理组织学及细胞学诊断

临床表现和辅助检查仍不能明确肺部病灶性质时，可以根据具体情况选用痰脱落细胞检查、经皮细针针吸或活检，纤维支气管或胸腔镜、纵隔镜甚至开胸探查来取得病理学或细胞学以明确最后诊断。经针吸或活检最适合于靠近胸壁的肿瘤或弥散性病灶，肺功能不全的患者应该予以注意，以免发生继发性气胸。

三、治　疗

发生转移性肺癌的患者属于临床晚期，治疗上以姑息性治疗为主。近年来，大量的临床资料和基础研究表明，在某些情况下，积极、有效地开展外科手术治疗，配合放疗、化疗和靶向药物等综合治疗措施，可以使转移性肺癌的预后大为改善。

1. 手术治疗

（1）原则：最大限度地清除肺内转移病灶及保留健侧肺，一般切除的肺组织不宜超过一叶肺，尽可能做肺段切除术或楔形切除术。

（2）手术适应证：①一般状况良好；②原发病灶已经控制；③肺以外的脏器未发现有转移；④X线表现病灶单发或病灶局限在一叶或一侧。

（3）影响手术疗效的因素：①原发肿瘤的部位与组织类型：一般而言，乳腺癌、恶性黑色素瘤、骨肉瘤及内分泌肿瘤肺转移的疗效较差，而绒癌、子宫内膜癌、睾丸肿瘤及大肠肿瘤肺转移的疗效相对较好；②无病间期：无病间期越长，则预后越好；③转移结节的数量：单发转移的预后比多发好。

2. 化疗及靶向药物　肺转移癌通常存在影像学难以发现的微小转移灶，化疗或者靶向药物治疗等全身性治疗方式可有效控制这些微小转移灶。对于双肺播散性的肺转移癌或合并胸腔积液的患者，均可以根据病理学检查、基因检测结果选择化疗、靶向药物治疗等适宜的治疗方式。

3. 放疗　适应证：①肿瘤病理类型对放射线敏感；②肺部转移灶个数1～2个；③不能耐受手术治疗；④气管、食管受压或有疼痛的患者。全肺放射的剂量应随原发肿瘤的放射敏感性而定。然而，即使是敏感性低的肿瘤，放射剂量一般亦不应超过25Gy，避免放射性肺炎的发生。

4. 其他治疗

（1）内分泌治疗：适用于乳腺癌、甲状腺癌、前列腺癌等激素依赖性肿瘤的肺转移治疗。

（2）生物疗法：生物反应调节剂，如干扰素、LAK细胞、TIL细胞等，可以在对免疫反应应答较为明显的肿瘤中使用，如肾癌、恶性黑色素瘤等，但其疗效报道差异较大。

（3）其他疗法：如微波治疗、电化学疗法、热疗等，是近年来开展的热点治疗方式。

第二节　呼吸困难与呼吸衰竭

呼吸困难是一种较为严重的呼吸不适感，与肿瘤相关的呼吸困难常因肿瘤不同程度的侵犯心肺系统，以及肿瘤自身原因及其治疗所致。对于呼吸困难、呼吸衰竭的研究是肿瘤诊疗过程中不可避免的内容。

一、病　因　学

因肿瘤引发呼吸困难、呼吸衰竭的因素很多，这些因素常与肿瘤本身和（或）肿瘤的诊疗及相关并发症、不良反应有关。

1. 直接性因素　主要包括与肿瘤及其相关因素所致的肺功能的直接性或间接性损伤，包括肺实质直接受到原发性肿瘤和（或）转移性肿瘤的侵及，气道受到肿瘤及淋巴结的直接外压或者肿瘤组织的气管内生性受阻，癌性淋巴管炎，胸膜肿瘤，恶性胸腔积液，心包积液，上腔静脉综合征，微小癌栓的广泛性栓塞，膈神经麻痹，肺膨胀不全，气管-食管瘘，胸壁受侵，病理性胸壁骨折等。

2. 间接性因素　多与肿瘤的渐进发展相关，包括急性或慢性肺炎，恶病质，水、电解质、酸碱平衡紊乱，肺栓塞，副癌综合征等。

3. 治疗性因素　与各种抗肿瘤治疗密切相关，常见肺或胸壁手术切除术后的局部畸形或呼吸功能受限，放射性肺炎，化疗所致的肺纤维化，化疗所致的心肌病等。

4. 其他因素　主要包括 COPD、哮喘、间质性肺疾病、气胸、心功能不全、心律失常、肺血管性疾病、焦虑和（或）抑郁等。

二、临 床 表 现

呼吸困难及呼吸衰竭的病理生理学改变包括通气不足、通气血流比例失调、弥散功能障碍及机体的耗氧量增加。各类具体临床表现归类如下。

1. 缺氧

（1）中枢神经系统表现：当缺氧逐渐加重至超过机体代偿限度时，血管扩张使脑血流速度减慢，血管通透性增加，发生脑水肿及颅内压增高。主要临床表现为呼吸困难，呼吸频率、节律的异常，还可出现烦躁不安、谵妄、惊厥、昏迷，甚至可以出现突发性死亡。

（2）心血管系统表现：心肌的耗氧量比脑组织更高，缺氧可抑制心肌功能导致心率减慢，心排血量减少，血压下降，心律失常。缺氧还可使皮肤外周血管收缩，脑血管和冠状动脉扩张，肺小动脉收缩，导致肺动脉压力增高，加重右心室负荷，这也是引发肺心病的主要原因之一。

（3）血液系统表现：长期慢性缺氧会刺激骨髓红细胞系统反应性的增生，出现代偿性的红细胞增多症，增加血液黏滞度，循环阻力随之增加，从而加重右心负荷。

2. 二氧化碳潴留

（1）中枢神经系统表现：二氧化碳潴留可形成高碳酸血症，失代偿时可导致脑间质水肿及颅内压增高。此外，随着血液的酸化，细胞内可以发生酸中毒，初期可抑制大脑皮层使患者嗜睡，继续发展可使皮层下刺激增强，患者出现兴奋、躁动不安、肌肉抽搐等神经性症状。

（2）心血管系统表现：早期可因血管运动中枢和神经系统兴奋，皮肤的外周血管收缩，回心血量增加，患者出现心律增快，血压增高。当病情进展发生酸中毒时可使心肌收缩无力，产生严重心律失常。

（3）呼吸系统：二氧化碳对呼吸系统的影响具有双向性，初期可致呼吸兴奋，使得呼吸加深加快，随着含量增加，呼吸中枢最终发生抑制。

3. 酸碱平衡失调　呼吸性酸中毒在Ⅱ型呼吸衰竭中最常见，发生率约80%。肺部肿瘤因通气障碍发生二氧化碳潴留，机体产生大量乳酸，产生代谢性酸中毒。另外，临床诊疗中大量地使用利尿剂、葡萄糖、肾上腺皮质激素又可进一步引发代谢性碱中毒。继而出现混合性酸碱代谢紊乱。

4. 电解质紊乱　呼吸衰竭可因缺氧及二氧化碳潴留导致钾离子外移引发高钾血症，部分患者还可因大量出汗、摄入液体量不足、使用利尿剂导致低钾低氯及低钠血症而表现出疲乏无力、表情淡漠、肌肉痛性痉挛、低血压、脉搏细速，严重时可出现昏迷或死亡。

三、诊　　断

对于呼吸困难、呼吸衰竭的诊断一般不困难，通过对病史、体格检查、疾病状态、诊疗情况等因素的综合分析，可以得到较为明确的诊断，因此在诊断过程中进行详尽评价就具有了重要的意义。

1. 肿瘤病史　了解患者病史时首先应注意起病时间，急、慢性呼吸困难的起病时间一般是以 2 周来区分。其他应重视的病史包括起病的方式，是在休息还是运动的时候，是白天还是晚上；是否存在发病的促进和缓解因素，活动的情况如胸廓的位置、端坐呼吸等，运动中断或是否需要服用药物；是否有其他伴发症状，如胸痛、发热、咳嗽、咳痰、咯血等。

2. 临床检查　对于呼吸困难及呼吸衰竭的检查包括多项内容，具体如下。

（1）明确呼吸状况：包括呼吸频率、心率、心律和外周血压。

（2）区分呼吸困难类型：区分吸气性呼吸困难、呼气性呼吸困难及混合性呼吸困难。

（3）呼吸运动幅度及其他检查：代谢性酸中毒时呼吸深快，中枢系统疾病时可有周期性呼吸暂停；观察胸廓是否对称或畸形；是否有额外呼吸音如喘鸣、干啰音、湿啰音或捻发音；是否存在心功能不全、上腔静脉综合征、腹腔积液或外周静脉炎的相关表现。

（4）其他理化检查：包括动脉血气分析及 pH 检查、血细胞和血红蛋白计数检查、肌酐、电解质和肝脏功能检查、血糖、心电图及胸部 X 线检查等。

（5）耐受性检查：有利于明确呼吸困难的程度，患者的疾病状态及身体承受能力，以指导治疗及评估预后。患者耐受性不良的征象包括呼吸、血流动力学、神经精神症状的改变等。

四、治　　疗

因肿瘤引发的呼吸困难、呼吸衰竭的治疗与其他良性疾病引发的症状具有一定差异，治疗上必须考虑恶性肿瘤这一特定疾病的存在，还应结合患者的治疗意愿和肿瘤分期等因素综合评估制定治疗方案，争取肿瘤疾病最大利益化治疗。

1. 保持呼吸道通畅　是各种治疗的基础和必要条件。首先应协助患者取正确体位，一般建议取侧卧位、颈部后仰、抬起下颌。若患者气道堵塞，则应进行积极有效的气管内负压吸引，清理气道内的分泌物、血液及误吸入的呕吐物等，实施中需要注意避免或减少气管黏膜的损伤、严重低氧血症、心律失常及肺不张的发生。上述治疗无效者需紧急建立人工气道。

2. 吸氧 是纠正低氧血症最有效的治疗方法。患者一旦出现低氧血症应立即给予吸氧，使患者血氧饱和度达到 90%～92%以上。对于慢性低通气如 COPD 的患者，应该监测动脉血气，预防高流量吸氧导致的呼吸性酸中毒。

3. 皮质类固醇激素治疗 皮质类固醇激素可减轻呼吸困难、呼吸衰竭患者的支气管内炎症，迅速改善肿瘤引发的上腔静脉综合征，支气管、血管压迫等症状，改善癌性淋巴管炎。

4. 支气管扩张剂 适用于伴发支气管痉挛的呼吸困难患者，主要包括 β_2-受体激动剂及抗胆碱类药物。雾化吸入是其最佳、首选的给药方式。临床上多采用与吸氧、药物联合应用的方法提高疗效。

5. 阿片类药物 对于晚期肿瘤患者而言，以对症支持治疗为主，适量使用阿片类药物可减轻患者的呼吸困难。首剂量给予吗啡低于 5mg 的低剂量皮下注射，用于减轻呼吸困难症状是安全有效的，临床上尤其需要注意用药第 1 天、第 1 剂的安全性。

6. 机械通气 可保证患者新陈代谢所需要的最低肺泡通气量，纠正低氧血症。适应证包括：①通气部分或者完全的不足；②呼吸的功耗过大；③纠正通气/血流比例的失衡。

7. 合理使用呼吸兴奋剂 呼吸兴奋剂可有效刺激呼吸中枢或周围化学感受器，通过增强呼吸中枢兴奋性、增加呼吸频率和潮气量以改善通气。临床使用中，需严格掌握药物使用利弊，此类药物尤其适用于因中枢抑制所致呼吸困难的患者。对于肿瘤性压迫、气道阻塞的患者，呼吸兴奋剂可进一步增加呼吸做功，对患者有害无利。

尼可刹米为临床最常用的呼吸兴奋剂，属中枢性呼吸兴奋剂，具有一定的苏醒作用。临床使用过程中需要密切观察患者的腱反射、神志改变及呼吸频率、幅度和节律，监测动脉血气，不断地依照结果进行药物使用剂量的调节。对于药物应用 4～12 小时无效者，或出现肌肉抽搐等严重反应则必须停药。

8. 中医药治疗 呼吸困难、呼吸衰竭多归属中医学"喘证""哮证"等范畴，成因虽多，不外外感、内伤，病性亦有"虚"有"实"，或"虚实夹杂"，辨证论治当审其虚实，辨其脏腑，分清主次，权衡标本，适当处理。呼吸衰竭以痰浊、瘀血、毒邪为实，以肺、脾、肾三脏亏损为虚，急以邪实，缓以本虚，故救急之法在于益气、泄浊、逐瘀、解毒为主。中医辨证论治：

（1）痰浊蒙蔽。

主症：昏睡不醒，呼之不应或呼之可应，随之即睡，喘促痰鸣，呼吸气粗，面唇青紫，高枕卧位、咳吐黄脓痰量多，或有下肢高度浮肿，小便量少，舌暗紫，苔白或黄腻，脉滑。

治则：涤痰开窍醒神。

处方：石菖蒲 6 克，郁金 9 克，胆南星 9 克，天竺黄 12 克，川贝母 12 克。

水煎两次共取 500 毫升左右，重者冲服羚羊角粉 3 克，或安宫牛黄丸 1 丸。

（2）风燥痰扰。

主症：喘促气急，憋闷异常，张口抬肩，气短难续，呼吸表浅急促，坐卧不宁，甚者烦乱狂躁，肢体抽搐，咳吐黄痰，黏而难咳，口唇多无发绀，或有水肿、小便频少，舌淡红或暗、苔黄腻而干，脉弦滑。

治则：清热祛痰，平肝熄风。

方药：羚羊角粉 3 克（冲服），石决明 30 克，炒黄芩 12～30 克，山栀 9～25 克，胆南星 9～12 克，天麻 12 克，化橘红 9 克，云苓 12 克，重者冲服紫雪丹 3 克。

9. 原发肿瘤的治疗　积极的原发性肿瘤治疗可较好地解决患者的相关性不良反应，但治疗前、治疗中需要充分对患者进行评估，谨慎实施。

第三节　恶性胸腔积液

恶性胸腔积液（malignant pleural effusion，MPE）又称癌性胸水，是晚期恶性肿瘤的常见并发症，由肺内肿瘤直接侵犯胸膜、胸膜发生转移或者肺外肿瘤经淋巴结或者血行转移至胸膜所致。成人胸腔积液中 20%～25%为 MPE。几乎所有恶性肿瘤均可引发 MPE，其中肺癌所致恶性胸腔积液的发生率最高，占 24%～45%，尤其是肺腺癌患者多见。约有 15%的肺癌患者初诊时即发现有胸腔积液，35%～40%患者在疾病进程中出现不同程度、不同性质的胸腔积液。此外，乳腺癌伴发 MPE 者约占 25%，纵隔淋巴瘤约占 10%，其他如卵巢癌约占 6%，血液肿瘤约占 4%，此外，临床上尚包括原发灶不明的恶性胸腔积液占 10%左右。

一、发病机制

各种原因增加毛细血管通透性、毛细血管静水压、胸膜腔负压、胸水胶体渗透压或降低胸膜血浆胶体渗透压时可引起胸腔积液的发生。新近研究表明，壁层胸膜的间皮细胞之间有 2～12μm 的小孔，小孔直接与淋巴网相连引流至纵隔淋巴管。脏层胸膜对胸腔积液的形成和重吸收作用很小。引发恶性胸腔积液的常见原因：①淋巴系统引流障碍，包括壁层胸膜小孔被肿瘤阻塞；纵隔肿大淋巴结的压迫使淋巴引流减少；胸膜小孔与纵隔淋巴结之间的淋巴管被肿瘤栓塞；肿瘤局部压迫或直接侵犯胸导管等。此时积液常为浆液性或乳糜性而非血性，一般找不到癌细胞。②胸膜的原发或转移性病变及伴发的炎症使得毛细血管通透性增高，造成的胸腔积液多为血性，可能找到癌细胞。③原发性或转移性肿瘤阻塞支气管，使毛细血管通透性增加而产生胸腔积液。④恶性肿瘤转移至心包膜引起心包积液，影响肺循环，增高静水压，出现漏出性胸腔积液。⑤肿瘤患者可因营养不良性低蛋白血症引起漏出性胸腔积液。⑥肿瘤栓子脱落造成肺栓塞可引起胸腔积液。⑦胸内肿瘤接受放疗时对胸膜的刺激性损伤。⑧胸膜间皮瘤可产生胸腔积液。

二、临床表现

1. 症状和体征　恶性胸腔积液的临床症状、体征的发生及程度与恶性胸腔积液的量和发生速度相关。对于有少量，发展速度缓慢的胸腔积液患者，临床症状较为轻微、不典型。对于胸腔积液量较大，发展迅速的胸腔积液其临床症状则较为突出。

恶性胸腔积液一般与原发肿瘤同时发生或在其后出现，但少数患者以胸腔积液为首发症状。少量、起病缓慢的胸腔积液患者可以没有任何临床症状、体征，或仅有患侧的吸气运动减弱；大量胸腔积液可以引起呼吸浅快，呼吸运动幅度受限，胸廓扩张受限，肋间隙饱满，有时胸壁水肿，气管和心脏向健侧移位；患者的语颤减弱或者消失，叩诊浊音或者实音，听诊呼吸音减弱或者消失，积液区域的上部分可以闻及管状呼吸音。对于积液发生和增长迅速的患者，此阶段可以出现明显的胸痛、胸闷、气促、消瘦、乏力、食欲缺乏，甚至可以伴有心慌、心悸、气短、心律失常等心血管系统症状。

2. 胸部影像学检查 胸部 X 线检查为临床上诊断胸腔积液的重要方法，其检查结果直观准确，同时还可了解肺部实质浸润情况和纵隔的位置，对于胸腔积液量较少时还可发现肺内和胸膜的肿块影。对于较大量的胸腔积液，单纯的胸部平片检查可能会有困难。

CT 或 MRI 检查主要用于了解可能被胸腔积液所掩盖的胸腔内肿瘤病灶，以及纵隔中增大的淋巴结。此外，对于胸部平片检查较为困难的局限性叶间胸膜积液或肺下积液也有鉴别诊断的意义。对于 CT 检查时，仍然主张尽可能抽尽胸腔积液，以免造成 CT 值近似而不利于观察病灶和相关的比邻关系。超声检查是判定胸腔积液量的最好方法，同时还可了解肿瘤对胸膜的侵袭情况，有助于确定胸腔穿刺的恰当位置和进针深度，为诊断或治疗性操作提供即时的观察、指导和定位，同时，超声检查还可以为胸腔内肿瘤或者胸膜肿块的活检提供指导和即时的监测。

3. 胸腔积液检查 包括胸腔积液常规、生化及相关的生物酶学检查，肿瘤标志物测定和细胞病理学检查等。恶性胸腔积液多为渗出液，蛋白含量较高。恶性胸腔积液中白细胞计数为（0.1～10.0）×10^9/L，细胞分类中淋巴细胞为主者占 45%，单核细胞占 40%，多形粒细胞占 15%左右，酸性粒细胞在恶性胸腔积液中不常见，15%的恶性胸腔积液中葡萄糖含量低于 3.3mmol/L，pH<7.2，两者常合并存在，提示治疗效果及预后差。

肿瘤标志物检测对明确病因、寻找原发灶有独特意义。在各类肿瘤标志物中，CEA、SCC、TPA、FERR、CA125、CA153、CA19-9、CA50 及 $β_2$-MG 对诊断恶性胸腔积液有较高的特异性。胸腔积液中各种细胞因子的检测也是一项重要的内容，主要包括 IL-1、IL-2、IL-6、IL-8、α-IFN 和 TNF 等细胞因子，测定它们有助于良、恶性胸腔积液的鉴别。

胸腔积液的细胞病理学检查是确诊恶性胸腔积液的重要手段，胸腔积液细胞病理学检查的阳性率报告差异较大，为 25%～89.7%，除了普通的细胞形态病理学检查外，近年来开展的病理学新技术也广泛应用于临床，包括①脱落细胞的染色体检查，此方法对于淋巴瘤、胸膜白血病，染色体检查优于细胞学检查；②由于细胞的形态学诊断存在着一定的主观性，而且容易受其他多种因素的干扰，免疫组化技术作为细胞学检查的补充而越来越受到重视，尤其适于胸腔积液细胞学检查阴性和可疑时。另外，该技术可用于区别恶性胸腔积液的原发癌，如 CEA 及角蛋白检测可帮助区分转移性腺癌和恶性间皮瘤，S100 蛋白检测支持恶性黑色素瘤诊断。

4. 胸膜活检 对于高度怀疑恶性肿瘤性疾病但细胞学检查为阴性的患者，可以进一步行胸膜活检明确诊断，其阳性率可达 39%～75%。部分病例在进行胸腔积液穿刺检查的同时，可以进行同步的胸膜活检，此基础上的检查可以增加 7%～10%的阳性率。胸膜活检需要在影像学监测基础上实施，超声检查引导为首选。

5. 胸腔镜技术 电视胸腔镜手术（video thoracoscopic surgery，VTS）是近年来开展的

新技术，其手术的损伤小，手术视野广，可窥视全部胸腔，直视下可以精确地定位、选择肿瘤的病变部位，进行活组织检查。在明确疾病性质的情况下，可以同时在直视下更有效地应用胸膜硬化剂施行胸膜黏着术或胸腔闭锁术，这些操作一般较为简单、安全、实用性强，对于患者的一般要求不是很高，耐受性较为满意，患者容易接受，现已被推荐为确诊恶性胸腔积液的重要方法。

三、诊断与鉴别诊断

恶性胸腔积液的诊断一般不困难，对于确定诊断有赖于胸腔积液细胞病理学检查和（或）胸膜组织病理学检查。肿瘤患者的胸腔积液并非总是肿瘤因素直接转移所致。有时患者以胸腔积液为首发表现或虽有肿瘤病史但胸腔积液细胞学检查反复阴性。在这些情况下，需要排除相关病因，充分进行疾病的鉴别诊断。首先应确定积液系漏出性还是渗出性，一般情况下漏出性胸腔积液不支持恶性胸腔积液的诊断，而可能是充血性心衰、肝硬化、肾病综合征、低蛋白血症、肺栓塞、肿瘤压迫淋巴管等所致；渗出性或介于渗出与漏出之间的胸腔积液原因可能为肿瘤性、感染性（结核、其他细菌）、肺栓塞、自身免疫性疾病、药物、手术损伤或放疗及 Meig 综合征（盆腔肿瘤，主要是卵巢纤维瘤，合并腹水、胸腔积液）等，需要结合病史及有关检查进行鉴别诊断。

四、治　疗

恶性胸腔积液的治疗包括全身治疗和局部治疗，两者结合可以明显提高疗效，降低治疗毒副作用，改善预后。

（一）全身治疗

恶性胸腔积液的全身治疗包括化疗、生物治疗和中医药治疗等。

（1）对于化疗敏感的恶性肿瘤，如恶性淋巴瘤、小细胞未分化肺癌及乳腺癌伴有胸腔积液的患者，全身化疗可获得较为满意的治疗效果。

（2）中医药治疗：恶性胸腔积液多属于中医"悬饮"范畴，临床上以胸胁胀痛，咳、唾、呼吸、转侧时疼痛加重，患侧胸胁饱满为主要症状。临床特点主要表现为胸胁胀痛，咳嗽加重，呼吸气急等。其病因病机主要为外邪侵袭，肺气不能宣发，饮留于胸胁，或饮食不节后脾胃功能失常导致水湿停聚为饮，或七情损伤脏腑，气机失调，聚结成饮。肺、脾、肾三脏气化功能失调，则三焦水道壅闭，蓄而成饮，饮停胸胁，脉络受阻，气机不利，水气上迫于肺，肺气下行受阻，血不循经，气血逆乱，气滞血瘀，血瘀则水停。

1）内治法

A 饮聚胸胁，伤阴化热：主要病状为胸胁疼痛，胸痛如灼，咽干舌燥，口苦脉弦；或五心烦热，颧红，盗汗，舌红少苔。治宜滋阴清热化痰。方选麦门冬汤合二陈汤加减。

B 饮犯上焦，气机不利：主要症状为寒热往来，身热起伏，汗少或发热不恶寒，有汗身热不解，咳嗽少痰，气急，胸胁刺痛，呼吸转侧时疼痛加重，心下痞硬，干呕口苦，咽干，舌苔薄白，或黄，脉弦数。治宜和解宣利。方选：柴枳半夏汤合麻杏石甘汤加减。

C 饮停胸胁，肺失宣肃：主要症状为咳嗽，胸胁胀闷，咳唾引痛，呼吸困难，甚则咳逆气喘息促不能平卧，或仅能偏卧于停饮一侧，病侧肋间胀满，甚则偏侧胸廓隆起，舌苔薄白腻，脉沉弦或弦滑。治宜逐水祛饮。方选：十枣汤，控涎丹，或椒目瓜蒌汤加减。

D 络气不和，饮邪入络：主要症状为胸胁疼痛，胸闷不舒，胸痛如灼，或感刺痛，呼吸不畅，或有闷咳，甚或迁延日久不已，天阴时更为明显，舌苔薄质黯，脉弦。治宜理气和络。方选：香附旋覆花汤加减。

E 饮聚成痰，化燥伤阴：主要症状为呛咳时作，咯吐少量黏痰，口干咽燥，或午后潮热，颧红，心烦，手足心热，盗汗或伴胸胁闷痛，病久不复，形体消瘦，舌质偏红，少苔，脉小数。治宜滋阴清热。方选：沙参麦冬汤合泻白散加减。剂量均宜小量递增，连服 3～5日，必要时停 2～3 日再服。

2）外治法

A 中药敷贴药物组成：大戟、大黄、甘遂、芫花、枳实、白芷、龙葵、葶苈子、冰片、川楝子等。

B 经络、腧穴疗法：以黄芪、桂枝、细辛、肉桂、龙葵、川花椒等研末敷于百会穴、大椎穴、肺俞穴、膏肓穴、肾俞穴、关元穴、水分穴、神阙穴、足三里穴、背部腧穴等穴位，再予穴位艾灸 10～20 分钟。

（二）局部治疗

胸腔局部化疗药物灌注，可以提高胸腔内局部药物的高浓度，达到静脉用药所达不到的效果。局部治疗主要包括在引出胸腔积液的基础上使用化疗药物、非特异性硬化剂，或使用有关的生物治疗，以达到局部积液的控制。

1. 胸腔积液的引出　主要有胸腔穿刺抽液、胸腔积液闭式或导管引流术、胸膜腔闭锁术、胸膜部分或全部剥离术等。

（1）胸腔穿刺抽液：该方法可迅速有效地缓解因为恶性胸腔积液引起的呼吸功能不全，但其属于临时性措施，通常在抽液后 1～3 天胸腔积液可以再现。反复操作可引起蛋白质大量丢失，水、电解质及酸碱平衡紊乱，还可引发脓胸、气胸、支气管胸膜瘘、包裹性积液等并发症。

（2）胸腔积液闭式或导管引流术：适于中至大量胸腔积液的患者，在经超声定位穿刺点后，通过小手术切口或穿刺针置入胶管或硅胶管，实施胸腔积液引流。适当调控引流速度，酌情对胸腔内注入抗癌药物后可拔管。治疗过程中应注意控制引流速度，大量、快速放液可导致纵隔摆动和复张后肺水肿。引流不彻底，胸腔内残存胸腔积液较多时注药易形成包裹性积液。

（3）胸膜腔闭锁术：胸腔导管术加粘连剂使胸膜腔闭锁是目前治疗恶性胸腔积液较为肯定的有效治疗方法。该方法可引起胸膜快速而广泛的炎症反应，胸膜腔纤维化，继而胸膜腔闭塞而达到治愈目的。其成功的前提是胸膜腔积液引流彻底，肺完全膨胀。

（4）胸膜部分或全部剥离术：此技术实施适用于不能确诊的胸腔积液患者需进行开胸探查时，如果为预防胸腔积液复发，可行壁层胸膜切除；估计患者生存期较长且其他多种治疗无效者。

2. 胸膜腔内化疗　一般在胸腔穿刺排液后注入化疗药物，1～2 次/周，提高局部药物浓度，提高治疗效果。胸腔内注入药物后应在 2～4 小时内经常变动体位，使得药液与胸膜充分接触而发挥作用。常用药物：5-Fu、丝裂霉素、顺铂、卡铂、依托泊苷、多柔比星和表柔比星，总有效率可达 40%～60%。

3. 非特异性硬化剂　包括四环素、滑石粉及阿的平，均可引起强烈的化学性胸膜炎而产生胸膜闭锁。

4. 生物治疗　胸腔内生物疗法主要有非特异性免疫治疗和过继免疫治疗。前者是用免疫调节剂来改变宿主的免疫系统，增强患者对肿瘤的反应能力，如短小棒状杆菌、OK$_{432}$、假单胞菌、香菇多糖等。后者是指输入 LAK 细胞或 TIL 细胞。

5. 放疗　对继发于纵隔肿块压迫或淋巴管阻塞的恶性胸腔积液效果较好，一般可以在内科药物治疗的基础上同步使用或者序贯进行放疗。对于胸腔积液合并有同侧支气管阻塞的患者，可以在继续的局部化疗的基础上进行原发病灶的冲击剂量的放疗。纵隔内放疗能使 68% 的恶性淋巴瘤患者及 50% 转移癌患者的乳糜胸得到较好的控制。

6. 榄香烯乳　榄香烯是从中药温郁金挥发油中分离出来的倍半烯类化合物，以 β-榄香烯为主要成分。该药除抗癌作用外，还可使胸膜肥厚硬化，起到闭合胸腔残腔的作用，而且毒副作用少，在临床治疗胸膜积液有良好前景。常用量为 400mg，注入患侧胸腔。

7. 外科治疗　目前临床上通常应用"胸膜剥离术"治疗恶性胸腔积液，其主要适用于以下患者应用：①经过严格的胸腔闭式引流或者胸腔内药物注射治疗未能够有效控制的恶性胸腔积液者；②肺萎缩；③在剖胸探查或者肿瘤切除时发现胸腔积液；④患者的一般状况尚可以耐受手术，而且无明显的手术反指征，具有较长的预期生存期的患者。但手术损伤大，副作用、并发症较多，目前临床已经较少采用。

第四节　化疗性肺损伤

肿瘤治疗中所引起的肺损伤主要由细胞毒药物、生物靶向治疗药物和放射性治疗等治疗手段所引起，其他肺损伤情况将在各自独立章节中论述，放射性肺损伤见第十四章中第十三节。生物、免疫制剂肺损伤见第十五章，本章节简要介绍化疗药物所引起的肺损伤。

一、化疗药物肺损伤的机制

化疗药物所致的肺损伤在临床上称为化疗性肺毒性（chemotherapeutic pulmonary toxicity）又称化疗性肺泡炎（chemotherapeutic alveolitis），是指因化疗药物的毒性直接或者间接作用而引起的一组以肺泡炎、肺间质纤维化为病理基础的肺损伤，属于弥漫性、纤维性肺泡炎中的一种特殊类型。由于肺组织具有强大的代偿能力，因此发生损伤时不会立即表现出来，容易被临床所忽视。此类肺损伤可逆性较差，表现出相关临床症状和体征时，多数患者已无特殊的治疗措施，预后极差。这可能与下列机制有关。

1. 氧化和抗氧化系统 部分细胞毒性抗肿瘤药物可以通过激发机体产生反应性氧代谢产物而产生肺损伤。这些氧代谢产物主要有超氧阴离子（O_2^-）、过氧化氢（H_2O_2）、羟基（—HO）、单态氧的次氯酸等，它们通过氧化还原反应产生氧化细胞膜上的脂肪酸而造成组织损伤。肺组织中氧化剂的产生和抗氧化系统的活性都十分活跃，不少细胞毒性药物是通过破坏这种氧化和抗氧化系统的平衡而引起肺部毒性的，如博来霉素、环磷酰胺及卡莫司汀等。

2. 免疫系统 肺组织通过与多种物质接触激活其免疫系统，产生各种趋化因子吸引吞噬细胞聚集而产生损伤。肺组织内同时也存在一种独特的免疫耐受状态能避免引起组织损伤的过度反应。细胞毒性药物可以通过改变这一平衡引起损伤，常见的有博来霉素及甲氨蝶呤。部分学者认为抗肿瘤药物引发的肺损伤是一种过敏反应，其可引发间质性肺炎，肺组织活检显示嗜伊红细胞、单核细胞大量浸润，病变组织为非特异性和肉芽肿性肺炎。

3. 基质修复系统 胶原形成过度时可致不可逆的肺病变，博来霉素可通过刺激成纤维细胞过度增生同时抑制纤维分解系统造成肺损伤。

4. 蛋白质系统 多核白细胞和肺巨噬细胞可产生弹性蛋白酶破坏弹性纤维，α_1-蛋白酶抑制剂可以灭活这些蛋白酶。各种活性氧可以灭活 α_1-蛋白酶抑制剂，从而增加蛋白酶的作用。

5. 肺的解剖机制 肺血管内皮表面积最大，氧含量最高，以及肺的毛细血管床首先与静脉注射化疗药物接触，因而是化疗药物局部浓度最高的部位。化疗药物的肺部直接毒性作用也是一个重要的致损伤因素，其中有多个因素共同参与，主要包括①肺泡细胞对药物的敏感性差异：近年研究显示，Ⅰ型肺泡细胞比Ⅱ型肺泡细胞对于化疗药物的毒性反应具有更大的亲和力；②给药过频：临床患者用药观察显示，连续 7 天的频度接受甲氨蝶呤治疗的患者，较之于接受间歇性给药者更易发生弥漫性间质性肺泡炎；③药物剂量蓄积：部分化疗药物与肺组织具有较强的亲和力，使得肺损伤的表现尤为突出，如博来霉素的总剂量超过 450mg 时，肺泡炎发生率为 3%～5%，而超过 500mg 时，发生率则高达 40%；④肺的自净功能下降：部分患者因原有疾病及其他因素所致的肺脏清除内源性有毒物质的能力降低而使化疗毒性反应更重，多见于肿瘤合并 COPD 者，以及呼吸功能减退的老年患者。

二、病 理 生 理

肺实质细胞受到化疗药物毒性因素的直接或间接作用后，肺泡及肺间质组织发生水肿、渗出及透明膜形成，肺泡的不典型增生和鳞状上皮化生进一步加重，气管、细支气管等部位的阻塞最终导致急性肺泡炎的发生。同时，由于炎性细胞的刺激，免疫效应细胞、肺泡巨噬细胞、中性粒细胞等增生、聚集及活化，肺泡炎迁延不愈，肺泡细胞及非细胞性结构由于反复受损而逐渐呈现不可逆性。此外，肺泡炎症组织中的中性粒细胞释放各种酶成分，如胶原酶、组蛋白酶 G 和 D，各种氧化酶或者纤维生长因子等均具有促进胶原组织形成的作用和形成间质广泛纤维化。上述作用的共同结果使得肺泡结构完全破坏，并且被弥漫而无功能的囊性变化所取代，原有的间质性病变结构已经不能辨认识别，此时的肺泡换气、氧交换功能完全消失。

三、临床表现

抗癌药物引起的肺损伤按病变性质可分为以下两类。

1. 弥漫性间质损伤 又称化疗性间质性肺炎，常见的病变主要为肺嗜酸性粒细胞浸润综合征及间质性肺炎、肺纤维化。肺嗜酸性粒细胞浸润综合征属过敏反应，表现为弥漫性间质性肺炎，常由博来霉素、甲氨蝶呤和丙卡巴肼引起。在用药数小时内即可发作，一般表现为急性呼吸困难、干咳和发热。周围血嗜酸性粒细胞增多，X 线表现为双侧弥漫性斑点状病变，呈"外向性分布"，此类型预后较好。间质性肺炎、肺纤维化常为潜在性发病，典型症状为活动后呼吸困难、干咳、疲劳及不适。查体可闻及呼气末捻发音。X 线可见弥漫性网状结节阴影。预后较差，常死于周围型呼吸衰竭和（或）合并肺部感染。

2. 非心源性肺水肿 主要因肺血管内皮损伤，血管通透性升高引起，系药物直接损伤及机体过敏反应综合所致。临床上较少见，常可由阿糖胞苷、鬼臼噻吩苷、甲氨蝶呤、环磷酰胺等引起。临床表现为气促、呼吸困难、肺底捻发音，X 线表现为弥漫性肺炎和（或）网状浸润。预后不确定。有肺毒性的抗肿瘤药物按照肺部病变出现的时间可分为三大类：第一类所致的肺部病变在用药后几个月至几年内出现（慢性肺毒性），这类药物主要有博来霉素、环磷酰胺、亚硝脲类、白消安与左旋溶肉瘤素等，常致肺纤维化。第二类所致的肺部病变在用药后短期内的数日至数周出现（急性肺毒性），如甲氨蝶呤、丝裂霉素等，一般多属于过敏反应。卡莫司汀、博来霉素也可以出现急性肺毒性，但以慢性毒性为主。第三类为即刻反应类，常表现为典型的 I 型变态反应，可因休克、呼吸困难而引起死亡，如平阳霉素等抗生素类抗癌药物。

四、引起肺损伤的典型药物

1. 博来霉素 在肺组织和鳞状上皮细胞中浓度最高，是引起慢性肺损伤的主要药物。该药所致肺损伤发生率为 2%～40%。

（1）相关因素：①剂量，总剂量在 400mg 以下时，发生率仅为 2%～3%，超过 450～500mg 者，肺损伤发生率明显上升，可达 40%；②年龄，高龄患者肺毒性发生率高，尤其是超过 70 岁者；③以往应用博来霉素的情况，6 个月内曾用过博来霉素如再用本药则可增加肺毒性；④放疗、氧疗、肾衰竭可加重本药的肺毒性；⑤联合用药，有研究表明，本药物与其他药物如环磷酰胺合用可加重肺部毒性。

（2）临床表现：分为急性型和慢性型。急性型在用药数日或数周后出现症状，表现为呼吸困难、干咳、胸痛和发热，停药以后症状一般能缓解。慢性型多在停药后 3～6 个月发病，主要表现为间质性肺炎、肺纤维化。胸部 X 线可见两肺或一侧肺部，尤其是肺下野有细网状浸润阴影，并逐渐形成纤维条索改变。严重者可以呈现粗大条索状阴影，合并感染时呈广泛斑片状浸润。

（3）病理变化：早期表现为肺泡壁毛细血管通透性增加，肺泡及间质性肺炎，继而肺泡及间质纤维素渗出、透明膜形成，肺泡呈不典型增生及远端上皮细胞鳞状化生。晚期则表现为肺泡间质广泛纤维化，小动脉闭塞。

（4）治疗和预防：诊断本病后应立即停用博来霉素。治疗包括应用肾上腺糖皮质激素和氯喹等成纤维细胞生长抑制剂、中药活血化瘀和软坚散结药，继发感染可加用敏感抗菌药物。在本病的预防上，使用博来霉素须控制剂量，累积剂量一般不超过 300mg，或与其他无肺毒性的抗肿瘤药配合。老年患者或原有慢性肺病者，使用时需权衡利弊，谨慎使用。在应用较多剂量博来霉素化疗后，一般半年内应避免再用。用药期间还须密切观察患者临床表现，并定期进行胸部 X 线检查，如有肺损伤早期征象，应及时停药治疗。

2. 甲氨蝶呤　常引起急性肺损伤，可能与给药频度有关，发生率为 3%～8%，多属于过敏性。其肺毒性主要为弥漫性间质损伤。常急性起病，呈进行性发展，症状有干咳、气促、全身不适，有时有发热、头痛，75%伴嗜酸性粒细胞增多。还可伴有肺外征象，如口腔炎、皮疹、肝大。X 线表现初期有肺间质浸润（融合性间质浸润），常为双侧弥漫性和对称性片状阴影，主要位于中、下肺野，随后出现肺泡炎症，有时有纵隔淋巴结肿大。

3. 丝裂霉素　发生肺损伤的可能性占 3%～12%。放疗、长春新碱、吸入高浓度氧气可增加本药的肺毒性。临床上表现以逐渐加重的干咳、劳累性呼吸困难及疲劳最常见，上述症状可在诊断前 3 个月出现，亦可突然出现。少数患者有胸痛、盗汗和寒战。X 线表现可正常，但常表现为网状阴影，也可为弥漫性肺间质浸润。有个别病例伴有胸腔积液。

4. 白消安（马利兰）　长期用药发生率为 2%～12%，平均 4%发生间质性肺炎，即"马利兰肺"。白消安与放疗或其他药物联合可增加肺毒性。白消安发生肺毒性的时间自治疗后 6 周至 120 个月不等，平均 3 年以上，累积总剂量 500～5700mg，平均为 3000mg。发病隐袭，起病时表现为干咳、体重减轻和呼吸困难。体征有发热和肺底部吸气末捻发音或干啰音。X 线表现为肺部网状阴影，以肺下野为主。少数病例可出现胸腔积液，肺功能检查示肺容量小，早期即有弥散能力降低，动脉低氧血症。除支持治疗外，无其他肯定的疗法，诊断后平均存活期为 5 个月。

5. 阿糖胞苷　白血病患者用阿糖胞苷时 33%有肺损伤，多发生于用药后 30 天以内，临床表现有呼吸急促、低血氧。X 线表现为肺间质浸润。

6. 环磷酰胺　其肺毒性自用药至症状出现可间隔 2 周至 13 年，累积总剂量为 0.15～81.0g。典型临床表现为进行性呼吸困难、干咳、发热、呼吸急促，听诊双肺有细啰音或捻发音，以肺下野为甚。X 线表现为双肺间质性或肺泡性浸润病变，最终发生肺纤维化。本病可合并肺孢子虫病与巨细胞病毒性肺炎。停药和应用皮质类固醇后，约 60%可恢复正常。

7. 全反式维甲酸　急性早幼粒细胞白血病用全反式维甲酸治疗后 2～21 天，国外报道约 25%的患者出现发热、呼吸困难、胸腔积液、体重增加、下肢水肿，严重者酷似肺部严重感染和成人呼吸窘迫综合征，可因呼吸衰竭而死亡。胸部 X 线片可见肺间质浸润，临床上称为维甲酸综合征。治疗上主要为停药及大剂量地塞米松，10mg，2 次/日，连用 3 天。白细胞升高明显者加用羟基脲 0.5g，2 次/日。

五、诊断与鉴别诊断

临床表现结合用药史可作出初步诊断，但确诊困难。有报道下列指标对诊断细胞毒药物性肺损伤有一定意义：①免疫细胞释放的炎性介质；②谷胱甘肽等氧化物清除物质的耗竭；③特异解毒酶的水平。抗癌药所致肺损伤需与心力衰竭、放射性肺炎、氧中毒、变应性肺泡炎、感染性肺炎、肿瘤浸润或转移等鉴别。需要注意的是肿瘤病人所用的非细胞毒药物亦具有肺毒性，临床上也应注意鉴别，包括青霉素、色甘酸钠、乙酰半胱氨酸、多黏菌素、新斯的明、普萘洛尔、吲哚美辛、阿司匹林、镇静剂、镇痛剂、肌肉松弛剂、氨基糖苷类抗菌药物等。

六、治　疗

化疗药物引发的肺损伤预后取决于病因及疾病的发展情况，急性的肺泡炎症阶段，及时发现疾病进程并且去除致病性因素、对症处理，多数患者的病情是可逆的。因此，对于化疗药物引发的肺损伤，在治疗上主张加强预防措施，早期治疗为关键。

1. 预防　用药前应严格掌握适应证，对于高龄、肺功能欠佳及有肺部慢性疾病的患者，此类药物应当列入禁用范畴。对于部分药物如博来霉素应在总剂量和使用频度上给予限制，用药过程中还需要严密观察肺部症状及体征，定期进行影像学检查。对于停药的患者需定期进随访。

2. 治疗　目前对于化疗药物所致肺损伤的各种治疗措施较多，简要介绍如下。

（1）肾上腺皮质激素：主要治疗作用为改善肺功能。临床上主张大剂量使用泼尼松，$60\sim80mg/d$，连续使用 $1\sim2$ 周。也有主张小剂量 $30mg/d$，分次口服，视治疗情况可连用 $2\sim3$ 个月。

（2）免疫抑制剂：主要包括硫唑嘌呤、纤维化抑制剂青霉胺或氯喹等。

（3）抗菌药物：以广谱抗菌药物为主，主要用于预防或治疗已经发生的继发性细菌感染。第三代头孢菌素，可以针对各种细菌进行治疗，疗效确切，副作用较少，一般常作为首选用药。

（4）吸氧：对于有明显弥散功能障碍的患者，吸氧治疗十分必要。但对于因博来霉素、丝裂霉素所致的肺损伤一般不主张吸氧，因为此时吸氧可能会增大肺损伤的面积。

（5）中医药：祖国医学认为化疗药物所致的肺泡炎属于"肺阴虚""药毒伤肺""肾不纳气"的范畴，可采用"滋阴润肺""培土生金""补肾填精纳气"等辨证施治措施。常用四君子汤加减，肾气丸化裁而成的主要方药。

第五节　咯　血

咯血（hemoptysis）的病因极其复杂，恶性肿瘤本身及肿瘤诊治性因素均是主要原因，相关病死率可高达 25%～100%。从肿瘤学角度而言，不论是少量的血丝样咯血，还是大咯血，临床上都需要给予足够重视，并进行积极治疗，并寻找肺部是否有原发癌或者转移病灶的存在。

一、病　　因

1. 肿瘤性因素　在所有的咯血病例中，气管、支气管部位的肿瘤因素占第 2 位，在咯血肿瘤病例中占 50%～76%，以咯血作为首发症状的占 30%～35.9%。这类肿瘤包括支气管肺癌、支气管腺瘤、支气管平滑肌瘤、支气管乳头状瘤、支气管纤维瘤及喉癌等；此外，转移性肺肿瘤及血液性肿瘤也常引起咯血，这类肿瘤有乳腺癌、鼻咽癌、食管癌、胃癌、急性早幼粒细胞白血病及急性单核细胞白血病等。部分支气管内的良性肿瘤，如乳头状瘤、血管瘤及平滑肌瘤等也常可出现间歇性血丝样痰。

肿瘤致咯血的发生与肿瘤病理、生长部位等方面密切相关。在肺癌患者中，引发咯血的各病理类型所占的比例为：鳞癌 33%，腺癌 29%，小细胞肺癌 21%，大细胞肺癌 17%。除了病理性因素以外，肿瘤生长部位与咯血也有密切关系。支气管黏膜浅层的低分化腺癌细胞一般呈现浸润性生长，极容易侵袭其黏膜表面的小血管而引发糜烂性渗血，咯血症状一般在疾病早期就可以出现。中心型肺癌在早期即可咯血；而对于周围性肺癌，早期由于瘤体积较小，咯血症状较少发生，当肿瘤增长到一定的程度，其中心部分可以因为缺血、缺氧等因素而发生坏死、软化，从而发生咯血。

2. 非肿瘤性因素　呼吸系统疾病所致咯血的发生率最高。综合资料分析，支气管扩张症居首位，肺结核居第 3 位。在临床常见的感染性疾病中，即使是单纯的细菌性感染也可以引起支气管内肉芽组织的充血和小血管的损伤而引发咯血。

二、临床表现

肺癌咯血常表现为间歇性，反复少量或者大量的血丝样痰，血量可以多于痰量，色泽鲜红。并发大咯血时，由于突然短时间大量涌出的新鲜血、血块极容易阻塞气道而引发窒息，表现为突发的胸闷、精神紧张、端坐呼吸、张口瞪目、发绀等严重的缺氧窒息表现。大咯血一般是指每日出血量在 800ml 以上，或者咯血速度较快，在 16 小时以内出血量达到 600ml 以上者，或者在 12 小时以内咯血量达到 500ml 以上者。

三、辅 助 检 查

临床上对于咯血的检查需紧急而有程序性，以影像学检查为主，其他必要的检查可以穿插其间。首先进行胸部 X 线平片检查，然后选择性地行 CT 或 MRI 检查，最后可以依据影像学检查的结果考虑进行支气管镜检查。

1. 出凝血时间等系列检查　肺部肿瘤可伴发有贫血、紫癜、类白血病样反应等，进行血液系统常规检查及出凝血系统检查，可排除是否为血液系统肿瘤因素，或者血液因素异常所引发的咯血。同时还需了解机体的其他组织器官是否有出血，如鼻出血、皮肤黏膜瘀斑等。

2. 痰检　咯血患者的痰包括咯血及混杂的咳痰，具体检查项目包括痰培养，痰中查找肿瘤细胞及痰中查找抗酸杆菌等。痰的肿瘤细胞学检查简单易行，容易获得患者的配合和接受，支气管肺癌患者的痰脱落细胞学检查阳性率可达 20%～30%。

3. 影像学检查　临床上最常用也是最重要的检查是胸部透视或胸部 X 线摄片检查，检查时应从多个角度或者多个体位投射。对于咯血的患者，CT 或 MRI 检查可以在透视或胸部 X 线摄片后随即进行，可发现出血灶或者局部小病灶，对于心脏和肺门等重叠的结构显示得更清楚。

4. 纤维支气管镜检查　该检查不仅可以直接观察气管、支气管内的病变情况，还可以行病灶区的活组织检查、刷片、肺组织穿刺活检。对于支气管内的疾病，如肺癌合并肺不张、反复发生的肺炎等具有重要诊断价值。

四、治　疗

1. 一般性治疗　保持患者的镇静，嘱患者卧床休息，避免搬动，防止情绪紧张，必要时可适当使用镇静药物，如地西泮、可待因、氯丙嗪等。对于镇静药物的使用，首选口服给药，必要时也可肌内注射或静脉用药，但需注意避免发生呼吸抑制，尤其对于大咯血的患者。

2. 止血措施　对于轻度咯血者，行一般性止血处理即明显缓解症状。咯血症状明显者则需使用止血药物。临床上常用的止血药物及辅助性药物：①抗纤维蛋白溶解的 6-氨基己酸及增加血小板；②增加毛细血管功能的酚磺乙胺及卡巴克络；③参与凝血酶原合成的维生素 K；④促进凝血酶原转变成为凝血酶的凝血质；⑤对抗肝素时使用的鱼精蛋白及有止血作用的中成药物，如云南白药、各种止血粉等。对于中度及大咯血的患者需要考虑使用血管收缩药物。目前一般选择使用垂体后叶素。降低肺循环压力也是有效的止血措施。普鲁卡因可通过扩张血管降低肺循环压力从而达到止血的目的。

3. 抗菌药物使用　对于肺癌合并感染而咯血时，可采用甲硝唑进行治疗。甲硝唑具有抗炎和促凝血的双重作用，常见用法为 0.5g，2 次/日，静脉滴注，应注意此药的肝损伤副作用。后期结合临床经验和痰培养的结果进行有针对性的抗菌药物治疗。

4. 输血　大咯血或者反复长时间咯血引发的失血性休克，需要适当输注新鲜全血或者选择性成分输血以补充血容量。

5. 纤维支气管镜气囊阻塞法　是在纤维支气管镜监视下将 Fogarty 气囊导管逆向进入已经查明的出血支气管，向气囊内注射气体、生理盐水均可，达到阻塞出血的支气管，压迫止血的目的。可以明确出血部位的同时进行局部止血治疗、清除气道内积血，局部治疗用药等操作，尤其适用于不能手术治疗的肿瘤所致的大咯血。

6. 支气管动脉栓塞术　是通过选择性造影技术，明确出血动脉，并通过导管推注改型后的明胶海绵颗粒实施止血。此项技术在止血的同时还可以阻断肿瘤的供血动脉，同时达到肿瘤的治疗作用。此项技术主要适用于：①晚期肿瘤患者；②肺功能不良合并咯血的患者；③首次出现大咯血不适宜手术治疗的患者；④反复咯血或者经过积极的药物等手段无效的患者；⑤已经进行肺手术切除术后的再次咯血患者。此项技术最严重的并发症为脊髓动脉的误栓，导致脊髓的横断性损伤，甚至截瘫。

7. 外科紧急手术治疗　外科手术治疗可以直接发现出血部位并彻底止血。随着近年来纤维支气管镜检查、治疗技术及支气管动脉栓塞技术的发展和应用，已经为一部分不适宜手术治疗或者不适宜紧急手术治疗的患者，内科保守治疗效果不好的咯血患者创造了择期手术的条件及非手术止血的可能，具体包括：①早期肺癌；②良性肺部肿瘤；③一侧支气管扩张；④明确的空洞性肺结核、肺脓肿、肺曲菌球等局限性肺部病变；⑤大咯血具有窒息可能而内科积极保守治疗无效的患者。

8. 咯血相关并发症的治疗　大咯血是咯血中最凶险的一种，其并发症应引起重视，包括窒息、出血性休克、肺不张及肺部感染。其中窒息是大咯血的主要致死性原因，对于具有潜在大咯血窒息风险者，应给予严密观察，及早预见。临床上很多的症状有预示大咯血的作用：患者突然停止咯血，同时伴有胸闷、呼吸急促、烦躁不安、瞪目张口、大汗淋漓或者神志不清。

适宜的体位引流对于大咯血、窒息的患者具有积极的意义。绝对要求保持呼吸道的通畅，及时清除呼吸道的积血或者血块。可以将患者倒置或者置于头低脚高位，轻轻叩击后背，可以借助于开口器撬开患者的牙齿，去除义齿，及时应用手抠取或者通过吸引器去除口腔、咽喉的积血和血块。

给予持续性低流量或者中流量的氧气吸入。建立行之有效的静脉通路，使用强有效的止血药物，临床上首选垂体后叶素，同时应用呼吸兴奋剂，可以肌内注射和静脉推注尼可刹米、洛贝林相互结合，并可以使用肾上腺皮质激素。及时评估丢失的血液，以及循环状态，补充血容量，纠正休克，静脉采血检验机体一般状况，并做好输血的相关准备。对于出血量较大并出现出血性休克的患者应进行抗休克治疗。

重视患者一般性监护和应急处理，要求患者绝对卧床，加强血压、心电、心率、心律、呼吸、血氧饱和度等多项目的监测。准备好呼吸机、气管插管或者气管切开的相关准备，必要情况下施行气管切开或者气管插管，视具体情况考虑是否合并使用呼吸机。对于大咯血止血治疗以后的患者，应积极加强临床护理工作，鼓励患者进行咳嗽将残余的积血或者血块咯出，预防和治疗大咯血后的发热、感染、肺不张及原发性肿瘤播散等并发症的发生。

9. 治疗原发肿瘤　祛除病因和避免诱发因素是治疗咯血的根本措施。对于部分治疗患者，祛除病因以后，咯血可以自行消失，如支气管肺癌所致的小咯血，经过积极有效的抗肿瘤治疗后，咯血症状可以明显缓解或完全控制。

第六节　阻塞性肺炎

阻塞性肺炎（obstructive pneumonia）是肺部原发性或转移性肿瘤最为主要、常见的并发症，由于肿瘤对气管造成阻塞或者压迫，常可导致阻塞远端支气管引流性不畅而继发细菌性感染。

一、病　　因

1. 阻塞部位　支气管内部新生肿物及支气管外部肿物的压迫而阻塞气道引发的肺部机会性感染是肿瘤患者最常见的并发症之一。流行病学研究表明，临床上发生的阻塞性肺炎约 85%与肿瘤相关。肿瘤引发阻塞性肺炎的发生部位发病概率由高到低依次为肺小叶支气管阻塞（49.4%）、肺叶支气管阻塞（33.6%）、段支气管阻塞（8.7%）、总支气管阻塞（6.2%）、亚段支气管阻塞（2.1%）。

2. 肿瘤病理类型　鳞状细胞癌并发阻塞性肺炎所占的比例最高，其次为未分化癌和腺癌。

3. 常见病原菌　临床上肿瘤并发阻塞性肺炎的细菌主要以革兰氏阴性杆菌为主，占60%左右，包括肺炎克雷伯菌属、铜绿假单胞菌、产气大肠杆菌、聚团大肠杆菌、硝酸盐阴性杆菌、大肠杆菌、溶血性嗜血杆菌、蜂房哈夫尼亚杆菌等；革兰氏阳性球菌占 25%～30%，主要包括金黄色葡萄球菌、表皮葡萄球菌、甲型链球菌等；革兰氏阴性球菌约占 10%，主要以卡他球菌为主；此外还有约不足 5%的白色念珠菌等其他病原菌的感染发生。

二、临床表现

肺癌及肺转移癌所致的阻塞性肺炎的主要症状为咳嗽、咯血、胸痛及呼吸困难。肺外表现主要以关节疼痛、肌肉酸痛、神经疼痛为主。多数患者的起病较为缓慢，急性起病者不足 1/3，而且以刺激性干咳为主，可以有固定的哮鸣音，一般来说，同一肺段可以反复发生肺炎，影像学检查提示肺门影增大且浓重。这类患者中仅有不足 15%经积极治疗后症状可获得暂时性缓解，多数患者症状将持续或者进行性加重。

在各种症状中，咳嗽往往最先出现，并且以刺激性干咳为主。由于癌肿侵及细支气管及周围组织的毛细血管，因此约有半数以上的患者出现痰中带血。肺部感染引发的发热一般不像单纯性细菌性肺炎那样发生率较高，这主要是由于大多数患者的年龄较高，机体的反应性相对较低所致，即使发热，其热型也以低热为主。由于癌肿常可挤压或侵及胸膜而出现胸部隐痛、胀满、胸痛加剧或者出现持续性的刺痛症状，其发生率一般在半数左右。由于气管、支气管内、外阻塞或者压迫的作用，可以出现气促、喘鸣及吸气性哮鸣音的发生。

三、辅助性检查

1. 血常规　肺癌或肺转移性肿瘤引发阻塞性肺炎的患者血常规检查中白细胞总数一般不增高或仅轻度增高，一般低于（10～15）×10^9/L。此外，其他各种炎症性或者结核性感染性疾病，经过正规、积极的抗感染疾病治疗，抗结核治疗以后其相关性检查结果均可以恢复正常或者改善，而对于肿瘤患者，这种治疗几乎没有任何意义。

2. 痰细菌学检查　可以明确感染的细菌种类和类别，同步的抗菌药物敏感试验可以为治疗提供理论依据。

3. 影像学检查

（1）胸部 X 线平片：对于肺癌患者，伴发的阻塞性肺炎常具有以下伴随征象：①肺门阴影增大增浓，肺门皱缩，包括肺门移位、肺门角增大及下肺动脉内收；②局限性肺气肿；③大气管断层检查可以显示大气管被截断或者支气管漏斗状及鼠尾状狭窄，管腔呈现为不规则样改变，管腔壁增厚或者呈现结节状阴影，可以有毛刺及分叶状改变。肺癌所致的阻塞性肺炎，病程迁延，经过抗菌药物治疗后，病灶基本上不吸收或者吸收缓慢。此外，治疗后的肺内残余小病灶及肺内已经控制的区域会在同一区域内再次反复发生炎性改变，这些 X 线改变均提示支气管管腔的狭窄或者阻塞。

（2）CT 扫描检查：该检查敏感性高，直径 3～5mm 以上肺部肿块即可被检出，其可以确定肿块的大小、部位和密度，还可显示肿块与邻近大血管、支气管之间的关系。对于肿瘤阻塞引起的肺不张，由于肺血管的聚集，增强以后肺组织的强化明显，可以看见相对低密度的中心肿块影，当肺实质与肿块影的密度接近时，则不易区分清楚。感染性肺炎增强扫描时，显示病变区域具有较高的密度，而且不均匀。CT 扫描尚可以观察纵隔、肺门病变及淋巴结的情况，为肿瘤及单纯性炎症性改变的鉴别诊断提供依据。

（3）MRI 检查：与普通的 X 线检查和 CT 扫描相比，MRI 检查可以提供多方位的扫描，组织分辨率较高，可以检查出 2mm 以上的肿物，形态学方面也可以获得更多的信息。肿块、肺不张及阻塞性肺炎在检查信号上各自不同，可以相互区分。典型的区别点在于，T_2 加权像肿瘤常呈高信号，不张的肺呈低信号，阻塞性肺炎的 T_2 比较长，随着回波时间的延长信号的强度增加的幅度比肿瘤的信号强度大。临床上，仍有约 35% 的患者的 T_1 和 T_2 加权像不易区分其信号的改变，这可能与肺炎性机化有关。

4. 纤维支气管镜检查　肺癌伴发阻塞性肺炎的患者中约有 76.2% 可经过内镜检查在支气管腔内看见菜花状或者息肉状赘生物，此处的支气管也常伴有受压、狭窄或者扭曲等变化，甚至可以影响内镜进一步通过狭窄段的检查。管腔内的肿物可以出现接触性出血，但是黏膜表面也可以出现充血、糜烂、肥厚或者伴有分泌物，镜检及活组织检查可以获得阳性结果，阳性率较高，可以达到 71.4%～83.7%，在镜检中，若未见明显肿物时可以刷片进行细胞病理学检查，阳性率也可以达到 50% 左右。

四、诊　　断

临床上确定阻塞性肺炎的诊断多数参照菊池典雄标准：①纤维支气管镜或者 X 线，CT 扫描证实有气道狭窄或者阻塞，而且其相应的肺野有片状絮状阴影；②痰培养两次以上分离出同一种致病病原菌；③患者出现 38℃ 以上的发热而且持续 3 天以上；④末梢血白细胞检查超过 $10 \times 10^9/L$；⑤血液中 C 反应蛋白含量增高。临床上具备第 1 项或者第 1、第 2 项均具备的基础上，加上后 3 项中的 2 项既可以确诊。

五、治　　疗

1. 治疗原发肿瘤　在临床上，阻塞性肺炎最为常见的原因是肺癌，其发生率约为 70%

左右，对于无手术指征的患者，应采取积极的、有针对性的综合治疗措施，包括放射治疗、化学治疗、生物治疗及靶向药物治疗等，必要时还应给予同步的广谱、有效的抗菌药物治疗。此外，在重视肿瘤综合治疗的基础上，还强调注意解除支气管痉挛，祛痰及必要的支持治疗等措施的实施，这些也是缓解阻塞性肺炎的重要而有效的措施之一。

2. 病原菌治疗 阻塞性肺炎的病原菌以革兰氏阴性杆菌为主，革兰氏阳性球菌次之，近些年来，厌氧菌培养的阳性率不断升高。单纯性使用抗菌药物治疗阻塞性肺炎的效果不甚理想，因此抗菌药物治疗常与其他治疗方法联用，其中抗菌药物的选择至关重要。

近年来，阻塞性肺炎治疗中抗菌药物的耐药和敏感谱发生了一定的变化。目前分离出来的金黄色葡萄球菌和表皮葡萄球菌均对青霉素具有耐药性，对庆大霉素和头孢唑啉却敏感；阻塞性肺炎中分离率最高的肺炎克雷伯菌属、铜绿假单胞菌及肠杆菌属对于阿米卡星、头孢哌酮钠均具有极强的敏感性，而大部分的革兰氏阴性杆菌对于头孢唑啉钠却不敏感。因此，对于阻塞性肺炎的治疗建议首选氨基糖苷类或者第三代头孢菌素类药物。有研究发现，哌拉西林、头孢哌酮钠及阿米卡星联合治疗，有效率可以达到 70.5%。在合并感染的肿瘤患者中，建议使用 β-内酰胺类药物合并氨基糖苷类药物，疗程一般为 10～14 天。此外，也建议同时使用雾化吸入抗菌药物以及辅助性排痰的药物，如糜蛋白酶、盐酸氨溴索及氨茶碱等。同时，在治疗中，也需要注意氨基糖苷类药物的使用不宜持续较长时间，加强患者的肾功能监测以减少药物性肾损伤。三代头孢菌素的使用中也需要注意二重感染的发生。

3. 其他治疗 对于其他疾病或合并有其他疾病所致的阻塞性肺炎患者，在治疗上需要进行多因素考虑。合并肺结核的患者需要同步加用抗结核药物。有支气管异物的患者在治疗上应更加重视对异物的取出，建议尽早使用纤维支气管镜或者支气管手术取出。对于支气管平滑肌瘤的患者仍坚持以手术切除为主，可以获得治愈的机会。

（曾奕菲　李　蓓）

第九章

消化系统并发症

第一节　恶心与呕吐

恶心（nausea）是一种特殊的主观感觉，表现为胃部的不适和饱胀感，多数伴有流涎和反复性吞咽动作，严重者可以出现头昏、头痛、出汗、面色苍白、心率加快等自主神经功能紊乱症状。呕吐（vomiting）是一种复杂的病理生理性反射过程，是通过胃、食管、口腔、膈肌和腹肌等多个部位的协调、协同作用，使胃内容物经由胃、食管及口腔排出体外的过程。对于出现了恶心的症状并且伴有呕吐的动作，但是未将胃内容物排出者称为干呕（retching），恶心、呕吐及干呕是严重影响患者生活质量的负性生活因素。

恶心可自行终止，也可接着干呕。干呕如不能终止，即可发展为呕吐。化疗患者中有相当一部分只有恶心、干呕而无呕吐，或者有强烈呕吐而不经过恶心、干呕。由于恶心、干呕、呕吐均属于呕吐动作中的不同阶段，有时三者很难严格加以区别。

在抗肿瘤治疗中，化疗和放射治疗占有重要的地位。由化疗引起的恶心、呕吐（chemotherapy induced nausea and vomiting, CINV）是抗肿瘤治疗中一个重要而常见的并发症，放化疗联合治疗虽然可以获得更佳的治疗效果，但是所导致的恶心、呕吐反应也更加严重，如果得不到充分的处理，可能会引起危及生命的治疗并发症，如脱水、电解质紊乱，造成机体损伤，并导致患者及其家属拒绝继续接受最好的，也可能是最为有效的治疗方法和手段。

随着 CINV 的机制逐渐被了解，各种有效的镇吐药相继问世。目前 CINV 如预防、控制和治疗得当，临床症状基本可以得到满意的控制。

一、病　因

临床上引发恶心、呕吐和干呕的因素有很多，涉及全身多个系统的疾病和病变，临床上通常将其分为中枢性反应和反射性反应两大类。

1. 化疗药物　恶心、呕吐是化疗药物最为常见的不良反应之一。临床常用的化疗药物中多数都可导致明显的恶心、呕吐反应。其中导致恶心、呕吐反应较为突出的药物有顺铂、多柔比星、表柔比星、柔红霉素、阿糖胞苷、达卡巴嗪、氟尿嘧啶、环磷酰胺和放线菌素

D 等。化疗药物引发恶心、呕吐反应除了与药物本身相关以外，还与化疗药物的使用剂量、给药途径及患者自身的部分特点等因素相关。

2. 放射治疗 临床上进行的各种放射治疗也会引发恶心、呕吐反应。其发生率与放射线的照射部位、范围及照射剂量、强度相关。上腹部器官是放射线刺激后诱发恶心、呕吐反应较为常见的器官。

3. 恶性肿瘤性因素 非化疗药物性的其他肿瘤的直接侵犯及压迫也可以引发恶心、呕吐反应，其中消化道肿瘤及颅内肿瘤最为常见。

肿瘤的原发性颅脑内占位或转移均可以引发颅内压的增高，此时引发的恶心、呕吐反应与消化道肿瘤的相关反应差异较大。此时的呕吐呈喷射状，同时患者还可以伴有其他不同程度的颅神经受损的表现。

二、发 病 机 制

对恶心、呕吐的发生机制的研究经历了长时间的不断变化、演进和修正的过程，其具体的发生机制仍不十分清楚。呕吐是致吐因素包括化疗药物引起神经冲动，再通过迷走神经和交感神经的传入纤维，将冲动传入延髓的呕吐中枢，然后在呕吐中枢的协调下，消化系统和呼吸系统共同配合产生呕吐。目前认为中枢神经系统的两个区域与呕吐反射直接相关。其中，一个是延髓的呕吐中枢，另一个是中脑的化学感受器触发区。内脏神经末梢传来的冲动刺激呕吐中枢引发的呕吐称为反射性呕吐，中枢神经系统的化学感受器触发区受到刺激引发呕吐中枢兴奋而发生的呕吐称为中枢性呕吐。1953 年，Borison 等提出呕吐中枢中有化学受体触发区（催吐化学感受区，chemoreceptor trigger zone，CTZ）的概念，以后又发现了多种神经递质及其受体与 CTZ 有关，主要为多巴胺受体、5-HT$_3$ 受体，与呕吐有关的神经递质还有组胺 A$_1$、毒蕈碱类物质。

恶心的发生机制与呕吐相似，且常与呕吐相互联系。但恶心还可以由多种刺激，如前庭刺激、咽喉部的机械性刺激、不愉快的回忆、厌恶的视觉和嗅觉、内脏痛等引起。

CINV 的发生除神经生理机制外，显然还受心理因素的影响。预期性恶心、呕吐（anticipatory nausea and vomiting，ANV）是一种典型的条件反射，典型的 ANV 病人常有化疗呕吐史，或看到过、听到过病友的 CINV。患者可在化疗尚未开始前即已发生恶心、呕吐，并且可在实验条件下通过想象等心理学手段诱发出恶心、呕吐。此外，焦虑、认知、社会支持等也会导致呕吐的发生。

由于呕吐中枢存在于脑干的网状结构内，位于延脑，与呼吸中枢、血管运动中枢和其他自主神经功能中枢的位置很接近，所以呕吐常伴随多种多样的自主神经症状，如皮肤苍白、流涎、出汗等。

总之，呕吐中枢、CTZ、胃肠道的神经受体和大脑皮质都与 CINV 有关。任何药物，只要能阻断其中任一环节，都有助于 CINV 的控制。到目前为止，尚无药物能同时作用于这些部位，故控制 CINV 需要联合用药。

三、临床表现

（一）CINV 的三种表现形式

与化疗相关的恶心、呕吐可以分为急性、延迟性和预期性三种。

1. 急性恶心、呕吐 急性恶心、呕吐被定义为化疗药物使用后 24 小时内即出现的化疗药物性恶心、呕吐，如氮芥及顺铂给药后 30 分钟即可发生。大多数药物则在给药后 1～2 小时发生。急性恶心、呕吐反应可以进一步分为速发性（在 12 小时以内）和迟发性（late-acute，12～24 小时）两种。

2. 延迟性恶心、呕吐 是指给予化疗药物超过 24 小时后出现的呕吐或化疗后持续性呕吐，它在程度上比急性呕吐轻，但严重病例可以持续 6～7 天，甚至更长的时间，可导致水分丢失和营养吸收困难，以及降低药物疗效。延迟性恶心、呕吐多见于使用大剂量顺铂（100mg/m²）、卡铂、环磷酰胺或多柔比星的患者，恶心、呕吐多开始于化疗后 48～72 小时。在临床上还有极少数患者在化疗进行后的 5～7 天开始发生呕吐，其强度与前述的延迟性恶心、呕吐相比略低，但持续时间更长，对患者的耐受性影响极大。

3. 预期性恶心、呕吐或称为先期呕吐 预期性恶心、呕吐是一种条件反射，实际上属于心身疾病的范畴。恶心、呕吐的程度常与先前所用药物的致吐强度、持续时间成正比，与先前化疗的视觉、味觉、嗅觉和环境因素相关。

（二）影响 CINV 发生的因素

1. 不同药物的致吐强度 依照抗肿瘤药物静脉使用的致呕吐反应发生率，将各种抗肿瘤药物的致呕吐反应风险分为四级。具体分类如下。

（1）高风险（＞90%）：顺铂、环磷酰胺（剂量＞1500mg/m²）、卡莫司汀、达卡巴嗪。

（2）中风险（30%～90%）：奥沙利铂、阿糖胞苷（剂量＞1.0g/m²）、卡铂、异环磷酰胺、环磷酰胺（剂量＜1500mg/m²）、多柔比星、柔红霉素、表柔比星、伊立替康。

（3）低风险（10%～30%）：紫杉醇、多西他赛、拓扑替康、依托泊苷、培美曲塞、甲氨蝶呤、丝裂霉素、吉西他滨、阿糖胞苷（剂量＜1.0g/m²）、氟尿嘧啶、西妥昔单抗、曲妥珠单抗。

（4）极低风险（＜10%）：贝伐单抗、博来霉素、氟达拉滨、利妥西单抗、长春碱、长春新碱、长春瑞滨。

2. 化疗药物的应用方式 化疗药物的致吐能力是引发呕吐的主要因素，但是即使是同一个药物，CINV 的发生也受其使用剂量、治疗疗程、给药途径及是否为联合化疗等多因素的影响。

3. 药物的剂量 通常药物的致吐效应与剂量成正比。

4. 化疗史 有化疗呕吐史的患者易发生 CINV。

5. 年龄与性别 65 岁以下的患者比 65 岁以上的患者易于发生恶心、呕吐，30 岁以下的年轻人更易发生呕吐。女性比男性患者容易发生呕吐。

6. 伴发症或并发症 疼痛、便秘、肝肾功能障碍、电解质紊乱都可以诱发或加重呕吐。

四、诊断与鉴别诊断

（一）诊断

CINV 一般都有明确的病史，恶心、干呕、呕吐及食欲缺乏都可以独立存在，应该先对它们有明确的界定，以便于对镇吐药物及镇吐疗法的效果进行恰当的评价。恶心、呕吐的分级，各个学者的意见尚不一致，文献中常见的诊断标准如下。

1. 对恶心、呕吐不加区别的分级　常将恶心、呕吐分成四级或五级。

（1）WHO 的标准：0 级，无恶心呕吐；Ⅰ级，恶心；Ⅱ级，一过性呕吐；Ⅲ级，呕吐需要治疗；Ⅳ级，顽固性呕吐，难以控制。

（2）美国东部肿瘤协作组标准：0 级，无胃肠道反应；Ⅰ级，恶心无呕吐；Ⅱ级，恶心伴呕吐；Ⅲ级，顽固性呕吐。

2. 恶心分级　无恶心；轻度：恶心不影响进食及日常生活；中度：恶心影响进食及日常生活；重度：由于恶心而卧床。

3. 呕吐分级　0 级：无呕吐；Ⅰ级：轻微呕吐（1～2 次）；Ⅱ级：中度呕吐（3～5 次）；Ⅲ级：重度呕吐（>5 次）。如果在 1 分钟内有数次呕吐，应计算为 1 次。如计算 2 次呕吐，其间隔时间至少要 1 分钟。一次完整的呕吐动作包括干呕，应该计算为 1 次呕吐，但 1 分钟内有数次呕吐动作应算作 1 次呕吐，也有把连续 5 分钟内的 1～5 次干呕视为 1 次呕吐，目前多数学者更倾向于后一种看法。

4. 对食欲的评估　恶心、呕吐常使患者的食欲降低。有时候食欲降低可能是化疗患者唯一的主诉，对食欲下降应该有相应的标准。0 级：食欲不下降，正常进食；Ⅰ级：食欲稍下降，进半流质；Ⅱ级：食欲明显下降，只能进流质；Ⅲ级：食欲完全丧失，一点不能进食。

（二）鉴别诊断

绝大多数情况下，CINV 显而易见，但引起恶心呕吐的病因很多，故应根据病史、体检与必要的辅助检查来进行鉴别。

1. 潜在的脑转移　由于化疗时患者脑转移即已经存在，但是无临床表现而未被注意，呕吐易被认为是化疗所致，待到神经系统症状明显时方引起注意。

2. 急性肾衰竭　见于肿瘤溶解综合征或有潜在肾功能不良者，强烈而有效的化疗会使得肿瘤组织大量坏死，释放尿酸，以及呕吐引起的脱水、电解质紊乱，均可以引起急性肾衰竭，原来即有潜在的肾功能低下者尤其容易发生。由急性肾衰竭引发的肾功能不全同样能致患者发生恶心、呕吐。

3. 消化道梗阻　胃癌、肠癌、胰腺癌、腹膜后恶性肿瘤等阻塞或压迫消化道，也可引起呕吐，此情况如果发生在化疗进程中，提示化疗效果不好。

4. 其他药物　肿瘤患者通常要使用吗啡等镇痛药物、雌激素、红霉素等抗菌药物及洋地黄制剂，这些药物均可引起药物源性恶心呕吐。

5. 代谢紊乱及神经内分泌系统疾病　如高钙血症、低钠血症等。

在 CINV 中，上述情况可以单独存在，也可能是 CNV 的伴同因素，但只要注意分析病史，并进行适当的实验室检查，诊断仍然较为容易。只有在排除这些可能性之后，才能安全地给予镇吐药物。

（三）并发症的诊断

对于大多数患者来说，CINV 是一过性的，经对症处理后多数能消除。但在有些情况下，CINV 也可以导致以下并发症。

1. 病理性骨折　多见于脊椎，特别是颈椎转移癌的患者，是 CINV 中罕见但是可以致命的并发症。

2. 食管贲门黏膜撕裂综合征　又称 Mallory-Weiss 综合征。剧烈的干呕与呕吐时，横膈挤压食管上端和胃贲门部，引起食管贲门连接处垂直的黏膜撕裂。当撕裂部位较深时可致呕血。损伤不太严重时，仅表现为大便隐血试验阳性，因而临床上易被忽略。

3. 代谢性碱中毒与脱水　持续而剧烈的呕吐，使得胃内 H^+、K^+、Cl^- 随胃液大量流失，体液中的 HCO_3^- 升高，从而发生代谢性碱中毒。缺钾和脱水严重时甚至可以诱发急性肾功能衰竭。

4. 厌食症　CTNV 期间的痛苦体验可以同当时接触的某些食物联系起来，形成一种可能不被患者感知的条件反射，使患者对这些食物再也不感兴趣，即所谓"习得性厌食"（learned aversion）。

5. 食欲缺乏　化疗引起的食欲缺乏（chemotherapy induced anorexia，CIA）一般时间不长，但也有长达月余者。少数人甚至发生营养不良。

6. 心理并发症　发生严重的 CINV 时，患者精神与肉体十分痛苦。有时被迫停止或推迟化疗，更为严重的是，难治的剧烈呕吐给患者的心理产生了沉重的阴影，以后给予化疗时忧心忡忡，容易发生先期呕吐（ANV）。

五、治　疗

对于恶心、呕吐的治疗除了要明确引发恶心、呕吐的原因，并进行具有针对性的对症治疗以外，还需要进行积极、有效的预防措施，以达到预防为主、预防第一的治疗目的。

对于恶心、呕吐的发生是因为肿瘤直接侵犯而引起的病例，在治疗方面，对原发肿瘤的治疗具有更加重要的意义，原发疾病获得满意疗效的同时，恶心、呕吐症状也自然得以控制。对于肿瘤患者，多因素的综合处理理念尤为重要。对于由炎症引发的恶心、呕吐，应该积极地进行抗感染治疗；对于肿瘤并发的消化道梗阻的病例，积极的手术切除、肠道姑息性改道治疗及必要的化学药物治疗均可能有实际的意义；对于脑原发肿瘤或者脑转移肿瘤引发的颅内压增高的患者，应争取对原发性颅内肿瘤进行手术切除，对于无法手术切除的患者，应该依照病例特点进行有选择性的放射治疗或化疗，并实施同步的降颅内压治疗措施；对于肿瘤患者合并有精神性呕吐的患者，临床上则应该更加重视心理治疗方面的作用，必要时也可以使用镇静剂，以及重视调节自主神经功能失调。

对于采用化疗而引发的 CINV，在化疗开始之前，应对即将使用的化疗方案的致吐强度和拟采用的预防性镇吐措施进行评价，了解患者的心理状态和化疗史，预先采取相应的预防措施，若一旦发生呕吐，应采取积极的治疗措施以减轻患者痛苦。对于首次化疗或更换化疗方案的患者，这一措施的意义更大，必须尽最大可能保证患者在首次或更换化疗方案期间不发生呕吐，这对后续的治疗具有重要意义。

预防和治疗 CINV 的方法基本相同，主要有正确的护理、心理治疗和药物治疗。

（一）正确的护理

治疗环境应避免强烈的阳光、嘈杂的声音及强烈的气味。鼓励患者进行适量的室外运动。饮食要清淡、温热适中，患者恶心、呕吐时护理人员应在旁守护，给予帮助，发生恶心或预感恶心、呕吐要发生时，应作短暂休息。卧床患者呕吐时，侧卧位防止窒息。呕吐严重时需禁食 4～24 小时，呕吐后立即用温开水漱口，擦洗面部，更换洁净衣物，整理床单位，协助患者取舒适卧位。呕吐物及时清理，保持环境清洁、空气清新。尽可能避免与恶心、呕吐患者同住一室。对严重呕吐不能进食者严格记录出入量，检查血液中电解质浓度，遵医嘱调整补液计划，避免水、电解质紊乱和酸碱平衡失调。观察呕吐物颜色、量及性质，发现血性排泄物时及时报告医生。

（二）心理治疗

心理治疗在控制 CINV 中有相当重要的作用，常用的技术有心理咨询、行为治疗和催眠疗法。

1. 心理咨询　对有过 CINV 的患者要给予患者治疗前坚定而明确的保证，告诉患者修改治疗方案后不会再出现上一次（或别人出现）的情况。

2. 行为治疗　行之有效的行为治疗包括放松技术和脱敏疗法。

（1）放松技术：分散注意力，使患者的精神放松。

（2）脱敏疗法：对于已经出现 ANV 的患者可能有较好效果。基本步骤是：教会患者收缩与放松技术，放松部位由易到难依次为手、前臂、下肢、前额、眼、口、舌、上背部、肩部、胸部、腹部，一般先让患者收缩然后放松这些部位的肌肉；等患者掌握了放松技术后，即让患者由轻到重想象化疗中的恶心、呕吐，尽可能逼真地再现以往化疗中的场景，并注意让患者想象这些事情已经一去不复返了；如果患者能够想象 CINV 中最严重的场景并不再发生恶心、呕吐，且能够保持身体松弛，说明脱敏疗法已告成功。

（三）药物治疗

药物性镇吐治疗的方法是目前镇吐治疗的主要内容，临床医生应该根据患者的呕吐风险及其他特征应用相应的镇吐药物。例如，在使用高致吐风险的化疗药物时，推荐联合应用 5-HT$_3$ 受体拮抗剂、地塞米松和神经激肽-1（NK-1）受体拮抗剂阿瑞匹坦；目前还没有一个低治疗指数的镇吐药物用于正接受高致吐风险药物化疗者的治疗用药，或首选治疗用药，其中部分对于无法或禁忌应用 5-HT$_3$ 受体拮抗剂、地塞米松和 NK-1 受体拮抗剂阿瑞匹坦药物的患者除外；对于接受蒽环类药物和环磷酰胺联合应用的患者推荐联合应用 5-HT$_3$ 受体拮抗剂、地塞米松和 NK-1 受体拮抗剂阿瑞匹坦；在使用中度致吐风险的化疗药物时，推荐联合应用 5-HT$_3$ 受体拮抗剂和地塞米松；对于预防迟发性呕吐，地塞米松和 NK-1 受体拮抗剂阿瑞匹坦联合治疗应用于所有接受顺铂和其他高致吐风险药物化疗者，不再推荐联合应用 5-HT$_3$ 受体拮抗剂和地塞米松。

CINV 的药物按其机制可分为：①β-多巴胺受体拮抗剂，如甲氧氯普胺、多潘立酮、莫沙必利；②5-HT$_3$ 受体拮抗剂，如昂丹司琼；③抗焦虑药，如地西泮、劳拉西泮；④糖皮质激素，如地塞米松；⑤抗组胺药，如苯海拉明、异丙嗪、氯丙甲嗪、氯苯那敏、阿司咪唑等；⑥大麻类药物；⑦抗胆碱类药物，如阿托品、山莨菪碱和东莨菪碱；⑧吩噻嗪类药物，如氯丙嗪、异丙嗪、奋乃静、丙氯拉嗪。此外，甲羟孕酮对预防化疗引起的恶心和食欲缺乏有较好的效果，亦可选用益气健脾汤及和胃降逆法等中医药治疗。

镇吐药的疗效评价，一般有以下两种标准。

（1）根据呕吐的次数来决定。CR：无呕吐；PR：呕吐 1～2 次/日；MR：呕吐 3～5 次/日；NR：呕吐超过 5 次/日。

（2）恶心、呕吐一同进行评价。CR：无恶心、呕吐；PR：轻至中度恶心和（或）1～4 次呕吐，或重度恶心而无呕吐；NR：呕吐超过 5 次，或重度恶心伴 1～4 次呕吐。

总之，CINV 是化疗药物及其代谢产物的刺激，在胃肠道的传入神经系统、CTZ 及呕吐中枢的共同作用下产生的。心理作用在 CINV 中有时扮演着重要的角色，因此大脑皮质也参与了 CINV。未得到控制的 CINV 降低了患者的生活质量，并可能导致 ANV、厌食症、CIA，以及影响后续治疗的进行。然而，CINV 目前已能够予以有效的预防和治疗，且预防比治疗更重要。

CINV 的发生机制不同，需要综合治疗，正确的护理及心理治疗与药物治疗具有同等的价值。控制 CINV 的药物通常需要联合应用，其原则是：联用的药物应有不同的作用机制，疗效能相加而不是毒性重叠；单一用药已证实有效；联合用药中加入的药物应能有效减少治疗方案的不良反应，如地塞米松除增加甲氧氯普胺的止吐效果外，还能减少后者所致的腹泻作用；地西泮与甲氧氯普胺合用，既可减少患者的焦虑，又能减少甲氧氯普胺所致的锥体外系症状。治疗 CINV 的常用方案有：①甲氧氯普胺+地塞米松；②甲氧氯普胺+地塞米松+地西泮或劳拉西泮；③甲氧氯普胺+地塞米松+苯海拉明；④5-HT$_3$ 受体抑制剂+地塞米松；⑤5-HT$_3$ 受体抑制剂+地塞米松+地西泮或劳拉西泮；⑥5-HT$_3$ 受体抑制剂+甲氧氯普胺+地塞米松。

（四）中医药治疗

本病归属于中医"呕吐"范畴，其主要病机是胃失和降、气逆于上，治疗上多以健脾化痰益气、和中降逆为治则。

1. 中药汤剂防治 中医辨证分型治疗多以虚证为主，治疗上主要采用经方或名方加减，如旋覆代赭汤、吴茱萸汤、小半夏加茯苓汤、小柴胡汤、参苓白术散、半夏泻心汤、温胆汤等。

2. 中成药防治 如参苓健脾胃颗粒、香砂六君丸等。

3. 具有止呕、抗感染作用的中药 半夏、生姜、连翘、旋覆花等止呕中药治疗 CINV 的机制主要是针对 5-HT 和 SP 等神经递质，通过阻断 5-HT$_3$ 受体和 NK-1 受体从而发挥止呕作用。

4. 中医外治法

（1）针灸：常用的主穴有足三里、中脘、内关；配穴有神阙、合谷、气海；耳穴有胃、脾。常用穴位配伍：足三里、中脘，足三里、内关，足三里、中脘、内关，足三里、神阙，足三里、合谷；耳穴：胃、脾。体针选穴常用经脉：足阳明胃经、任脉、手厥阴心包经、手阳明大肠经。

（2）穴位注射：双侧足三里穴位注射甲氧氯普胺注射液等治疗。

（3）敷脐疗法：是通过在人体神阙穴位置的皮肤表面覆盖药物，使药效从神阙穴渗透至体内，从而达到治疗目的，又称脐疗。在临床中可根据患者的辨证结果，将相应的中草药制成散剂或研成细末或调制成药膏敷贴于患者的神阙穴，从而发挥调和气血、激发经气、健脾和胃、培元固本的功效，如半夏、生姜等。

（4）其他：艾盐包热熨中脘穴；穴位贴敷：将熟附子，吴茱萸、肉桂、干姜磨粉后用姜汁调和成糊状，敷于内关、中脘、足三里及涌泉等穴。

第二节　反流性食管炎

反流性食管炎（reflux esophagitis，RE）是指由于全身或局部原因引起下食管区域包括食管与胃交界处或者贲门部位的括约肌（lower esophageal，sphincter，LES）功能失调，使得胃或十二指肠的内容物返流入食管，使其黏膜发生炎症性病变，甚至形成溃疡。若长期反流存在，最终将形成瘢痕和狭窄。

一、病因与发病机制

1. 抗反流屏障功能降低或破坏　正常的情况下，机体的食管抵抗反流的机制有很多，主要包括：①LES 呈锐利的食管角，又称为 His 角；②LES 具有较好的肌张力；③腹部的食管受压以后形成"扑动性活瓣"作用，相当于防止向上反流的活瓣；④贲门黏膜皱襞呈花瓣状，稍凸向胃内，也有防止反流的活瓣作用；⑤膈肌角具有的钳夹样作用等。这些因素的共同存在可以较好地解决患者食管反流现象。

2. 肿瘤患者易发生 RE 的其他因素　肿瘤患者，尤其是贲门癌和食管癌的患者，其局部的肿瘤性病变及对疾病进行治疗的过程中可能造成局部功能的损伤，这主要包括：①肿瘤累及 LES；②幽门功能失调或梗阻；③胃泌素瘤；④长期放置胃管；⑤频繁恶心、呕吐；⑥腹内压增高（大量癌性腹水形成），长期卧床；⑦控制 LES 的神经损伤；⑧类癌患者分泌异位激素，如胰高糖素、前列腺素 E_1、前列腺素 E_2 和前列腺素 A 等，均可松弛 LES。

3. 医源性因素　贲门癌或者食管癌的患者，在接受手术治疗以后，机体的正常性机械性抗反流结构被破坏。部分以胃代食管的患者，胃的胃酸分泌功能依然存在；部分双侧迷走神经干切除的患者，极易出现胃运动功能障碍引发的胃潴留；部分胃肿瘤手术切除以后出现的吻合口种植导致的胃流出道梗阻及胃内容物过多等现象也是发生反流性食管炎的主要因素之一。

二、临床表现

1. 胸骨后疼痛　典型的症状为胸骨后疼痛或烧灼感，在反流发作的时候更加明显。患者于平卧、前倾、屈曲等体位时出现，直立或服抗酸药后可缓解。咳嗽、用力排便、摄食过量，或食物体积过大过硬，或摄入浓茶、酒、果汁、阿司匹林药物等均可诱发胸痛。少数患者可表现为剧烈的胸痛，放射到胸、背部，酷似心绞痛或胸膜炎。如胸骨后疼痛持续存在，且放射至颈部，提示有穿透性溃疡或伴有食管周围炎。不典型者可仅表现为胸骨后不适、餐后胃胀气、嗳气等。

2. 反酸　每于餐后、弯腰低头等体位变化、用力或夜间睡觉时，即可以有酸性液体或食物从胃、食管反流到咽喉部或口腔，多在胸痛发生前出现。部分患者的症状可以在夜间发生，甚至会影响睡眠质量，其发生时的不适反应直接导致睡眠中断，患者醒来后自觉咽部疼痛，引发咳嗽症状及口腔有异味感。

3. 吞咽困难　可表现为间歇性吞咽困难和呕吐，是炎症造成食管局限性痉挛所致。随着疾病的进展，可以出现持续性吞咽困难，这主要是纤维瘢痕形成所致。长期的吞咽困难可能导致患者出现营养不良。

4. 呕血及贫血　呕血是 RE 的并发症，颇为常见，但多为少量呕血，如大量呕血则提示食管发生严重的食管炎、消化性溃疡甚至穿孔。反复或大量出血可导致贫血、失血性休克等。

5. 呼吸道表现　RE 引起呼吸道病变并非少见，但临床上通常未引起足够重视，以致得不到及时的诊断和治疗，RE 的呼吸道表现为：①夜间呛咳或体位性痉挛性咳嗽，睡眠时抬高胸部可减少发作；②哮喘，多在夜间或清晨发病；③迁延性或复发性支气管感染、支气管扩张等；④Mendelson 综合征，由意外吸入胃内容物引起的支气管淹溺，是一种较严重的肺部并发症。症状轻重不一，严重者有支气管痉挛和肺水肿的表现，甚至发生窒息。

三、诊断与鉴别诊断

1. 诊断　诊断 RE 的主要依据包括：①与体位有关的胸骨后疼痛，或原因不明的夜间发作性呛咳或哮喘；②内镜及活检组织学证实有食管炎；③影像学或 LES 压力、酸灌注试验证实有 LES 功能不全。

2. 确定胃食管反流的方法

（1）测定下食管括约肌的压力及该区域的 pH：其压力一般<10mmHg，反流的情况及反流量与 LES 的压力成反比。pH<3 可以作为胃内容物反流的指标。

（2）酸液的灌注试验：其结果可以作为治疗的参考，廓清延长的患者一般提示药物治疗的效果较差，需要进行手术治疗。

（3）放射性核素检查。

（4）食管 24 小时 pH 监测。

3. 鉴别诊断　反流性食管炎主要应与下列疾病相鉴别。

（1）食管贲门癌术后吻合口狭窄或肿瘤复发：术后不久即发生的吞咽困难、进食疼痛多为吻合口狭窄，术后半年发生的首先要排除肿瘤复发；但吻合口狭窄、肿瘤复发及反流性食管炎三者之间常不易区别，尚需要多次胃镜活检或较长时间的治疗随访才能确诊。

（2）心绞痛：肿瘤患者合并有冠心病或应用化疗药物引起心脏损伤时，均可出现心绞痛，与肿瘤患者并发 RE 所致的胸骨后疼痛有时较难鉴别。一般在 RE 表现为胸骨后烧灼感，伴有吞咽困难，发作与体位有关；而心绞痛则为压榨性、紧缩性，与运动或精神紧张有关，与体位关系不大。酸滴注试验及心电图检查有助于鉴别。

四、治　疗

反流性食管炎的治疗是一个综合性治疗，其中包括很多的因素，各因素间可以相互的影响。治疗上主张患者尤其需要注意适当的调整日常的生活习惯、生活方式。

1. 调整生活方式和改变生活习惯

（1）饮食调整：避免食用降低 LES 压力的食物和具有刺激性的食物，包括高脂食物、巧克力、咖啡、可乐、烟酒、辛辣及酸性食物。鼓励患者少食多餐，餐后站立或进行短时间散步，借助重力促进食物排空。适当的延长晚餐与入睡的间隔时间。

（2）体位调整：对于仰卧位发生反流的患者，睡眠体位的调整包括睡眠时将床头抬高 10～20cm；对于立位时就可以发生反流的患者，主张患者穿着宽松的衣物，避免牵拉、上举或者弯腰等增加腹内压力的动作。

（3）避免应用降低 LES 张力的药物：包括 β-肾上腺素能激动剂异丙基肾上腺素、α-肾上腺素能拮抗剂酚妥拉明、胆碱能拮抗剂、多巴胺受体兴奋剂、钙离子、茶碱、咖啡因等。

（4）其他：体重的适当控制或者降低体重。

2. 药物性治疗　包括控制胃酸、保护黏膜及增加胃肠运动的功能等几个方面。

（1）胃肠动力药物。①多潘立酮：为外周多巴胺受体阻滞剂，可增加 LES 张力，防止 GER，增强胃蠕动，促进胃排空。②莫沙必利：主要促进肠道平滑肌间神经丛中乙酰胆碱的释放，加强并协调胃肠运动，防止食物的滞流与反流；③甲氧氯普胺：又名灭吐灵，系中枢镇吐药。它能增加 LES 张力，促进胃蠕动提高食物的通过率，调整胃的活动，使胃的功能恢复正常。

（2）应用 H_2 受体拮抗剂：组胺 H_2 受体拮抗剂与壁细胞膜上的 H_2 受体结合，从而抑制胃酸分泌，因此治疗本病有效。

（3）质子泵抑制剂：奥美拉唑可选择性抑制壁细胞膜中的质子泵即 H^+-K^+-ATP 酶，阻断酸分泌的最后通道，强烈抑制胃酸分泌。

（4）黏膜保护剂：选用的药物有硫糖铝，该药能与蛋白质黏附形成一层抗胃酸、胃蛋白酶及胆盐的生理屏障，起局部保护作用。

（5）抗酸剂：抗酸剂能中和胃酸，增加 LES 张力。

3. 内镜扩张及手术治疗

（1）扩张术：对于具有明显的瘢痕狭窄的患者可选择局部扩张术。目前临床上常用的主要包括盲目性扩张术、经口腔内镜扩张术、经导引器口腔扩张术、经胃瘘口逆行扩张术等。

（2）外科手术治疗：对于药物控制疗效不佳的患者，可以根据患者的临床实际，有选择地实施手术治疗。

对于反流性食管炎患者经历的时间较长，局部病变迁延，具有食管狭窄的表现，在使用食管狭窄扩张治疗无效的情况下，尚可以考虑选择使用以下手段解除患者的局部狭窄。①食管狭窄段的切除，食管-胃吻合术；②狭窄段切除，空场或者结肠的间置术；③移置回盲部肠段重建食管；④狭窄部位纵行切横缝法。

4. 中医药治疗 本病可归属于中医"胃痞""反胃""嘈杂""吞酸""呕吐""胸痹""梅核气"等范畴。关键病机在于脾胃升降功能失常，中焦气机阻滞不畅，以气郁、气滞、气逆为主，多兼有痰湿内阻。

（1）辨证论治：临床常见胃虚气逆型、少阳不和型、肝胃郁热型、痰瘀交阻型、寒热错杂型、胃阴不足型，可以以旋覆代赭汤为主方，各型分别加黄芪建中汤、小柴胡汤、丹栀逍遥散、左金丸、启膈散、半夏泻心汤、麦门冬汤等治疗；气郁痰阻、瘀血阻络者，可以用半夏厚朴汤、血府逐瘀汤加减治疗。

（2）名家经验：如六君子汤、乌贝散、旋覆代赭汤、柴胡疏肝散、黄连温胆汤、加味四逆散，还有消食化积、健脾益气之品，如鸡内金、炒谷芽、生黄芪。气虚者以炙黄芪、人参、炒白术、茯苓、炙甘草为主；阴虚者多选用甘润之品以化阴，如白芍、乌梅、北沙参、麦冬、玄参等；阳虚者用干姜、独活、羌活；兼有血虚者加用当归、地黄；血瘀者宜选用莪术、蒲黄、五灵脂、丹参、仙鹤草；湿重者予以平胃散；热甚者加黄连、黄芩；气滞者选用延胡索、川楝子、香附。

（3）其他疗法：联合针刺（天突、上脘、中脘、下脘、双侧脾俞、胃俞、肝俞、足三里、上巨虚、太冲等）；穴位埋线（穴位：足三里、中脘、心俞、胃俞，肝俞、脾俞、天枢等）；穴位按摩（脾俞、胃俞、足三里、公孙、肝俞、胆俞、上巨虚、太冲等）。

第三节 食管及胃肠吻合口狭窄

食管或胃肠等空腔性脏器肿瘤切除术后，尚需要进行恢复解剖功能的空腔脏器之间连接的重建，在这些连接性重建过程中，吻合口狭窄是一种手术治疗后常见的并发症。

一、病 因

1. 手术操作、技术性因素 主要包括：①手术操作性因素。部分患者的吻合口狭窄是由于手术者的操作技巧、手术操作技术等原因造成的，吻合口愈合后可以形成一个环形瘢痕团块。②手术技巧性因素。部分患者在治疗中为了预防瘘口的形成，需要在吻合口处盖网膜，这种围套包埋或者覆盖技术极易对吻合口造成挤压，使吻合口过窄，这样也容易发生外压性狭窄。③吻合器因素。在使用吻合器进行吻合的患者中，吻合器的使用不当也是造成吻合口狭窄的主要因素之一。④异物刺激因素。手术过程中使用的不吸收性缝合线对局部组织具有一定的刺激性，这种长期的刺激可以造成吻合口发生纤维组织增生。

2. 感染因素 吻合术后的吻合口缝线、线结可以形成局部的无菌性感染，吻合口周围的局部感染及吻合口瘘在愈合过程中也可以引起炎症性水肿，发生瘢痕增生。

3. 术后饮食因素 部分食管贲门癌切除行食管胃重建的患者，在术后由于饮食不正确，长期不敢进普食，致使吻合口得不到食物的机械性刺激而发生反应性扩张；另外，部分患者在手术治疗后的早期阶段，因为进食不当，引发早期频繁性呕吐反应，使得吻合口出现水肿，引发吻合口的局部斑痕、狭窄。

4. 反流因素 手术治疗以后，胃肠道原有的解剖性、生理性功能受到一定的破坏，部分患者还可以发生反流性胃肠道反应，这样也可以导致吻合口的反复性炎症性反应，形成瘢痕，导致狭窄。

5. 术后放疗 肿瘤切除术后，针对肿瘤病灶区域及吻合口区域的放射治疗是导致吻合口发生瘢痕组织形成并引发组织收缩的主要原因。

6. 体质因素 对于某些本身即是瘢痕体质者，因吻合口局部纤维细胞过度增生，形成胶原化瘢痕。

二、临 床 表 现

吻合口出现瘢痕或者狭窄的时候，出现的主要临床症状就是食物在胃肠道的通过能力受限或者下降，严重的患者可以有梗阻发生。临床上对于发生吻合口狭窄的临床症状表现不尽相同，其主要的临床表现差异与各种吻合口狭窄的部位、程度相关。

对于吻合口狭窄程度的分度目前临床上尚无统一的标准，除了上述的标准以外，目前我国还有部分学者按照吻合口的直径判断狭窄的梗阻程度，轻度狭窄患者的吻合口直径为0.5～0.8cm；中度狭窄为0.3～0.5cm；重度狭窄为<0.3cm。

胃肠吻合口狭窄表现以呕吐为主，多于餐后发生，呕吐前多有上腹部不适或疼痛，伴有恶心等胃肠道不良反应，多数患者呕吐后其相关的其他胃肠道症状可以明显减轻。严重吞咽困难和持续性呕吐患者常有营养不良、消瘦、贫血、脱水等表现。

三、诊断与鉴别诊断

对于狭窄的诊断主要依赖临床病史、临床相关性症状，以及内镜和影像学检查。

临床上结合内镜及影像学检查的结果，将吻合口狭窄分为三种类型。①膜性狭窄：狭窄长度小于5mm，膜呈蹼状，有弹性；②环形狭窄：狭窄长度在10mm以内，呈环状向腔内缩窄，坚韧；③管形狭窄：狭窄长度常大于10mm，壁厚，坚韧，无弹性。

四、预防及治疗

1. 预防　本病目前没有确切有效、简便的治疗措施，因此在临床诊治上更加强调对于本病的预防，而将本病的治疗放在次要的地位。

本病防治的重点在于防止吻合口狭窄，采取的预防治疗措施包括：①手术操作过程中，正确地掌握吻合技术，确保吻合口黏膜各层对齐，避免内翻过多，减少黏膜的损伤；②加强术者的操作技巧培训，减少手术操作技术等原因所造成的损伤；③在预防瘘口形成的治疗上，在吻合口处盖以网膜，围套包埋或者覆盖吻合口时松紧应适当，避免吻合口过窄，防止外压性狭窄的发生；④术中、术后注意预防感染，减少不吸收性缝合线对局部组织的刺激，尤其需要防治无菌性感染的反复发生；⑤改进手工吻合技术和吻合方法，增强抗反流的功能。

2. 药物性治疗　可以应用于在手术后 3 个月以内吻合口发生炎性水肿狭窄的患者。除了进行输血、补液、纠正水和电解质紊乱等全身性支持治疗，还可以使用胎盘组织液、地塞米松、庆大霉素、生理盐水混合口服；部分患者可以采用于食管镜下在吻合口的周围肌肉内注射地塞米松液。

3. 内镜扩张术　一旦吻合口狭窄形成，应首选内镜治疗，具体方法包括内镜扩张术、内镜激光切开术、内镜高频电刀切开术及内镜微波治疗。

4. 内镜激光切开术　内镜激光切开治疗吻合口狭窄，多数一次即可获得满意效果，效果不满意者，1 周后再进行第 2 次治疗。

5. 内镜高频电刀切开术　方法同微波治疗，仅将微波换用高频电刀，行狭窄切开术。切开后联合使用气囊扩张治疗效果更好。

6. 内镜微波治疗　术前肌内注射哌替啶 50mg，阿托品 0.5mg。在内镜直视下，将同轴缆内针经内镜管道插入狭窄处，功率 60W，时间 30 秒，先在狭窄吻合口 3、6、9、12 点四处做切开，然后顺时针做持续凝固治疗，直至吻合口增大到 0.6～0.8cm 后停止。

7. 手术治疗　只在吻合口严重狭窄而内镜治疗无效时，才进行手术治疗或胃肠造瘘。

第四节　倾倒综合征

倾倒综合征（dumping syndrome）是指胃手术切除术后，因胃排空过快，餐后出现胃肠道症状和血管舒缩障碍的综合征，临床上根据发病机制和表现不同，分为早发型和迟发型两种。

一、病因与发病机制

1. 病因　主要与胃部外科手术治疗相关，如果手术破坏了幽门括约肌的解剖和生理功能，胃肠间建立了直接性的吻合口，就可能并发此综合征。

2. 发病机制

（1）渗透性作用：由于胃部实施了手术切除或者胃肠之间建立了直接的吻合口，使得术后胃排空过快，小肠运动增速，大量高渗性食物快速通过胃进入空肠腔内，刺激胰高糖素和胰岛素释放而引发血糖显著性波动。

（2）血管障碍症状的发生：主要是由于胃的排空加快，食物在胃内的停留时间极短或者直接经过胃区而进入到肠道内。进食后由于短时间内血液大量转移至空肠区域参与区域的食物代谢、吸收等功能，使其他部位的血容量相对减少，肠黏膜释放大量缓激肽，以及出现血管活性肠肽、胃动素、P物质及自主神经不稳定等。

二、临床表现

1. 早发型倾倒综合征 本型最为常见，占全部发病患者的 75%左右，通常于手术后 10～14 天发病。临床发现多数患者在进餐后 30 分钟内出现症状，甚至进餐数口即可发病。主要症状包括上腹部饱胀，中腹部痉挛性疼痛或搅拌感，腹鸣、嗳气、恶心、呕吐等，随后多有腹泻发生。此外，部分患者还可以出现心悸、眩晕、头痛、脉弱、面色苍白、直立性低血压等血管舒缩障碍症状及体征。上述表现持续 30～60 分钟，其发生程度与饮食量、体位有关。立位、饮食量较大易发生，且症状较重，平卧位、少食时症状较轻。

2. 迟发型倾倒综合征 症状在餐后 1.5～3 小时出现，发病时伴有低血糖，所以又名低血糖综合征、晚发倾倒综合征或餐后晚期倾倒-低血糖综合征。可单独出现，也可与早发型合并发生。其主要表现为低血糖症状，如眩晕、全身无力、震颤、心悸、多汗、饥饿或空虚感、焦虑等。进食高糖食物、运动或情绪激动均可诱发或加重症状。其发病率较早发型倾倒综合征低，约为 25%，女性多于男性。

三、诊断与鉴别诊断

1. 诊断 根据病史及典型的临床症状一般可以诊断本病。对于餐后 30 分钟内发病，且伴有高血糖，可诊断为早发型倾倒综合征。如餐后 1.5 小时或更长时间后才发病，并伴有低血糖，则诊断为迟发型倾倒综合征。对不典型病例，可做激发试验，具体方法：患者坐位，快速口服 50%高渗葡萄糖液 150～200ml，若能诱发出典型症状即有助于诊断。胃肠钡餐检查也有一定参考价值，倾倒综合征患者钡剂多在 15～30 分钟内通过盲肠。

2. 鉴别诊断

（1）肿瘤病人的倾倒综合征首先要与输出袢综合征（efferent loop syndrome）、输出袢机械性梗阻及不全性肠梗阻相鉴别。输出袢综合征是指毕罗Ⅱ式术后，输出袢肠段运动功能障碍所引起的功能性梗阻，发生率为 3%～4%，表现为间歇性大量呕吐。症状于进食后即出现，呈阵发性绞痛，可见肠型和肠鸣音亢进，钡剂检查时见吻合口或输出袢狭窄或梗阻。

（2）倾倒综合征有时还要与隐性糖尿病的低血糖症相鉴别。后者多见于轻型肥胖、成年人或 2 型糖尿病早期，餐后 4～5 小时出现低血糖症，但空腹血糖正常，糖耐量试验类似糖尿病曲线。

四、治　疗

1. 饮食治疗　少食多餐，食物结构以高蛋白、多脂肪、低糖的干燥食物为宜，仅在两餐之间饮水。进食应缓慢，餐后平卧 30 分钟，必要时加用腹带，以减慢胃排空。迟发型患者可不限制流质饮食。

2. 药物治疗　应该说药物治疗不是倾倒综合征的主要治疗措施，部分药物对于改善临床症状有一定的作用。药物包括：①生长抑素及其衍生物，如生长抑素有减慢胃肠运动、抑制胰高糖素和血管活性肠肽等多种消化道激素的作用。②甲苯磺丁脲，即 D-860，该药通过加速糖的代谢和储存降低血糖，有利于肠道内的糖继续吸收，防止高渗溶液从肠壁继续吸收血浆成分，以阻止血容量的下降，使症状得到控制。③甲氧果胶，此药可改变食物的黏稠度，影响消化道激素的释放，从而减慢胃肠运动，使症状得到控制。④哌二苯丁胺、赛庚啶等具有抑制肠蠕动而镇痛的作用，有效率为 81%。

3. 手术治疗　本综合征绝大多数经饮食管理和对症治疗均可控制症状，仅 10%需手术治疗。

第五节　恶性腹腔积液

腹腔正常情况下有少量液体，一般不超过 200ml，起润滑作用。由于各种原因引起腹腔内游离液体的积聚称为腹腔积液（ascites）。肿瘤患者出现的腹腔积液，习惯上称为癌性腹腔积液或恶性腹腔积液，但实际上并非都由癌症直接所致，也可由其他原因引起，如营养不良或原发性腹膜炎等。

一、病　因

癌性腹腔积液的发生主要与腹腔内的各种原发性肿瘤及转移性肿瘤相关，对于消化道肿瘤及妇科肿瘤发生腹腔积液最为常见，部分病例甚至以癌性腹腔积液为首发症状。对于癌性腹腔积液的发生率的研究表明，近些年癌性腹腔积液的发生率逐渐增高，此现象可能与肿瘤的发病率不断升高相关。

原发于腹膜的恶性肿瘤在临床上较为少见，临床上多见的是继发性腹膜肿瘤或肿瘤并发有广泛性的腹膜种植、转移和播散的病例。易于引发癌性腹腔积液的腹腔恶性肿瘤首选卵巢癌，其发生率为 30%～50%，其他常见肿瘤的发生率依次为子宫内膜癌、肝癌、结肠癌、胃癌、胰腺癌。全身其他腹腔外部位恶性肿瘤如乳腺癌、睾丸癌、食道癌、前列腺癌、多发性骨髓瘤、恶性淋巴瘤及白血病腹腔转移或腹膜浸润等也很多见。腹腔间皮瘤和黏液瘤也易产生腹腔积液。就性别因素而言，在女性患者中仍以卵巢癌多见；在男性患者中，以肝癌、消化道肿瘤为多见。

二、发 生 机 制

一般认为,癌性腹腔积液的发生是一个多因素、相互作用的结果。与肿瘤相关的腹腔积液的发生机制可因原发癌不同而有所区别,其共同特性如下:

1. 肿瘤细胞在腹膜播散、种植,常可以引发腹膜或网膜的淋巴管阻塞,以及淋巴管回流、引流障碍。此外,肿瘤侵及或压迫胸导管、乳糜池或者腹腔内淋巴管阻塞或者损伤,淋巴回流障碍,可以导致淋巴液外溢形成乳糜样腹腔积液。

2. 各种原因引发的淋巴液漏出,当淋巴管阻塞破裂后淋巴液漏出,也可以形成乳糜性腹腔积液。

3. 腹膜弥漫性癌浸润或种植,增加腹腔积液产生。肿瘤侵及腹膜的途径不外直接侵犯、表面种植、血行或淋巴转移,前两者为腹腔内肿瘤所致,后者的原发肿瘤可源于身体的任何部位。

4. 肿瘤的直接压迫或者肿大的淋巴结压迫及癌栓的形成均可以引起门静脉、肝静脉或下腔静脉的回流受阻。这种阻塞或肿块压迫使得门静脉或肝静脉血循环障碍,当压力超过2.9kPa 时,静脉血管床充血、扭曲、狭窄,静脉血压增高,组织液回收减少而漏入腹腔,导致腹腔积液。此外,其他肿瘤因素使得肝淋巴液生成增多及外漏也可以加速恶性腹腔积液的形成。

5. 低蛋白血症,肿瘤患者常伴有营养不良和肝功能损伤,形成低蛋白血症,当血浆蛋白低至 25~30g/L 时,血浆胶体渗透压降低,导致血浆外渗形成腹腔积液。

6. 腹膜黏液瘤和腹腔间皮瘤可产生大量腹腔积液。

7. 伴癌综合征时,分泌异位激素。肾素-血管紧张素-醛固酮系统活性增高,肿瘤细胞分泌各种异位激素,如抗利尿激素、醛固酮等增多,引起水与电解质代谢紊乱,水钠潴留,进而发生或加剧腹腔积液的产生。

8. 部分肿瘤直接侵犯组织、器官,引发胃肠道、子宫、肝脏的破裂或者出血,可以引发血性、乳糜样或者胆汁样腹腔积液。对于胰管阻塞及损伤而引发的胰液漏入腹腔,胰液中的胰蛋白酶原、胰脂肪酶原在腹腔中可以被激活,刺激和消化腹膜而产生腹腔积液。对于卵巢乳头状腺癌腹膜转移也可以引起胆汁性腹腔积液。在癌性腹腔积液形成过程中,这些因素部分或全部参与作用。

三、临 床 表 现

腹腔积液的产生可以迅速也可以缓慢,但随着腹腔积液的初步产生,其进展一般较快,甚至为渐进性。在腹腔积液量较少或起病初期,患者可以无自觉症状或被原发癌表现所掩盖而不被注意,仅在超声检查中被偶然发现。当腹腔积液增加到一定程度时,由于腹膜被牵拉而出现腹胀及轻微腹痛,并可能发现腹围增加。在临床上,一般腹腔积液量达到 1000ml以上时,身体检查才可以发现移动性浊音阳性或出现波动感。腹腔积液增加较快或出现大量腹腔积液时,患者可出现呼吸困难、腹壁静脉曲张、腹部膨隆甚至出现脐疝。腹腔积液压迫胃肠道可引起恶心、呕吐、食欲缺乏、饱胀感。大量腹腔积液压迫静脉及淋巴系统时，患者常伴有下肢水肿。晚期患者可出现尿少、血压降低，常是濒临死亡的信号。对于恶性腹腔积液患者，尚可伴有发热、腹痛、水肿、黄疸、呕血、黑便、肝大、脾大、腹部包块、胸腔积液、颈静脉曲张、出血倾向及恶病质等症状或体征。恶性腹腔积液的预后取决于原发肿瘤的类型及病期，一般而言，中位生存期小于 6 个月。

四、诊断与鉴别诊断

（一）临床诊断

腹腔积液的诊断一般不困难。无症状性腹腔积液可以通过 B 超检查明确诊断；对于已经具有临床症状或体征的中等量以上的腹腔积液，已有明确的体征，加上 B 超检查等影像学诊断资料可以更加容易明确诊断，诊断性穿刺易抽得腹腔积液，可以获得细胞学及生化学资料和依据。

（二）腹腔积液的影像学检查

1. B 超检查 目前已经成为腹腔积液检查的常规项目。对于腹腔积液量较大或者腹腔积液量较少对于需要进行穿刺抽液的患者可以指导和监测。

2. CT 扫描及 MRI 成像 对腹腔积液诊断的敏感性与 B 超检查相似，但是特异性却高于 B 超检查。此技术可以判断出腹腔积液的密度与均匀程度，可以对腹腔内实性或囊性肿物进行鉴别，并同时对于腹腔内容易出现异常的肝、腹部、盆腔及腹膜后病变做出判断。

（三）腹腔积液的实验室检查

对于腹腔积液的原因判断除了临床一般资料的分析，多数有赖于完善的实验室检查，包括腹腔积液是渗出性、漏出性、血性、乳糜样等多种情况，鉴别明确是渗出液还是漏出液，是良性腹腔积液还是恶性腹腔积液。

1. 腹腔积液外观 癌性腹腔积液多为较稠厚的渗出性液体，血性腹腔积液一般高度提示癌性腹腔积液和肿瘤转移存在。

2. 实验室检查 帮助鉴别癌性腹腔积液的化验室检查很多，既往对于实验室检查的内容主要集中在鉴别是渗出液还是漏出液的"腹腔积液常规和生化"检查上，检查的项目包括腹腔积液的颜色、透明度、凝固性、比重、Rivalta 实验检查、细胞数量、中性粒细胞比例、腹腔积液中蛋白、葡萄糖及氯化物含量等多个项目。

3. 腹腔积液的生化和免疫学检查

（1）血清-腹腔积液清蛋白浓度梯度（Sa/Aa）：对于门脉性肝硬化腹腔积液的患者，Sa/Aa＞1.1，而对于癌性腹膜转移的患者则 Sa/Aa＜1.1，其敏感性为 93%，特异性达到 97%。

（2）腹腔积液铁蛋白：肿瘤发生腹腔转移时，腹腔积液铁蛋白明显升高，常超过 100μg/L，如高于 500μg/L，则具有较高的诊断意义，其敏感度为 80%，特异度为 90%；此外，腹腔积液/血清铁蛋白比值测定大于 1.0 者，提示癌性腹腔积液可能性极大。

（3）α_1-酸性糖蛋白（α_1-AG）：浓度在良、恶性腹腔积液中的含量差异极大，在癌性腹腔积液中 α_1-酸性糖蛋白的含量可以超过 1200μg/L，而对于良性渗出液常低于 650μg/L。

（4）纤维连接蛋白（FN）：为一种高分子糖蛋白，存在于人体组织细胞外间隙中。癌性腹腔积液纤维连接蛋白多超过 75μg/L。肝硬化腹腔积液 FN 浓度较低。

（5）纤维蛋白降解物（FDP）及纤维蛋白衍生物：在癌性腹腔积液，尤其是卵巢癌的腹腔积液中 FDP 含量明显高于肝硬化或良性的卵巢肿瘤。与此同时，一般情况下腹腔积液中纤维蛋白衍生物的含量也明显升高。

（6）脂质测定：腹腔积液脂质中以胆固醇（CH）的测定最有价值。腹腔积液中胆固醇超过 1.24mmol/L，则癌性腹腔积液可能性大。

（7）其他：腹腔积液中唾液酸（SA）的含量，以及 β_2-微球蛋白、铜蓝蛋白、免疫抑制酸性蛋白检测等手段对于良恶性腹腔积液的鉴别具有一定的参考意义。

4. 腹腔积液的酶学检查

（1）乳酸脱氢酶（LDH）及其同工酶：在肿瘤腹膜转移时，腹腔积液中 LDH 活性常明显升高，临床上以腹腔积液中乳酸脱氢酶大于 250U/dl 作为诊断恶性腹腔积液的指标，其敏感度可以达到 97%以上。腹腔积液/血清 LDH 比值大于 1.0 也同样具有诊断意义。对于同工酶的检测也具有一定的诊断和鉴别诊断的意义，肝癌腹腔积液以 LDH_5 为主，其他恶性肿瘤腹腔积液以 LDH_3 为主。

（2）腺苷脱氨酶（ADA）：而对于一般癌性腹腔积液而言，约有 97.9%的患者 ADA 活力低于正常值，此外，部分学者也建议将腺苷脱氨酶的诊断指标确定在以 28U/L 为界，腹腔积液/血清 ADA 比值低于 1.0 同样具有诊断的意义。

（3）溶菌酶：癌性腹腔积液中溶菌酶低于其他原因所致的腹腔积液，癌性腹腔积液中溶菌酶少于 23mg/L。

（4）淀粉酶同工酶：以唾液部分的增高为主的，提示卵巢癌及肺癌可能性较大；以胰腺部分增高为主的，则提示胰腺癌或者胆管癌的可能性更大。

（5）芳香基酰胺酶：腹水芳香基酰胺酶总活力（T-AAD）测定是一种新的腹腔积液鉴别诊断指标，恶性腹腔积液时 T-AAD 超过 15U/ml。

5. 腹水的肿瘤标志物检查　腹腔积液中肿瘤标志物的检测主要用于诊断肿瘤的来源，鉴别诊断的意义则依赖于与其他相关指标的协同比较、分析。

（1）甲胎蛋白（AFP）：肝癌患者腹腔积液中 AFP 的含量明显增高，通常可以高于 300μg/L，诊断意义极强。此外，对于部分女性患者，如临床其他资料并不完全支持肝癌诊断时，但是腹腔积液中 AFP 也升高较为明显的，还应该注意卵巢内胚层肿瘤存在的可能。

（2）癌胚抗原（CEA）和卵巢癌相关抗原（CA125）：癌胚抗原检测支持癌性腹腔积液的诊断，但是诊断肿瘤特异性较差，尚需要结合其他指标配合诊断。正常 CEA 小于 15μg/L，癌性腹腔积液 CEA 大于 15μg/L；腹腔积液/血清 CEA 比值大于 1.0。

（3）其他肿瘤标志物的检测：肿瘤标志物的检测对于临床诊断具有指导性作用和提示性作用，临床上提倡进行多指标联合检测，提高检测的灵敏度和特异度。临床上常用的检测应该包括血清和腹腔积液的联合检测。

（四）腹腔积液的细胞病理学检查

腹腔积液中找到癌细胞对诊断癌性腹腔积液有决定性意义。

（五）腹腔镜检查与腹膜活检

腹腔镜技术和腹膜活组织检查在腹腔积液检查、诊断和鉴别诊断中有重要作用。腹膜活检技术通过腹膜活检针来获取腹膜组织进行组织病理学检查，阳性的结果是诊断最为可靠的依据，诊断阳性率差异较大，一般为 60%～90%。

（六）癌性腹腔积液的鉴别诊断

癌性腹腔积液的鉴别诊断包括以下三个方面。

（1）在已经诊断为癌症的病人中，腹腔积液为渗出性但没有查出癌细胞，应明确腹腔积液是腹膜癌转移还是血管、淋巴管的阻塞导致，血性腹腔积液还应明确是否为肝癌结节的自发性破裂，它们在治疗上是有区别的。

1）肿瘤性乳糜腹腔积液：在乳糜腹腔积液中发现癌细胞，可以做出肿瘤性乳糜腹腔积液的诊断。淋巴管造影及 B 超检查可明确淋巴管阻塞部位及有无肿瘤压迫。

2）肝癌结节自发性破裂出血：是肝癌常见而严重的并发症之一。腹痛常突然发生，较为剧烈，从肝区开始迅速蔓延至全腹。穿刺腹腔积液为血性腹腔积液。

3）肝静脉阻塞综合征（hepatic vein obstruction syndrome）：是指因肝静脉狭窄或阻塞而引起肝静脉回流障碍的病征。本综合征的病因主要有肝静脉栓塞、血管狭窄及肝部下腔静脉膜状阻塞。肝静脉阻塞必然导致肝静脉回流受阻而引起肝瘀血性肝脾肿大、门静脉高压、腹腔积液。B 超、CT 和肝静脉、下腔静脉造影检查等有助于诊断。

4）肝小静脉闭塞病（hepatic veno-occlusive disease，VOD）：是由某种原因造成肝小静脉闭塞，出现黄疸、肝大、腹腔积液等临床表现的一种疾病。本病的发生与某些药物尤其是抗肿瘤药物有关，临床表现视肝静脉阻塞程度而定，确诊有赖于肝穿刺活检，由于病变为血管性，此项检查要慎重。

（2）腹腔积液中已查到癌细胞，但没有明确的原发病灶，应除外下列腹膜原发肿瘤。

1）腹膜假性黏液瘤：原发病为阑尾黏液囊肿、卵巢的囊腺瘤及胆管的黏液囊肿等，患者可有明显的腹腔积液，腹腔积液多呈胶冻状，可查到癌细胞。

2）腹膜间皮肉瘤：本病较胸膜间皮肉瘤少，男性略高于女性，腹腔积液量多且顽固，常呈纤维素性或血性，有时呈胶冻状。由于腹膜间皮瘤有良恶性之分，须找到恶性间皮肉瘤细胞才能做出诊断。

（3）尚未诊断为癌症的病人，需要排除结核性腹膜炎、细菌性腹膜炎及梅格综合征。

1）梅格综合征：临床表现为盆腔肿瘤（多为卵巢囊腺瘤）、腹腔积液及胸腔积液三联征。腹腔积液为渗出性，有时系血性，不易与恶性肿瘤区别，需通过腹腔镜进行活体组织检查以明确诊断。

2）腹腔积液若为漏出性，通常与各种原因引起的低蛋白血症有关。发生在肿瘤病人，则多半是长期不能进食、不遵医嘱长期禁忌蛋白质食品或终末期患者，由肝功能不良引起者少见。

五、治　疗

对于腹腔积液的治疗，临床上提倡有针对性的积极治疗。只要患者身体状态允许，具备积极治疗的条件，尤其是那些对化疗及其他治疗敏感的肿瘤应该给予相应的治疗，以最大限度地控制甚至治愈腹腔积液，为进一步治疗及原发肿瘤的控制提供条件。

1. 一般性治疗

（1）一般处理：腹腔积液病人应注意卧床休息，减少活动。饮食上注意补充足够的蛋白质、适量的高糖与脂肪，补充维生素 C、复合维生素 B 类，有出血倾向者可静脉间断补充维生素 K_1。中到大量腹腔积液患者应适当限制钠盐和水分的摄取，食盐摄取量在 5g/d 以下，重症患者甚至控制在 2g/d 以下，水分摄取量每天控制在与尿量等同的水平上。

（2）支持疗法：腹腔积液患者应加强支持疗法，恶性肿瘤病人常伴有低蛋白血症，积极纠正低蛋白血症可改善血浆胶体渗透压，减少腹腔积液。除保证各种营养能量等供给外，适当给予人体白蛋白或输注新鲜血浆，部分患者的腹腔积液可获得暂时缓解。

（3）利尿疗法：中到大量腹腔积液患者，尤其是合并有肝损伤的患者，醛固酮活性多有不同程度的增高，以螺内酯治疗为主，辅以呋塞米等利尿。在利尿治疗过程中，要注意电解质的平衡，长期应用利尿剂者，应适当补钾。

（4）排放腹腔积液：腹腔穿刺引流术是治疗恶性腹腔积液的常用方法。其作用维持时间较短，但是，约 90% 的患者可以短时间、迅速缓解症状，适宜对利尿剂治疗无效及短时间腹腔积液增长迅速的患者。此外，穿刺放液可作为局部化疗的前期准备，或用以缓解大量腹腔积液造成的严重压迫症状。

（5）传统医药治疗：以中医中药为主，包括各个民族传统医药在内的各项技术对癌性腹腔积液及其他原因引起的腹腔积液的治疗均有一定效果，其中包括口服中药、静脉输液、局部灌注及"脐疗"等手段，开展有针对性的辨证施治，正是由于包括中医中药在内的各种治疗具有其特殊的治疗理念、理论和治疗作用，目前推荐将各种中医药治疗与西医药治疗相结合，这样的治疗效果优于单用化疗药物。

2. 针对肿瘤的治疗　单纯意义的对症治疗和利尿治疗对于癌性腹腔积液难以获得疗效，对癌性腹腔积液的满意处理，仍然依赖于局部化疗或者全身用药，只要患者的条件允许，没有治疗禁忌和"反指征"，原则上首选局部或全身化疗。

（1）腹腔内化疗：向腹腔内注入药物是一种很好的局部治疗方法，较早地被应用于临床，并获得了较为满意的疗效。腹腔局部化疗具有很多优点：可以使得化疗药物直接输送到腹腔内，使得药物可以直接作用于肿瘤组织，接触面积增大，增加了病灶局部细胞毒性作用，提高了药物的作用效果；可使腹腔内药物维持很高的水平，并且药物浓度分布均匀作用于腹腔内所有部位，局部药物浓度可以达到几十倍甚至上百倍，提高了细胞毒性作用；药物在腹腔内存在，较少通过腹膜吸收进入血液，血液中药物浓度相对较低，药物毒性反应比全身应用相同剂量药物也小得多；腹腔内药物的吸收主要以门静脉属支血管为主，这样大量相对高浓度的药物经过门静脉在肝进行代谢，以代谢产物的形式排出体外，进一步降低了药物不良反应的同时，也使得部分合并有门静脉癌栓的患者达到了局部治疗的作用，也有预防通过此途径肝转移的作用。

（2）全身化疗：相对于局部化疗而言，全身化疗的使用在控制腹腔积液上应用较少，但是对某些化疗较敏感的肿瘤，如淋巴瘤、卵巢癌和乳腺癌等，全身治疗可能收到良好效果。

（3）温热疗法：根据癌细胞对温热的敏感性，采用腹腔内高温液体连续灌注，既能清洗出游离的肿瘤细胞，又能使温热和抗癌药物直接接触癌灶，故治疗效果较好。目前已经证实可以同热疗有协同作用的局部药物包括铂类药物、拓扑异构酶抑制剂、紫杉醇等。

（4）生物反应调节剂的治疗：目前众多的生物调节制剂，如 IL-2、LAK 或 TIL 细胞、香菇多糖、免疫核糖核酸、OK-432、肿瘤坏死因子等均广泛应用于癌性腹腔积液的治疗，其疗效差异较大，有效率从 27.9%到 93.3%，也有生物调节剂与化疗药物联合使用的报道。

（5）放射治疗：对淋巴管、淋巴干或血管受肿瘤压迫产生的腹腔积液，可考虑使用外放射治疗。

3. 特殊腹水的治疗

（1）肿瘤性乳糜腹腔积液：处理与癌性腹腔积液基本相同。肿瘤压迫所致者酌情手术或放疗改善症状。恶性淋巴瘤等化疗敏感性肿瘤，可根据原发肿瘤选择相应的化疗方案。对症处理包括饮食治疗，给予低脂饮食，尽量减少长链脂肪酸的摄入（<5g/d）。口服不能维持营养者，可采用全胃肠外营养疗法。腹腔积液中能肯定没有癌细胞者，尚可考虑腹腔积液回输。大量难治性乳糜腹腔积液，影响心、肺及肾功能时，可适当使用利尿剂或放腹腔积液以减轻症状。

（2）肝癌结节破裂出血：情况允许者首选手术控制出血。切除肝脏病灶或行肝动脉结扎。对失去外科治疗机会的患者，可以考虑介入治疗。采用肝动脉血管造影找到肝破裂出血的具体位置，应用明胶海绵条或明胶海绵颗粒进行局部部分动脉的栓塞止血。此外，还应加强支持疗法，积极扩容，酌情输血，使用止血剂和抗休克治疗。

4. 中医药治疗 中医古籍中早有与恶性腹腔积液类似的记载，如鼓胀、积聚、痰饮、水证等，病机不外肝、脾、肾三脏受病，气、血、水积于体内。

（1）中药内服：文献报道自拟消胀抑瘤方（药物组成：黄芪、茯苓、党参、甘松、合欢皮、车前子、泽泻、大腹皮、猪苓、佩兰、山茱萸、甘草）、葶苈甘遂逐水饮（药物组成：葶苈子、大枣、甘遂、茯苓、泽泻、干姜、生姜、车前、石韦、泽兰）、当归芍药散加味（药物组成：白芍、当归、川芎、泽泻、白术、茯苓、薏苡仁）、健脾利水方（药物组成：黄芪、白术、茯苓、沙参、麦冬、桂枝、泽泻、木通、川芎、龙葵）、加味五苓散（药物组成：泽泻、猪苓、茯苓、桂枝、白术、白花蛇舌草、半枝莲、薏苡仁等）等治疗，取得较好效果。

（2）中药外治：中医药除口服汤药外，还有膏剂外敷、针灸等外治手段。贴敷药物选择温阳化气、活血化瘀、峻下利水药物，打成粉末，制成膏状，敷于水分、肝俞、脾俞、肾俞等穴。文献报道有效方案有自拟方剂（药物组成：透骨草、茯苓、川乌头、大黄、甘草、木通、姜黄、苍术、槟榔、白及、当归、芫花、三七、黑胡椒、冰片），制成药膏，外敷神阙、关元、天枢、中脘等穴；实脾消水膏（药物组成：薏苡仁、黄芪、车前子、猪苓、桃仁、红花）外敷恶性腹腔积液对应腹部体表处；消臌散（药物组成：制川乌头、制草乌头、檀香、枳壳、槟榔、牵牛子、甘遂、葶苈子、芒硝、冰片）研末置入布袋，外敷脐周；扶阳逐水膏（药物组成：厚朴、干姜、法半夏、炙甘草、党参、枳壳、炒白术、桂枝、紫草、益母草、车前子、大腹皮、猪苓、茯苓、冰片）外敷神阙穴；以及艾灸神阙；针刺京口、气海、关元、中极、归来、天枢、阴陵泉等穴。

第六节　肝　损　伤

　　肝是药物体内代谢的主要场所，药物在肝内的代谢主要是通过肝内一系列的药物代谢酶来完成的，不同的药物在肝脏内先经过氧化、还原或者水解等反应而形成相应的中间代谢产物，最后与葡萄糖醛酸或者其他氨基酸结合而成为水溶性极高的最终产物，以排出体外，即药物的转化过程。

　　在进行抗肿瘤治疗中，各种与诊疗相关的药物，均可能对肝产生不同程度的影响，严重的可以致死。化疗药物在肝的代谢具有多种作用，一方面，可以将部分低生物活性或无生物活性的药物转化成为具有抗肿瘤细胞生物活性的作用；另一方面，又可以将许多具有活性的抗肿瘤药物转化或代谢成为无生物活性的药物而排出体外。

　　药物在肝的代谢、转化过程十分复杂。对于临床研究人员而言，需要对此进行框架式的知晓就足以解决部分临床问题。简而言之，就是要对药物的代谢、转化具有一个初步的了解。

　　药物尤其是口服药物，经消化道吸收后，通过酶的作用，由脂溶性药物转变为极性强的水溶性化合物，然后再从胆汁或尿液排出体外。有的药物则不被转换成极性化合物，在肝中直接裂解或灭活。药物的代谢大部分是由肝细胞中的内质网完成的，已知主要有两个酶系统对药物代谢起作用。其解毒机制包括：①氧化解毒作用；②结合解毒作用；③氧化和结合解毒。

一、肝损伤的主要表现形式和机制

　　药物引发的肝损伤具有两方面的因素限制，即药物对肝的毒性及机体对药物的反应。抗肿瘤药物引发的肝损伤主要表现为直接性的肝细胞性损伤、坏死，肝组织纤维化和肝脏静脉闭塞性肝损伤等几个方面。从另一个角度看抗肿瘤药物引起肝损伤，大体可分为两个方面：一是药物对肝本身的损伤，即本质性肝中毒；二是患者特异体质。两种分类之间有一定的交叉性。

　　本质性肝中毒系药物对大多数人均有肝毒性作用，是能预测的中毒。这类肝损伤又可分为直接肝损伤和间接肝损伤两型。①直接肝损伤的药物属原浆毒，不仅致肝损伤，还可以造成胃肠道、肾、肺、胰腺、脑、心脏等多脏器损伤。肝损伤是全面的，可以呈小叶或区域性坏死。伴有脂肪变性等。用药后发病率高，肝损伤与用药剂量呈正相关，潜伏期短。②间接肝损伤的药物干扰肝细胞正常代谢的某些环节，如抑制酶的活性或某一分泌过程等。间接肝细胞损伤型又可分为细胞毒型和瘀胆型。细胞毒型主要是选择性干扰肝实质细胞代谢的某一环节，而影响蛋白合成，引起肝脂肪变性。瘀胆型主要是干扰胆红素向胆小管排泌或肝摄取胆红素功能，黄疸可以呈阻塞性，也可为肝细胞性。与特异体质相关的肝损伤，仅发生于对药物特别敏感的患者，其发病率低，潜伏期长，损伤与用药量无关，故又称为不可预测性肝损伤。化疗多为联合用药，所以其肝损伤也多为数种药物综合毒性的结果。

二、临 床 表 现

化疗药物性肝损伤的临床表现和其他因素所致的肝损伤一样，表现形式多见，差异也很大，肝药物性损伤以肝细胞性损伤为主，也可以出现慢性肝损伤及过敏反应等。

1. 急性肝细胞损伤　急性药物性肝损伤以肝细胞损伤为主，表现类似病毒性肝炎的相关性症状，有食欲缺乏、发热、乏力、恶心、轻度黄疸，肝轻度肿大伴有触痛和叩击痛，血清转氨酶升高。

2. 过敏反应性急性肝损伤　过敏反应性急性肝损伤是一种较为特殊的肝损伤，常伴有药物性发热、药物性皮疹、药物性因素所致的瘀胆性黄疸或肝细胞损伤性黄疸、骨关节性酸痛、浅表淋巴结增大等症状。同时可以伴有嗜酸性粒细胞的增加及其他变态反应性情况的发生。

3. 慢性肝细胞性损伤　长期应用对肝损伤较大的化疗药物，可引起慢性肝细胞损伤性疾病，表现为慢性肝炎、肝脂肪变、肝纤维化和肝硬化症状。

4. 瘀胆为主的药物性黄疸　药物性黄疸的发生程度，颜色的深浅与肝损伤呈正相关。以瘀胆为主的药物性黄疸，单纯瘀胆患者起病较为隐匿，常无前驱症状或仅有转氨酶升高，停药后很快消失，通常无发热、皮疹或嗜酸性粒细胞增多。瘀胆伴炎症型患者则呈瘀胆型肝炎样表现，常有发热、畏寒、恶心、腹痛和皮疹等前驱症状，随后出现茶色尿、黄疸、瘙痒、大便色浅和肝增大伴有压痛等。瘙痒可在黄疸前出现。黄疸一般在停药后1~4周消失，少数可持续3个月以上。

5. 肿瘤相关性特殊药物诱导的肝毒性　部分抗肿瘤性化疗药物及抗肿瘤治疗相关的生物制剂具有特殊的肝毒性，这种毒性有的是药物本身所特有的、专一性的肝毒性。有的则与药物的使用剂量相关，毒性的发生率和发生程度与药物使用剂量、使用方法相关。部分药物的肝毒性表现为有一定的发生率。

（1）烷化剂类：环磷酰胺代谢产物可以生成丙烯醛，可引起谷胱甘肽的消耗及发生窦状隙上皮细胞死亡。紫杉醇具有剂量依赖性的肝毒性，当使用剂量在 $200mg/m^2$ 以下的时候，10%的患者可以发生肝毒性，增加剂量以后毒性反应可以增加到 30%。亚硝脲类药物，如亚硝脲氮芥和洛莫司汀可以引发约 25%的患者的肝功能检查轻微升高，很少具有致死性的肝功能改变。

（2）铂类药物：顺铂和奥沙利铂与肝功能受损有直接关系。大剂量的使用顺铂和卡铂的时候可以引发胆汁淤积和诱发肝细胞坏死。

（3）抗代谢类药物：阿糖胞苷可以引发肝功能自限性异常，通常表现为胆汁淤积的形式。脱氧氟尿嘧啶也可以引起肝细胞的损伤和硬化性胆管炎。巯基乙酸盐常与肝细胞或者胆汁淤积性肝病相关。大剂量的甲氨蝶呤一般可以引发转氨酶的升高，长期低剂量口服可以导致脂肪变性、纤维化或肝硬化。吉西他滨可以使约 65% 的患者转氨酶一过性升高，也有暴发性肝炎、暴发性肝衰竭的报道。

（4）抗肿瘤性抗生素：放线菌素也可以引起转氨酶的升高，尤其是对于曾经有过肝放射病史的儿童则更加明显。

（5）生物性制剂：干扰素等生物制剂在使用过程中可以引发一过性的转氨酶升高，在大剂量的使用情况下，肝毒性可以变成为剂量限制性。白细胞介素 2 可以引发肝内的胆汁淤积，停药以后可以缓解。

（6）激素类药物：他莫昔芬的使用时间较长，研究发现与转氨酶升高和脂肪肝有关，但是很少出现肝硬化。氟他胺可以引发胆红素和转氨酶的升高。

三、诊断与鉴别诊断

1. 诊断标准　药物性肝损伤的诊断标准包括：①应用抗肿瘤药物后出现肝损伤症状；②血清转氨酶、碱性磷酸酶等异常，胆红素升高，其中以直接胆红素升高为主；③肝炎病毒标志阴性，或用药前肝功能正常，用药后出现异常而排除其他原因者；④再次化疗时重复出现肝损伤；⑤外周血中嗜酸性粒细胞升高；⑥肝活检有瘀胆或肝细胞损伤的病理改变。

2.药物致肝损伤的试验检查　对于具有可疑药物性损伤的患者，可以进行药物的过敏试验或者试验检查，这些试验检查有助于肝损伤的临床诊断。具体包括：①皮肤过敏试验（斑贴试验）；②以药物作为抗原进行白细胞移动抑制试验；③以药物作为抗原进行淋巴细胞转化试验；④激发试验。

3. 药物过敏性肝病的诊断标准　药物过敏性肝病的诊断主要依赖于下列各种症状、体征及检查。诊断标准：①药物使用以后的 1～4 周出现了明显的肝功能损伤的症状和临床表现；②出现发热、皮疹、黄疸、皮肤瘙痒及其他变态反应性疾病表现，同时伴有乏力、食欲缺乏和肝区疼痛；③周围血中嗜酸性粒的绝对数量计数增加及比例提高大于 6%，对于病毒性肝炎的患者，其白细胞的计数可以稍微增加或者偏低；④药物过敏试验阳性；⑤药物激发试验阳性。

4. 鉴别诊断　药物性肝损伤主要需要与病毒性肝病相鉴别。药物性肝损伤有明确用药史，停药后肝损伤可很快好转，血清学检查肝炎病毒感染标志可能为阴性。而病毒感染性肝病除有流行病学史和血清肝炎病毒感染标志阳性外，临床症状好转较慢，且易转为慢性。鉴别有困难时，肝脏穿刺活检可明确诊断。鉴别诊断中尚需注意除外广泛肝转移，特别是恶性淋巴瘤、小细胞未分化癌等化疗敏感肿瘤所导致的肝功能损伤。

四、治　疗

1. 预防　对既往有药物过敏史或过敏体质者，用药时应特别注意。治疗中尽量选用对肝无毒性或毒性小的药物，在不影响疗效的前提下，可以适当延长治疗间歇时间。在抗肿瘤治疗过程中，应定期检查肝功能，一旦发现肝功能异常或黄疸，应立即停用有关药物。

但肝功能异常如能肯定是肿瘤性因素所致，有效的化疗反可使之改善，因此对于化疗的实施与否需要进行具体的分析。

2. 一般处理 对于药物性因素所致的肝损伤，其一般性治疗与其他原因的急、慢性肝病相同。如适当卧床休息，加强营养，给予高热量、高蛋白、高糖、低脂和富含维生素的饮食。必要的时候可以静脉给予上述液体，对于有昏迷或出血的患者，则给予对症治疗及相关有针对性的处理。

3. 护肝治疗 高蛋白饮食有助于抵制肝损伤的发生，高糖饮食也可以减少类似卤烃类药物对肝的毒性，维生素 A、维生素 B（尤其是维生素 B_1、维生素 B_2）、维生素 C 和维生素 E、胆碱、谷胱甘肽、微量元素钙、镁等均可影响肝的药酶活性，还原性谷胱甘肽的使用，可以补充肝内-SH 基团，有利于药物的生物转化。

4. 利胆治疗 伴有黄疸的患者可酌情使用下列药物。①丙谷胺：为胃泌素和缩胆囊素的受体拮抗剂，原用于消化性溃疡的治疗，利胆作用可能是通过非胆酸依赖性小胆管分泌无机盐和水进行的。②考来烯胺能与胆红素结合，使血中胆红素浓度降低，并有降血脂和降血胆汁酸作用。③糖皮质激素，短期大剂量糖皮质激素治疗对黄疸消退有一定疗效，但应注意其不良反应及权衡利弊比。④苯巴比妥，对 Na^+-K^+-ATP 酶活性、微粒体酶活性、有机阴离子在肝细胞质内的运转及毛细胆管内非胆酸依赖性胆汁流出有促进作用。

5. 中医药治疗 本病在中医归属于"胁痛""黄疸""积聚"等范畴，基本病机是正虚邪盛，肝失疏泄，肝郁气滞或侮脾犯胃，湿热内蕴，牵及肝胆或肝胃不和，失之升降，或邪毒未尽，正邪相搏，久之肝体受损，肝络失和。故中医辨证应以清肝利胆、疏肝理气、调和肝脾、滋补肝肾阴虚为基本治则。

（1）肝胆湿热型症见胁痛口苦，胸闷纳呆，恶心呕吐，目赤或目黄身黄，小便黄赤，舌红苔黄，脉弦滑数。药用：大黄、虎杖、郁金、龙胆、栀子、车前子、泽泻、茵陈蒿、金钱草等。以茵陈蒿汤、龙胆泻肝汤、甘露消毒丹等方加减治疗；复方制剂如龙胆泻肝颗粒、肝宁片等。

（2）肝郁脾虚型症见两胁胀痛，每因情志而增减，嗳气食少，口苦咽干，胸闷，苔白腻，脉弦滑。药用：柴胡、白芍、炒白术、当归、郁金、薄荷、茯苓、木香、栀子、牡丹皮等。代表方剂包括逍遥散、芍药甘草汤等；复方制剂如逍遥丸、护肝片等。

（3）热毒血瘀型症见胁肋胀痛，口苦尿黄，脘腹不舒，舌质红绛，苔黄少津，脉数。药用：生石膏、生地黄、知母、牡丹皮、白花蛇舌草、半枝莲、水牛角、三七等。复方制剂如西黄丸、新癀片等。

（4）阴虚型症见胁肋隐痛，绵绵不休，劳累后加重，卧床休息后缓解，体倦乏力，腰膝酸软，目涩，脉沉细，舌质偏红。药用：地黄、枸杞子、北沙参、当归、党参、麦冬、五味子、人参、桂枝等。复方制剂如复方益肝灵片、慢肝养阴胶囊等。

五、肝功能损伤时化疗药物剂量的调整

临床上常可碰到肝功能损伤但化疗又有必要的情况，此时应视肝功能损伤程度对化疗药物的剂量进行调整。

第七节　便　　秘

正常排便所需条件为：①摄入足量食物、膳食纤维及水分；②胃肠道通畅及功能正常；③有正常的排便反射，腹肌和膈肌有足够的力量协助排便动作。便秘是指粪便在结肠停留时间过久，变干变硬使得大便的次数减少和（或）不易排出。对于肿瘤患者而言，便秘常与持续性疼痛、长期卧床等情况伴随存在，患者在使用镇痛剂时可加剧便秘，而便秘又有可能会加重疼痛，从而限制了镇痛剂的使用，这样的"恶性循环"会使便秘的治疗和预防成为肿瘤治疗中一个棘手的问题。此外肿瘤患者食欲减退、吞咽困难、幽门狭窄时进食过少，饮水不足，食物中纤维太少等原因也可导致便秘。此外，高龄、消瘦也可因肠道平滑肌功能障碍而出现弛缓性便秘。

对于肿瘤患者而言，除了上述因素外，便秘还可能由下列因素引起。

1. 肿瘤直接性原因　肿瘤性因素可直接引起便秘，其主要包括肿瘤及其所致的器质性损伤因素，如肠肿瘤的侵袭和晚期盆腔肿瘤、直结肠晚期恶变而致的肿瘤性肠梗阻或狭窄，肠外肿瘤或大量腹水压迫，腹膜内的广泛性转移引起肠腔狭窄等。此外，肿瘤还可通过直接或间接损伤排便相关神经系统而导致便秘，如硬膜外转移压迫脊索、圆锥或马尾。

2. 代谢性原因　肿瘤患者常合并有代谢紊乱，如低血钾症、高血钙症、低血镁症、肾功能不全等均可引起便秘。

3. 肛门或直肠的局部性病变或改变　当患者同时具有痔疮、肛裂，以及肛门、直肠周围脓肿引发正常排便的疼痛感和局部的功能异常时，可出现便秘。肿瘤相关的盆底痉挛综合征，也是便秘的重要原因之一。

4. 药物因素　肿瘤及其并发症的治疗可引起便秘，它们通常相互交叉，互为因果。其中药物性因素最为重要。阿片类药物通过作用于中枢神经系统及胃肠道的阿片类受体，削弱肠道运动，增强肠道单个相性收缩和摆动，从而延缓肠内容物通过时间。阿片类药物引起的便秘与剂量有关，但具有很大的个体差异。其他可以引起便秘的药物包括抑酸剂、利尿剂、抗惊厥药物、安定类药、肌肉松弛剂等。近年来有研究表明，化疗中以 5-羟色胺受体拮抗剂为代表的部分镇吐剂也可以影响排便行为。

5. 精神因素　肿瘤患者常处于精神紧张或抑郁状态，副交感神经系统受抑制，易发生便秘。

6. 生理因素　住院治疗期间生活环境尤其是排便环境的改变可致生理性便秘。

一、临　床　表　现

便秘常见的局部症状为因粪便过于坚硬所致的肛裂及内痔出血；若粪便在肠内停留过久，引起局部炎症时患者会感到有下坠感和排便不尽感；便秘可表现为反复腹痛，腹痛无规律，呈阵发性，每次发作可持续数分钟至数十分钟，疼痛部位不固定，腹痛性质轻重不等。粪便滞留于肠道内还可以间接性的引起头痛、口苦、食欲缺乏、乏力等全身症状。

便秘患者在用力排便过程中可增加心脏的前、后负荷，同时因屏气动作而增加的腹内压可引起迷走神经反射，诱发冠状动脉缺血和心律失常，甚至心源性休克。

二、诊断与鉴别诊断

根据患者排便习惯改变，排便困难，粪便坚硬，体检时触及肠管或粪团块，诊断便秘一般不困难。但便秘可以是器质性的，也可是功能性的，有时甚至是肿瘤的首发症状，因此对新出现或逐渐加剧的便秘，应详细询问病史，认真体检，适当运用实验室或影像学检查，以确定便秘与肿瘤的关系。怀疑有脊髓炎或脑（脊）膜肿瘤的患者，尚需做脑脊液检查。

1. 直肠指诊　通过直肠指诊可明确与便秘相关的众多问题，包括：①粪便块的嵌塞与否；②肿瘤的形状、部位、硬度等情况；③疼痛性肛裂、痔疮、肛周围脓肿、肛周溃疡的存在与否；④脊索压迫或者马尾综合征引发的肛周知觉丧失；⑤肠梗阻时，患者的直肠下端的空虚状态。应注意的是，对于正在进行化疗的患者一般不主张应用，因化疗期间患者的粒细胞减少，肛门指诊极有可能引发局部黏膜破溃而导致感染。

2. 实验室检查　主要包括大便性状及隐血的检查、血清电解质及酸碱检查，肝、肾功能、甲状腺素及吸碘试验等等。怀疑有脊髓炎或脑（脊）膜肿瘤的患者，需进行脑脊液检查。

3. 影像学检查　X线平片检查可以明确患者肠道中的粪便情况，多液平、肠管膨胀、直肠排空等影像可提示肠梗阻的存在。B超、CT可以除外肠腔外病变，钡剂灌肠及内镜能发现肠内病变与部位。此外，CT或MRI等影像学检查还可以了解有无椎体及脑部的肿瘤。

便秘临床分类有多种：①根据起病缓急可分为急性便秘和慢性便秘；②根据病变性质可分为器质性便秘和功能性便秘；③根据发生部位可分为小肠性便秘、结肠性便秘和（或）直肠性便秘。

三、治　疗

首先去除影响排便的因素，如治疗原发病，停用不必要的致便秘药物。鼓励患者多饮水，适当活动，增加摄入膳食纤维，但肠道有器质性梗阻者应视为禁忌。

在进行上述处理时，或治疗无效者，还可采用下列方法。

1. 直肠通便剂　常用甘油栓或开塞露肛内注射使用，也可用温生理盐水、温肥皂水等灌肠。对于有肝病或肝功能较差者一般不主张使用含有碱性成分的肥皂水灌肠。

2. 胃肠动力药　莫沙必利是最新促胃肠动力药，可用于假性肠梗阻、慢性便秘及上消化道不适、胃轻瘫、胃-食管反流。不良反应有瞬时性腹部痉挛、腹鸣和稀便。偶有过敏、轻度短暂的头痛或头晕。

3. 泻药　应有针对性的、短时间使用，长期滥用可致全身性和胃肠道症状，甚至停药性便秘。

（1）膨胀性泻药：甲基纤维素能膨胀成润滑性凝胶，使肠内容物易于通过，并促进肠蠕动。

（2）润滑性泻药：以液体石蜡为代表，常用于急性一过性便秘，口服后可包裹在粪团外使之易于通过，并可减少大肠内水分的吸收，一般6～8小时见效。长期应用可干扰脂溶性维生素吸收，还可引起淋巴样组织内异物反应及肛周瘙痒，吸入后可致脂质性肺炎。

（3）盐类泻药：主要成分为镁、硫酸根、磷酸根和枸橼酸根离子，其通过提高渗透压使肠腔内容量增加。口服后0.5～3小时起效。临床常用硫酸镁、氢氧化镁、磷酸氢二钠。

（4）刺激性泻药：酚酞可与碱性肠液形成可溶性钠盐，对结肠有刺激作用。服药后4～8小时可以排出软便，多用于慢性便秘。番泻叶主要作用于结肠，泡水服用，代茶饮，12～24小时见效。过量应用可致结肠黑变病。大黄仅作用于大肠，一次服用，可用于急性和慢性便秘，可致继发性便秘。

（5）高渗性泻药：山梨醇或甘露醇100～200ml，口服。

4. 中医药治疗 现代中医学认为便秘主要因为大肠传导失常所致，同时与肺、脾、肝、肾等脏腑的功能失调有关，而肿瘤患者属于本虚标实之证，虚证所致的便秘可以分为以下几点：①肺脾气虚，气机不畅，大肠传送无力；②气血亏虚，津亏肠枯，大便不通；③真阴不足，肠道失润，腑失通利；④元阳不足，阴寒凝滞，津液不通。

（1）辨证论治：肿瘤放疗、化疗患者多表现有气虚无以推动以致津亏润肠无缘的症状，故治疗可以增液承气汤化裁，根据患者的其他伴随症状予以加减。因正气不足及化疗和阿片类药物所致的肠道传送无力大多都有气虚的表现，宜在治疗时以益气润肠，行气通便为主，可予厚朴三物汤、黄芪汤治疗；化疗后产生的骨髓抑制和患者本身的过度消耗导致血虚便秘的产生，以血虚所致的津亏为主要病因，以大肠传导无力为次要病因，故治疗时应采用增液行舟、养血润燥的治则，在增液承气汤增液行舟的基础上，加四物汤以治其血虚，共同达到养血润燥、润肠通下的作用；晚期恶性肿瘤患者经过多次放疗、化疗，元气大伤，此时的患者多处于真阴不足或真阳不足的状态，导致便秘的发生，治疗时采用养阴益气、增液行舟的方法，方可用增液承气汤合六味地黄丸加减，亦是取六味地黄丸补肾阴，增液承气汤增液行舟之效；阳虚严重者表现为大便干或不干，不易排出，小便清长，面色白，四肢不温，腹中冷痛，舌淡苔白，脉沉迟等一系列阳虚加便秘的症状，应采用温阳通便的治则，方用济川煎加减治疗。

（2）针灸治疗：选穴中脘、足三里、天枢，虚秘者加下脘、关元、气海等穴；实秘者加建里、大横等穴。

（3）穴位贴敷：生大黄、枳实粉或大黄、枳实粉，用甘油伴成糊状。贴于神阙、双侧涌泉穴上；或予黄芪汤脐敷和内服治疗。

（4）穴位按摩：取穴中脘、天枢、关元、气海等穴。每穴各按摩30次，治疗过程中观察并询问患者有无不适。每天2次，上、下午各一次，连续按摩10天。

第八节 呃　逆

呃逆（hiccup）是由于膈肌不自主痉挛引起呼吸肌收缩，在收缩终末时，声带突然关闭而发出的声音。研究证明，呃逆时食管体部扩张，无蠕动；下食管括约肌在吞咽时不能松弛；食管下 2/3 排空不良，远端食管 pH 下降。呃逆停止时，上述改变均趋于正常。

一、病因与发病机制

呃逆持续时间不等，数分钟至数月均有，若持续 48 小时以上不缓解，则称之为顽固性呃逆。一过性呃逆的常见病因多为胃膨胀、温度骤变、饮酒、吸烟、情绪变化等，一般不伴器质性病变，通常不需要特别处置。肿瘤患者的呃逆多为器质因素且时间较长，常见病因为消化道恶性肿瘤、中枢神经系统肿瘤及肿瘤治疗特别是化疗后。

二、诊断与鉴别诊断

呃逆的诊断原则是由易到难。多数情况下，呃逆的病因显而易见，但对于顽固难治的呃逆，应借助相应的影像学及实验室手段，以明确或排除一些少见但有重要诊断意义的疾病。需注意的是，诊断精神原因（如癔症、神经症）相关的呃逆需有精神科医师的联合诊治。

三、治　疗

治疗呃逆时应注意纠正病因，对症处理措施如下。

（一）常规治疗方法

1. 简便疗法　通过调整呼吸节律能较好地缓解呃逆症状，可嘱患者直立，双上肢水平伸直，深吸气以后缓慢的分次呼出。此方式可重复使用。临床常用刺激迷走神经兴奋的简便、临时缓解呃逆的方法很多，可以初步尝试。

2. 药物治疗　治疗呃逆的药物很多，包括首选药物，如甲氧氯普胺、多潘立酮、东莨菪碱、阿托品、哌甲酯。次选药物，如地西泮、氯硝西泮、异戊巴比妥钠、苯妥英钠、乙酰唑胺、利多卡因、硝苯地平、硝酸异山梨酯等。再选药物，如金刚烷胺、多塞平、阿米替林、丙戊酸钠、氯丙嗪、氯哌啶醇、麻黄碱等，一般症状缓解后即可停药。

（二）中医药治疗

中医药方法治疗呃逆具有特殊的治疗效果，因此在此进行专题介绍。呃逆的基本病机是胃失和降，膈间气机不利，胃气上逆动膈。

1. 辨证论治　治疗呃逆可从脾胃、少阳、肺胃、肝肾、心胃、血瘀等方面着手，根据不同的病变部位，选择不同的方药，如治在脾胃，选择补中益气汤、半夏泻心汤、丁香散、竹叶石膏汤等；治在少阳，可选用小柴胡汤加代赭石、厚朴花等；治在肺胃，可选择香苏散、杏苏散之类；治在肝肾，可用一贯煎、玉女煎等加减化裁；治在心胃，可用酸枣仁汤；治在瘀血，可选用通窍活血汤、桃仁承气汤、血府逐瘀汤加减。

2. 针刺治疗　选取腧穴主要为足三里、中脘、内关、膈俞、膻中、攒竹、天突；选取腧穴所属经络主要为任脉、足阳明胃经、足太阳膀胱经和手厥阴心包经；选取特定穴类别主要为五输穴和交会穴。也可用电针治疗。

3. 艾灸疗法　取中脘、气海、关元、足三里（双）、三阴交（双）等穴。

4. 拔罐疗法　可选取任脉的天突、上脘或中脘、鸠尾或气海穴，手太阴肺经的天枢穴，双侧肋下的阿是穴；或拔罐神阙穴配合指按双侧攒竹穴与率谷穴治疗。

5. 穴位贴敷疗法　使用中药穴位贴敷神阙穴（丁香∶吴茱萸∶柿蒂∶旋覆花按照1∶1∶1∶1比例研末醋调），亦可取穴双侧足三里、膈俞、胃俞、肺俞、肾俞穴。

6. 穴位注射　即针灸学的"水针"，是按照穴位的主治特点和药物的药理作用，将药物注射进穴位来治疗疾病的方法。可给予盐酸氯丙嗪或甲氧氯普胺针于双侧足三里穴位注射。

第九节　腹　　泻

腹泻（diarrhea）是指排便次数明显增加，便质变稀薄，或者带有黏液、脓血或含有未消化的食物成分。对于解液状稀便，每日3次以上，或者每日的粪便总量大于200g，其中粪便的含水量大于80%，则可以认定为腹泻。对于因肿瘤或抗肿瘤治疗引发的腹泻，不仅大便次数增加，且性状明显改变，呈水样甚至血样、脓血样变。严重腹泻可引发水、电解质紊乱和酸碱平衡失调，甚至危及生命。

一、发病原因及相关因素

一般化疗后腹泻的发生率为50%～75%，主要原因为抗肿瘤药物对肠道黏膜细胞的直接抑制或破坏，也与肠道继发感染、情绪紧张等因素相关。肿瘤患者的腹泻一般为多因素所致，且互为因果。引发腹泻的常见因素有以下几方面。

1. 抗肿瘤药物　肠道黏膜的分裂增殖速度快，易受到细胞毒类抗肿瘤药物的直接抑制或破坏，使肠道黏膜萎缩，肠绒毛变短或剥脱，小肠吸收面积减少，一系列的结构和功能的破坏可损伤肠道内液体平衡，最终导致肠道功能障碍。

腹泻的发生程度和持续时间与药物种类、剂量和用药次数相关。易致腹泻的药物主要有5-氟尿嘧啶、甲氨蝶呤、阿糖胞苷、多柔比星、依托泊苷等。常规剂量的氟尿嘧啶连续使用5日，腹泻发生率可达34～85%，且与剂量的增加及应用时间的增长成正比。

近年来临床使用较广的喜树碱类药物，包括羟喜树碱（CPT-10，HCPT）、伊利替康（CPT-11）和拓扑替康（TPT）等都有引发严重腹泻。其中，CPT-11所致的腹泻可以分为早发性和迟发性两种。早发性腹泻与胆碱能神经兴奋性增高有关，一般症状相对较轻，治疗后短期可明显缓解。迟发性腹泻发生在用药后1周左右，症状较重，易致水、电解质、酸碱平衡紊乱并继发感染，不易纠正，临床上应高度重视。CPT-11所导致的严重腹泻与其体内代谢产物和代谢过程有关。CPT-11经肝代谢后转化成为有活性的SN-38，其与葡萄糖醛酸结合后经胆汁排泄进入肠管，通过肠道细菌的 β-葡萄糖苷酸酶作用产生一种游离型 SN-38，直接损伤肠道黏膜细胞。因此，β-葡萄糖苷酸酶的活性与腹泻程度直接呈负相关。

2. 继发性肠道内感染 化疗引起的骨髓抑制可使机体免疫能力下降，发生肠道感染。

3. 肠道肿瘤 肠内肿瘤的直接作用、抗肿瘤治疗引发瘤体溃烂及合并炎症可使肠道分泌增加导致腹泻。

4. 手术和放射治疗 手术切除部分肠管使吸收面积减少造成吸收不良性腹泻。腹、盆腔放射治疗及妇科肿瘤的后装治疗都会破坏肠绒毛或微绒毛上皮细胞引起腹泻。

5. 其他因素 如具有先天蔗糖不耐受，或伴有恐惧、焦虑情绪的患者也会出现腹泻。

二、临床表现及其诊断

单纯性腹泻的症状主要为排便次数明显增加，每日 3 次以上，且伴有便质稀薄，或带黏液、脓血或含有未消化的食物成分。对于具有典型症状的患者，辅以实验室生化检查即可明确诊断。

根据腹泻的发生和持续时间的长短可将腹泻分为急性腹泻和慢性腹泻两类，持续时间超过 2 个月者属慢性腹泻。根据发病机制可将腹泻分为分泌性腹泻、渗透性腹泻、渗出性腹泻、动力性腹泻、吸收不良性腹泻。临床上小肠大部切除及吸收不良综合征患者的腹泻属于此类。此外，临床上将每日排便 7 次以上或大便失禁伴有脱水的患者称为重度腹泻，症状常表现为黏膜干燥、皮肤弹性差、低血压、体位改变收缩压下降大于 20mmHg，少尿或者无尿。

临床上，多数腹泻患者同时伴有众多的伴随症状及体征，需对其认真评估，为进一步明确诊断提供依据：①伴有发热的患者，多见于感染性疾病，如急性细菌性痢疾、伤寒或副伤寒、败血症、肠结核、克罗恩病、溃疡性结肠炎急性发作期等；②伴里急后重者常见于结、直肠疾病，如急性痢疾、直肠炎症、肿瘤等；③伴明显消瘦者多见于小肠性病变或者恶性消耗性疾病，如胃肠道恶性肿瘤、肠结核、吸收不良综合征等；④伴皮疹及皮下出血者多见于败血症、伤寒、麻疹、过敏性紫癜、糙皮病等；⑤伴腹部包块者多见于胃肠道恶性肿瘤、肠结核、血吸虫性肉芽肿、克罗恩病等；⑥伴重度失水者常见有分泌性腹泻病因，如霍乱、细菌性食物中毒、肾功能不全尿毒症期等；⑦伴关节疼痛肿胀者多见于克罗恩病、溃疡性结肠炎、系统性红斑狼疮、肠结核、惠普尔病等。

临床上根据患者的排便次数、频度及大便性状对腹泻严重程度进行了 NCI 分级，1 级者为轻度腹泻，2 级者为中度腹泻，3 级及以上者为重度腹泻（表 9-1）。

表 9-1 腹泻严重程度的 NCI 分级

	1 级	2 级	3 级	4 级
未行结肠造口术的患者	治疗前大便次数增加，每日小于 4 次	大便次数增加，每日 4～6 次或者增加夜便次数中度水样便，不影响日常生活	大便次数增加，每日 7 次或者大便失禁或者脱水重度水样便，影响日常生活	需要精心护理或者出现内环境失衡
已行结肠造口术的患者	与结肠造口以前比较，轻度水样便			需要精心护理或出现内环境失衡

实验室检查：主要包括粪便的检查和肾功能、水电解质和酸碱的检测。①对怀疑有感染性疾病的患者，需对大便进行细菌学检查。对于近期使用过抗菌药物的患者，需行毒素分析排除假膜性结肠炎；②对于脱水的患者，可检测尿液比重、血清离子及肾功能，严重脱水者必要时需加查血气分析，明确机体的酸碱平衡状态；③正在化疗或者近期接受过化疗者需严密监测血象变化，排除粒细胞减少症。

三、治　疗

对于轻、中度腹泻的患者，主张口服止泻药物及口服补液的方式对症治疗，一般短时间内症状即可明显缓解。对于严重腹泻、出现脱水症、低血压、电解质紊乱及无法行口服补液治疗者，在对症支持治疗的同时应积极明确病因。

1. 一般性治疗　根据患者血清电解质检测结果，通过静脉输注的形式补充必要离子，尤其应注意钾离子的补充。对于收缩压低于 90mmHg 的患者，补充晶体的同时还需补充胶体物质，密切监测尿量变化，尿量需维持在 0.5ml/（kg·h）以上。高龄及具有心血管疾病者尚需行心功能的进一步检查，必要时行心电监测。对于发热或中性粒细胞减少者需要进行粪培养，静脉输液中可以加入甲硝唑联合氨基糖苷类及头孢类抗菌药物杀灭肠道内病原菌，便培养阳性者则根据培养结果选择和调换敏感药物。

2. 止泻药物的选择　临床上常用的止泻药物主要包括胆碱能拮抗剂和肽类止泻药物。

（1）胆碱能拮抗剂止泻药物：可以阻断肠壁上的胆碱能受体，从而抑制肠道蠕动及其分泌。其嗜睡及镇静的不良反应较小，常作为治疗腹泻的一线首选药物，尤其适用于小肠放疗及伊立替康引发的腹泻。此类药物的不良反应主要有腹部痉挛、胃肠胀气、尿潴留及口干。

（2）肽类止泻药物：作用在肠壁的肽类受体上，可增强肠道平滑肌及肛门括约肌的紧张性，抑制肠蠕动。此类药物可与胆碱能拮抗剂联用治疗难治性腹泻。其主要的不良反应有嗜睡及恶心、呕吐等消化道反应。

3. 细胞毒药物引发腹泻的治疗　细胞毒性药物可使肠内壁的吸收表面细胞丢失，导致肠液分泌与吸收之间失衡，引起水分和电解质的严重丢失。引发腹泻最常见的细胞毒类药物为伊立替康和 5-氟尿嘧啶。

（1）伊立替康所致腹泻的治疗：腹泻发生在药物使用后的 24 小时以内，主要为胆碱能神经兴奋性增强所致，可皮下注射阿托品 0.5mg。此外，在伊立替康的使用中，目前主张预防性应用阿托品 0.5mg 皮下注射。对于此类腹泻，还可应用异丙托铵溴化物每 2 小时口服 1 次，每次 2mg，首剂加倍 4mg，一直使用到 12 小时，最长可以持续使用到 48～72 小时，此时，可以突破异丙托铵溴化物常规的使用剂量上限 16mg/d，但是不主张预防性使用。异丙托铵溴化物使用超过 48～72 小时，症状无缓解者，需持续静脉补液和抗感染治疗，并注意必要的抗感染治疗。

（2）其他细胞毒药物引发腹泻的治疗：治疗原则是需在保证循环容量的基础上进行其他各种治疗。对于使用铂类药物治疗的患者，尤其需注意脱水严重可以加重对肾的损伤，从而造成恶性循环。口服治疗药物采用异丙托铵溴化物，每次 2mg，首剂加倍 4mg，腹泻控制不满意者可以加用肽类止泻药物可待因 30mg，4 次/日。对于顽固性、持续性的腹泻患者，可皮下注射 8 肽生长抑素，或静脉持续使用 14 肽的生长抑素。使用生长抑素时最好禁食水并行全胃肠道外营养支持，以避免食物对胃肠黏膜及消化器官腺体的刺激。

4. 中医药治疗　肿瘤相关性腹泻属于中医学"泄泻""下痢""腹痛"范畴，病因为"湿"，病变的脏腑是"脾"，涉及肝肾。

（1）辨证论治

1）健脾祛湿法：症见脾气虚弱，脾不运化，大便溏薄，夹有不消化食物，稍进油腻则便次增多，伴有神疲乏力、食少、面色萎黄，甚至颜面及手足水肿。舌质淡，苔薄白，脉弱细。方以参苓白术散加减，如夹杂食滞时可酌加焦三仙、鸡内金以助消化，湿邪盛时，可运脾化湿，可用苍术、厚朴等；并可加车前草、泽泻、茯苓等药物，取其"治湿不利小便，非其治也"；当伴有情志因素而腹泻加重时，可加痛泻要方，常用健脾祛湿药物为党参、太子参、炒白术、怀山药、白扁豆、莲子肉、泽泻、薏苡仁等。

2）温中运脾法：症见脾胃虚寒，大便稀溏，腹中冷痛，喜温喜按，畏寒怕冷，面色无华，舌质淡而润，脉细缓，以理中丸加减，阳虚明显者，可加附子、肉桂，如夹有肠道湿热时，可加葛根、黄芩、黄连等药物，如脾虚泄泻日久伤阴，表现为气阴两虚，可见口干思饮，舌光少津，脉细数，可加麦冬、白芍、石斛、甘草等药物，取其酸甘化阴之意，常用药物为干姜、茯苓、人参、附子、肉桂、吴茱萸等。

3）升阳止泻法：脾虚病久而阳气下陷则见久泻不止，大便溏泄，可出现肛门下坠或脱出，或大便次数增多，神疲气短，舌质淡，脉弱，以补中益气汤加减，兼有腹胀腹痛者可加木香，亦可加入防风、羌活、藁本、川芎、独活、薄荷、荆芥等升阳药物，使其脾气振奋，气机通畅，恢复传枢，小剂量给予，取其"风能胜湿""轻可去实"之意，常可取到较好的疗效，常用药物为黄芪、太子参、白术，柴胡、升麻、陈皮、葛根、当归等。

4）温补脾肾法：脾虚日久及肾，肾司二便，肾阳虚衰不能助脾腐熟水谷，每晨起泄泻，大便夹有不消化食物，脐腹冷痛，喜暖，形寒肢冷，舌淡胖，苔白，脉沉细。处方可用四神丸加味，偏于肾阳虚可加附子、肉桂，如有泻下滑脱不禁，可加用真人养脏汤。常用药物为补骨脂、吴茱萸、肉豆蔻、五味子、龙骨、牡蛎等。

5）疏理肝气、调和肝脾：泄泻伴侧腹、少腹疼痛，泻后痛减者，多属肝气乘脾证，予以痛泻要方加减，柴胡、小茴香疏肝理气；乌梅酸涩止泻；大白芍柔肝养阴，防止肝郁乘脾，久泻伤阴；泄泻兼腹胀、矢气者，予木香、砂仁、白豆蔻、沉香等行气、降气。

（2）中医外治法：可采用灸法、毫针刺法、电针法和穴位注射法等，取穴以局部取穴和循经取穴为主，多选用足三里、神阙、天枢和关元穴等。

第十节　上消化道出血

食管胃底静脉曲张破裂出血（BEGV）是由门静脉高压引发的出血，是门静脉高压的主要并发症之一。约 30% 的慢性肝病患者可发生 BEGV，且可以反复发生，发生频度随肝病的进展及门静脉高压的不断渐进而增加。患者反复出血的发生率约 80%，首次出血的死亡率约 50%，再次出血的住院死亡率达 30% 左右。

一、病　因

1. 原发性肝癌　BEGV 最常见于肝癌晚期或硬化型肝癌的进展期，由肿瘤压迫或浸润阻塞门静脉的主干、肝静脉或下腔静脉引发栓塞所致。肝硬化改变造成肝脏内假小叶的形成和肝血管系统的改建，是门静脉高压最为重要的原因。此外，肝癌细胞的肝内浸润和血行转移，常可以导致血管内的血栓形成或癌栓子的阻塞，血流经过肝脏回流受阻，从而引发门静脉高压。在对肝癌进行非手术治疗中，肝动脉的栓塞治疗后约 3% 的患者可引发 BEGV。

2. 肝转移癌　肝脏转移癌发病率为 30%～50%，其病灶一般位于肝的周边，因此发生 BEGV 的概率较原发性肝癌少。随着肝内转移病灶增多，晚期肝转移癌也可以引发门静脉或肝内血窦的受压导致 BEGV 发生。

3. 巴德-吉亚利综合征（BCS）　又称肝静脉阻塞综合征。本病是由于肝静脉和（或）下腔静脉的阻塞致门静脉的压力增高而引发 BEGV。约有 60% 的 BCS 患者可发生食管胃底静脉曲张，约 25% 可出现 BEGV。

4. 肝内小静脉闭塞病（VOD）　是某种原因造成的肝内中央静脉和小叶下静脉的内皮肿胀或纤维化，引起管腔的狭窄或闭塞，发生门脉高压，致 BEGV。肝区实施了放疗及应用化疗药物，如硫唑嘌呤、硫鸟嘌呤、阿糖胞苷、大剂量环磷酰胺、长春新碱和丝裂霉素等可引发 VOD。

5. 其他原因　在非肿瘤性病因中，肝硬化是 BEGV 最为常见的病因之一，16%～66% 的肝硬化患者并发 BEGV。另外，急、慢性肝炎、脂肪肝、先天性肝脏病变等患者也可并发有门静脉高压出现 BEGV。

二、诊　断

晚期原发性肝癌可致持续性门静脉压力增高，相应曲张的食管胃底静脉内压力也增高，静脉管壁进一步变薄，静脉壁张力逐渐达到高危水平。当患者腹内压增高后，曲张静脉受到化学性物质刺激或者粗糙样食物、异物的摩擦等损伤性诱因作用时即可引发破裂出血。目前临床上多采用以下各种方法对曲张静脉进行评估。

1. 内窥镜下观察判断　内镜下直视判断是预测 BEGV 最常用的方法之一。内镜下根据曲张静脉的形态、大小、色质等，判断是否可能出血。静脉曲张的程度及直径和出血发生率呈正相关：轻度曲张者出血率为 35%，中度为 53%，重度为 83%；静脉直径大于 5mm 的食管静脉曲张出血的危险性比直径小于 5mm 者明显增加。内镜下发现"红色征"对于预测曲张静脉出血的价值最大。此外，曲张静脉出现的樱桃红征、血泡征也是极易出血的征象。

2. 内镜下食管静脉压力测定　常用的方法有两种：一种为内镜下直接穿刺测压法，另一种是应用压力敏感仪检测法。前者是一种有创的直接检测方法，检测准确性高，但有诱发出血的可能性。经内镜应用压力敏感仪检测法有较好的安全性，所测压力与曲张静脉实际内压密切相关。通过此法动态监测压力变化，可对出血进行较好的预测和评估。

3. 门静脉压力测定　门静脉压力测定是了解门静脉高压血流动力学最重要的指标。当食管静脉曲张时，门静脉和下腔静脉之间的压力差比正常值（0.22～0.8kPa）明显增高，可达到1.33kPa，当发生BEGV时，该压力可达1.6kPa。因此，动态监测门静脉压力可预测BEGV。

4. 大便常规检查及便潜血检查　对于伴门脉高压的肿瘤患者，尤其是肝癌合并进行性贫血者，大便常规潜血检查反复出现且无法用其他原因解释的阳性结果时，应考虑BEGV的可能并予以高度重视。

三、治　疗

1. 原发肿瘤治疗　对于肝癌或肝转移癌患者合并有肝硬化时应给予积极的保肝、利尿治疗，以消减腹腔积液，降低门静脉压力，为患者争取化学治疗、放射治疗、生物治疗、介入治疗甚至手术治疗的机会。对于合并下腔静脉综合征者可考虑行外科手术或介入治疗。

2. 一般性处理　对于BEGV患者，首先要根据临床症状和体征判断其血容量状态，应根据患者血液丢失量精准补液，否则过多的输血、补液会进一步增加门静脉压力，使出血难以控制。门静脉高压患者通常存在水、电解质代谢紊乱，输入性补液可引发腹腔积液、水肿加重或稀释性低钠血症的发生，同时还需注意减少肝性脑病的诱发因素。

3. 药物治疗　是预防和治疗BEGV的常规治疗手段，包括垂体后叶素及甘氨酰血管加压素等血管加压素、生长抑素或类似物和血管扩张剂等。

（1）垂体后叶素：是目前治疗BEGV最常用的药物，其对于脾动脉和肠系膜动脉有极强的收缩作用，降低进入门静脉系统的动脉血管血流量，从而降低门静脉压。同时，它还可减少奇静脉血流量，降低食管曲张静脉压。以0.2～0.4U/min速度持续静脉滴注，24小时内使用总剂量控制在80～100U；止血以后，维持剂量在0.1～0.2U/min；联合应用血管扩张剂时垂体后叶素的使用剂量可适当放大到0.3～0.6U/min。该药物主要不良反应包括血压增高、脑出血、心绞痛甚至心肌梗死、心律失常、腹痛、小肠系膜缺血坏死、少尿等。临床上为了减少药物不良反应，多数学者主张与血管扩张剂联用，如酚妥拉明、硝酸甘油等。

（2）甘氨酰血管升压素：其本身并不具有收缩血管的作用，但在体内可经过氨基肽酶的作用形成具有活性的血管加压素从而起到收缩血管的作用。本药的作用时间较为持久，对心脏的不良反应较少。常规使用方法为每4小时静脉注射2mg，起效后改为1mg，连续使用至少24小时。

（3）生长抑素：是一种短肽类激素，降低门静脉压力的作用显著。该药可显著降低门静脉压力和血浆胰高血糖素水平。生长抑素及其类似物可显著减少门静脉高压的侧支循环血流和奇静脉血流，且能直接作用于血管而发挥作用。生长抑素的半衰期极短，约为3分钟，因此必须要保证使用剂量的准确性、平稳性及使用的连续性。一般以250μg静脉推注，然后依照250μg/h的剂量进行持续静脉滴注，维持24～48小时。

（4）奥曲肽（Octreotide）：是一种人工合成的生长抑素类似物，其作用机制与生长抑素一样,但半衰期明显延长。一般推荐使用方法为首次剂量为 100μg,以后静脉滴注 25μg/h,持续 24～48 小时,也可皮下注射 100μg/h 或每 4～6 小时皮下注射 1000μg 维持。奥曲肽治疗 BEGV 急性出血效果较好,一般 24 小时内止血率可达 70%～80%,且无明显毒副作用。

（5）硝酸甘油:具有较强的静脉扩张作用和相对较弱的动脉扩张作用,其作用机制主要包括:直接扩张门静脉血管,降低门静脉阻力;通过全身性的扩张血管作用使动脉压力下降,反射性的引发交感神经兴奋和内脏血管收缩,减少门静脉血流。目前临床上一般不单用硝酸甘油,通常将其与垂体后叶素联用,以减少两药单独使用的各种毒副作用。

4. 气囊压迫止血　对于破裂出血位于胃底、食管黏膜以内的患者,可用气囊压迫止血治疗。但此方法不良反应较大,可引起吸入性肺炎、胸痛、食管穿孔及再次大出血等,因此仅在紧急状态下行暂时性止血时使用。

5. 内镜下食管胃底静脉曲张硬化剂治疗　内镜下静脉曲张硬化剂治疗（EVS）是目前治疗 BEGV 最常见的内镜介入治疗方法。此技术通过在曲张静脉或其周围注射硬化剂使血管内皮细胞肿胀脱落,继而形成血栓闭塞血管,静脉周围产生凝固性坏死并发生纤维化,增强静脉的覆盖层使静脉壁增厚,从治疗和预防 BEGV。该方法止血疗效确切,临床评价其止血效果可达 90%左右。

6. 内镜下食管静脉曲张的结扎治疗　内镜下静脉曲张结扎治疗（EVL）的治疗原理是经内镜利用橡胶套圈结扎食管胃底曲张静脉,阻断血流,使得局部缺血、缺氧、坏死和纤维化,以达到控制出血和根治静脉曲张的目的。该方法治疗 BEGV 具有良好的疗效。止血效果可以达到 90%以上,80%以上的患者可以出现曲张静脉的消失或缩小到 I 度以下。EVL 是姑息性治疗肝癌并发 BEGV 的较好方法,尤其对于无门静脉癌栓者疗效更佳。EVL 与 EVS 两者在急性期出血控制率、静脉曲张消失率及出血复发率等指标上无显著性差异,但 EVL 的并发症发生率更低。将 EVL 与 EVS 两者联用可更好的控制食管静脉曲张。

7. 内镜下组织胶注射治疗　组织胶可与血液迅速发生反应而变硬,把组织胶注入曲张的静脉后,可使血管阻塞、变硬而消失。该方法疗效确切,与传统的内镜下静脉曲张硬化剂治疗相比具有更好的近期疗效,有学者提出可将其作为食管静脉曲张活动性出血治疗的首选方法。该技术的主要并发症为肺静脉或者门静脉栓塞,但发生率较低。

8. 内镜下凝血酶注射治疗　凝血酶内窥镜下局部静脉注射是一种 BEGV 治疗方法,其安全性较好,对于胃底静脉曲张破裂出血的疗效较好,特别是对于 EVS 疗效不佳的胃底静脉曲张的患者。使用的凝血酶主要包括人原性和牛原性凝血酶两种,无具体疗效差异。

9. 经颈静脉肝内门体循环分流术（TIPSS）　是采用介入治疗方法行门静脉高压治疗的一种新手段,它经颈静脉穿刺入路,在肝脏内将肝静脉与门静脉间置入一个支架进行有目的性的门体分流。此技术适用于经过系统的药物治疗和内镜下治疗无效的 BEGV 患者。该技术具有较好的近期疗效。对于急性期的 BEGV 患者,主张在进行经颈静脉肝内门体循环分流术的同时进行胃冠状静脉的栓塞,提高急性止血率,减少分流道的口径也降低了肝性脑病的发生率和严重程度。

10. 手术治疗　对于 BEGV 采取手术治疗的时机、方式及是否施行预防性手术措施等内容在临床上尚有争议，大多数学者建议在急性出血期应尽可能采用保守治疗措施，待病情稳定后再考虑实施外科手术治疗。其技术主要包括区域性分流术、限制性分流术和门奇静脉断流术。

11. 中医药治疗　上消化道出血属中医学血证中"吐血""便血"范围，临床表现可以分为五种证型：胃热型、肝火旺盛型、气滞型、气虚型、血瘀型。治疗上应当分别以清热、泻肝、理气、益气、化瘀为主要治疗原则。总而言之以达到胃部安络止血为目的。清热常选用黄连、醋大黄、焦黄芩、竹茹；泻肝常选用焦栀子、粉丹皮、龙胆草；理气常选用陈皮、苏梗，同时配伍桔梗、紫菀以增加开宣肺气，利中焦升降气机；益气常用黄芪建中汤；化瘀常选用失笑散、铁树叶、三七粉和白及粉、制乳没。临床中有复杂多变的情况，以上药物应予以加减化裁。

四、预 防 措 施

有统计表明，约有 30%患者在诊断明确后的 3～4 年发生 BEGV，已发生出血的患者中约 50%半年内可再次出血，因此预防 BEGV 具有极其重要临床意义。目前，预防 BEGV 的方法很多，但效果都不甚满意。普萘洛尔具有较好的降低门静脉压力的作用，其剂量选择标准为：降低原有心率的 25%，或肝静脉压力降低 25%，或血压较治疗前降低 2kPa。符合此标准的普萘洛尔使用剂量较大，虽可降低出血风险延长生存期，但药物性毒副作用的发生率高达 30%～40%，主要表现为头晕、心动过缓、低血压、疲乏无力等。内镜下食管静脉曲张的结扎治疗也可预防 BEGV，此技术安全性较高，可较好的消除静脉曲张预防其破裂出血。此外，目前临床上进行了多种技术之间的联合应用来预防 BEGV，其中获得肯定疗效联合方案有：内镜下食管静脉曲张的结扎治疗和内镜下静脉曲张硬化剂治疗的联合应用；内镜下静脉曲张硬化剂治疗联合口服普萘洛尔等。

第十一节　下消化道出血

下消化道肿瘤的出血是指位于 Treitz 韧带以下的肠道肿瘤本身的破溃或者侵袭肠壁血管溃烂而发生的出血情况。下消化道出血一般是以便血为主要表现，轻症者可仅有大便潜血检查阳性或黑便，出血量较大者或出血部位靠近肛门时，则可排血便甚至是大量的新鲜血便。

临床上根据出血部位及速度将下消化道出血分为 3 种类型。①隐性出血：是指无肉眼可辨的血便，仅为便潜血阳性。长期的隐性出血可造成患者出现轻到中度的失血性贫血。②显性出血：是指在一段时间内出现的间歇性、肉眼血便或黑便，此种出血多为间歇性且出血量较少，多数机体可代偿，一般不引起循环障碍。③急性大出血：是指短时间内一次或多次的大量便血，可致机体无法代偿而影响血液循环，患者出现脉速、低血压、低血容量性休克表现，此时应积极止血的同时给予输血、补液等抗休克治疗。

一、病 因

　　临床上下消化道出血的发生率较上消化道出血明显减少，但下消化道出血的病因则更为复杂。在我国，下消化道出血的病因以肠道恶性肿瘤和肠息肉为主。肿瘤性下消化道出血多发生于大肠段。肿瘤并发下消化道出血的患者中，有部分患者的出血是由肠道外的腹腔肿瘤所致，是由于肿瘤与肠道发生粘连或者侵袭肠壁，使肠壁血管的破裂而造成出血。临床上肝癌侵及结肠肝曲，子宫癌肿侵及乙状结直肠引发的下消化道出血的发生率最高。

二、临床表现

　　不同部位的肿瘤所引发的下消化道出血的临床表现也不尽相同。下消化道出血的出血量一般不大，多数为反复的隐性出血或少量的显性出血，急性大出血一般少见，一旦发生则极为凶险，可危及生命。

　　1. 肠道息肉出血　　肠道息肉是引发血便的常见原因，多见于青少年。肠道息肉一般发生在直肠或乙状结肠，出血以少量和中量为主，与息肉的类型及部位相关，与大小无关。隐性出血患者一般肉眼难以发现，仅有粪便潜血检查阳性，有的出血表现为大便表面带血，或者有肠道刺激症状，大便呈黏液血便。长期隐性出血还可引发失血性贫血。

　　2. 小肠肿瘤出血　　小肠的肿瘤发生率较低，却是小肠发生出血的主要原因之一。小肠肿瘤以良性肿瘤多见，主要有平滑肌瘤、脂肪瘤、腺瘤和血管瘤。小肠出血多为显性出血，表现为黑便或果酱样大便，部分患者也可出现鲜红血便。对于高位空肠大出血，可表现上消化道出血的表现，甚至出现大量呕血。出血量较大时，可以出现循环障碍。

　　3. 结肠癌出血　　结肠各部位均可发生肿瘤，结肠癌的发生由近端到远端逐渐增高，其中以乙状结肠发生率为最高。结肠恶性肿瘤的表面组织较为软、脆，与粪便摩擦也可以发生破溃性出血。但是此种出血量一般不大，以隐性出血或显性出血为多见。左半结肠肠腔较右侧窄，大便通过时较为干燥硬结，出现血便的概率相对较高。

　　4. 直肠癌出血　　直肠癌是下消化道出血最常见的原因。直肠癌出血一般为新鲜血，对于合并有痔疮的患者极易被忽视。一般来说，肿瘤距离直肠肛门越近，其出血的色泽就越新鲜。直肠上段肿瘤出血可出现紫红色便，还可出现下腹部坠胀，大便次数、性状的改变，里急后重等表现。部分病灶生长到一定程度可以破溃继发感染，大便呈现脓血便或带黏冻样血性分泌物。

　　5. 大肠其他肿瘤出血　　大肠恶性淋巴瘤是一种少见的恶性肿瘤，本病对于肠管的侵害范围广泛，常可导致下消化道大出血。这类患者多数以原因不明的持续性高热或者间断性发热和血便就诊，大便可以是果酱样，出血量较大时可为新鲜血便。直肠肛管恶性黑色素瘤较罕见，约75%的患者可以出现肛门和直肠出血，鲜红色为主，伴有少量黏液。

三、诊　断

对于下消化道出血的诊断首先需行定位诊断，同时要积极明确出血原因。诊断时还应注意排除患者是否具有服用某些大便染色性药物或富含有红色素的食物。此外，还需警惕部分全身性出血性疾病的存在。

1. 定位诊断　临床上常通过鼻胃管减压、胃镜检查、放射性核素扫描等方法行定位诊断。在出血急性期，若鼻胃管中抽出清亮胃液或混有胆汁成分的上消化道分泌液则一般为下消化道出血。胃镜检查可通过内窥镜直视定位出血部位。若其他检查方法仍无法定位时，可静脉注射 ^{99m}TC 硫酸胶或采用 ^{99m}TC 示踪标记的自身红细胞悬液后行影像学扫描。

2. 病因诊断　对于下消化道出血，除了行定位诊断，还应积极寻找病因，为治疗提高准确有效的指导。临床上常用的方式有肛门指诊、直肠乙状结肠镜检查、钡剂灌肠、纤维结肠镜检查及选择性腹腔内脏器动脉造影等。其中肛门指诊最为简便易行，准确性较高，尤其适用于检查直肠肿物所致的出血。直肠乙状结肠镜检查及纤维结肠镜检查可直接窥见距离肛门约 30cm 以内病变，同时还可行活组织病理学检查，摘除息肉或止血等操作和简单的治疗。由于下消化道出血多数为结肠息肉和癌肿所致，对于结肠行钡剂灌肠检查可观察全结肠的形态和功能，对出血部位和性质进行判断，连续观察还可了解肠壁僵硬程度和蠕动功能等情况。选择性腹腔内脏器动脉造影采用介入放射学技术行动、静脉血管造影检查，敏感性高，出血量达 0.5～1.0ml/分钟时即可发现阳性结果。若经上述方法仍无法明确病因，必要时可行剖腹探查。

四、治　疗

肿瘤性因素引发的下消化道出血的治疗原则包括控制出血及病因治疗。临床上应根据患者的情况选择适当的方法进行积极的适宜措施治疗。

1. 一般治疗　对于高度怀疑有下消化道出血的患者，首先要控制饮食，给予易消化、少渣、流质性饮食。对于明确诊断者，建议禁食水。常用止血药物有氨甲苯酸、氨甲环酸、酚磺乙胺、卡巴克络、血凝酶等。行止血治疗的同时还应给予必要的营养支持治疗，包括输血、补液，维持有效的循环血容量，改善患者的微循环，维持水、电解质和酸碱平衡。

2. 隐性出血和显性出血的治疗　对于下消化道隐性或者显性出血的患者，一般以保守治疗为主。良性的下消化道出血以息肉的发生最多见，对于单发或者多发散在的息肉，可采用经纤维结肠镜切除或者电灼、激光切除；家族性结肠息肉病，因息肉累及整段结肠，可行全结肠直肠切除术、回肠造瘘术、全结肠切除术、直肠黏膜剥除术、回肠末端 J 型袋经直肠肌鞘与肛管吻合术等。对于恶性肿瘤所致的出血，应积极考虑手术治疗，且应尽量争取一期手术切除。术后还需根据患者的一般情况、肿瘤的生物学特点、病理学分期等因素有针对性的行抗肿瘤治疗。对于无法行一期手术切除的患者，治疗上应行最大限度的减瘤手术，姑息手术或者进行造瘘手术，以减少肿瘤负荷，控制下消化道出血。

3. 急性大出血的治疗　治疗重点在于抗休克治疗和止血的同步进行。止血治疗除了使用氨甲苯酸、氨甲环酸、酚磺乙胺、卡巴克络、血凝酶等药物外，还可行局部止血治疗。局部止血治疗主要包括通过内镜技术在直视下抽吸积血，并且直接向出血的创面喷洒止血药物。对于散在的出血点，可以采用高频的电灼、激光或者微波进行止血治疗。采用介入技术经动脉行止血治疗是近年来开展的一项微创新技术。该技术经过股动脉穿刺插入导管直接进行腹腔动脉、肠系膜上动脉、肠系膜下动脉、髂内动脉的造影检查，不仅可明确出血部位，还可行直接的止血治疗。对于部分出血患者还可以考虑使用栓塞剂进行出血靶血管的栓塞治疗，栓塞剂主要包括自体凝血块、明胶海绵颗粒、无菌丝线及钢圈等。

急性大出血经过上述治疗后基本可以达到满意的止血效果，但尚有 10%～15% 的患者仍无法有效止血，对于此类患者则主张行手术止血治疗，尤其是对于经 24～48 小时积极治疗后，输血量超过 1500ml 的患者。

（洪国岱　曾奕菲　夏洪涛）

第十章

泌尿生殖系统并发症

第一节 肾脏并发症

肿瘤引起的肾脏并发症可分为以下几种类型：第一，肿瘤对肾的直接性破坏；第二，肿瘤间接引起的肾脏病变（肿瘤与肾脏病变无解剖学间的联系）；第三，肿瘤诊疗导致的医源性肾损伤。

一、病因及临床表现

（一）肿瘤直接引起的肾脏并发症

1. 肾原发肿瘤 肾的各种原发肿瘤，多有伴有血尿、局部疼痛和肿块等临床症状，一般不作为肾肿瘤并发症进行归类。

2. 肾转移癌 相对少见，其临床表现与原发性肾癌相似，淋巴瘤易侵犯肾血管而引起高血压和肾功能减退。

3. 肾周围脏器肿瘤的直接侵犯 肾周围脏器来源的原发肿瘤的晚期阶段可以造成肿瘤组织直接浸润肾，根据其侵犯肾实质程度产生相应的临床表现。肾周围脏器肿瘤的直接侵犯以腰背痛、肿块及尿路梗阻等表现多见。

4. 尿路梗阻 主要原因是肿瘤直接浸润包裹或腔外的压迫。发生部位的频率依次为输尿管、相当于前列腺水平的尿道、膀胱或前列腺以下的尿道。其发生速度与梗阻部位、程度有关。

5. 肾血管系统病变

（1）肾静脉血栓形成：形成原因包括肾血流量降低、肾上腺肿瘤或其他恶性肿瘤压迫肾静脉使局部静脉内血栓形成、腹腔肿瘤手术或静脉插管损伤、肾淀粉样变等。临床多表现为腰背或腹部持续性疼痛，可伴有蛋白尿和下肢水肿。

（2）肾动脉闭塞：主要表现为肾区突发性剧痛，多为持续性。伴有全身不适、低热、恶心、呕吐，可有血尿和血压升高。肿瘤患者发生此症少见。

（二）肿瘤间接引起的肾脏并发症

1. 肿瘤相关性肾小球疾病 许多原发肿瘤可引起不同类型的肾小球疾病。

（1）发病机制：肿瘤可产生免疫原性物质，与相应抗体形成免疫复合物后沉积于肾小球基底膜上，造成肾结构与功能异常。淋巴细胞产生过多的淋巴毒素及淋巴激肽，使肾小球毛细血管通透性增加可能也与肾病相关。

（2）肿瘤所致肾小球疾病的类型：包括膜性肾病（MN）、微小病变型肾病（MCGN）和其他类型的肾小球疾病，其中有 80%～90%肿瘤相关肾病综合征为膜性病变。

2. 肿瘤相关性肾小管沉积症 主要见于尿酸盐肾病和多发性骨髓瘤。

（1）尿酸盐肾病。

（2）多发性骨髓瘤：肾损伤是本病最常见的临床表现，60%～90%的患者可能发生，且肾衰竭为仅次于感染的常见致死原因。分为慢性肾炎型、慢性肾功能不全型、急性肾衰竭型、肾小管功能不全型和肾病综合征型。其受损机制为：①肾小管阻塞。大量的轻链蛋白在集合系统的肾小管内形成管型堵塞肾小管，并导致肾小管扩张，肾单位萎缩。②肾小球毛细血管阻塞。瘤细胞产生大量异常蛋白使血液黏稠度增加，堵塞毛细血管使肾小球血流减少。③肾盂肾炎。

3. 肿瘤引起的体液、电解质紊乱损伤肾 肿瘤患者发生高血钙、低血钾、低血钠等电解质紊乱并非少见，其病理过程、临床表现及治疗详见相关章节。

（三）抗肿瘤治疗引起的并发症

在抗肿瘤治疗中化疗药物、镇痛药物及抗菌药物等均可对肾功能产生不同程度的影响。这与肾血流丰富、血管表面积大、酶系丰富且耗氧量大，以及其逆流倍增机制使肾髓质和乳头部的药物浓度远高于血浆水平、近曲小管上皮细胞对多种药物有分泌和重吸收作用相关。

1. 化疗药物引起的肾损伤 多数化疗药物在大剂量应用时会对肾产生某些毒性，顺铂、甲氨蝶呤、丝裂霉素 C 是较具代表性的肾毒性药物。

（1）顺铂：是疗效确切的金属铂类广谱抗肿瘤药，其肾脏毒性作用主要损伤肾小管，使细胞空泡化，出现透明管型，血尿素氮及肌酐浓度升高。在无水化和利尿等保护措施时，大剂量给药的肾毒性发生率为 100%、可使肾小管损伤为不可逆性，导致肾衰竭甚至死亡。采用水化措施可降低尿中顺铂浓度，减少顺铂的肾脏毒性。

（2）甲氨蝶呤：属于抗代谢药物，肾毒性与剂量有关。单次用量少于 $70mg/m^2$ 时，罕见肾毒性，大剂量（单次用量超过 $1g/m^2$）时，多数有肾功能损伤。MTX 肾病多发生在用药后 24～36 小时，一般为短暂可逆性。既往具有肾及肝功能损伤的患者，更易发生肾脏毒性。

（3）亚硝脲类：其特点是肾毒性在用药后 4～5 周开始，可持续 1～2 年，组织学检查可发现肾小球硬化及广泛肾小管坏死。链脲霉素的肾毒性更为突出，主要毒性是肾小管损伤，可引起蛋白尿、氨基酸尿、肾小管酸中毒、肾性磷尿及范可尼综合征，但一般可在用药 2～4 周后消失。

（4）丝裂霉素 C：常规剂量应用时很少引起肾毒性；大剂量应用引起肾损伤并不少见，临床表现包括血栓性微血管病变及肾小球系膜损伤两种类型。

2. 镇痛剂引起的肾脏并发症 引起肾损伤的镇痛药物主要为非甾体类抗炎药（NSAID），

此类药物抑制前列腺素合成，使肾小管收缩，肾血流量下降。这种作用在原有肾损伤或血流量减少者尤其明显。长期大量应用 NSAID 可抑制肾小管细胞酶的活性，直接损伤肾小管。此外，还可引起肾髓质小血管硬化、肾小球肾炎、肾病综合征，甚至造成肾小管坏死。临床上将这些改变统称为镇痛剂性肾病。

3. 抗菌药物引起的肾脏并发症　肾功能不全的患者使用抗菌药物必须相应调整其剂量，避免使用对肾损伤较大的抗菌药物。常见的对肾有毒性作用的抗菌药物包括氨基糖苷类、磺胺类、头孢菌素类等。

4. 造影剂引起的肾损伤　含碘造影剂对肾的损伤有：①直接损伤肾小管上皮；②造影剂为高渗性，可致血流量减少；③造影剂还能使红细胞变形，出现凝集现象，引起血液黏稠度增加，减少肾血流量；④过敏反应。造影剂损伤肾脏时可见蛋白尿、血尿、脓尿，管型球和氮质血症等，病理改变为肾小管坏死，肾间质细胞浸润，肾小球细胞变性，毛细血管闭塞。急性肾衰竭多发生于静脉肾盂造影、胆囊造影及其他造影后 48 小时内，一般为一过性，不需要透析。

二、诊断与鉴别诊断

结合病史、临床体检、实验室检查明确诊断。

（一）病史

对于肾脏并发症的病因诊断具有重要意义，如白血病、恶性淋巴瘤等化疗敏感的肿瘤，化疗期间突然尿少、血尿酸增高，需考虑并发尿酸盐肾病；多发性骨髓瘤患者出现蛋白尿、肾功能减退时，提示已有慢性肾衰竭。

（二）实验室检查

1. 肾功能检查　①检查尿常规及尿比重、尿 pH 可大致了解肾小球、肾小管是否受损及受损程度；②血尿素氮、肌酐能大致反映肾功能；③内生肌酐清除率试验、酚红排泄试验分别反映肾小球、肾小管功能；④血和尿的 β-2MG 检查。只有在 β-2MG 产生正常、GFR 也正常的前提下，尿中 β-2MG 的升高才能可靠地说明近曲小管功能异常；⑤肾图检查。示踪剂通常为碘-131-邻碘马尿酸钠，可反映两侧肾的分泌、排泄及输尿管的通畅情况。

2. 血液检查　血液检查外周血发现大量异形红细胞，应首先考虑溶血性尿毒综合征。血清蛋白电泳见单峰突起的 M 蛋白区，应排除多发性骨髓瘤。

3. 骨髓检查　对多发性骨髓瘤的诊断有重要价值。

（三）影像学检查

X 线片及尿路造影、CT、MRI 等检查，可用于肾积水、输尿管的腔内阻塞或腔外压迫的诊断。静脉肾盂造影或逆行肾盂造影对确切的定位诊断有重要意义。诊断肿瘤引起的尿路梗阻时，必须排除下列可能：①脊髓或髓丛受压造成的神经源性膀胱排尿障碍；②麻醉性镇痛药和其他镇静剂所诱发的平滑肌张力下降；③严重衰竭所致的肌无力；④脊髓放射性损伤，如格林-巴利综合征；⑤严重的脱水等。

三、治　疗

首先考虑直接针对肿瘤进行病因治疗，在此基础上积极对症处理，提高患者的生存质量。

（1）伴发尿路梗阻患者的生存期与原发癌确诊到尿路梗阻出现的时间无关，而主要取决于原发肿瘤类型与病期。引起尿路梗阻的病因无法去除，肾积水明显影响肾功能时，可酌情选用肾盂、输尿管或膀胱造瘘。

（2）急性肾静脉血栓形成的死亡率极高。慢性肾静脉血栓形成的预后则取决于原发病、肾损伤的程度及合并症的情况，其中肺栓塞和肾衰竭常为主要的死亡原因。

（3）肿瘤相关的肾小球和（或）肾小管疾病，治疗原则与相应的原发性肾病相似。

（4）肿瘤治疗特别是化疗相关的并发症应以预防为主，适当水化，碱化能有效避免肾脏并发症。

（5）长期服用镇痛剂的患者，应严格掌握剂量，定期进行全面的泌尿系统检查，对已有肾病者，应少用或不用 NSAID 类镇痛剂。

（6）已有肾功能损伤的患者，如需使用抗菌药物，应注意适当调整剂量，选用肾毒性小的药物。

（7）造影剂损伤肾，重点在于预防，已有或潜在肾功能不全的患者，最好改用同位素、超声、MRI 等检查。

四、肾功能损伤时抗肿瘤药物的应用

抗肿瘤药物根据其肾毒性分述如下。

1. 不需要减量的药物　白消安、苯丁酸氮芥、氮芥、氟尿嘧啶等。

2. 需要按肾功能（GFR）减量的抗肿瘤化学药物　见表 10-1。

表 10-1　需要按肾功能减量的抗肿瘤化学药物（占正常用量的百分比）

药物名称	GFR（ml/min）		
	>60	30~60	<30
烷化剂			
环磷酰胺	100	75	50
美法兰	100	75	50
抗代谢药			
巯嘌呤	100	75	50
硫唑嘌呤	100	75	50
硫鸟嘌呤	100	75	20

续表

药物名称	GFR（ml/min）		
	>60	30~60	<30
阿糖胞苷	100	100	90
亚硝脲类	100	50	20
甲氨蝶呤	100	50	0
长春碱类			
长春新碱	100	100	80
长春碱	100	100	80
鬼臼乙叉苷	100	100	75
抗生素类			
柔红霉素	100	100	75
博来霉素	100	75	50
丝裂霉素	100	75	50
放线菌素 D	100	100	80
平阳霉素	100	75	50
其他			
顺铂	100	50	0
丙卡巴肼	100	50	25
达卡巴嗪	100	75	50
六甲嘧胺	100	75	40

第二节　癌性肾小球病变

癌性肾小球病变（glomerulopathy due to tumor）是指肿瘤患者在疾病的诊治过程中因为肿瘤性因素所致的肾小球损伤性病变，表现为蛋白尿、血尿、水肿、高血压及肾功能损伤等。

一、病　因

肿瘤性因素引发的肾小球性病变病因考虑与免疫性损伤、医源性损伤等相关，其中以免疫性损伤因素为主。

1. 免疫性损伤　目前认为免疫性复合物介导的肾小球病变是肿瘤相关性肾小球疾病的主要发病机制。肿瘤患者产生的免疫原性物质可与相应免疫球蛋白抗体形成免疫复合物后沉积于肾小球基底膜上，造成肾结构与功能异常；从肾小球洗脱的免疫球蛋白能与血浆中的肿瘤细胞膜发生特异性反应；肿瘤得到有效的治疗后，肾病的症状可消失。除体液免疫以外，癌细胞及其代谢产物还可以通过如细胞免疫性损伤、T 淋巴细胞功能缺陷、异常免疫球蛋白、C_3肾炎因子样活性物、凝血功能异常等途径引发肾小球损伤。

2. 医源性损伤　医源性肾损伤包括放射性损伤及化疗药物损伤等。

二、病　　理

肿瘤所致肾小球疾病的类型包括以下几类。

（1）膜性肾病（MN）：也称特发性膜性肾小球病，各种恶性肿瘤均可以引起的肾病综合征，临床上有80%～90%属于此型病变。

（2）微小病变型肾病（MCGN）：是霍奇金病并发肾病综合征最为常见的病理类型。

（3）局灶性、节段性肾小球肾炎。

（4）新月体肾炎。

（5）系膜毛细血管肾炎。

（6）其他少见类型的肾小球疾病：恶性实体和非实体肿瘤除可引起以上两型肾的病理生理改变外，还可引起其他类型的肾病。这些类型的临床表现及病理特点与相应的非肿瘤性肾脏病相同。

三、临 床 表 现

1. 蛋白尿　恶性肿瘤患者发生蛋白尿的概率极高，其发生与肿瘤的病理类型关系不大。

2. 血尿　多数表现为镜下血尿，肉眼性血尿较少见。

3. 水肿　肾小球功能下降导致肾小球滤过滤降低和大量的蛋白的丢失，患者可出现水肿。多发生在肢体及颜面部，呈凹陷性水肿，部分患者可以出现浆膜腔积液。

4. 高血压　部分患者可以出现严重程度不一的高血压表现。其症状除了与肾实质性损伤相关以外，尚与其他伴发的疾病及症状相关，如嗜铬细胞瘤患者自身就可以发生高血压；放射性肾损伤也常伴有高血压的发生。

5. 肾功能损伤　主要表现为内生性肌酐清除率下降、血尿素氮升高、血肌酐升高，严重者可以出现水、电解质紊乱和酸碱平衡的失衡。

四、诊　　断

临床上拟确诊肿瘤性肾小球损伤的患者，需排除其他因素所致的肾小球性病变，再结合患者的病史及临床表现做出诊断。

1. 尿液检查　尿液检查是确诊本病和进行鉴别诊断的重要手段。患者尿蛋白可以出现±到+4不等，部分患者甚至可以在镜下看见血尿，也可以有透明管型、颗粒管型等。对于部分具有特殊尿液成分检验意义的疾病，尿液检查可以直接进行疾病的判定，如多发性骨髓瘤患者的尿液中除了可以发现本周蛋白，还可能发现骨髓瘤细胞。

2. 血液检查　依照肾小球疾病病变程度的差异，血尿素氮和血肌酐可以正常也可以升高，但是内生肌酐清除率一般是下降的。血清酶学和肿瘤标志物检查对于部分肿瘤的发现具有一定提示作用。

3. 骨髓检查 可以有利于确诊部分源于血液系统的恶性肿瘤，并可评估骨髓状态，判断是否有骨髓转移。

4. 影像学检查 X线检查、CT扫描、超声检查、MRI扫描等技术均可以为早期诊断肿瘤，以及判定肾的形态、功能提供帮助。

5. 肾活体组织检查 虽然可以获得病理结果而使得诊断明确，但是临床上一般只有那些经过积极治疗措施以后，获得明显疗效，但是肾病的临床表现未见改善的，才考虑进行肾活体组织检查。

五、治　疗

1. 一般性处理 加强营养，保证患者的热量供应，防治感染。

2. 治疗原发性肿瘤 对此类患者进行包括手术切除、化疗、放射治疗在内的综合治疗措施，以最大限度获得肿瘤治疗有效率。但是，部分措施可能会诱发或加重肾脏的损伤，使疾病进一步发展。因此，需要充分的评估和分析。

3. 肾小球疾病的治疗 不同病理类型及疾病原因所致的肾小球疾病处理与原发性肾小球疾病相似。一般而言，糖皮质激素对于血液系统来源的恶性肿瘤所致的肾小球疾病的治疗有效。同时积极进行原发性肿瘤治疗，这才是缓解癌性肾小球病变的最佳方法。

第三节　化疗药物性肾损伤

抗肿瘤的化疗药物对于肾功能的影响主要表现为：肾小管-肾间质性肾炎、急性肾小管坏死、肾小球损伤，以及药物直接性毒性所致的溶血-尿毒症综合征（HUS）和出血性膀胱炎等。其程度与抗肿瘤药物的使用浓度和毒性作用浓度直接呈正相关。

一、病　因

化疗药物相关性肾脏毒性具有药物方面自身性因素，也有化疗药物之间可能引发的毒性相加或者增加的作用，主要包括以下几个方面的因素。

1. 肾血流量的减少 血容量和心脏输出量的减少，可使肾的灌注量严重不足而导致急性肾衰竭。

2. 阻塞性肾病 化疗后尿酸合成增多、血尿酸的增高，当血尿酸含量达到一定程度后，尿酸盐可以析出形成结晶，沉积于肾小管-间质部位，引起尿酸性肾病，称为化疗相关性阻塞性肾病。此外，尿酸结晶还可以沉积于肾盂、肾盏及输尿管内，阻塞尿路。

3. 化疗相关性溶血性-尿毒症综合征 应用丝裂霉素、氟尿嘧啶和PDD为代表的化疗药物时，患者可产生循环免疫复合物，导致化疗相关性HUS。

4. 肿瘤溶解综合征 肿瘤在化疗过程中，由于肿瘤细胞的破坏和分解，释放出大量的磷、钾和尿酸，引发高磷血症、高钾血症和高尿酸血症。大量的磷酸盐沉积在肾内，可以导致急性肾功能衰竭。

5. 几种特殊化疗药物引起的肾损伤　详见本章第一节第一部分。

二、病　　理

1. 肾小管–肾间质性肾炎　是药物性肾损伤最为主要的病理学改变，表现为肾间质的炎性细胞浸润，也可以出现肾血管壁的浸润，严重病例可以出现急性弥漫性肾小管坏死。

2. 肾小球硬化　主要表现为以淋巴细胞为主的炎性细胞浸润，间质纤维化，肾小管萎缩，肾小球灶性硬化，肾体积缩小。

3. 血管性损伤　多柔比星、甲氨蝶呤均可以引发肾小动脉坏死，而顺铂、丝裂霉素可以导致肾脏的血栓性微血管损伤，纤维蛋白血栓在入球小动脉或者毛细血管祥处栓塞，入球动脉处的纤维蛋白样坏死和内膜增生，以及小球祥和间质组织充血，造成肾小球的硬化。

三、临 床 表 现

1. 肾小管–肾间质性肾炎　主要表现为多尿、低比重尿、肾小管性蛋白尿。多尿可以导致循环量的下降，水、电解质及酸碱平衡紊乱，从而引发相应的并发症。

2. 急性肾衰竭　少尿、无尿、代谢性酸中毒，血清电解质紊乱，如低血钠、高血钾、高血磷以及肌酐、尿素氮的增高。

3. 肾小球损伤性肾病　临床表现为蛋白尿、水肿、高血压，部分患者可以出现大量的蛋白尿、低蛋白血症、高脂血症，为典型的肾病综合征表现。

4. 化疗相关性溶血–尿毒症综合征表现　包括贫血与肾功能不全、弥漫性血管内凝血和急性肾功能衰竭。

5. 泌尿系统其他表现　血尿、慢性膀胱纤维化、肾性范科尼综合征（Renal Fanconi syndrome）等。

6. 内源性产物所致的尿毒症样表现　如急性尿酸性肾病，临床表现主要为少尿、无尿、血尿酸、尿尿酸、血肌酐、尿素氮的急剧增高并伴有水电解质紊乱。

7. 高磷酸血症　大量的磷酸盐沉积在肾内，可以导致肾脏的肾小球滤过率降低，甚至可以引发急性肾衰竭。

四、辅 助 检 查

1. 尿液检查　尿液的表现主要体现在尿量、尿液性状及尿液中的成分变化，出现血尿、蛋白尿、管型尿，蛋白尿为肾小管性。β_2-微球蛋白增多，尿视黄醇结合蛋白增多。

2. 尿液检查　尿液中钾、钠、钙、磷酸盐等成分，由于肾小管的重吸收功能障碍而导致增高。也可以由于范可尼综合征而导致尿中出现多种氨基酸成分。

3. 血液检查　血清尿素氮、肌酐升高，内生肌酐清除率降低，水、电解质紊乱。

五、诊　断

药物性肾损伤可以表现为各种不同的病理类型，其临床诊断也主要依赖于相关的理化检查。

1. 肾小管-肾间质性损伤　化疗前后一般无尿量和肾脏功能异常，化疗后可以出现血尿、蛋白尿、肾小管功能不全，包括尿液酸化功能不佳，浓缩功能不良，尿 β_2-微球蛋白，尿视黄醇结合蛋白升高，尿液及血液中的电解质紊乱，血肌酐、内生肌酐清除率改变。

2. 急性肾衰竭　化疗后，尿量进行性减少，出现少尿、无尿及急性肾功能损伤，无一般的肾缺血及肾中毒原因可解释的急性肾小管坏死。

3. 化疗相关性溶血-尿毒症综合征　化疗后患者出现黄疸、血红蛋白尿、贫血、网织红细胞增高，外周血涂片中可以看到碎裂细胞，血细胞比容≤25%，血小板下降而骨髓巨核细胞正常，肾功能损伤表现在血清尿素氮、肌酐升高，内生肌酐清除率降低。

六、治　疗

1. 预防性措施　主要包括：药物治疗之前，详细询问病史，并进行全面的检查和评估肾功能，以合理选择用药；治疗过程中定期检查，加强对于肾功能损伤的预测；化疗药物使用过程中尽可能避免联用有肾脏毒性的其他药物。

2. 保持尿量及碱化尿液　治疗过程中进行大量的口服或者静脉补液，保持每日尿液量达到 2000ml 以上。使用碳酸氢钠碱化尿液。

3. 调整药物使用剂量　患者在治疗过程中出现肾功能不全表现的时候，应注意减少化疗药物的使用剂量或者更换治疗方案。

4. 丙磺舒的使用　丙磺舒（Probenecid）可以抑制肾小管对尿酸盐及顺铂的再吸收，促进尿酸等有毒性产物的排泄，可以有效预防或减少顺铂对肾小管的毒性。

5. 具有针对性的解毒剂使用　甲氨蝶呤中毒时可以应用亚叶酸钙进行解救；使用含有环磷酰胺或者异环磷酰胺的治疗方案时候，可以口服乙酰半胱氨酸或静脉使用巯乙磺酸钠结合丙烯醛保护膀胱黏膜；对于骨髓瘤、淋巴系统恶性增生性疾病在进行化疗的时候，可以加用别嘌呤醇预防痛风性肾病等。

6. 血液透析治疗　对于出现急性肾衰竭症状的患者，尤其是少尿型急性肾衰竭，应及早进行透析疗法。

7. 中医药治疗　抗肿瘤药引起肾损伤而产生的临床表现主要有肾小管功能障碍、肾内梗阻、急性和慢性肾衰竭、溶血性尿毒症综合征等。临床表现主要为小便不利、蛋白尿、水肿等，根据其临床表现可归属于中医"水肿""尿浊"等范畴。中医学认为化疗药物属外来之"邪毒""药毒"，易损伤脾肾，导致脾肾亏虚，肾阳虚无以化痰，形成痰凝不化，痰凝阻滞气机，可直接伤骨髓精气，致髓亏肾虚精耗，本源受损，致脾胃亏虚，气血生化乏源，出现气虚血瘀之病理表现。综上所述，化疗药所致肾毒性的病位主要责之于脾肾两脏，病机关键在于脾肾两虚，痰浊、瘀毒内停。因而益气健脾，温肾活血利水是防止药物中毒性肾损伤的主要方法。

（1）中药内治法

1）常用中药方：五苓散加黄芪（茯苓、猪苓、泽泻、桂枝、白术、黄芪）、济生肾气丸（熟地黄、山茱萸、牡丹皮、山药、茯苓、泽泻、肉桂、附子（制）、牛膝、车前子），根据辨证分型可临症加减，合并瘀血者可加用活血化瘀药物以共奏疗效。临床单用黄芪防治化疗药物所致的肾毒性亦可取得良好疗效，其作用机制是黄芪具有扩管、降压、利尿作用，能增加肾血流量，反馈性的抑制肾素-血管紧张素系统，增加氯化物的代谢，达到改善肾功能的目的。

2）中药注射剂：参芪扶正注射液、参附注射液。

3）中成药：黄芪颗粒、百令胶囊。

（2）中药外治法

1）针灸：针刺可选取肾俞、关元、气海、太溪、复溜为主穴，配穴选取足三里、三阴交、阴陵泉、水分，配以灸元以益气健脾、补肾利水。

2）中药足浴：可选用黄芪、山药、附片、白术、菟丝子、当归、丹参、茯苓、川芎等以健脾补肾、发汗利水消肿。方法：将上药装入纱布袋中封好，用热水浸泡，待水温至40℃，让患者将双足至膝以下浸入水中，适应后可不断加入热水，以使患者出汗。全过程30分钟，汗后静卧，1次/日。

3）耳穴压豆：取肾、脾、胃、三焦、肺、膀胱等穴；耳廓常规 75%乙醇溶液消毒，然后用镊子将粘有王不留行籽的方形小胶布对准耳穴，贴紧后以拇指和食指置于耳廓的正面和背面进行对压按揉，手法由轻到重至患者有胀、酸感或微感刺痛及耳廓发热为度。每次贴压一侧耳穴，嘱患者每日餐前按压耳穴处 3 分钟，3 次/日。每 3 日换药 1 次，贴压另一侧耳穴。

第四节　膀胱并发症

一、病因与临床表现

肿瘤的膀胱并发症主要表现为尿路刺激症状、血尿、尿潴留、尿失禁。

1. 肿瘤对膀胱的直接侵犯与尿路刺激症状　膀胱位于盆腔前部，是腹膜外器官。其邻近脏器均可以发生各种恶性肿瘤，可以直接侵犯膀胱。当肿瘤侵及膀胱壁时，可以出现膀胱刺激征，当肿瘤浸透膀胱壁的时候，可以出现血尿等。

2. 肿瘤引起的梗阻性尿潴留　前列腺癌、膀胱癌、直肠癌、宫颈癌等肿瘤最常见，主要原因是局部肿瘤浸润尿路或者肿瘤性因素导致尿路不畅所致。此时恶性肿瘤的生长多已属晚期。

3. 肿瘤引起的神经源性膀胱尿道功能障碍　主要是指控制排尿功能的中枢神经系统或周围神经受到损伤引起的膀胱尿道功能障碍。如脊髓肿瘤及脊椎转移癌压迫脊髓、颅内肿瘤、盆腔肿瘤术后等因素。

4. 化疗引起的膀胱并发症　主要是出血性膀胱炎，将在本章第四节详细介绍。其他引起膀胱并发症的药物有乙亚胺、羟喜树碱等，表现为血尿、尿频、尿急等膀胱炎刺激症状。卡莫氟偶可引起排尿疼痛及排尿障碍。

5. 放射性膀胱炎　临床表现及治疗详见第十四章第十九节。

二、诊断与鉴别诊断

1. 诊断　肿瘤的膀胱并发症相关性症状，如尿急、尿频、尿痛，肉眼血尿或镜下血尿均具有一定的提示性作用。在临床上结合详细询问病史、全面体检、有关的辅助检查（肾功能、血电解质、尿常规、尿培养、尿路平片、尿道及膀胱造影、B超等），通常不难做出诊断。

2. 鉴别诊断

（1）充盈的膀胱需与腹腔积液及巨大卵巢囊肿鉴别：晚期患者大量腹水与尿潴留伴同存在时，可能将尿少归结为血容量不足，而尿潴留被忽视。卵巢囊肿和尿潴留的浊音区均在腹中部，鼓音区在腹部两侧，浊音不呈移动性，注意病史不难鉴别。

（2）出血性膀胱炎通常与化疗药物或膀胱区放疗有关，必要时应进行膀胱镜检查，以除外肾肿瘤、膀胱肿瘤、泌尿系结石。

三、治　疗

1. 手术治疗　包括直接针对肿瘤的手术治疗，也包括在根治性切除原发肿瘤的同时可作部分及全膀胱切除术，需根据患者身体情况及病灶局部情况谨慎选择。

2. 尿潴留的治疗　急性尿潴留或尿潴留的病因无法去除时，可采取以下措施：①下腹部、会阴部热敷；②针刺，取中极、膀胱俞、三焦俞等穴；③导尿；④耻骨上膀胱穿刺：导尿管无法插入又无其他方法解决急性尿潴留时，耻骨上膀胱穿刺是暂时的应急办法；⑤膀胱造口术。病因无法去除需长期导尿者，可行膀胱造口术。

3. 神经源性膀胱　上运动神经元病变可使用溴丙胺太林、维拉帕米等抑制膀胱收缩的药物进行治疗；下运动神经元病变可应用麻黄素、普萘洛尔等促进膀胱颈部和后尿道收缩药物。

4. 化疗药物性出血性膀胱炎的治疗　具体在本章第四节介绍。

5. 尿失禁的治疗　目前尚无其他更好的方法进行治疗，主要以对症治疗及减少尿失禁相关并发症为主，提高患者的生活质量，加强护理。

四、出血性膀胱炎

1. 病因　出血性膀胱炎（hemorrhagic cystitis）是最为常见的泌尿系统并发症，病因包括药物毒性反应、放射性损伤、药物过敏反应、病毒感染、全身性疾病等。其中又以化疗药物的膀胱损伤最为突出。

（1）抗肿瘤药物：以环磷酰胺、异环磷酰胺为代表的抗肿瘤药物可以直接或间接刺激膀胱黏膜上皮，引发出血性膀胱炎。尿道及膀胱黏膜出现充血、水肿和溃烂。

（2）其他药物：部分非抗肿瘤药物包括甲喹酮、乌洛托品等，如使用方法不当，也可以直接或间接的引发出血性膀胱炎的发生。

（3）放射性损伤：此部分详细内容见第十四章第十九节。

（4）药物过敏反应：有报道称青霉素类、达那唑等药物过敏也可引发出血性膀胱炎。

（5）病毒感染：Ⅱ型腺病毒和 A 型流感病毒感染的患者可以同时合并有膀胱刺激性症状及肉眼血尿，而且患者以小儿多见，尿液的细菌培养一般阴性。

（6）全身性疾病：类风湿关节炎和克罗恩病等可以并发有系统性淀粉样变，膀胱的继发性淀粉样变可以引发明显的血尿，活检可以看见黏膜、肌肉和血管壁内有淀粉样物质沉着。

2. 临床表现　血尿是出血性膀胱炎的典型表现。多数患者可以出现伴有尿急、尿频、尿痛等膀胱尿道刺激症状，在此基础上如果合并有细菌感染，则相应的症状可以进一步加重或增加全身感染的相关症状。依照发病的特点分类，分为以下两种。

（1）突发性血尿：一般发生突然，伴有尿急、尿频、尿痛等膀胱尿道刺激症状，严重的时候可以伴有贫血。

（2）顽固性血尿：反复发作的血尿。此部分患者也可以伴有膀胱尿道刺激症状。膀胱内的出血可以形成凝集块而阻塞膀胱出口或者输尿管，引发急性或者慢性的尿路梗阻。

3. 诊断　注意除外肾、输尿管和膀胱的结石，膀胱肿瘤等常见疾病。诊断上需要进行尿液检查、膀胱镜检查及肾功能检查。其中，尤其以膀胱镜检查及活检最为可靠。

4. 预防　提前使用预防措施可以最大限度地避免出血或者其严重程度，减轻临床症状和组织、器官损伤。这些措施包括以下内容。

（1）化疗患者注意化疗期间充分有效的水化、利尿，24 小时内最少补液达到 2～3L。

（2）避免因尿路梗阻引发的尿潴留，减少明确有膀胱损伤的药物，如环磷酰胺或异环磷酰胺的长期刺激。

（3）化疗过程中，选择和应用泌尿系统保护剂，如巯乙基磺酸钠。

（4）在化疗和（或）放疗的期间应用膀胱黏膜保护剂，如戊聚糖多硫酸钠。

（5）避免同时使用对膀胱黏膜具有刺激性的药物。

5. 治疗

（1）清除血块：是治疗的首要任务。松软血块可通过大孔径导尿管、生理盐水冲洗等方法清除。大而坚韧的血块需要通过电切镜清除，电凝止血或膀胱内灌注药物进行止血。

（2）止血剂的局部应用：膀胱灌注药物是治疗的主要方法。常用药物包括凝血酶、硝酸银和去甲肾上腺素等。

（3）全身治疗用药：包括氨基己酸、卡巴克络、酚磺乙胺、前列腺素和加压素等。

（4）冰水灌注和冷冻治疗：应用冰冷水连续性灌注、冲洗膀胱 24～48 小时，可以有效治疗放射性膀胱炎所致的膀胱出血。

（5）介入性动脉栓塞：主要针对出血血管较为粗大，难以控制的大出血或者反复出血，可经由髂内动脉的分支进行栓塞从而阻断出血。放疗或化疗因素所致的弥漫性膀胱出血则一般需要进行一侧或双侧的髂内动脉的前支进行栓塞。

（6）手术止血治疗：一般仅限于切开膀胱清除难以处理的血块。

（7）高压氧治疗：可以提高已经损伤血管、组织的修复能力，促进肉芽组织的生长，使血尿停止，膀胱黏膜及膀胱容积可以基本上恢复正常。

6. 中医药治疗　中医药治疗出血性膀胱炎具有较好的治疗效果，是值得临床重视的诊疗手段。中医学无"出血性膀胱炎"之病名，据其症状可归属于"尿血"范畴。中医认为，出血性膀胱炎的发生有外感和内伤两方面，其主要病机为湿、毒、瘀、虚，病位在脾、肾、膀胱，早期以外感邪毒为主，病性属实，热毒、湿热蕴结下焦，毒伤肾络，迫血妄行，或瘀血阻滞，损伤肾络，血溢脉外。迟发性的膀胱炎则以正虚为主，病性为本虚标实，以脾肾亏虚为本，风毒、瘀血为标，临床可辨证论治。

（1）早期膀胱炎的治疗

热毒炽盛：症见肉眼血尿、尿频、尿急或尿痛，或有发热、小便短赤、大便干结或便溏，舌红苔黄，脉数或弦数。治以解毒利尿、凉血止血。方用导赤散和小蓟饮子加减。

湿热蕴结：症见肉眼血尿、尿频、尿急或尿痛，身体困倦，腰酸腿软，下肢水肿，小便不利，舌苔黄腻，脉细滑。治以清热利湿、凉血止血。方用八正散和小蓟饮子加减。

瘀毒伤络：症见肉眼血尿或镜下血尿，小便不利，甚则尿潴留，尿频、尿急、尿痛，腰痛如锥刺，腹痛，舌质紫暗，或有瘀点瘀斑，脉沉涩。治以破血逐瘀、利水止痛。方用抵挡汤和桃核承气汤加减。

（2）迟发性膀胱炎的治疗

风毒伤络：症见恶寒发热，血尿，或伴有尿频、尿急、尿痛，腰痛，少腹不适，或伴皮肤紫癜，舌红苔薄，脉浮数。治以清热宣肺，凉血止血。方用银翘散和小蓟饮子加减。

脾虚不摄：症见尿血色淡，面色无华，体倦乏力，自汗纳少，四肢困倦，皮肤紫癜或瘀斑，舌淡齿痕，脉细弱。治以益气健脾、化瘀止血。方用黄芪建中汤和黄土汤加减。

肾虚不固：症见肉眼血尿或镜下血尿反复发作，日久不消，腰痛，腰膝酸软，眩晕耳鸣，手足心热，舌红少苔，脉细数。或身体浮肿，神疲肢冷，畏寒，面色㿠白，舌质淡，脉沉弱。偏肾阴虚者，治以滋阴清热、凉血止血，方用生脉散合六味地黄丸加减。偏肾阳虚者，治以温肾散寒、摄精止血，方用右归丸合无比山药丸加减。

第五节　阴茎异常勃起

阴茎异常勃起（priapism）又称阴茎持续勃起症，是指在没有任何性刺激的情况下阴茎持续勃起时间超过 6 小时。可以发生在任何年龄的男性患者。

一、病因及病理性变化

60%的阴茎异常勃起属于原发性的，其具体病因不明。40%是继发性的，考虑与下列疾病或因素相关。①血液系统疾病：白血病、淋巴瘤等；②药物性因素：海绵体注射血管活性药物如罂粟碱、抗高血压性药物等；③神经系统疾病：脑出血、脑干疾病、马尾神经受到压迫等；④局部疾病：会阴部外伤、盆腔转移性肿瘤、泌尿生殖系统肿瘤；⑤其他：

血液透析患者、糖尿病、乙醇中毒、狂犬病。

根据阴茎海绵体血流量情况的差异分为高流量型和低流量型。高流量型多数是生殖器外伤或外科手术所致，阴茎异常勃起的时候阴茎海绵体动脉的血流超过正常，局部无缺氧，一般不会导致海绵体性阴茎勃起功能障碍（ED）。相反，低流量阴茎异常勃起也称作缺血性阴茎异常勃起，是临床上最为常见的一种类型，与海绵体静脉的回流受阻有关，伴有静脉流出量的减少和静脉内的血液滞留，也可以发生海绵体性的勃起功能障碍。

二、诊 断

凡是阴茎持续勃起时间超过 4 小时伴或不伴有疼痛的，阴茎海绵体坚硬而龟头或尿道海绵体痿软者均可以诊断。

对于患者的病史询问尤其需要详尽，特别注意询问患者是否具有感染史、特殊药物使用史、阴茎外伤史等诱发疾病的相关因素。

体格检查应该包括全身的体检，特别注意是否存在腹部肿块、区域淋巴结情况，以及神经系统检查。

实验室检查包括对于血、尿的综合检查，对于血常规异常的患者必须进行骨髓穿刺以排除血液性疾病的可能。

阴茎局部检查主要包括阴茎血气分析、阴茎彩色多普勒检查，此两种方法的检查不仅有利于临床诊断，还可以进行临床分型，高流量型病例患者的阴茎血气分析为高氧分压，无酸中毒，彩色多普勒显示为静脉流速快；低流量型的患者阴茎血气分析提示为低氧分压，酸中毒，彩色多普勒显示静脉回流淤滞。临床阴茎血气分析低氧分压及酸中毒标准为：$pH < 7.125$，$PO_2 < 30mmHg$，$PCO_2 > 60mmHg$。

三、治 疗

1. 治疗原则 对于高流量型的患者，由于临床上疼痛和阳痿的发生率较低，多数主张保守治疗。但是不论哪一种类型的患者，都需要在治疗之初检查患者的血液系统、骨髓系统情况，对于伴发异常血液系统情况者必须同步进行治疗和纠正。

2. 低流量阴茎异常勃起的治疗 低血流量型的患者，从发病到就诊时间小于 12 小时者，治疗上以严密观察下的保守治疗为主，患者一般均可以成功治愈；从发病到就诊时间在 12～24 小时者，可以在密切观察的基础上试行保守治疗，并随时观察病情变化。对于阴茎持续勃起超过 24 小时的患者，海绵体的血管内皮细胞和海绵体窦的组织结构可以发生损伤性变化；超过 48 小时者，可以发生海绵体组织的大面积的坏死，导致 ED。

保守治疗的措施如下。

（1）一般性药物治疗：抗焦虑、镇静类药物。

（2）局部物理治疗：冰袋或冰水混合物囊袋置于以阴茎为中心的外阴部位外敷，或者采用冰水混合物灌肠。

（3）海绵体穿刺抽血冲洗技术：在硬膜外或者脊髓麻醉的基础上，实施海绵体穿刺抽吸局部血液，以及同时进行生理盐水的冲洗可以改善局部酸中毒的状态。

（4）α₂肾上腺受体兴奋剂局部治疗：在持续性脉搏、血压等生命指征的监测情况下，缓慢的注射 α₂肾上腺受体兴奋剂可以防止发生心动过速和严重性高血压反应，一般使用的药物包括去氧肾上腺素、肾上腺素、间羟胺等。

3. 手术治疗　经过上述保守治疗方法治疗以后仍无明显疗效或疗效不满意的时候，应及时考虑采取外科治疗，分流技术是在阴茎海绵体与阴茎头、尿道海绵体或静脉之间进行的血管分流，建立静脉通路。通常使用的方法包括阴茎头-阴茎海绵体分流法（Winter 法）、阴茎背静脉-阴茎海绵体分流术（AIOGhoard 方法）、阴茎海绵体-尿道海绵体分流法（Quakles 法）和大隐静脉-阴茎海绵体分流技术（Grayback 法）。对于使用外科静脉分流手术治疗仍然不甚成功的患者，一般在发生阴茎异常勃起 6 周内考虑是否采用安放阴茎假体的手术。

（吴　倩　刘艳艳）

第十一章

骨及骨关节并发症

骨骼是人体极其容易发生肿瘤转移，即骨转移的部位，也是癌性疼痛和患者生活质量降低的主要原因，但在肿瘤并发症中属于相对容易处理的部分。随着放射性核素骨显像（ECT）技术的发展，骨转移的发现率也明显增加，治疗策略也较以往发生了很大的变化。

第一节 骨 转 移

对于肿瘤骨转移的具体发生率统计目前尚无统一的资料显示，很多临床资料统计表明，目前临床上骨转移的发生率为 15%～76%。骨转移可以发生在任何原发性恶性肿瘤中，发生频率高的恶性肿瘤包括乳腺癌、肺癌、甲状腺癌、肾癌、鼻咽癌等。骨转移可发生在任何骨骼，但以躯干骨如脊椎、骨盆、肋骨、肩胛骨和颅骨多见，四肢骨如发生则以肘和膝以上的长骨为多。临床上，从原发恶性肿瘤确诊到发现骨转移的时间差异很大。也有部分患者先出现骨转移，然后才找到原发病灶，少数患者生前甚至死后都难以找到原发病灶。

一、发 生 机 制

肿瘤侵入骨组织是破骨细胞与成骨细胞共同作用的结果，且以破骨细胞活动为主。但肿瘤骨转移的机制目前尚不十分清楚。目前机制可大致概括为：一些癌症具有骨营养性，这些肿瘤 80%以上是乳腺癌、前列腺癌、肺癌、甲状腺癌、肾癌等亲骨性的特点；肿瘤的转移多数具有一定的顺序性和选择性；转移的发生取决于癌细胞与宿主各种因素的相互作用。新近有理论认为，肿瘤骨转移的趋向性与趋化因子有关，它们可以引导肿瘤细胞到达骨组织。这种趋化因子由破骨细胞产生，破骨细胞在进行溶骨性骨破坏的过程中又会产生很多的生物学因子，这些生物学因子反过来会再对破骨细胞进行刺激和激活活性。

二、病 　 理

骨转移瘤肉眼观察大多数为灰白色，质地脆弱，如有出血坏死，切面可呈暗红色。临床上的骨转移病灶以溶骨性改变最为多见，骨破坏以局部破坏为主，在骨内向周围正常骨组织浸润，与周围骨组织无明确界限，骨膜反应很少，骨小梁消失或明显减少，或仅存少许残留骨小梁。一般见不到新骨生成，但在成骨型骨转移瘤中例外。

三、临 床 表 现

1. 年龄和性别　临床上骨转移瘤多数在 40 岁以上的患者中发生，占骨转移总数的 80% 以上。男性与女性的比例为 2：1。

2. 症状与体征

（1）局部疼痛和压痛：局部性疼痛是骨转移最早出现的症状，这种疼痛表现为骨转移发生部位的"固定性疼痛"或"局限性疼痛"。由于疼痛的影响，患者可能呈被动体位，局部肌肉紧张，关节活动受限。

（2）骨转移的分布特点：全身各处的骨骼均可以发生骨转移，但是临床上很多骨转移在其发生部位方面具有一定的规律。骨转移的发生在胸廓以肋骨转移多见。锁骨转移多位于锁骨近端，肩胛骨转移好发于关节盂附近。骨盆转移可同时在髂骨、耻骨和坐骨发现病灶，如果多个病灶融合，则表现为大片的骨质溶解区。髂骨与股骨近端常可以同时被侵犯。四肢骨中以股骨和肱骨近端最易受累，其次为骨干。

（3）肿块：骨转移在早期可以没有任何明显的肿块样表现，仅在浅表部位发生骨转移的时候可以有可能因转移灶刺激出现骨膨胀变形或形成软组织肿块。

（4）病理性骨折：约 20% 的骨转移合并有病理性骨折，部分患者可能以骨折为首发症状。

3. 实验室检查　患者发生广泛性骨转移时，血清碱性磷酸酶可以升高。血清中酸性磷酸酶含量升高时则多见于前列腺癌骨转移的发生。骨转移患者的血钙、血磷浓度多数可以正常。

4. 影像学检查　X 线、CT、MRI 及 ECT 检查是目前临床发现骨转移的主要的手段，ECT 检查由于其具有较高的临床"假阳性"率，因此对骨转移进行明确诊断尚不作为确定诊断的方法。临床上 X 线、CT、MRI 检查是骨转移的影像学确诊的方法。

（1）X 线：一直是诊断骨肿瘤的最基本手段，但敏感性较差，很少可以利用此技术发现较早的骨转移，临床报告骨转移早期的 X 线发现率为 30%～50%。

（2）CT：正常成人骨髓内脂肪较多，CT 值为 -120～-80。发生骨转移时，肿瘤组织代替脂肪，骨髓腔密度增加。CT 具有很高的软组织分辨率，可发现骨盆、脊椎、椎管内外及椎旁软组织的病灶较 X 线敏感得多。由于 CT 属于横断成像，对于轻微的骨膜反应不如 X 线检查。

（3）MRI：对软组织的显示能力优于 CT 和造影检查，在以溶骨为主的转移灶 T_1 加权像呈低信号，T_2 加权像多为高信号。以成骨为主的转移灶，T_1 加权像、T_2 加权像多为低信号。但对于小于 10mm 的病变，可能因部分容积效应而影响诊断。

（4）ECT：骨骼的主要无机成分是羟基磷灰石结晶体。亲骨的放射性核素进入人体内后，以化学吸附或离子交换方式与晶体表面结合沉积在骨骼内，从而使骨骼显像。它能在骨病变已经发生，但是骨外形和结构尚无明显变化时显示异常，因而能比 X 线检查早 3～6

个月发现临床病灶。特异性较差是临床上应用 ECT 的主要缺点，尤其对于无肿瘤病史的患者，ECT 检查的病灶性质难以确定。

5. 针吸细胞学检查或手术活检　已知有原发肿瘤伴多发性骨病灶的患者，可以不再活检的情况下即可治疗。但对于治疗后未获得预期反应的患者应仔细分析病情，必要时可行针吸活检。针吸活检的适应证为骨转移为首发症状而原发灶不明；X 线检查等影像学诊断难以肯定的病变；骨转移治疗后无病生存期超过 2 年而怀疑复发；区别病灶是肿瘤复发还是治疗后坏死。

四、诊断与鉴别诊断

原发肿瘤病史加上典型的骨转移临床表现，一般即可以做出诊断。否则，有可能需要就下列情况进行鉴别诊断。

1. 是否为骨转移　骨转移的早期症状是疼痛，这些疼痛也是绝大多数良性疾病的共同表现，故在没有原发肿瘤病史的患者容易引起误诊。其中主要包括腰背痛、腰腿痛、肌痛的鉴别诊断。

2. 单发性骨病灶的鉴别

（1）骨巨细胞瘤：多见于 20～40 岁的青壮年人。长骨骨巨细胞瘤的典型 X 线为溶骨性、偏心性、膨胀性和皂泡样改变，肿瘤边缘与正常骨界线明显。

（2）骨网状细胞肉瘤：多见于 20～50 岁男性，长骨发生较多，以局部疼痛和肿胀为主要症状。X 线以骨内溶骨破坏为主，由髓腔波及皮质骨，可有融冰样表现。

3. 多发性骨病灶的鉴别

（1）骨嗜酸性肉芽肿：多见于男性儿童，以颅骨、脊椎、肋骨、骨盆、肩胛骨多见。X 线表现为溶骨性破坏，有时范围很大，或为多发性。

（2）畸形性骨炎：并非少见，病理改变为骨吸收增加，故以溶骨和异常骨生成为主，可并发病理性骨折，多见于中轴骨及长骨近端，肘骨、肩胛骨及锁骨很少涉及。

4. 原发癌的寻找　临床上一般依据肿瘤的骨转移的好发部位，转移性病灶的特点，临床生化检查的结果进行综合性分析。根据这些特点，对相应部位多作详细检查，包括肿瘤标记物，或许对诊断有所帮助。

五、治疗及预后

骨转移的治疗目的是缓解疼痛，预防病理性骨折，增强功能和活动能力，由此而延长病人的生存期。治疗方法有放疗、化疗、内分泌治疗、以镇痛为主的对症治疗等，均已在相关章节进行了介绍。本节重点介绍手术治疗和双膦酸盐的使用。

（一）手术治疗

1. 手术治疗的指征　外科手术治疗主要应用于原发肿瘤已经得到了基本控制，骨转移灶相对较为局限的患者。广泛多发性转移以非手术治疗为主；原发灶不明，需行组织活检，可同时手术切除病灶；化疗或放疗后，转移灶复发或继续加重；已知肿瘤对放疗及其他保守治疗不敏感者；骨质结构严重破坏，即将发生骨折或脊椎不稳定者而患者一般情况尚好，肿瘤可切除，通过尽早固定可望缓解疼痛，改善生活质量；病理性骨折，特别是下肢骨折而严重影响肢体功能者，也可选择手术治疗，力争保存肢体功能。

对长骨即将骨折的预防性固定的指征：①骨皮质破坏达到 50%；②近端股骨病灶在 2.5cm 左右；③转子病理性撕脱骨折。

由于溶骨性转移一般先发生在髓质，X 线见到骨皮质破坏大于 50% 时，半数患者即有自发骨折的危险。为了解决这一问题，Mirels 提出了评价病理性骨折危险性的评分系统（表 11-1）。每个变量按严重程度计为 1～3 分，共 12 分。积分 7 分或小于 7 分，骨折危险性低（5%）；积分 9 或大于 9 分，骨折危险至少 33%；积分 8 分，预示骨折危险性 15%。骨折危险性大的患者，只要预计生存不少于 2～3 个月，身体状况能耐受手术及麻醉，骨折近端及远端的质量能够承受高强度的压力，即应积极争取手术。

表 11-1　病理性骨折的评分系统

变量	1分	2分	3分
部位	上肢	下肢	转子周围
疼痛	轻	中	功能性
病灶	基质性	混合性	溶解性
大小*	<1/3	1/3～2/3	>2/3

* X 线片上骨切面的直径部分

病灶切除和瘤段切除术后，遗留的骨缺损或用自体或用异体植骨，或骨水泥填充或人工假体置换。

2. 决定骨转移手术的疗效及预后的因素

（1）肿瘤的自然病程：根据肿瘤患者死亡后的尸检结果，将肿瘤骨转移的临床发展过程分为：Ⅰ期，原发肿瘤确诊到出现疼痛；Ⅱ期，X 线发现骨转移病灶，或由疼痛到出现脊髓神经症状；Ⅲ期，确诊骨转移到脊髓麻痹；Ⅳ期，由脊髓麻痹到死亡。无论何种肿瘤，已出现脊髓麻痹症状均提示肿瘤已经达到晚期，此时治疗主要着眼于姑息治疗和对症处理。

（2）原发肿瘤的性质：原发肿瘤及其病理类型、分化程度影响骨转移的疗效。

（3）原发肿瘤治疗情况：原发肿瘤已得到彻底清除，骨转移的疗效及预后一般较好，相反则差。

（4）骨以外的转移情况：仅有骨转移者疗效优于多脏器转移者。

（5）治疗前的功能状态：治疗前能活动的患者，2/3 以上可以控制病情，治疗后仍能自由行走。治疗前不能走动，仅残存运动功能者，治疗后 1/3 可以自由行走；治疗前下肢已完全瘫痪的患者，治疗后仅少数人有幸可以恢复走动。

（二）双膦酸盐的应用

1. 机制　目前临床上治疗转移性骨病经常采用双膦酸盐，双膦酸盐是焦膦酸盐分子的稳定类似物。常用的双膦酸盐包括氯膦酸盐、帕米膦酸盐、伊班膦酸盐、唑来膦酸盐等，双膦酸盐具有抑制破骨细胞诱导的骨重吸收作用，抑制破骨细胞的功能，抑制破骨细胞在骨质吸收部位的集聚。从而达到抑制骨转移发生，降低血钙水平，减少骨相关事件的发生率。

2. 使用方法　双膦酸盐的使用一般每 3～4 周使用一次。

（1）氯膦酸盐：1500mg，持续 4 小时以上静脉点滴，或者 300mg/d，连续 5 日使用。

（2）帕米膦酸盐，90mg，维持 2 小时以上静脉点滴。

（3）伊班膦酸盐，6mg，加入 100ml 生理盐水中，静脉推注、静脉滴注均可。

（4）唑来膦酸盐，4mg，加入 40ml 生理盐水中，静脉推注或静脉点滴均可。

目前，尚没有资料可以证明：某种双膦酸盐较其他的双磷酸盐更加有效，即生物效价高低与药物治疗效果之间没有关系。双膦酸盐可以和放疗、化疗、内分泌治疗、镇痛药物联合使用，并可能会获得更加好的治疗效果。长期使用双膦酸盐需要注意补充钙和维生素 D。

3. 需要注意的事项　患者存在肾脏疾患，血清肌酐 <3.0mg/dl（相当于 265μmol/L）时，一般不需要改变剂量和输注时间，也不需要间隔使用帕米膦酸盐或唑来膦酸盐；各种双膦酸盐的使用有不同的时间要求；在使用帕米膦酸或唑来膦酸之前，应该检测患者血清肌酐、血清钙、磷酸盐、镁等指标；在使用双膦酸盐之前，需要注意检查口腔，注意每日的口腔卫生清洁，应该避免在用药期间进行口腔手术操作或拔牙等。

用药时间上尚有一定的争议。研究表明，唑来膦酸用于乳腺癌患者的治疗至出现骨相关事件的中位时间为 6～18 个月，所以对于预防和治疗的时间至少需要在 6 个月以上，但不超过 2 年。

4. 停药指征　使用过程中监测到明显与双膦酸盐相关的药物严重不良反应；治疗过程中出现的肿瘤明显的恶化和重要脏器的转移并危及生命；临床医生认为需要停药的。

第二节　病理性骨折

病理性骨折（pathological fracture）是指机体具有骨肿瘤、骨髓炎或骨结核等病变的骨骼因为轻微的外力或在正常的活动中所发生的骨结构及其骨的连续性中断。临床上主要表现为骨折部位发生剧烈性疼痛、肿胀、畸形、异常活动及功能障碍等，部分脊柱病理性骨折的患者，可以较快出现脊髓或者神经根受压的表现，部分患者可出现瘫痪。严重影响患者的肢体功能，降低患者的生活质量，这些都是目前肿瘤诊疗中亟待解决的主要问题。

一、病　因

在肿瘤学临床工作中，骨转移癌的发生率极高，部分肿瘤在其发生发展过程中骨转移成为该病的突出特点。病理性骨折最为常见的原因是骨转移癌，其次是骨感染、骨的囊性病变、骨质疏松症及佩吉特病等。临床上将容易发生骨转移的肿瘤称作亲骨性肿瘤或嗜骨性肿瘤，其中包括乳腺癌、前列腺癌、肺癌等，其骨转移的发生率较高；而相对应的皮肤癌、口腔癌、食管癌、结肠癌等则较少发生骨转移，因此也称为厌骨性肿瘤。

肿瘤引起的骨破坏主要有两条途径：第一，为癌细胞直接破坏骨的矿物质性基质；第二，癌细胞间接的刺激破骨细胞的活性，增强骨溶解，使得骨代谢的动态平衡受到破坏。病理性骨折主要是由于肿瘤细胞的生长所造成的，外伤等则是引发骨折的诱因。

二、临床表现

1. 骨骼疼痛 骨骼的转移部位或者骨骼的原发性肿瘤部位可以出现轻重不一的骨骼局部疼痛，主要表现为固定性压痛，这些均是骨转移癌的最常见、最典型的临床症状、体征。

2. 局部畸形 肿瘤在躯干部或者四肢局部出现畸形，伴有异常活动，甚至可以触及局部肿块。

3. 神经受压症状 由于肿瘤的局部存在，可以并发有神经受压表现，躯干及下肢出现运动和感觉的障碍，也可以伴有括约肌功能的障碍，甚至出现截瘫。

三、辅助检查

1. 实验室检查 部分恶性肿瘤具有较为特征性的临床试验室检测表现，如骨肉瘤或者多发性骨转移的患者，可以出现广泛性骨质破坏，血清碱性磷酸酶增高；对于溶骨性破坏患者则血清钙磷含量增高，同时可以伴有尿钙增高；前列腺骨转移的患者，则表现为酸性磷酸酶增高；对于多发性骨髓瘤的患者则可以检测出本-周蛋白阳性。

2. X 线检查 对于肿瘤患者或者其他"非肿瘤"患者，无原因解释的出现躯干及四肢骨骼疼痛的时候，针对疼痛部位进行 X 线检查是检查骨肿瘤及病理性骨折的首选方法。但是很多原发性骨肿瘤，骨转移癌的患者在疾病的早期，很难从 X 线片上发现病变部位。

3. 放射性核素骨扫描 放射性核素的全身骨骼显像是骨转移诊断的重要辅助手段之一。其反应的是骨骼血液的供应及骨骼的代谢情况，其最大的优点在于对生理性变化的敏感性极高，对于仅有 5%～10%的骨代谢性改变就可以显现出来。但是，放射性核素检查的特异性较差，临床上假阳性率较高，甚至可以达到 60%以上。因此，临床上绝对不可以单纯凭借放射性核素检查的结果作为确定骨肿瘤或骨转移癌的依据。

4. CT 及 MRI 检查 CT 的密度分辨率高于常规的 X 线检查，CT 检查可以显示横断面的解剖图像，对于部分中轴部位的骨骼变化，CT 检查优于 X 线摄片，可以较早的发现病灶，并可以明确病变部位及肿瘤与周围组织、器官之间的关系，尤其可以清晰显示肿瘤与大的血管、邻近神经干的解剖关系。MRI 检查可以提高软组织的分辨率，可以显示肿瘤的骨内部分、软骨、肌肉、韧带、脂肪等结构之间的关系，并可以进行多个轴面的检查，是骨肿瘤的分期及检查软组织肿物的首选、最佳方法。

5. 病理学检查 病理细胞学和（或）组织学检查是确定骨肿瘤及骨转移肿瘤的重要手段。临床上建议对具有检查条件和可能的情况下，都要进行病理细胞学和（或）组织学的检查，以确定骨肿瘤及骨转移肿瘤的诊断。目前临床上常用的方法包括细针活检和切开手术活检两种技术。

四、鉴别诊断

临床上对于病理性骨折的诊断尚需要与多种原因的其他骨折相鉴别。主要包括良性骨囊肿、外伤性骨折、老年性骨质疏松症和骨关节结核等疾病。

五、治　疗

对于病理性骨折的治疗目的主要在于及时处理骨折，迅速减轻疼痛，最大限度保存患者的肢体完整性及肢体功能，提高患者的生活质量，延长患者的生存期。

1. 放射治疗　临床上实施的放射治疗主要适用于骨恶性肿瘤所引起的脊柱区域的病理性骨折，其他部位病理性骨折行手术固定治疗以后，以及因患者一般状况较差等原因不能耐受手术治疗的患者。放射治疗的镇痛作用十分显著，放射治疗以后，疼痛的缓解率可以高达 70%～90%，镇痛治疗的机制目前尚不是十分清楚。放射治疗的镇痛作用一般在治疗后 7～10 日就可以显现出来，最大镇痛效应一般在治疗后 1～2 个月表现显著。放射治疗最好可以选择高能的 X 线，一般选择剂量为 DT：40～65Gy，连续照射 5～7 周。临床上根据病理性骨折的肿瘤类型及病变部位来确定具体的照射总剂量。

2. 手术治疗　肿瘤性因素所引发的四肢长管状骨骨折以及脊柱骨骨折合并截瘫的患者，应首选手术治疗的方法。

（1）四肢病理性骨折：对于四肢病理性骨折通常提示为肿瘤的终末期或是肿瘤晚期的主要并发症，对其治疗的主要目的不再是以治愈为主，而是一种姑息性处理。四肢长管状骨的病理性骨折患者约 90%以上需要进行手术。

（2）脊柱病理性骨折：骨恶性肿瘤因素所引发的脊柱病理性骨折，需要依照具体的情况差异来决定是否需要手术治疗。病理性骨折合并有脊髓压迫症状，但不影响脊柱稳定性的患者，可以选择放射治疗或手术治疗；对于原发性骨肿瘤，建议先进行手术治疗；对于脊柱病理性骨折合并截瘫的患者，应及早实施手术治疗，以全瘫发生 72 小时以内为最优，以达到保留和维持神经功能的目的。

3. 化疗　是治疗肿瘤病理性骨折的主要措施之一，除了手术和放射治疗以外，要根据引发病理性骨折的不同肿瘤类型来选择不同的化疗药物、剂量和使用途径。

4. 对症治疗　患者出现病理性骨折，多数提示患者已经处于疾病的终末期。疼痛恐怕是患者最为恐惧，也是临床上面临最多的问题。对于减轻患者的疼痛治疗，通常可以采用放射治疗和手术治疗来达到此目的。

病理性骨折所引起的疼痛，应给予相应的药物对症治疗，一般采用三阶梯镇痛方法，配合使用具有针对骨转移的非甾体类镇痛药物，减少前列腺素的合成协同镇痛效应。部分患者尚需要根据患者的实际情况，选择性使用抗组胺类药物、抗抑郁类药物及激素类药物进行辅助治疗。

近些年来，临床上应用双磷酸盐治疗骨转移及病理性骨折也获得了满意的疗效，该类药物除了具有镇痛的作用以外，尚有对原发性骨肿瘤及骨转移病灶治疗的作用。

（杨　伟　刘艳艳）

第十二章

皮肤肌肉并发症及风湿症候群

与恶性肿瘤有关的皮肤病变，可分为肿瘤的皮肤转移或浸润、内脏恶性肿瘤的非特异性皮肤表现及抗肿瘤治疗引起的皮肤损伤三大类。由于肿瘤引起的风湿症候群常伴有皮肤损伤，故在本章一并讨论。

第一节　肿瘤的皮肤转移或浸润

人体的皮肤具有较大的直接面积，有较为丰富的血液供应，因此恶性肿瘤也较容易发生皮肤转移或皮肤直接浸润。恶性肿瘤累及皮肤可分为直接浸润和皮肤转移两种情况。

临床统计表明，恶性肿瘤的皮肤浸润、种植或转移的发病率为 5%～10%。任何部位、任何脏器的肿瘤都可能通过血行或淋巴道转移至远处皮肤。但最常见的部位是前胸部、腹部和头颈部，如果转移性皮肤损伤为肿瘤的首发症状，皮损部位多为腹部和头皮。各部位的皮肤转移与原发肿瘤有一定的关系，如头皮转移癌最常见的原发性肿瘤来源于肺癌、肾癌、乳腺癌及肝癌等，面部转移病灶常源于口腔癌，胸部转移病灶则多见于乳腺癌和肺癌，而结肠癌多发生腹部皮肤转移或会阴部及耻骨区域皮肤转移。

一、临　床　表　现

1. 一般性表现　恶性肿瘤直接性皮肤浸润的最常见临床症状是局限性、多发性的皮肤结节和皮肤溃疡。而皮肤转移癌的最常见临床表现为皮肤或皮下结节。

2. 特殊性表现　部分肿瘤侵犯皮肤有独特的临床表现，如炎性乳腺癌、乳腺佩吉特病（Paget's disease）。

（1）炎性乳腺癌：是一种特殊类型的乳腺癌。患者常以乳房红、肿、热、痛就诊，仅有 50% 左右伴有乳腺肿块。

（2）乳腺佩吉特病：临床特征是在乳头及其周围的皮肤出现慢性湿疹样病变，故又称"湿疹样癌"或"上皮瘤性湿疹"等。

二、诊断与鉴别诊断

　　一般认为，肿瘤发生皮肤转移性病变通常出现于原发肿瘤诊断后，且多是恶性肿瘤已达到晚期的标志或临床表现之一。但也有研究发现，约 27% 的男性患者和 6% 的女性患者是以皮肤转移及其相关表现为恶性肿瘤的首发症状。不论是何种情况，由于皮肤转移或浸润性疾病的发生位置浅表，较容易通过针吸细胞学检查或手术活检进行诊断。

三、治　　疗

　　对于皮肤转移癌的治疗，首先要考虑的是针对原发病灶进行的原发性肿瘤的治疗，其次还要针对肿瘤皮肤局部的情况进行治疗，具体可酌情采用手术切除、放射治疗、冷冻或激光等手段进行治疗。对于炎性乳腺癌的治疗，放疗或放疗加外科治疗可提高局部肿瘤控制率，综合治疗中，常先行 2～4 周期的全身化疗，再进行局部放疗和（或）手术治疗，然后继续给予全身化疗和（或）内分泌治疗，据报道综合治疗可使 5 年生存率（DFS）提高到 22%～48%。各种内分泌治疗如他莫昔芬氧胺、雄激素、孕激素及去势术均可单独或作为综合治疗的一部分使用。乳腺佩吉特病的治疗与一般乳腺癌相同。蕈样霉菌病的治疗，放疗有较好效果，多数采用电子束实施局部治疗。近年来化疗技术在多数患者中采用，方案与一般的恶性淋巴瘤相似，也可以使用干扰素皮下注射行免疫治疗。

第二节　内脏肿瘤的非特异性皮肤表现

　　内脏肿瘤的非特异性皮肤表现既不是因为内脏肿瘤的转移，也不是由于内脏肿瘤的直接蔓延。但这些皮肤表现与内脏肿瘤有着密切关系，有的可强烈提示内脏肿瘤的存在，如黑棘皮病等；有的仅为反应性皮肤改变，如瘙痒症、荨麻疹等。它们的共同特点是随肿瘤消除（控制）而消失，肿瘤复发时皮肤症状重现。

一、强烈提示内脏肿瘤的皮肤表现

　　1. 黑棘皮病　表现为明显的色素沉着及乳头状肥厚。初起仅有颜色灰黑，皮肤粗糙，有微小乳头形成，皮肤变厚。随着病程的发展，可表现为类似疣状的赘生物。皮损区可有明显的瘙痒症状。皮损多分布在腋窝、颈、脐周、会阴、腹股沟及乳房下皮肤皱褶等处，也可发生于黏膜及黏膜边缘，如口唇及眼睑等处。黑棘皮病可分恶性黑棘皮病和良性黑棘皮病两种。前者多见于成年人，男性发病率高于女性，且绝大多数患者都伴有内脏肿瘤，以消化系统腺癌多见。黑棘皮病可能与肾上腺皮质功能亢进、肥胖症等有关，应注意鉴别。

　　2. 红斑性皮肤病　有以下几种形式。

　　（1）离心性环形红斑：初起时为红斑或丘疹，呈离心性扩大，扩展迅速，每日可达数毫米。在病变扩大的同时，中央皮损可自行消退，而周围出现新的皮损可持续数年，呈现新旧皮损交替出现，常伴有瘙痒感和热感。皮肤病变多发生于躯干和四肢，也可见于面部及颈部。此症绝大多数为炎性疾病所致，但皮损形态不一者与恶性肿瘤关系密切，原发肿瘤常见于乳腺癌和肺癌。

（2）葡行性回状红斑：表现为颈部、躯干及四肢出现不规则形的红斑带，有葡行边沿，呈木纹形，变化和移行很快。乳腺癌、气管癌、小细胞或未分化肺癌、颈部和腹部恶性肿瘤易出现本症。

（3）坏死性环形红斑：好发于躯干与四肢，多发生在胰岛细胞瘤，也见于恶性淋巴瘤、白血病、胰腺癌等。

（4）多形红斑：皮肤改变多种多样，如红斑、丘疹、水疱、猩红热样红斑及剥脱性皮炎等。伴发此症的癌症患者，多提示病情已为晚期，预后较差。

（5）Sweet 综合征：即急性发热性嗜中性粒细胞增多性皮肤病。其特征为突发性疼痛性皮肤红斑、结节、中性粒细胞大量浸润。患者常伴有发热、乏力等症状。原发肿瘤多系急性白血病、精原细胞瘤、多发性骨髓瘤和转移性腺癌。

（6）红皮病：约 15% 的红皮病与内脏恶性肿瘤有关。与之并存的恶性肿瘤包括肺癌、食管癌、乳腺癌、宫颈癌、前列腺癌、甲状腺癌等。本病的临床表现可有多种形式，有时以单个或多个瘙痒性红斑开始，逐渐扩展至全身；有时呈弥漫性、潮红的皮肤增厚；也可类似银屑病或毛发红糠疹性红皮症。发病多较急，扩展迅速，同时可伴有发热及全身不适。可有脱发、掌趾部位角化、色素沉着等症。

3. 皮肌炎　一般在发病初期，先有肌肉酸痛、无力，继而出现皮损。典型皮损为首先发生于眼部周围红斑，再发展至上肢及躯干。皮损的大小不一，可有不同程度的水肿。如发生于上肢，可有少许脱屑、颜色紫红，晚期皮损多见色素沉着。肿瘤相关的皮肌炎多见于 40 岁以上患者，最常见的恶性肿瘤是肺癌、乳腺癌、胃肠道癌、肾癌、前列腺癌等。

4. 获得性鱼鳞癣　表现为全身皮肤干燥，布满细小皱纹，掌趾部位角质增生，毛发稀疏。获得性鱼鳞病多在恶性肿瘤之后发生。最常伴发本症的恶性肿瘤为霍奇金病，其次是某些内脏恶性肿瘤，如支气管癌、宫颈癌和乳腺癌等。

5. 水疱性皮肤病　包括疱疹性皮炎、大疱性类天疱疮、寻常性天疱疮等。

（1）疱疹性皮炎：主要表现为对称性的肩部、胸部和四肢的伸侧集簇性的小疱疹或丘疹性的疱疹，极少有口腔黏膜损伤，可伴有全身不适、乏力、发热等症状。女性生殖系统肿瘤、肺癌、胃癌、前列腺癌及淋巴系统肿瘤等易伴发本症，患者多在 60 岁以上。

（2）大疱性类天疱疮：最易发生的部位是下腹部、股内侧、四肢的屈侧，表现为在正常皮肤或在红斑的基础上发生疱壁紧张的浆液性水疱，疱壁不易破裂。肿瘤大多数为结肠癌、直肠癌，也可见于胃、乳腺癌、前列腺癌、女性生殖器癌及肺癌。

（3）寻常性天疱疮：多数患者在出现皮疹前数月发生口腔黏膜疱疹或糜烂，可经久不愈，之后皮肤出现大小不一的浆液性水疱，按压水疱时，疱内液可向周围皮肤内渗透，且周围外观正常的皮肤也有一擦即破的倾向。此病可与胃肠道肿瘤、女性生殖系统及呼吸系统肿瘤伴发，且常与胸腺瘤并存，常伴有重症肌无力。

6. 鲍温病（Bowen 病）　是一种表皮内的原位癌，目前研究提示 15%～17% 的鲍温病患者在诊断后 6～10 年可以发生内脏恶性肿瘤，尤其是发生于非暴露部位者。最常发生的内脏恶性肿瘤依次为呼吸系统肿瘤、胃肠道及泌尿系统肿瘤，也可见于淋巴系统、生殖系统肿瘤等。

7. 获得性多毛症　特征为面部、耳廓及上肢突然生长出细丝状的毳毛，以后逐渐蔓延至全身。发生于鼻和眼睑等处特别醒目，形成特殊的面容。较常见的恶性肿瘤为肺、膀胱、直肠、胃、胆囊等脏器的癌症。

8. 结节性皮下脂肪坏死　下肢皮肤上反复出现成批的紫红色、疼痛性的皮下结节，结节大小不一，为 0.15～5cm。结节性皮下脂肪坏死多与皮肤粘连，伴有发热和血中嗜酸性粒细胞增多。结节可在 2～3 周后逐渐消退，遗留色素沉着性瘢痕。与此症有关的内脏肿瘤主要是胰腺腺泡癌。

9. 继发性厚皮性骨膜病（肥厚性骨-关节病变，肺性肥大性骨关节病）　主要见于慢性严重的肺部疾病或内脏肿瘤，后者常与肺癌有关。肿瘤患者发生此症，则以骨的变化最显著，常伴有疼痛，主要累及肘、膝和手关节，常见杵状指，并伴有疼痛。

10. 脂溢性角化病　皮肤病变主要位于面部和躯干部。有较深的色素沉着，并可有疣状改变和糜烂，发展缓慢，病程较长，大多系非肿瘤性疾病。但如果皮肤损伤突然发生，并迅速增多，则提示可能并发内脏恶性肿瘤（如 Leser-Trelat 征）。

11. 乳房外佩吉特病　大多数发生于会阴、外生殖器、腋窝及眼睑等大汗腺分布的区域。皮肤病变表现为颜色较红的片状而边缘清楚的皮损，表面可有细微皮屑、结痂，有时可有糜烂，常伴有剧烈的瘙痒感。

二、与肿瘤相关的反应性皮肤病

1. 瘙痒症　无明显原因的广泛的、长期皮肤瘙痒，应注意有无肿瘤的存在。恶性淋巴瘤患者常以皮肤瘙痒为首发症状，以往曾把瘙痒、发热、贫血一起作为恶性淋巴瘤的 B 症状，提示预后不良。如果为局限性瘙痒，常提示邻近部位有肿瘤，女性阴部瘙痒见于宫颈癌；肛周瘙痒主要见于直肠、乙状结肠癌；脑部肿瘤可发生鼻孔内瘙痒，且较具特征性，可能是瘙痒中枢去抑制所致。

2. 慢性荨麻疹　可见于内脏恶性肿瘤，但较为少见。慢性荨麻疹主要与恶性淋巴瘤、骨髓瘤并存，也与胃癌、肺癌、卵巢癌及乳腺癌等有关。

三、遗传相关性皮肤病与恶性肿瘤

一些先天性和（或）遗传性疾病并发恶性肿瘤的频率较高，其皮肤病变及内脏恶性肿瘤的发病因素均与遗传异常有关。

1. 波伊茨-耶格综合征　又称为皮肤黏膜色素沉着-肠道多发息肉综合征，为常染色体显性遗传，由单一的多效性基因传递，连续各代中都有发病的患者；少数无家族史者，与基因突变有关。皮肤黏膜色素多在出生时即有或儿童期发生，颜色常为黑褐色、灰褐色或紫蓝色，为圆形或椭圆形，不隆起，不融合成片，25 岁以后颜色逐渐变浅。但口周及口腔黏膜斑点仍持续存在。色素斑以口唇、口腔黏膜、手掌部及足底部最为常见，不恶变。胃肠道息肉常为多发性，少有单发者。可累及整个胃肠道或局限于某一段。其中以发生于小肠的最为多见，占 64%～96%。息肉的组织学多为错构瘤性息肉。典型的色素斑加消化道内镜所见不难诊断本病。对无临床症状的患者及其家系成员应进行终身随访观察。由于有的患者有并存腺瘤性息肉癌变的可能，对直径大于 2cm，广基的胃十二指肠及结肠息肉，应行内镜下摘除并做组织学检查。发生波伊茨-耶格综合征的女性患者，14%合并有非胃肠道肿瘤，如卵巢肿瘤、乳腺癌、子宫颈癌等，故应注意生殖系统的全面检查。

2. 加德纳综合征　为常染色体显性遗传性疾病，被认为是家族性息肉病的亚型。其特征为在幼年期即可发生头面部及四肢多发性皮脂腺囊肿和表皮囊肿、骨瘤、纤维瘤及硬纤维瘤、大肠多发性息肉。皮肤病变通常在大肠息肉出现之前。患有加德纳征的患者，约45%的病例将患大肠癌。加德纳综合征息肉多于青年期出现，一般发生于20～30岁之间。肠息肉早期多无明显的临床症状。一旦确立了家族性息肉病和加德纳综合征的诊断，对其家庭成员定期检查是早期检出大肠癌及提高治愈率的关键。治疗上，每个腺瘤病变都是进行预防性手术切除的指征。标准的外科手术是全结肠切除，回-直肠吻合（IRA），术后经内镜清除位于直肠的腺瘤。即使如此，术后直肠癌发病率仍高达 30%。因此，近年来提倡全结直肠切除加回-肛袋成形（RPC），但其缺点是手术复杂并且需要预防性回肠造口，手术并发症的发病率也相对较高。

3. Howel-Evans 综合征　又称掌趾角化症，有获得性和家族性之分，前者与遗传无关，有家族史者为常染色体显性遗传，患者在 5～15 岁即出现弥漫性的承受压力部位的皮肤角化过度，如发生肿瘤则多为食管癌，也有报道称可伴发气管癌。

4. 沃纳综合征　为常染色体隐性遗传，男女均可发病。患者于婴幼儿时发育正常，青春期后发育停滞，表现为身材矮小、白内障、皮肤硬皮病样萎缩、角化过度（多发生于手掌足底部）、白发、秃发及性腺功能减退，足部等受压部位形成溃疡。本综合征伴发恶性肿瘤的概率很高，可达 9.7%～25%，多为肝癌、纤维肉瘤、黑色素瘤、乳腺癌等。

5. 布卢姆综合征　又称侏儒-日光敏感-面部血管扩张性红斑综合征，为常染色体隐性遗传，以男性发病较多，约占 80%。此病易伴发恶性肿瘤，如白血病和消化道癌肿。

6. 毛细血管扩张性共济失调综合征　又称 Louis-Bar 综合征，为常染色体隐性遗传。表现为小脑共济运动失调；面部及四肢毛细血管扩张，多出现在眼球的球结膜，然后呈扇形向外伸展；皮肤上可有色素沉着、湿疹等。患者身材矮小，智力低下。常表现为免疫功能低下及血清免疫球蛋白异常。常合并反复发作的副鼻窦炎和上呼吸道感染。伴发的恶性肿瘤主要是淋巴网状系统肿瘤。

7. 脑视网膜血管瘤病　呈不典型显性遗传。表现为皮肤的多发性血管瘤，也可在视网膜、小脑及延髓等处发生血管瘤，同时伴有肾及胰腺等处多发性囊肿，可出现相应的临床症状，如颅内压增高、视力下降甚或丧失。此综合征患者中约 20%发生肾上腺恶性肿瘤。

8. 多发生黏膜神经瘤　为常染色体显性遗传。眼睑、口唇、舌前 2/3 部位等黏膜处发生小的丘疹、结节，皮肤可有咖啡斑，也可发生于颊黏膜、齿龈等处。患者多为儿童。伴发的肿瘤为甲状腺癌及嗜铬细胞瘤。

9. 威斯科特-奥尔德里奇综合征　又称湿疹-血小板减少-免疫缺陷综合征，是性染色体隐性遗传。本综合征多发于婴幼儿，仅见于男性，临床表现为面颈部及四肢皱褶部位湿疹，全身皮肤散在瘀斑或血肿。严重的反复感染（如中耳炎、血性腹泻等）。约 10%的此综合征患者伴发恶性肿瘤，最常伴发的为淋巴网状系统恶性肿瘤。患者多在 10 岁以下即发生肿瘤。

10. 范科尼综合征　为常染色体隐性遗传，多发生于 4～10 岁男性，女性少见。主要的皮肤表现为在躯干下部、关节屈侧及颈部呈棕黄或灰暗的色素沉着。患者多伴有发育迟滞、身材矮小、智力低下、乏力等。此综合征患者常发生白血病、恶性淋巴瘤、骨髓瘤等恶性肿瘤。

11. 白细胞异常色素减退综合征　常染色体隐性遗传，常有近亲结婚家族史。临床主要表现为皮肤白化病，以暴露部位明显，同时皮肤易出现多发性化脓性感染，毛发稀少呈浅黄或灰白色；虹膜半透明状，眼底色素消失，视网膜呈灰色。可伴有肝脾及全身淋巴结肿大。此综合征多在幼年发病，呈进行性发展。患者多在 10 岁左右死亡，伴发的恶性肿瘤多为淋巴瘤和白血病。

12. 先天性角化不良　为性染色体隐性遗传。通常在幼儿及青年期发病，几乎全为男性。表现为躯干上部、颈面部及四肢出现褐灰色斑点，色素沉着或色素减退性斑疹，皮肤多呈萎缩而毛细血管扩张，显示皮肤异色图案，同时伴有指甲脆薄或消失，口腔、肛门及女阴黏膜白斑，掌趾部位多汗，大疱性皮疹，眼结膜炎及食道憩室，肾发育不全等中胚叶发育缺陷。本病病程较长，预后较差。不少患者死于癌症，且易发生多原发性恶性肿瘤。

13. 着色性干皮病　常染色体隐性遗传。多在 6 个月至 3 岁发病，也可见于儿童或成人期。表现为暴露部位的皮肤雀斑和干燥，以鼻部和眼部最明显。颜色深浅不一，大小不等，可融合成色素沉着斑。随着病程延长，可波及非暴露部皮肤，且可出现水疱、溃疡。此外，可有头颅狭小、智力低下、性腺发育不良等。患者可在 3～4 岁时即伴发恶性肿瘤，最常见为基底细胞癌、鳞状细胞癌和黑色素瘤。

14. 多发性皮脂腺瘤　常染色体显性遗传，男性多于女性。皮肤病变表现为多发性皮脂腺瘤，最常见躯干部位。大小约为 1cm，表面光滑，质硬，常与胃肠道等内脏恶性肿瘤并发。伴发的内脏恶性肿瘤有结肠癌、十二指肠癌、泌尿道及子宫癌。本病多在 40～65 岁发生，预后较好。

15. 神经纤维瘤病　常染色体显性遗传，但并非所有病例均为遗传所致，也可由基因突变而来。本病的两大特征性临床表现为多发的皮肤神经纤维瘤与多发性皮肤色素斑。多发的神经纤维瘤大多开始于儿童期（较大年龄的儿童）或青春期，常广泛分布于全身，肿瘤的大小很不一致，有的呈松弛的悬垂状肿块，有的表现为皮下结节。多发性皮肤色素斑常出现于儿童期（年龄较小阶段），并可见于皮肤的肿块出现之前。色素斑呈"牛奶咖啡色"的黑褐色雀斑，尤以颈部及前胸部皮肤色素斑为多见，呈针尖至米粒大小。可伴有智力低下及发育不全。本综合征主要伴发肿瘤为恶性纤维鞘瘤。

16. 多发性错构瘤综合征　常染色体显性遗传性疾病。女性多于男性。主要皮肤表现为面部呈黄褐色的疣状或乳头状丘疹或小结节（直径多为 7～8mm），颌骨发育不良，呈鸟样面容。皮肤病变也可见于上肢的伸侧、口腔黏膜。另外还可以表现乳房增大，脊柱侧弯和漏斗胸等。约 33%的患者伴消化道息肉，伴发的恶性肿瘤有乳腺癌、甲状腺癌、消化道癌，也可有肝癌、卵巢癌等。

17. 严重的免疫缺陷疾病　包括球蛋白缺少症、先天性无丙种球蛋白血症等。患者免疫功能下降，极易导致反复的皮肤感染，常伴发白血病、淋巴瘤等恶性肿瘤。

第三节　抗肿瘤药物引起的皮肤黏膜损伤

放疗、化疗及靶向药物治疗均可引起皮肤黏膜损伤，皮肤的损伤一般是可逆的，对患者的影响一般不大，但是一些如药物过敏、剥脱性皮炎、溃疡等皮肤黏膜损伤也会对诊疗造成极大的困难。本节仅叙述化疗药物、激素、靶向药物治疗所引起的皮肤黏膜反应，放疗所致的皮肤黏膜损伤将在放射治疗损伤中详细介绍。

一、化疗引起的皮肤黏膜损伤

接受化学药物治疗的患者，在治疗过程中发生脱发、口腔黏膜炎等相当普遍，有些药物还可引起色素沉着、局部蜂窝织炎。各种药物引起的皮肤黏膜损伤形式及程度各异。

1. 脱发（皮肤附件的毒性）　肿瘤患者的脱发是仅次于化疗引发的恶心、呕吐的第三位并发症。脱发会对患者产生很严重的心理负担。化疗引发脱发的主要与细胞毒抗肿瘤药物对毛囊细胞的损伤有关。此外，毛球的底部凹陷成为毛乳头，含有结缔组织、毛细血管和神经，对毛球具有营养作用。化疗药物或放射线会对毛球、毛乳头产生损伤，导致毛囊萎缩，致使毛发脆弱，在头皮折断或同时从毛囊脱落造成脱发。化疗所致的脱发多发生于用药后 2～5 周，头发变得稀少而无光泽，严重者可全部脱落。常用的化疗药物对毛囊均有一定的损伤，尤以 CTX、ADM、VP-16 等为明显，但对生发细胞影响不大，故头发脱落后仍能重新萌出。一般抗肿瘤药物引发的脱发是可逆的，极少数患者出现永久性脱发，通常在停用化疗后 6～8 周可长出新发。化疗所导致的脱发是可以再生的，是可逆的，停药后 1～2 个月毛发开始再生。氨基酸和复合维生素是头发生长的必需营养成分，铜、铁、锌等微量元素能防止脱发。

2. 局部组织坏死与静脉炎　详见第七章第五节。

3. 皮炎、皮疹或荨麻疹　许多药物可引起过敏反应，如丙卡巴肼、博莱霉素、多柔比星、L-门冬酰胺酶、氮芥、紫杉醇、铂类药物等，可引起一过性红斑、皮疹、荨麻疹和关节痛等。使用化疗药物时如出现皮疹，应与其他原因皮疹，如带状疱疹、细菌真菌性感染、皮肤转移病灶、药物引发的过敏反应相鉴别，特别注意排除感染的可能性，防止延误治疗。对于过敏发生率较高或过敏发生程度较重的药物，主张在药物使用前进行药物皮肤过敏试验。对于皮炎、皮疹或荨麻疹等过敏反应的治疗，主要采取停用有关药物、抗过敏和对症处理的方法处理。

4. 色素沉着　很多药物可以引发皮肤的颜色加深，表现在局限性甲床、口腔黏膜或用药的静脉区域。色素沉者的原因主要考虑为：①体内的黑色素刺激激素（MSH）水平的升高；②肾功能受损，肾上腺皮质激素水平下降；③脑垂体分泌的促肾上腺皮质激素的细胞功能不足；④抗肿瘤药物及其代谢产物直接刺激局部黑色素细胞，使得黑色素产生过多。较为典型的药物如卡氮芥、白消安、环磷酰胺、柔红霉素、氟脲嘧啶、异环膦酰胺和博莱霉素。

5. 消化道黏膜炎或溃疡　多发生于给化疗药的 4～7 日。化疗药物杀伤癌细胞的主要机制是利用正常组织细胞与癌细胞之间的细胞动力学差异实现的。消化道黏膜细胞与癌细胞同样属于增殖、更新快的细胞，因此大多数化疗药物可不同程度的损伤消化道黏膜细胞而表现出相应的症状，如口腔炎、食管炎、肠炎等，甚至全消化道受累。患消化道黏膜炎时机体的第一道阻止细菌感染的防线受到破坏，易并发各类感染。如果患者同时伴有骨髓抑制，后果将更为严重。

化疗药物的黏膜损伤的程度与以下因素有关。①药物种类：以 CTX、MTX、5-Fu 及抗生素类抗癌药物为严重。②给药途径，如 5-Fu 采用每周给药的不良反应要比将同样剂量的药物分次连续给予小，CTX 口服给药比静脉给药的不良反应小；药物剂量，一般剂量越大，黏膜损伤程度越重。③患者的机体状况。④放、化疗同步进行可促发或加重这类并发症的发生和发展，原先多次接受化疗者更易发生。化疗皮肤黏膜损伤的防治措施包括注意口腔卫生，治疗期间应选用质地柔软的牙刷或儿童牙刷，避免造成口腔黏膜的微小损伤。自化疗开始，应每日进行 2 次口腔护理，保持口腔清洁，可应用多贝液漱口。对有口腔溃疡者，可用 1：4 的过氧化氢液及碳酸氢钠液清洗口腔。饮食护理，鼓励患者进食营养丰富的食物，多饮水，避免粗糙带刺的食物。保持大便通畅，必要时给予缓泻药。已有消化道黏膜炎表现者，应立即停止化疗并观察病情变化。对有感染征象者，酌情给予抗菌药物；对伴有骨髓抑制者，酌情输注新鲜全血，使用促进骨髓造血的药物；有口腔溃破疼痛者，饭前 30 分钟用 0.5% 利多卡因液漱口；腹泻患者酌情使用复方地芬诺酯、洛哌丁胺等止泻剂，适当静脉补液。

二、激素治疗引起的皮肤损伤

长期应用糖皮质激素可引起类柯兴综合征；雄性激素类药物可引起女子男性化，毛发增加及痤疮；雌激素可增加毛细血管脆性，轻微创伤即能诱发紫癜。此外激素治疗可引起男性患者乳房增大，女性出现阴部色素沉着、阴道瘙痒等。

三、靶向药物引起的皮肤损伤

靶向药物皮肤毒性是指外来化合物所致的皮肤毒性作用，表现为皮疹、痤疮样疹、瘙痒、皮肤干燥、指甲或甲周改变（甲沟炎）、皮肤红斑、手足皮肤反应、毛细血管扩张、毛发改变（如斑秃、脱发、睫毛过粗、毛发过多等）和色素沉着等。其中皮疹典型表现为丘疹脓包性，常被称为痤疮样皮疹。

表皮生长因子受体抑制剂（EGFR）包括小分子酪氨酸激酶抑制剂（TKI）和单克隆抗体。EGFR 可改善晚期 NSCLC、胰腺癌、CCR 患者的生活质量及总生存率。这类药物基本无传统细胞毒性药物的骨髓抑制、心脏毒性和神经毒性等。但由于 EGFR 在体内的分布特点，该类药物对表皮组织及其附属物，包括皮肤、毛发和指甲具有特殊的毒副作用，严重者可影响患者生活质量、疗效和最佳剂量的实施。

（一）病因及发生机制

皮肤毒性是 EGFR-TKI 最常见的不良反应，占 50%～85%，其病因及发生机制目前尚未完全明确，但通常认为对滤泡及滤泡间细胞表皮生长信号传导通路的干扰是关键原因。

EGFR 发生皮肤不良反应的可能机制：大多数使用单克隆抗体 EGFR 或 TKI 的肿瘤患者都会发生皮肤反应，再次印证 EGFR 在皮肤生理方面的重要作用，提示这些药物可能改变了正常皮肤的稳态。单克隆抗体如西妥昔单抗和帕尼单抗可阻断 EGF 与 EGFR 胞外区结合成二聚体；小分子 TKI 如吉非替尼、厄洛替尼竞争性抑制 ATP 与受体胞质区的结合，从而阻止自身磷酸化和激酶活化。

体外研究显示，以上改变同时伴有炎症细胞化学诱导物的释放，从而诱导白细胞积聚，释放蛋白类导致角质化细胞凋亡。大量凋亡细胞在真皮质下蓄积，进一步导致皮肤损伤。目前认为这是引发触痛、甲周炎及丘疹样脓疱等症状的主要原因。

由于 EGFR 诱发多效性细胞反应，每种药理学干预都造成多种下游信号，导致 EGFR 依赖性生存的细胞发生生长受抑和凋亡。EGFR 可抑制基底角化细胞 EGFR 的磷酸化，并减少 MAPK 的表达，从而导致角化细胞的生长抑制、提前分化及异常迁移，促使某些皮肤反应的发生。抑制 EGFR 介导的信号通路可引起生长抑制、凋亡、细胞迁移减少、细胞黏附和分化增加、炎症反应激活，进而影响角化细胞，导致特异性的皮肤表现。

（二）临床表现

1. 常见皮肤不良反应　该不良反应类型各异，单克隆抗体及小分子 TKI 有相似的皮肤不良反应谱，提示其皮肤毒性可能属于同种类型，分别体现于临床、组织和分子水平。常见的表现包括干燥病（皮肤干燥）、瘙痒、脱屑、指甲或者甲周改变（通常为甲沟炎）、毛发生长异常（通常表现为脱发睫毛粗长或面部多毛），毛细血管扩张（通常表现为小血管的膨胀及色素沉着），而丘疹脓疱型病变（即粉刺或痤疮样皮疹）是最常见的皮肤不良反应，发生率为 60%～80%。其他不良反应多在 10% 左右，包括色素沉着，皮肤变黑、黏膜炎和溃疡等。

在大多数病例中，皮疹主要位于皮脂腺分布的部位即颜面部和躯干上部，中位出现时间为第 1～2 周，常在第 3～4 周达到顶峰。皮疹的发展通常经历以下阶段，感觉障碍伴皮肤红斑和水肿（第 0～1 周）、丘疹脓疱性皮疹（第 1～3 周）、结痂（第 3～5 周）及红斑毛细血管扩张症（第 5～8 周）。皮肤干燥和瘙痒则常出现于躯干及下肢。

丘疹脓疱性病变（粉刺或痤疮样皮疹）是最常见的典型皮肤不良反应，发生率为 60%～80%。文献报道 EGFR 单克隆抗体和 TKI 的最常见皮肤毒性反应为普通脓疱疹。该反应呈剂量依赖性，发生率为 45%～100%。

尽管其临床上类似于寻常痤疮，并常被描述为痤疮样皮疹，其特征主要为普通脓疱疹，但与黑头粉刺并不相关，在病理学和流行病学上明显区别于寻常痤疮，并且常伴有瘙痒，与痤疮不同。但是该皮疹分布于寻常痤疮易发的典型区域，面部（包括前额、颊部、下颌、鼻和鼻唇沟）、上背部、胸部。

2. 其他皮肤不良反应　发生率多在 10% 左右，不超过 40%。尽管相对少见，但还是在 10%～29% 的患者中观察到了指甲改变。这些反应常发生较晚，多于初次治疗后 4～8 周出现。甲沟炎严重者可导致化脓性肉芽肿。

3. 毛发改变　9% 的患者发生头发改变，在治疗后 2～3 个月表现较明显。头发变脆、脱色、卷曲和脱发等均可能发生。而面部汗毛和睫毛更浓密，睫毛粗重需要进行修剪或请眼科医生拔除，以避免向内生长到角膜，引起溃疡和糜烂，需要叮嘱患者佩戴眼镜。

4. 评估标准　目前，在国内外临床试验中普遍应用美国国立癌症研究所常见毒性反应标准（NCE-CTCAE 5.0 版）对不良事件进行评估，推荐以 NCE-CTCAE 5.0 为基础，融合 MEDDRA 医学术语及分类，特别关注与患者健康相关的生活质量（HQOL）、日常活动度（ADL）和患者自述的预后情况（PRO），同时须严格遵守 FDA 规定进行皮肤毒性描述和随访。

对 EGFRIS 相关皮肤不良反应的准确分级是进行有效干预治疗的基础。美国国立癌症研究所常见毒性反应标准（NCI-CTCAE）是目前临床试验中最常见的不良事件分级方法，其中涉及 EGFRIS 相关皮肤不良反应经中国专家组讨论的共识标准如下。

Ⅰ级（轻度）：范围较局限（如丘疹脓疱型病变主要局限于头面部和上躯干部），几乎无主观症状，对日常生活无影响，无继发感染征象。

Ⅱ级（中度）：范围比较广泛，主观症状轻，对日常生活有轻微影响，无继发感染征象。

Ⅲ级（重度）：范围广泛，主观症状严重，对日常生活影响较大，有继发感染的可能。指甲/甲皱改变的分级则按照 NCI-CTCAE（5.0 版）确定。

Ⅰ级：指甲脱色、皱褶、点蚀。

Ⅱ级：指甲部分或完全脱落，甲床疼痛。

Ⅲ级：上述症状影响日常生活，有继发感染，甲沟炎。

（三）治疗

1. 一般防护　靶向药物可引起皮肤干燥、脱色、脱发，或者毛发褪色等，可以采取以下预防措施：治疗前将头发剪短，梳理时动作轻柔避免用力；洗头时动作避免过大，使用洗发剂时优先考虑含蛋白质的洗发液，洗后将头发自然风干，避免染发和烫发。

2. 轻度皮疹　可应用苯海拉明软膏涂抹局部可以减少皮肤干燥瘙痒，让患者皮肤保持清洁，修剪指甲避免搔抓皮肤，防止因破损造成感染，经常换床单，换衣服，衣着尽量宽松，避免皮疹受到摩擦刺激，起皮疹的部分视情况使用氢化可的松软膏，皮炎平或红霉素软膏涂抹皮肤。

3. 中度皮疹　在采用轻度皮疹干预方法的基础上，予复方苯甲酸软膏或苯海拉明软膏涂抹于瘙痒局部，及时口服米诺环素。

4. 重度皮疹　干预措施与中度皮疹一致，适当减少靶向药物的剂量，如果合并感染选择合理抗生素进行治疗，若不良反应在 2～4 周后依然没有缓解，则终止治疗或考虑暂时停用该药物，停药时间内继续对皮疹进行治疗。全身出现广泛而严重的水疱样皮损及红色丘疹，或者头面部的症状严重，或伴有毛孔明显增粗、增大者，经过上述方法处理如在 2～3 周后皮疹逐渐减少、皮损减轻，可继续使用分子靶向药物，但治疗剂量需要减半。

5. 甲沟炎（甲周和指甲改变） 对指甲皱褶和脱色之类改变可以不进行特别处理，嘱患者保持清洁手足部。出现甲沟旁病损时，也可以局部使用硝酸银杀菌剂涂抹每周 1 次并予以包扎，必要时可以口服头孢呋辛。有患者在用药 45 日后在指甲边缘近端出现压痛、热痛及轻微红肿，可用金银花水浸泡手足，后涂抹环丙沙星、莫匹罗星，通常 3 周左右可控制或缓解症状。

四、抗肿瘤药物引起的手足综合征

手足综合征是诸多化疗药物、靶向治疗药物使用后常见的不良反应之一，目前临床上未见有特效的治疗药物，诸多医家认为本病可归属于中医"痹症"范畴。化疗药物相当于中医理论中的大毒之药，直接损伤人体正气，毒邪内蕴，气虚则卫外不固，腠理空虚，易为风、寒、湿之邪乘虚侵袭，痹阻经脉、肌肉，导致经络不通，发生疼痛、麻木。血行滞涩，不能达于末梢荣养肌肤，故见皮肤增厚、皲裂。因此治疗时多用益气活血、解毒通络止痛之法。但现代中医学对手足综合征的治疗并无统一规范，各医家以其对独特的辨证理念与临床结合，对手足综合征提出了不同的病因病机及治疗方法。

（一）辨证治疗

1. 寒凝经脉，阴血内虚 当归四逆汤（当归 10g，桂枝 10g，白芍 15g，细辛 3g，木通 10g，生甘草 6g，大枣 6 枚，蜈蚣 3 条）。

2. 脾虚热毒 黄芪生脉散合四物汤加味（黄芪 30g，太子参 15g，麦冬 15g，五味子 10g，当归 15g，白芍 15g，生地黄 15g，川芎 10g）。

3. 脾肾气阴两虚，瘀毒凝滞 益气养阴活血方（沙参 15g，麦冬 12g，天冬 12g，川石斛 12g，白英 30g，川芎 12g，当归 12g，赤芍 12g，鸡血藤 30g，白花蛇舌草 30g）。

4. 脾虚血瘀 护胃愈肤汤（太子参 15g，茯苓 10g，炒白术 10g，甘草 6g，姜半夏 10g，陈皮 10g，川芎 10g，赤芍 10g，当归 10g，红花 10g，桃仁 10g，丹参 15g）。

（二）中医外治

1. 中药单药外用 紫草油外涂；金银花煎汤（干金银花 30g）煮水 1000ml，浸泡手足 20 分钟，每日 2 次。

2. 复方油膏类外涂 湿润烧伤膏、京万红软膏。

3. 外用中药方剂泡洗

（1）加味桂枝汤：桂枝 12g，白芍 18g，生姜 10g，威灵仙 30g，刺蒺藜 30g，红花 10g，连翘 20g，生甘草 10g。煎剂 1000ml，熏洗手足，每日 1~2 次。本方调和营卫、活血散结，用于手足麻木、疼痛明显者。

（2）补阳还五汤：生黄芪 40g，当归 20g，赤白芍各 15g，川芎 10g，红花 10g，白术 10g，茯苓 10g。中药煎水 1000ml，泡洗双足双手。本方温阳活血通络，可内服亦可外用，可以延迟服药期间手足综合征的出现，并减轻其严重程度，用于皮肤增厚、皲裂、麻木明显者。

（3）四妙活血散：黄柏 50g，苍术 50g，生薏苡仁 50g，川牛膝 50g，桃仁 30g，红花 50g，苏木 50g，伸筋草 50g。水煎 1000ml，洗双手双足，每日 3 次，每次 30 分钟以上。本方能清热解毒，化湿止痒，用于手足水泡、溃疡、瘙痒等湿性皮损明显者。

（4）通脉活血汤：海风藤 15g，青风藤 15g，赤芍 15g，路路通 30g，山慈菇 15g，三棱 15g，莪术 15g，肿节风 15g。水煎 1000ml，浸泡皮损处。本方主要用于手足麻木感明显者。

（5）手足浸泡方：紫草 30g，桂枝 20g，黄芪 60g，姜黄 20g，当归 20g，细辛 10g，木瓜 30g，红花 10g，附子 10g，生川乌 10g，生草乌 10g。水煎 1000ml，分早晚 2 次浸泡皮损处。本方温阳活血、通络除痹，使气血行、营卫和，肌肤得养。用于皮肤硬结、增厚、皲裂，麻木、疼痛感明显者。

第四节　肿瘤相关性带状疱疹

一、病　因

带状疱疹是恶性肿瘤患者接受放疗和（或）化疗以后最为常见的一种皮肤并发症。主要是由于患者的机体细胞免疫水平下降，使得潜伏在感觉神经节的水痘-疱疹病毒（VZV）经某种促发因素激活，从而出现以脊神经根分布区域内的剧烈疼痛、皮损为主要特征的临床并发症。

VZV 可以引发两种相互独立的临床表现。在儿童等免疫力低的人群中引发的原发性感染，即为水痘。感染后的病毒以一种潜伏的形式长期存在于脊神经或者颅神经的神经节细胞中，如果在某些适宜的条件下，该病毒被再次活化，即可以发生带状疱疹。病毒在机体内的留存与否，主要取决于机体对于 VZV 特异的细胞免疫反应能力。

二、临　床　表　现

1. 前驱症状　皮疹出现以前的时间里，患者可以出现周身的不适感和发热表现，局部皮肤可以出现感觉过敏、浅表性刺痛、烧灼样感或神经痛，2～5 日后可以出现局部的皮损。

2. 疼痛　首发的疼痛症状是脊髓后根神经分布区内的疼痛，可以在皮损发生以前的 48～72 小时发生。皮肤疱疹消退以后患处皮肤出现持续性疼痛是本病的主要特征。

3. 皮肤损伤　带状疱疹的皮损反应轻重不一，可以表现为各种不同的类型，具体包括以下 5 型。①无疹型：只是在某一区域内出现典型的疼痛表现，但无皮损表现；②顿挫型：局部形成大片状红斑，不形成水疱，临床症状较轻，一般病程较短；③大疱型：形成大疱，直径可以达到 1cm 以上；④出血型：水疱为血性；⑤坏死型：水疱的基底部组织坏死，呈现紫黑色结痂，愈后可以出现瘢痕。

4. 颅神经受累　神经病变的损伤可以发生在任何的感觉神经分布区域，一般好发于肋间神经以及三叉神经支配的皮肤区域，在颈胸部的患者约占 53%，三叉神经部位的约占 15%，腰骶部神经受累者约占 11%。当累及第Ⅲ、Ⅳ对颅神经时，提示脑干及其他神经根已经受累。

5. 其他表现　带状疱疹患者的特异性疼痛和皮肤改变是其主要的临床表现。除此之外，部分患者还可以有腹痛、尿频、排尿困难、胸痛和一过性心电图异常。局部急性神经炎和治疗后的神经痛是带状疱疹最令患者困扰的并发症。

此外，临床上还发现，霍奇金病及非霍奇金淋巴瘤患者经过较为强烈的放疗、化疗以后，并发带状疱疹较为常见。

三、鉴　别　诊　断

1. 单纯疱疹　也可以出现类似分布的水痘样皮损，但是无疼痛发生，疱疹好发于皮肤及黏膜的交界处，以口角、唇缘和鼻孔的周围多见。病毒学检查有助于诊断和鉴别诊断。

2. 疱疹性湿疹　为湿疹继发单纯疱疹病毒感染，皮疹分布以躯干和四肢为主，特点是分批出现疱疹，持续 3～4 日，常可以继发有感染，病情较为严重。

3. 接触性皮炎　接触史是接触性皮炎重要的临床特征，皮疹与神经分布无任何关系，患者可以自觉有烧灼、剧痒，但是无神经痛。

四、治　　疗

1. 原发性肿瘤治疗　有针对性的、持续、有效的治疗是带状疱疹治疗的基础。适当的使用提高机体免疫功能的细胞因子及相关的辅助性治疗方法，对患者具有积极的治疗意义。但是，上述治疗措施必须要在具有经验的肿瘤专科医生的评估和指导下才可以进行。

2. 对症治疗　对于发热的患者，嘱咐其卧床休息，注意补充水分和营养成分。避免因为抓伤而引发感染。对于皮肤瘙痒的患者，可以采用含有 0.25% 的炉甘石洗剂或者 5% 的碳酸氢钠溶液进行局部外用。勤修剪指甲，防止出现抓伤合并感染。对于破裂的疱疹，可以应用龙胆紫涂抹，或者使用含抗生素的软膏外涂以防止继发性感染。带状疱疹的局部可以采用紫外线照射，有利于疱疹的干燥和结痂，减轻疼痛的发生和预防继发性感染。

发病的早期可以使用维生素 B_{12} 肌内注射，1000～2000μg/d，连续 5 日左右，另应服用多种维生素。眼、口腔黏膜发疹的时候，以 5% 的阿昔洛韦溶液滴入或者局部涂抹，2～3 次/日。对于神经性疼痛的控制可以口服阿昔洛韦、布洛芬、卡马西平等镇痛药物。对于发生在躯干部的剧烈疼痛，可以进行脊柱旁神经节的封闭治疗。

3. 皮质激素的使用　疾病的早期使用激素治疗可以抑制炎症过程和减轻脊神经根的炎症后纤维化，并可以减少疾病后遗留的神经痛的发生率。治疗上一般在起病以后的 5～7 日之内使用，一般使用泼尼松 40～60mg，1 个疗程为 10～12 日。

4. 抗病毒治疗　阿昔洛韦（Acyclovir，Acv）对于带状疱疹具有一定的治疗和预防双重作用，疗效确切。阿昔洛韦使用 200mg，口服，5 次/日，连续服用 5～7 日。

5. 继发性感染的治疗　对于带状疱疹患者的疱疹可以具有感染倾向或者可能继发感染的，应及时进行疱疹内容物的细菌培养检查，根据具体情况可以酌情使用有效的抗生素进行治疗，并依照相关的细菌培养及药物敏感试验调整抗菌药物。

6. 局部治疗 可以选择阿昔洛韦外涂，也可以使用炉甘石洗剂或者抗生素软膏。眼部的带状疱疹可以使用疱疹净或者阿昔洛韦滴眼液滴眼，为防止角膜的粘连还可以使用阿托品进行扩瞳。

7. 中医中药 对于急性期及恢复期相关症状的控制具有一定的作用。带状疱疹中医学称为"缠腰火丹""蛇串疮""蜘蛛疮""飞蛇丹"等，历代医家多认为带状疱疹由肝火、湿热或脾虚、气滞血瘀所致，临床上常分为肝经郁热、脾虚湿蕴、气滞血瘀等证型，临证加减，效果显著。

（1）辨证论治

1）肝经郁热型：症见皮损颜色鲜红，疱壁紧张，灼热刺痛，口苦咽干，烦躁易怒，且大便干、小便黄、舌质红，苔薄黄或黄厚。治宜清泻肝火、凉血解毒。方药：龙胆泻肝汤加减。若发于额面部则加大青叶 15g，牛蒡子 10g；若发于下腹部则加黄柏、苍术各 10g；若发于胸胁部则加郁金、川楝子各 10g；若患者疱疹局部皮肤红热较甚者则可加丹参、牡丹皮各 12g。

2）脾虚湿蕴型：症见皮损颜色较淡，疱壁松弛，口不渴，食少腹胀，大便稀溏，舌质淡，苔白或白腻。治宜健脾利湿，兼以解毒。方药：除湿胃苓汤或三仁汤加减。若疼痛明显，日久不退者，可加化瘀通络之品，如乳香、没药、延胡索、丹参等。若湿盛者可加车前子、茵陈、藿香等。

3）气滞血瘀型：症见皮疹消退后局部疼痛不止。治宜益气养血、活血止痛。方药：桃红四物汤、活血散瘀汤加减。若脾虚者可加茯苓、白术；若老年体弱患者则加太子参。

（2）中医外治

1）中药外敷：可外用青黛散、金黄膏、紫草油、炉甘石洗剂、云南白药等外擦（敷）患处。

2）毫针针刺：病变在胸胁部，取该肋间同侧相应的夹脊穴或背腧穴，以及支沟、阳陵泉、太冲；病变在头面部，取患侧风池、太阳、攒竹、下关、合谷、外关；病变在腰腹部，取腰部同侧相应之夹脊穴或背腧穴，以及阳陵泉、足三里、三阴交；疼痛甚者，再在局部取阿是穴。

3）火针：首先用针尖烧红的火针快速点刺皮损头、尾及中间三个部位，然后快速点刺皮损周围处皮肤，病情严重者可加拔火罐。

4）放血疗法：在皮损处用三棱针点刺，龙头及龙尾部适当深刺，然后在点刺部位采用闪火法拔罐 8～12 分钟。

5）穴位注射：用苦参素注射液治疗带状疱疹，将苦参注射液注射于相应经络的穴位，如肝、脾、肾、肺俞及太冲穴；亦有学者用维生素 B_{12} 50μg 配合板蓝根注射液 4～6ml 治疗带状疱疹，将注射液从皮损周围向中央皮下注射，每日 1 次，均可取得良效。

第五节　肿瘤相关性皮肌炎

皮肌炎（dermatomyositis，DM）是以进行性、对称性肌无力和典型性皮肤损伤为特征的一种自身免疫性结缔组织疾病，而多发性肌炎（polymyositis，PM）则是相同的肌病，但是无皮肤损伤。本病的急性发作期可以发展成为全身弥漫性重症肌无力，病情危重者可导致死亡。

一、病因及临床特点

1. 发病率　临床报道恶性肿瘤患者合并发生皮肌炎的发生率差异较大，国外报道称成人的皮肌炎患者有15%～30%伴有内脏及血液系统的恶性肿瘤，在50岁以上的男性患者中，其发生率更高，为50%～70%。国内统计皮肌炎患者并发恶性肿瘤的发生率为9%～52%，皮肌炎患者发生恶性肿瘤的发生率为正常人群的5～7倍。因此，有学者建议，对于年龄大于40岁的皮肌炎患者，需要进行积极的、全面的、彻底的肿瘤探查，尤其是对于使用大剂量皮质激素治疗不敏感的患者。

2. 皮肌炎与肿瘤免疫　皮肌炎与其他自身免疫性结缔组织病有着许多共同的临床症状和免疫学异常。其特征性的变化即存在着多种自身免疫性抗体。在并发有恶性肿瘤的皮肌炎患者中，随着恶性肿瘤治疗的有效控制，其皮肌炎症状也出现明显的缓解。在恶性肿瘤患者的血清中发现有针对肿瘤的抗体。这些肿瘤组织作为抗原刺激机体产生抗体，不仅影响肿瘤组织，而且还会与机体内的正常的肌纤维、腱鞘、血管、结缔组织等之间发生交叉免疫反应，造成了这些组织的病变，从而形成皮肌炎肿瘤自身免疫发病学说。

二、临床表现

肿瘤患者合并皮肌炎的临床表现以皮肤和肌肉的病变为主，但是皮肤黏膜的损伤与肌肉的累及程度常不平行。

1. 皮肤症状　皮肌炎的皮肤症状通常在面部尤其是上眼睑发生紫红色斑，伴有毛细血管的扩张，逐渐弥漫的向前额、颧颊、耳前、颈和上胸部，呈"V"字区扩展，头皮和耳后部也可以累及。此外，四肢的肘、膝、踝骨外隆突处、掌指关节和指间关节伸面也可以出现紫红色的丘疹，可以融合成为斑块，有毛细血管扩张、色素减退和上覆细小鳞屑，称为Cottron征，此为皮肌炎的特征性丘疹。

在部分非典型的病例中可以出现仅在上眼睑或者鼻根部出现的紫红色斑，头皮部出现弥漫性红斑、糠秕样落屑、头发枯黄易折断和脱落，或者发展成为剥脱样皮炎，荨麻疹，多形性红斑样。10%～20%的患者还可以具有Raynaud现象、口腔黏膜溃疡、网状青斑、坏死性血管炎等。

2. 肌肉症状　对于肌肉的累及具有广泛性，但是临床上通常最先累及的是横纹肌，也可累及平滑肌和心肌，四肢的肌肉尤其是肢体的近端肌肉比远端更容易受累。肩胛带肌和骨盆带肌通常最早被波及，上臂和股肌群次之，接着是其他肌群。病变呈对称性。患者通常自觉肌肉乏力、肌肉疼痛、按压痛和运动痛，进而因为肌力下降而呈现各种运动功能障碍。严重的病例可以累及咽部、食管上部和咽腭部肌肉，引发声音嘶哑、呼吸困难。当累及膈肌和肋间肌时，可以发生呼吸困难。心脏受累时，可导致心力衰竭。

3. 其他 临床统计发现，约有 40%的患者可出现不规则性发热，此症状可以是患者的首发症状，急性期病例中也可以出现高热现象。此外，患者尚可以出现关节疼痛、大关节关节畸形和运动障碍等表现。部分患者也可以出现心脏功能的异常，表现为心动过速或心动过缓、心肌受损、心脏扩大、心房颤动等。

三、实验室检查

1. 尿肌酸排出量增加 由于肌肉的病变，肌酸的摄取量将会减少，参与肌肉代谢的肌酸量也将减少，形成肌酐量也将减少，血液中肌酸的含量将增高，尿液中肌酸大量排出，肌酐的排出量降低。

2. 血清肌酶的改变 血清肌酸磷激酶（CPK）、醛缩酶、谷草转氨酶、谷丙转氨酶、乳酸脱氢酶等可以显著升高。其中又以血清肌酸磷激酶、醛缩酶水平升高最具有意义，并且提示病变与运动相关。

3. 肌电图的改变 肌电图表现为肌原性萎缩肌电图相，常表现为失神经纤维性颤动。

4. 组织病理学 病理组织学改变包括各种皮肤和肌肉的改变，包括基础结构的萎缩或破坏，以及免疫细胞、免疫反应的表现和蛋白、补体的存在。

5. 其他变化 血常规检查可以出现轻度的贫血和白细胞增多，嗜酸性粒细胞增加，以及血沉增快等变化。免疫血清学检查提示，抗肌浆球蛋白抗体阳性率增高达 90%，抗肌红蛋白抗体阳性率可以达到 70%以上，抗 Mi-2 抗体阳性率为 5%～20%，抗 PM1（PM/SCL）抗体阳性率为 12%，抗 Jo-1 抗体阳性率小于 5%，LE 细胞、抗核抗体（1/5～1/3 的病例）、类风湿因子可以部分呈阳性，循环中免疫复合物增高，肌肉中毛细血管壁可以显示 IgG、IgM及补体的沉积，但是在病变的皮肤基底膜上无免疫荧光带。

四、诊断与鉴别诊断

临床诊断主要依赖于特征性的临床表现，包括近端肌肉乏力，疼痛，触痛，伴有特征性的皮肤损伤，如眼睑发生紫红色斑，伴有毛细血管的扩张，Cottron 征，甲根的皱襞增厚伴有僵直的毛细血管扩张和瘀斑，诊断一般不困难。实验室检查主要包括尿肌酸排出量增加，血清肌酸磷激酶、醛缩酶、谷草转氨酶、谷丙转氨酶、乳酸脱氢酶等显著升高。结合肌电图的改变及组织病理学在皮肤和肌肉方面的改变，即可确诊。临床鉴别诊断主要集中在对系统性红斑狼疮及系统性硬皮病的鉴别上。

五、治　疗

对于皮肌炎患者，在进行治疗之前，首先需要明确是否合并有恶性肿瘤，对于恶性肿瘤患者合并皮肌炎的治疗，首先需要进行针对原发性肿瘤的治疗。原发肿瘤获得控制以后，皮肌炎的症状和体征也有望得到缓解。

在未见到恶性肿瘤的患者中，皮质激素的使用是有效的。一般成人剂量为相当于泼尼松 30～40mg/d，重症患者可以剂量加倍到 100mg 或更高剂量。对于激素的使用剂量和使用增、减情况可以应用血清肌酶测定值和尿肌酸排出量参考确定。

免疫抑制剂的使用主要包括甲氨蝶呤和环磷酰胺。其中，甲氨蝶呤 100～200mg/d，静脉滴注，合并皮质激素的使用对于改善肌力具有一定的效果。环磷酰胺 200mg/d，静脉滴注，也具有一定的疗效。对于重症的患者，尚需要加强营养支持治疗，可以静脉补充氨基酸、ATP、Co-A 及能量合剂，以减少输血或者输注人血白蛋白。

皮肌炎的治疗多数属于慢性、渐进性疾病治疗的过程。少数患者也可以急性发作，病情可以发生急剧变化，全身出现广泛的、严重的肌肉受累，患者短期可以因为治疗无效而死亡。显著乏力的患者预后差。

第六节　肿瘤引起的风湿症候群

肿瘤引起的风湿症候群是指肿瘤本身或肿瘤产物对关节产生影响所引起的一组症候群，它们可发生于恶性肿瘤之前、同时或之后。

一、肿瘤直接引起的风湿症候群

白血病和淋巴瘤常浸润骨膜，引起关节腔内或关节周围出血。出现单或双侧关节炎症状。其临床特点是受累关节疼痛剧烈，与临床所见不相称。X 线检查可见骨质疏松、溶骨及骨膜反应等。血清学检查类风湿因子可呈阳性，甚至个别患者出现类风湿结节，用吲哚美辛可以暂时缓解症状，原发肿瘤消失后，关节炎症状也随之缓解。

实体肿瘤引起的关节炎多为单发，以膝关节受累最多见。主要见于肺癌和乳腺癌。其特点是：有恶性肿瘤存在；常伴有全身症状；病程迁延，内科治疗多难奏效；关节积液出现迅速，多为血性而非炎性渗出液；X 线片可见到溶骨性改变。

二、肿瘤间接引起的风湿症候群

1. 多发性关节炎　肿瘤患者发生的多发性关节炎与类风湿关节炎极为相似，属于伴癌综合征之一。常见的有增生性骨关节病和癌性多关节炎。前者参见上述肥厚性骨关节病。后者以乳腺癌最多见。一般无类风湿结节，类风湿因子为阴性，关节炎的消长与肿瘤病情发展相一致。

2. 淀粉样变性　继发性淀粉样变性常伴发于多发性骨髓瘤及原发性巨球蛋白血症。淀粉样物质的积聚可累及肌肉、骨骼、肾、肝和心脏，继而形成关节炎，可累及任何关节，并出现皮下结节。症状与类风湿关节炎类似，初始为关节疼痛、僵硬、活动受限，但炎症轻微。肿瘤相关的风湿症候群的治疗，首先是尽可能控制原发病，其次是对疼痛进行对症处理。

（杨　伟　刘艳艳）

第十三章

常用抗肿瘤药物的不良反应

肿瘤的化学治疗是恶性肿瘤治疗中的重要内容。20 世纪 90 年代后，肿瘤内科学发展迅速，以众多新药进入临床为代表，另外新技术也不断地应用于临床诊疗之中，使得肿瘤化学治疗发生了根本性的变化。

第一节　抗肿瘤药物的分类

抗肿瘤药物有多种分类方法，其中传统的分类方法侧重于化学结构的共性特点，以及化疗药物的作用机制特点。新近的抗肿瘤药物分类方法以化疗药物在肿瘤细胞增殖、分裂过程中的不同阶段进行分类，近年来药物的发展主要集中在靶向药物的研究和开发上，包括各种单克隆抗体、分子靶点药物。

一、抗肿瘤药物的传统分类

1. 烷化剂类药物　主要包括氮芥类烷化剂、甲烷磺酸酯类、亚硝基脲类、Tetrazines 类、乙烯亚胺类和其他类烷化剂。

2. 抗代谢类药物　主要包括嘧啶抗代谢物、嘌呤抗代谢物和叶酸抗代谢物。

3. 抗生素类药物　主要包括蒽环类、蒽醌类、苯醌类、糖肽类、糖苷类、亚硝脲类、色肽类、氨基酸类、蛋白质类和核苷类。

4. 植物药及天然来源药物　主要包括长春花生物碱类、三尖杉酯碱类、紫杉类、喜树碱类、鬼臼毒素类、靛玉红及其类似物、三氧化二砷。

5. 激素类药物　主要包括抗雌激素类药物、芳香化酶抑制剂、孕激素类药物、抗孕激素类药物、促性激素释放激素类似物、抗雄激素类药物、雄激素类药物、雌激素类药物、生长抑素类药物。

6. 杂类药物　主要包括铂类药物和门冬酰胺酶类。

二、新的药物分类

1. 干扰核酸合成的药物　在不同环节阻止 DNA 的合成，抑制细胞分裂增殖，属于抗代谢物。主要包括：二氢叶酸还原酶抑制剂（抗叶酸制剂）、胸苷酸合成酶抑制剂、嘌呤核苷酸互变抑制剂（抗嘌呤制剂）、核苷酸还原酶抑制剂、DNA 多聚酶抑制剂。

2. 干扰蛋白质合成的药物　主要包括影响微管蛋白装配、干扰有丝分裂中纺锤体形成，使细胞停止于分裂中期的药物，干扰核蛋白体功能阻止蛋白质合成的药物，影响氨基酸供应、阻止蛋白质合成的药物。

3. 直接与 DNA 结合，影响其结构和功能的药物　主要包括烷化剂、破坏 DNA 的金属化合物、DNA 嵌入剂、破坏 DNA 的抗生素、拓扑异构酶抑制剂。

4. 改变机体激素平衡从而抑制肿瘤的药物　通过激素治疗，使肿瘤缩小的药物。通过竞争肿瘤表面的受体而干扰激素对肿瘤的刺激。

5. 单克隆抗体和分子靶点药物　主要包括各种单克隆抗体，小分子蛋白激酶的抑制剂，各种同位素标记的单克隆抗体，以及各种分子靶点药物。

第二节　抗肿瘤药物的不良反应

抗肿瘤的化疗药物具有广泛的细胞毒性作用特点，对肿瘤细胞具有杀伤作用，但是，在作用于肿瘤的同时，对人体的正常组织、器官具有一定的损伤性作用，也就是其不良反应。目前，临床上所使用的化疗药物的主要不良反应包括对胃肠道、骨髓造血系统、生殖细胞等的毒性作用。

化疗药物的不良反应是制约临床化学药物治疗效果的主要因素之一。对于化疗药物的使用应该引起临床的足够重视，切不可以滥用！要求临床医生必须严格掌握药物的使用指征，熟悉各种药物的药理作用、作用机制和药物的不良反应，合理地选择化疗药物及使用剂量，并且对于化疗以及化疗药物所造成的不良反应给予充分的估计，评估药物的不良反应以及程度，从而具有针对性地开展预防性措施及治疗手段。

抗肿瘤药物多数属于细胞毒性药物，因此具有共同的毒副作用特点。这些共同的反应中，以消化道恶心、呕吐反应，骨髓抑制、脱发最为普遍，也是临床上最为常见的。其次，药物对肿瘤患者肝、肾、肺、泌尿系统、神经系统的毒性反应也是临床上多见的不良反应。此部分共性内容，将会在各论的各个章节中进行介绍。

对于化疗药物本身所特有的特殊不良反应，以及药物使用中的注意事项将在本章的第三节介绍。

第三节　抗肿瘤药物的特殊不良反应

抗肿瘤药物，尤其是细胞毒性抗肿瘤药物在具有普遍性毒副作用的同时，也具有各自不同的具有特异性的、专有的毒副作用，在治疗中的预防和有针对性的处理中具有积极的意义。近年来，有关抗肿瘤新药的研究空前活跃，大量的新药问世，对于这些新药的临床观察及应用，更加值得关注。

抗肿瘤的化疗药物品种很多，约 60 多种，目前临床常用的药物品种有约 20 种。本节主要介绍目前临床上常用的抗肿瘤药物的特殊不良反应，以及使用中需要特殊注意的事项，还包括抗肿瘤药物之间，以及非抗肿瘤药物与抗肿瘤药物之间的相互作用。

一、烷 化 剂

1. 环磷酰胺（CTX） 主要特殊不良反应及注意事项：①大剂量静脉注射使用可以引发出血性膀胱炎或非出血性膀胱炎，长期严重刺激可以导致膀胱纤维化。②大剂量使用可以导致心脏损伤，心肌炎发生。③长期使用可以引发无月经、无精子、不育，偶尔可以导致药物性继发性肿瘤的发生。④肝、肾功能异常时使用环磷酰胺可以增加其毒性，引发中毒性肝炎。⑤水溶液的稳定性不佳，配药后维持 2～3 小时，现用现配，最好上午用药。⑥大剂量使用时，最好给予必要的水化、利尿，减少药物及其代谢产物在膀胱内的潴留时间。保护应用尿路保护剂——美司钠，预防出血性膀胱炎的发生。

2. 异环磷酰胺（IFO） 主要特殊不良反应及注意事项：①出血性膀胱炎是异环磷酰胺的剂量限制性毒性，发生率极高，必须使用美司钠进行尿路保护。②中枢神经系统毒性表现为精神错乱、嗜睡、昏睡、表情淡漠，偶有短暂性癫痫发作。③异环磷酰胺的使用宜缓慢静注，至少 30 分钟；尽可能减少镇静剂、镇痛药物、抗组胺药物及麻醉药物与异环磷酰胺的同时使用，以减少药物的神经毒性。④使用本品同时接种活疫苗，可以增加活疫苗的感染率。

3. 卡莫司汀（BCNU） 主要特殊不良反应及注意事项：①血液系统的骨髓抑制反应发生时间晚，在给药后 1～3 周开始，持续时间较长，可达到 5～6 周，恢复缓慢。②可以引发致命性的肺纤维化反应。③肝毒性和肺毒性是该药物的剂量限制性毒性。④5%～20%的患者可以发生静脉栓塞性疾病，大剂量使用可以引发脑脊髓病。⑤药物中含有乙醇成分，可以出现面部潮红，注射部位具有烧灼感，与皮肤接触可以引起皮炎或色素沉着。⑥本品具有致畸作用，可以抑制睾丸和卵巢的功能，引发精子缺乏和闭经。⑦抑制自身免疫机制，使得疫苗接种以后不能激发机体产生抗体。

4. 达卡巴嗪（DTIC） 主要特殊不良反应及注意事项：①药物输注过程中严禁外渗漏，以防止出现组织坏死。②流感样综合征发生于治疗后数日，持续时间较长。③药物溶解于葡萄糖中静脉滴注 30 分钟以上，静脉炎表现会明显减轻，同步冰敷效果更佳。④该药物可以增加多柔比星的心脏毒性反应，出现肝静脉闭塞症等副作用。

二、抗代谢药物

1. 甲氨蝶呤（MTX） 主要特殊不良反应及注意事项：①药物可以瘤内注射。②药物做鞘内注射时，最好使用不含防腐剂的生理盐水或直接使用脑脊液作为溶解剂，毒性反应为急性化学性蛛网膜炎。③大剂量（大于 $80mg/m^2$）使用疗效突出，危险性较大，治疗期间需要监测血清肌酐等肾功能指标，观察和及时处理骨髓抑制及黏膜反应，适当进行解救治疗。④反复使用可以引发脂肪肝、肝硬化、肾脏毒性；药物可以引发严重的口腔炎、溃疡性胃炎、出血性肠炎，甚至于出现肠穿孔、死亡。⑤可以导致生殖细胞发生缺陷而引发畸胎。⑥皮肤反应可以出现荨麻疹、色素沉着、脱发、瘀斑等症状。⑦中枢神经系统有头痛、恍惚、视物模糊、失语、偏瘫等症状。⑧心脏功能不全、水肿、肝功能损伤的患者慎用，肝损伤药物、利尿剂、皮质激素、维甲酸类药物慎与甲氨蝶呤合用。⑨甲氨蝶呤可以促进口服抗凝剂华法林的功效，二者合用时需要严密监测凝血酶原时间。

2. 培美曲塞（PEM）　主要特殊不良反应及注意事项：①PEM 过敏者，妊娠妇女，儿童禁用，服药期间需停止哺乳。②皮疹发生率较高，治疗期前后各一天需要口服地塞米松 4mg，2 次/日。③药物只能应用生理盐水溶解或稀释。④溶解后药物必须在 24 小时内使用。⑤氨基糖苷类等肾毒性药物可以延缓药物的消除，导致肾毒性增加。⑥治疗前 5 天一直到化疗后 3 周以内，连续口服低剂量叶酸 350～1000μg，给药当日肌内注射维生素 B_{12} 1000μg，可以减轻胃肠道反应和骨髓抑制发生。

3. 阿糖胞苷（Ara-C，CAR）　主要特殊不良反应及注意事项：①在静脉推注和快速静脉点滴时消化道反应会相对加重。②可以引发特殊的高尿酸血症、发热、脱发、口腔溃疡、肌痛、皮疹及肝功能损伤。③治疗期间适当增加液体的摄入量，碱化尿液，必要的情况下可以使用别嘌醇减少药物毒副作用，以及减轻副作用发生的程度。④大剂量使用时，应注意使用时间不要超过 1 小时，否则会增加其他毒性反应。⑤中等剂量及高剂量使用时，部分患者可以出现严重的胃肠道及神经系统不良反应。

4. 吉西他滨（GEM）　主要特殊不良反应及注意事项：①血小板下降突出而且明显。②偶见脱发，可逆性皮炎、皮疹反应，脱皮、水泡和溃疡。③高龄患者不需要因为年龄因素调整剂量。④其他特殊的不良反应及发生率，流感样综合征 22%，呼吸困难 18%，成人呼吸窘迫综合征 0.05%，过敏反应 5%，周围性及面部水肿 35%，乏力 32%，嗜睡 11%。⑤药物采用不含防腐剂的生理盐水配制，最大浓度为 40mg/ml。⑥静脉输注 30 分钟左右完成。

5. 氟尿嘧啶（5-Fu）　主要不良反应及注意事项：①口腔黏膜炎反应，手足综合征。②共济失调。③妊娠，患有水痘及带状疱疹的患者禁用。④对于因为药物性腹泻达到 5 次/天者需要停止治疗。

6. 替加氟（FT-207，Ftorafur）　主要特殊不良反应及注意事项：①可以通过血脑屏障，尤其是注射剂使用时，可以表现出部分神经症状，需要立即停止使用。②含钙、镁离子及酸性较强的药物应该避免与替加氟合用。③妊娠及哺育期妇女禁用。

7. 卡培他滨（Cap）　主要特殊不良反应及注意事项：①腹泻、腹痛、恶心，呕吐症状相对较轻。②约 50%以上的患者出现手足综合征。③发热、乏力、嗜睡、下肢水肿。

三、抗 菌 药 物

1. 丝裂霉素（MMC）　主要特殊不良反应及注意事项：①血小板下降为骨髓抑制的主要内容。②局部注射可以出现静脉炎，药物血管外漏可以引发组织坏死。③皮肤附件损伤。④肺毒性，肺泡炎及肺纤维化是严重的后期毒副作用。⑤膀胱内灌注可以发生膀胱炎或血尿。⑥与蒽环类合用时可增加心脏毒性。⑦长期使用会影响生育，具有致畸作用。⑧总剂量超过 60mg 的患者容易发生溶血性贫血，较大剂量的化疗 2 个周期之间需要间隔至少 6 周。

2. 平阳霉素（PYM） 主要特殊不良反应及注意事项：①肺纤维化和化学性肺炎。②药物性发热。

3. 多柔比星（ADM） 主要特殊不良反应及注意事项：①心脏毒性是多柔比星突出的表现，建议使用总剂量应限制在 $450\sim550mg/m^2$，以免发生严重的心脏毒性。②严重的脱发反应。③少数患者发生发热、出血性红斑、蛋白尿。④药物外渗可以引起组织坏死。⑤应用葡萄糖配制药物。⑥在接受纵隔或胸腔放射治疗的患者不宜同时使用多柔比星，以往接受过胸部放射治疗的患者也需要适当减量。⑦长期使用可以影响生殖功能。⑧接种活疫苗可能发生严重甚至致命的感染。⑨与阿糖胞苷联合使用可以导致坏死性结肠炎。⑩部分病人用药治疗以后可以发生黄疸或者肝功能损伤。

4. 表柔比星（EPI-ADM，E-ADM） 主要特殊不良反应及注意事项：①与多柔比星基本相同，心脏不良反应发生程度相对较轻，建议使用总剂量应限制在 $800mg/m^2$ 以内，以免发生严重的心脏毒性。②严重的脱发反应。③药物外渗可以引发组织坏死。④增加活疫苗的感染率。

5. 吡柔比星（THP，THP-ADM） 主要特殊不良反应及注意事项：①与多柔比星基本相同，脱发、心脏不良反应发生程度相对较轻。对于心脏功能的监测需要终身进行，必要时定期心电图检查。②溶解后需要立即使用，室温保存不超过 6 小时。③接种活疫苗可能发生严重甚至致命的感染。

四、植物类抗肿瘤药物

1. 长春瑞滨（NVB） 主要特殊不良反应及注意事项：①药物刺激性极强，需要使用生理盐水稀释后 6～10 分钟静脉冲入，随后使用地塞米松 5～10mg 静脉冲入，再应用生理盐水 500～1000ml 静脉应用，减少静脉炎反应和血管刺激。②只能静脉使用该药物。③支气管、肺毒性，偶有在注射药物后几分钟或几小时发生呼吸困难、支气管痉挛。

2. 长春新碱（VCR） 主要特殊不良反应及注意事项：①神经系统毒性为其剂量限制性毒性，主要引发外周神经系统症状。②局部刺激症状。③便秘，粪便软化剂、高纤维素食物有助于减轻症状。④生殖系统毒性及致畸作用明确。

3. 依托泊苷（VP-16） 主要特殊不良反应及注意事项：①静脉注射至少要求在 30 分钟以上，否则容易引发低血压。②药物在使用前需要观察是否透明，混浊的药物一般不推荐使用。③一般不用于胸腔、腹腔及鞘内使用。④药物使用中需要防止液体外渗漏。⑤使用生理盐水配制药物，一般不用葡萄糖溶液。

4. 伊立替康（CPT-11） 主要特殊不良反应及注意事项：①胆碱能综合征，患者表现为多汗、多泪、唾液分泌物增加、视物模糊、痉挛性腹痛等。②延迟性腹泻，剂量限制性毒性反应，使用盐酸洛哌丁胺胶囊（易蒙停）口服可以有效控制。③Ⅲ～Ⅳ级中性粒细胞减少发生率为 40% 左右。④用药期间尽可能减少使用可能引发腹泻的食品或饮料，禁用增加肠道蠕动的药物。⑤对于具有下列因素的患者应用应该格外慎重，PS 评分为 2 分及以上的患者，年龄大于 65 岁，血清胆红素超过 1～1.5 倍正常上限，有腹、盆腔放射治疗史的患者。

5. 紫杉醇（PTX，TAX）　主要特殊不良反应及注意事项：①过敏反应，对于使用紫杉醇的患者推荐严格的治疗前预处理，包括治疗前 12 小时、6 小时分别口服地塞米松 10mg，并在用药前肌内注射苯海拉明 50mg，静脉滴注西咪替丁 400mg，使用前 20 分钟内控制滴速在每分钟 20 滴左右。②神经毒性。③心血管毒性，低血压和无症状性短时间心动过缓。④关节疼痛及肌肉酸痛。⑤药液未经过稀释不应该接触聚氯乙烯塑料器械或设备，也不能用于药物滴注。

6. 多西他赛（TXT，DOC）　主要特殊不良反应及注意事项：①预防性用药，预防液体潴留综合征，在使用前 1 天需要开始口服地塞米松 8mg，2 次/天，连续 3 天。②液体潴留，液体潴留是此药的独特的副作用。③皮肤毒性，红斑、皮疹、瘙痒、色素沉着、指甲异常。④过敏反应，轻度过敏反应表现为瘙痒、潮红、皮疹，严重过敏发生率约为 4%。⑤关节痛、脱发、乏力、感觉运动及视神经毒性，与药物相关的发热，心脏节律异常，低血压及肝脏酶类增高。

五、铂类抗肿瘤药物

1. 顺铂（DDP、CDDP、PDD）　主要特殊不良反应及注意事项：①肾脏毒性，肾脏毒副作用是顺铂的主要毒性作用，临床使用中需要针对不同的治疗剂量给予相应的水化。②耳毒性。③既往有肾脏疾病的患者慎用或禁用。④接种活疫苗可能发生严重或致命的感染。

2. 卡铂（CBP）　主要不良反应及注意事项：①白细胞和血小板减少是其突出性毒性。②药物溶解和输注最好使用葡萄糖。③输注时需要避免阳光直接照射。④具有明显的骨髓抑制和肾脏功能不全的患者禁用。⑤过敏反应，周围神经毒性及视物模糊等情况也可以发生。⑥采用曲线下面积（AUC）来计算剂量，一般 AUC=5 左右。⑦接种活疫苗可能发生严重或致命的感染。

3. 奥沙利铂（OXA，L-OHP）　主要特殊不良反应及注意事项：①神经毒性，剂量限制性毒性为剂量相关、蓄积性、可逆性的外周神经毒性。②腹泻发生率较高，可以达到 30% 左右。③使用葡萄糖配制药物及输注。④使用过程中禁止同时应用碱性药物或其他碱性溶液。⑤药物配制和输注过程中避免接触铝制品，否则会产生黑色沉淀和气体。

六、激　素　类

1. 泼尼松（PDN）　主要特殊不良反应及注意事项：①水、电解质代谢紊乱。②中间代谢影响，蛋白质异化作用增强引起肌萎缩，骨质疏松，诱发自然性骨折，血糖升高，诱发糖尿病或加重原有糖尿病。③感染加重或继发感染发生。④胃酸、胃蛋白酶增加，消化性溃疡加剧，甚至出现出血、穿孔。⑤长期使用可以引发精神症状，注意对家族性精神疾病史的询问，阳性者慎用或加强临床用药期间的观察。⑥严格掌握使用适应证，避免不良反应发生，避免大剂量、长期使用，逐渐停药，服用方法主张上午一次服用或隔日上午一次服用药物。

2. 甲泼尼松（Me-PDNL）　主要特殊不良反应及注意事项：与泼尼松相似。

3. 地塞米松（DXM）　主要特殊不良反应及注意事项：与泼尼松相似，不适合应用于肾上腺皮质功能减退症患者。

4. 丙酸睾酮　主要特殊不良反应及注意事项：①长期使用可以引发性功能紊乱，男性可以引发性欲亢进和粉刺发生，女性可以引发男性化，产生闭经、性欲减退、乳腺退化、声音低沉等。②注射部位发生刺激性疼痛，注射部位吸收不良可以形成硬结。③长期使用可以引发水、电解质紊乱。对于心、肝、肾功能不良，前列腺肥大及伴有水肿的患者需慎用。④抑制卵巢功能，抑制排卵，月经推迟。

5. 己烯雌酚　主要特殊不良反应及注意事项：①长期、大剂量使用可以引发子宫内膜的过度增生和子宫出血。②乳头、乳晕部分色素沉着，乳房肥大，皮肤松弛。③长期使用可以抑制软骨生长，刺激成骨细胞产生，高钙血症、血栓性静脉炎。④男性长期使用可以导致阳萎，女性化。⑤10%的患者在使用后可以造成肿瘤的发展。

6. 甲羟孕酮（MPA）　主要特殊不良反应及注意事项：①引发乳房疼痛、溢乳、阴道出血、闭经、月经失调、子宫糜烂、子宫颈分泌物异常。②肾上腺皮质样作用。③引发深静脉血栓、血栓性静脉炎、血栓栓塞性疾病。④高钙血症患者，月经过多患者禁用。

7. 他莫昔芬（TAM）　主要特殊不良反应及注意事项：①月经紊乱、闭经、阴道出血、外阴瘙痒。②皮肤发生颜面潮红、皮疹、脱发。③头痛、眩晕、抑郁等精神神经症状。④长期大量使用可以出现视力障碍。

8. 托瑞米芬（TOR）　主要特殊不良反应及注意事项：①可以引发高钙血症，避免与可以引发高钙血症的药物，如噻嗪类利尿剂联合使用。②其他作用和他莫昔芬相似。

9. 依西美坦　主要特殊不良反应及注意事项：①疲乏、多汗、潮热、肌肉酸痛、流感样症状。②水肿、高血压、抑郁症状。

10. 阿那曲唑　主要特殊不良反应及注意事项：①胃肠道功能紊乱症状。②10%～15%的患者出现虚弱、头痛、潮红及背部疼痛。③呼吸困难、外周组织水肿、高血压、体重增加。④血浆总胆固醇水平升高。

11. 来曲唑　主要特殊不良反应及注意事项：①头痛、疲惫、外周水肿、潮红、皮疹。②骨骼疼痛、呼吸困难、咳嗽、胸痛、病毒感染。

12. 戈舍瑞林　主要特殊不良反应及注意事项：①乏力、头痛、头昏、多汗、面部潮红、男性乳房肥大、性欲下降。②皮疹、瘙痒、多毛。③水肿、体重增加。④具有尿道阻塞、脊髓压迫倾向、代谢性骨病的患者慎用。

七、其他抗肿瘤药物

1. 唑来膦酸　主要特殊不良反应及注意事项：①发热最为常见。②血细胞数量减少。③精神错乱、疲劳、关节疼痛、味觉倒错。④口渴、肌酐升高、低钙血症、低磷血症等发生,用药期间需要对离子水平及相关钙、镁、磷水平进行综合评价。⑤潜在癌症恶化。⑥与氨基糖苷类药物联合使用需要谨慎。

2. 锝亚甲基二膦酸盐 主要特殊不良反应及注意事项:①个别患者会出现一过性皮疹,一般较为轻微,不需要停药。②过敏性体质患者、低血压患者慎用。③缓慢静脉滴注可以较好地减低或避免相关副作用的发生。

（洪国岱　李沙沙　王莹雪　谭新玉）

第十四章

肿瘤放射治疗并发症

放射治疗是目前治疗肿瘤常用的方法之一，也是肿瘤获得治愈的主要手段之一。据统计，肿瘤患者在治疗中，约 70%诊疗过程中需要接受放射治疗。高能射线装置的出现和放射技术的进展，以及放射生物学、放射物理学和放射肿瘤学的结合，推动了现代放射治疗技术的进一步发展。Tubianal 报道约 45%的肿瘤患者获得了满意的疗效，其中通过手术途径获得的治疗有效率约为 22%，放射治疗约占 18%，化学药物治疗约占 5%。在此充分显示放射治疗在肿瘤治疗中的价值、地位。随着放射治疗疗效的提高、生存期的延长，放射治疗并发症，尤其是各种迟发性放射性损伤的发病率不断增加。因此，预防、识别、及时治疗这些并发症是非常重要的。

一、正常组织的放射耐受

部分肿瘤具有明显的放射敏感性，采用放射治疗可能会获得类似外科手术的"根治性"治疗效果。临床上对有可能通过放射治疗治愈的患者，在制定放射治疗计划时应考虑尽可能给肿瘤以致死量的均匀照射，同时尽量保护正常组织，减少与放射治疗疗效无关的并发症。正常组织对放射线的耐受性也有一定的放射剂量限度，临床医生需要了解身体各组织的正常耐受量及放射并发症的可能性，见表 14-1，这些对放射治疗并发症的预防、诊断和治疗都是十分必要的。正确的利用现代放疗技术、设备和临床放射生物学知识，不断地改进放射技术，注意放射个体的差异性，制定治疗计划个体化，不断提高放疗疗效、生存率的同时，降低放射治疗并发症，改善生活质量。

一般来说，临床放射治疗中所能耐受的总剂量取决于照射的体积。耐受剂量的定义为：产生临床上可以接受的综合征的剂量。这个定义实际上包含了有关放射生物学的客观指标及主观指标。在局部照射过程中，正常组织的耐受剂量差异较大。

表 14-1　正常组织的放射耐受剂量　　　　　　　　（剂量单位：cGy）

器官	损伤	1%～5%（TD5/5）	25%～30%（TD50/5）	照射面积或长度
皮肤	溃疡、严重纤维化	5500	7000	100cm²
口腔黏膜	溃疡、黏膜发炎	6000	7500	50cm²
食管	食管炎、溃疡、狭窄	6000	7500	75cm²

续表

器官		损伤	1%～5%（TD5/5）	25%～30%（TD50/5）	照射面积或长度
胃		溃疡、穿孔、出血	4500	5500	100cm²
小肠		溃疡、穿孔、出血	5000	6500	100cm²
结肠		溃疡、狭窄	4500	6500	100cm²
直肠		溃疡、狭窄	6000	8000	100cm²
涎腺		口腔干燥	5000	7000	50cm²
肝		急性、慢性肝炎	2500	4000	全肝
			1500	2000	全肝条状照射
		肝衰竭、腹腔积液	3500	4500	全肝
肾		急性、慢性肾炎	2000	2500	全肾
			1500	2000	全肾条状照射
膀胱		挛缩	6000	8000	整个膀胱
输尿管		狭窄	7500	10000	5～10cm
睾丸		永久不育	100	400	整个睾丸（5cGy/日，散射）
卵巢		永久不育	200～300	625～1200	整个卵巢
子宫		坏死、穿孔	>10000	>20000	整个子宫
阴道		溃疡、瘘管	9000	>10000	全部
乳腺	儿童	不发育	1000	1500	全乳
	成人	萎缩、坏死	>5000	>10000	全乳
肺		急性、慢性肺炎	3000	3500	100cm²
			1500	2500	全肺
毛细血管		扩张、硬化	5000～6000	7000～10000	
心脏		心包炎、全心炎	4500	5500	60%
骨及软骨	儿童	生长受阻、侏儒	1000	3000	整块骨或10cm²
	成人	坏死、骨折、硬化	6000	10000	整块骨或10cm²
脑		梗死、坏死	6000	7000	全脑
		梗死、坏死	7000	8000	25%
脊髓		梗死、坏死	4500	5500	10cm
眼		全眼炎、出血	5500	10000	全眼
角膜		角膜炎	5000	>6000	整个角膜
晶体		白内障	500	1200	整个或部分晶体
耳（中耳）		严重中耳炎	6000	7000	整个中耳
前庭		梅尼埃综合征	6000	7000	整个前庭
甲状腺		功能低下	4500	15000	整个甲状腺
肾上腺		功能低下	>6000		整个肾上腺
垂体		功能低下	4500	20000～30000	整个垂体
肌肉	儿童	萎缩	2000～3000	4000～5000	整块肌肉
	成人	纤维化	6000	8000	整块肌肉

续表

器官	损伤	1%～5%（TD5/5）	25%～30%（TD50/5）	照射面积或长度
骨髓	再生不良	200	450	全身骨髓
		3000	4000	局部骨髓
淋巴结及淋巴管	萎缩、硬化	5000	>7000	整个淋巴结
胎儿	死亡	200	400	整个胎儿
外周神经	神经炎	6000	10000	10cm²
大动脉	硬化	>8000	>10000	10cm²
大静脉	硬化	>8000	>10000	10cm²

最小的损伤剂量 TD5/5，指在所有用标准治疗条件的肿瘤患者中，治疗后 5 年，因放射治疗造成严重放射性损伤的患者不超过 5%；最大的损伤剂量 TD50/5，表明在所有用标准治疗条件的肿瘤患者中，治疗后 5 年，因放射治疗造成严重放射性损伤的患者不超过 50%。标准治疗模式，均为 1～6Mev 高能射线，每周 1000cGy，每日 1 次，治疗 5 次，休息 2 日

二、放射性损伤及修复

1. 放射性损伤　一般可以分为亚致死性损伤（SLD）、潜在致死性损伤（PLD）和致死性损伤（LD）三种类型。亚致死性损伤是指细胞受到损伤以后，在一定的时间内可以得到完全修复的损伤；潜在致死性损伤是指细胞被照射以后，如果具有适合的条件和适宜的环境，这种损伤就可以得到修复，如果得不到适宜的环境或者适合的条件，这种损伤则会转化成不可逆的损伤，从而使得细胞受损，细胞最终丧失了继续分裂的功能和能力；致死性损伤也称为不可逆性的损伤或不可修复性损伤，是指细胞受到损伤以后在任何情况下都不可能再进行修复，细胞完全丧失了分裂、增殖的功能。临床上，尤其需要重视潜在致死性损伤中可以获得修复的组织、细胞，减少损伤的发生。

2. 放射性损伤修复

（1）亚致死性损伤修复（SLDR）：发生速度很快，通常在进行照射治疗后 1 小时左右就可以出现，4～8 小时就可以完成。修复时间的长短与受损细胞类型直接相关，SLDR 与很多影响因素直接相关，如射线的性质、细胞的氧合状态及细胞所处的增殖周期等。

（2）潜在致死性损伤（PLDR）：是一种处于亚致死性损伤与致死性损伤之间的状态，其预后受细胞所在环境及条件的影响较大，可以向两极发生不同的转变。其潜在性的存在，表明它所处状态的可变性，预后的多样性。潜在致死性损伤修复起增加细胞存活率的作用，也作用于大部分肿瘤细胞。此外，在晚反应的正常组织中，也具有足够的时间进行这种修复工作。PLDR 修复的发生持续时间较长，一般可以在照射后的最初几个小时以内即发生，并可以观察到修复的细胞，在一些晚反应组织中，甚至可以照射后数周甚至是数月以后还可以观察到这种损伤修复的存在。PLDR 修复一般在相对较为活跃的 G_2、M、G_1 期中都没有发生，而在长 S 期的中、晚期和 G_0 或者相对不活跃的 G_1 期中都可以见到。

3. 照射治疗后的恢复与生长　肿瘤细胞与正常组织、细胞一样，都具有修复损伤的能力，然而由于两者组成的成分和特征不同，其照射损伤后的恢复程度也就具有了很大的不同。正常的组织由于具有自我稳定控制系统，其损伤修复与肿瘤细胞之间存在着差异。正常组织受到照射以后，细胞的增殖周期的恢复较肿瘤细胞快；照射治疗以后，肿瘤组织可

能会发生暂时性的生长加速，但是这种增长的速度与正常组织为了填补损伤而出现的增殖加速相比却低很多；肿瘤细胞群以内的生长比例原来就比正常的组织大，处于细胞活跃、细胞增殖活动周期的细胞也较多，经过照射治疗以后，受到损伤致死的细胞比正常的组织多，受到其他不同程度损伤的细胞也较正常细胞多；正常组织的修复能力比肿瘤组织快而且完整。在两次的照射治疗的间隙，正常的组织可以得到较好的修复，甚至在下一次照射治疗之前基本上可以恢复到正常的状态。但是，肿瘤组织就不具备这样的状态，恢复速度较慢，恢复状态极差，如此，在进行分次照射的过程中，两种组织的放射效应就逐渐显示出了差别。分次照射过程中正好可以利用正常组织与肿瘤组织之间的放射效应的差距，达到杀灭肿瘤细胞保护正常组织的目的。

三、放射治疗的影响因素

接受放射治疗的患者，主要会在受照射局部出现一系列的局部反应，此外还可以出现不同程度的全身反应，这些反应的影响因素如下。

1. 照射部位　成年人的骨盆、肋骨、脊柱骨的骨髓具有造血功能，这些部位放疗对骨髓抑制的影响比四肢长骨明显。

2. 照射容积　一般来说，机体受到照射的容积越大，全身反应越重。全身放疗、半身放疗、全淋巴结放疗的反应明显比局部放疗重。

3. 放射线种类　在同一部位、相同照射野大小情况下，高能量的射线穿透能力强，容积剂量比低能射线大，发生全身反应也较重。

4. 肿瘤放射敏感性的差异　对放射线高度敏感的肿瘤，全身反应就较不敏感的肿瘤为重。

5. 分次剂量及总剂量的大小　分次剂量越大，总剂量越高，反应越重。

6. 个体差异及心理因素　患者心理脆弱、敏感、对放疗存在恐惧心理、受不良暗示者全身反应就大，放疗中出现的不良反应又会加重患者的心理负担，形成恶性循环。

四、临　床　表　现

放射治疗的全身反应可累及各系统。其临床表现如下。

1. 神经精神症状　头晕、头痛、目眩、全身乏力、倦怠、失眠、多梦、烦躁不安等。

2. 消化系统症状　食欲缺乏、消化不良、恶心呕吐、腹胀、腹泻、腹痛等。

3. 皮肤反应　全身皮肤瘙痒，是肿瘤细胞放射死亡后的代谢产物尿酸盐沉积于皮肤所致；放疗相关的皮肤带状疱疹，可发生于非放射区，与放疗或肿瘤本身损伤免疫功能有关。

4. 心血管系统症状　心慌、心动过速、心律不齐，有时可出现气急。

5. 血液系统反应　白细胞和（或）血小板减少，甚至全血减少，出凝血异常，均为放疗抑制骨髓所致。全身放疗、半身放疗、全淋巴结放疗、胸部或腹部大野放疗等，有时可产生十分严重的骨髓抑制。如对于恶性淋巴瘤采用全身低剂量照射，有时可使白细胞减少到 1.0×10^9/L 以下，机体对细菌、病毒的抵抗力严重下降，患者可因感染、出血而死亡。

6. 肿瘤溶解综合征　对放疗十分敏感的肿瘤，如伯基特淋巴瘤、其他未分化的淋巴瘤等，放疗使肿瘤细胞迅速崩解、破坏，可产生急性，甚至是致命的代谢紊乱。

7. 其他　性欲减退、低热等。

五、预防与治疗

1. 预防　放疗的全身反应一般属即刻反应，多半不会有后遗症。有些反应是无法避免的，但可采取下列措施将反应降到最低限度。

（1）放疗前，医护人员应向患者说明可能出现的全身反应，说明这些反应是暂时的，可随放疗的结束而消失，让患者有思想准备，消除患者的紧张、惧怕心理。

（2）选用合适的射线。如对体表肿瘤，用穿透力弱的低能 X 线或电子束照射，对于深部肿瘤，采用适宜能量的高能 X 线照射。

（3）对于放疗十分敏感的肿瘤，消退较快者可减少每日照射剂量，避免发生肿瘤溶解综合征。如放疗开始后肿瘤迅速消退，应立即进行尿酸、电解质、LDH、AKP 等的检测，了解肾功能情况，发现明显异常则应暂停放疗，予以对症处理。

（4）每日放疗的容积剂量不宜过大。

（5）全身低剂量照射、半身放疗、全淋巴系统放疗者应严格掌握适应证。年老体弱、施行多程化疗，骨髓储备功能差者均不宜应用。

（6）放疗过程中注意对患者的监护。

2. 治疗

（1）有精神症状的患者，可使用镇静、催眠、抗焦虑、神经营养药物，如艾司唑仑、谷维素、维生素 B_{12}、维生素 B_1、γ-氨酪酸等。

（2）对有消化系统症状的患者，可给予胃动力药、消化酶类药物，如甲氧氯普胺、多潘立酮、多酶片、复合维生素 B 等；对于腹痛、腹泻患者，可给予解痉、抗感染止泻类药物，如山莨菪碱、普鲁苯辛、盐酸洛哌丁胺等。必要时静脉补液，小剂量糖皮质激素使用等。也可服用六君子汤等具有健脾益气、和胃降逆等作用的中药。

（3）对有心血管系统症状者，可应用镇静剂、β-受体阻滞剂等。

（4）对于骨髓抑制引起白细胞、血小板减少和（或）全血减少的患者，可给予升白细胞药物。如果骨髓严重抑制，可给予 G-CSF 或 GM-CSF，也可酌情少量多次输新鲜全血或白细胞、血小板等成分输血。发生感染和出血者，则需应用抗生素并积极止血。

（5）部分中药验方对放疗引起的造血系统并发症具有一定的治疗作用，如八珍汤等补气养血、健脾益肾类中药。

3. 护理要点　放射治疗前向患者说明保护照射野皮肤及预防皮肤反应的重要性及方法。交代患者治疗中可能出现的问题和注意事项，治疗中对于患者进行紧密性的护理跟踪，指导患者顺利完成治疗。主要护理要点包括指导患者应选择宽大柔软的全棉内衣，颈部有照射野时适宜穿着质地柔软或低领开衫，外出要戴围巾；避免阳光直射，外出注意防晒；照射野可用温水和柔软毛巾轻轻蘸洗，但禁止使用肥皂和沐浴露擦洗或热水浸泡；局部放疗的皮肤禁用碘酒、乙醇等刺激性药物，不可随意涂抹药物和护肤品；局部皮肤避免粗糙毛巾、硬衣领、首饰的摩擦，避免冷热刺激如热敷、冰袋等，外出时，局部放疗的皮肤防止日光直照，如头部放疗的患者外出要戴帽子；照射野位于腋下、腹股沟、颈部等多汗、皱褶处时，要保持清洁干燥，并可在室内适当暴露通风；局部皮肤切忌用手指抓挠或触摸，并经常修剪指甲，勤洗手。

放疗皮肤反应的护理：目前临床上常见的皮肤反应有干性反应（Ⅰ度反应）和湿性反应（Ⅱ度反应）。干性反应表现为局部皮肤红斑、色素沉着、无渗出物，并有烧灼感。主要采用暴露疗法，瘙痒症状严重可涂小儿爽身粉；湿性反应表现为湿疹、水疱，严重时造成糜烂、破溃和继发感染，多发生在皮肤皱褶处如腋下、腹股沟及会阴等。一旦出现立即停止放疗，并用生理盐水清洗，使用表皮生长因子类药物，并尽量采用暴露疗法。

第一节　放射性脑损伤

放射性脑损伤是头颈部肿瘤接受放射治疗以后所导致的一种严重的后遗症。放射性脑损伤包括以脑水肿为主要表现的疲劳或嗜睡综合征的亚急性反应迟缓，神经认知功能障碍及脑白质坏死。随着放射物理学的发展，高能射线装置普遍地用于头颈部恶性肿瘤的放射治疗，疗效有所改观，中位生存期延长，但由于射线治疗剂量与脑组织可耐受剂量之间差距很小，致使放射性脑损伤发生率有增加趋势。自1930年Fischer等首先报道本病后，其发生率有增多趋势，目前的临床发生率为4%～6%，个别临床报道可以达到8%～10%。

一、危　险　因　素

脑损伤的危险因素包括单次高剂量照射，照射体积大，同步使用或之前应用神经毒性药物，如甲氨蝶呤，年轻患者，既往存在高血压或糖尿病引起的血管性疾病等。

1. 放射剂量　放射性脑损伤与放射总剂量、分次剂量、疗程长短、照射面积、照射部位、患者年龄及个体放射敏感性差异等均有密切关系，在上述诸多因素中放射总剂量较其他因素意义更大。在总剂量相同的情况下，则单次大剂量照射比多次小剂量照射的危险性大，起决定性因素是分割次数。

2. 年龄因素　年龄小的未成年人脑放射敏感性较成人高，在放射性剂量相同的情况下，儿童放射性脑损伤的发病率高于成人，发病时间也比成人早。

3. 脑组织的耐受性　目前，有关弥漫性脑白质反应的剂量效应资料相对缺乏。成人全脑放射治疗剂量超过50Gy时，就可以出现影像学及临床上的改变。儿童放射治疗剂量达到35Gy时，就可以出现较为明显的临床症状。

对进行常规分割剂量外照射，当剂量低于60Gy的时候，很少见到治疗后的坏死样改变。对脑组织进行常规剂量分割照射，约5%的患者在剂量超过48Gy时会出现脑组织的治疗后坏死现象，当照射剂量超过63Gy时，几乎完全发生脑组织坏死。脑组织坏死的发生与频率和分割剂量密切相关，大脑的分割照射剂量超过2.5Gy时就会很容易发生脑损伤。放射性脑损伤的发生率与照射体积、总照射量、单次照射量有关，在这其中，单次的照射剂量显得更加重要，由于脑组织属于晚反应组织，α/β 为 2～3，受到照射以后能够增殖的细胞很少，放射性损伤的修复机制主要是亚致死性损伤修复。

4. 其他因素 与身体状况、血管硬化、放射次数、免疫状态等相关。

二、发 病 机 制

放射性脑损伤的发生机制目前还存在较多争议。主要集中于以下几个学说：神经元及神经胶质细胞损伤学说（主要是海马区和颞叶神经元的损伤）、自由基损伤学说、血管内皮损伤学说和免疫损伤学说。

急性不良反应为血脑屏障被破坏，导致脑白质细胞间隙内血管源性水肿。亚急性延迟反应与少突胶质细胞的短暂脱髓鞘有关。远期不良反应主要与小血管异常、脱髓鞘及最终坏死有关。

目前研究热点是海马的损伤。海马是出生后神经发育的主要部位，是与人脑记忆密切相关的重要结构，是学习、记忆的结构基础，也是认知功能形成过程中的关键环节。海马结构是脑组织中对射线最敏感的区域，与大脑皮质和皮质下中枢有广泛的联系。研究证明对该区域进行照射会减少细胞增殖及干细胞分化为神经元。海马神经发生中断会导致记忆功能减退甚至障碍，影响与海马相关的学习、记忆、空间信息处理等功能，表现为认知功能异常。

射线导致海马结构的损伤机制：海马和齿状回皮层构筑包含大量规则排列的神经元，可分为主神经元和非主神经元。海马的主神经元是锥体细胞，齿状回的主神经元是颗粒细胞，此外还有类型较多的约占总神经元 12% 的非神经元。海马皮质从海马沟至侧脑室下角依次分为子层、锥体层和多形层。齿状回则分为分子层、颗粒细胞层和多形层。根据细胞形态、不同皮质区的发育差异和纤维排列的不同，海马可被分为 CA1、CA2、CA3 和 CA4四个亚区。上述结构极易受到辐射、缺血、缺氧等各类损伤引起的微环境影响，从而造成组织损伤。

射线对海马的损伤是多因素共同作用的结果。一方面，射线对海马组织具有直接的损伤作用，引起组织细胞多种类型 DNA 损伤，包括碱基缺失、DNA 单链断裂和 DNA 双链断裂等。DNA 双链断裂是细胞受辐射后最致命的损伤，较小剂量射线即可诱发。另一方面，射线会导致微血管损伤及自身免疫反应，继发性引起组织渐进性缺血缺氧损伤。在海马结构中，海马 CA1 亚区和齿状回是最易受损的结构。齿状回是脑内神经生发最主要的两个研究进展区域之一，其与海马 CA1 亚区对射线极为敏感，海马 CA1 亚区亦是颅内对缺血缺氧最为敏感的区域。低剂量的射线即能够对齿状回颗粒下区神经干细胞生发产生影响，导致其有丝分裂形成颗粒细胞的过程异常，触发神经干细胞凋亡、迟发炎症反应引起的神经元细胞死亡、神经形成减少、小胶质细胞增殖、天冬氨酸受体重构等一系列病理改变，从而影响神经元生发和迁移，最终抑制海马的神经发生。海马神经细胞在组织暴露于射线后 16 小时就可出现减少。不同剂量射线对于海马神经细胞生发及细胞死亡的影响程度不同，呈剂量依赖性特点。目前，对于是否会造成可逆性损伤尚无明确剂量界限。

三、临 床 表 现

放射性脑损伤发展过程分为三个阶段，即早期急性反应、早期延迟性反应与晚期延迟性或称迟发性反应。

1. 早期急性反应 放疗期间或放疗结束 1 个月内出现的症状，可表现为头痛、恶心、呕吐、腹泻、癫痫、意识障碍、体温增高等，一般可自愈。急性损伤与单次照射剂量密切相关，单次照射剂量>3Gy 及照射野体积过大均可明显提高急性放射性脑损伤发生率。

2. 早期延迟性反应 一般发生在照射后数周至 3 个月内。主要为脑部照射后的嗜睡综合征，表现为嗜睡、厌食、低热、情感淡漠、头痛、恶心、呕吐、眩晕，但神经麻痹症状少见。多数患者临床症状较轻，一般经积极有效的治疗可恢复。

3. 晚期迟发性反应 发生在照射后 6 个月至 2 年出现的不可逆的、进行性的可致命的脑损伤，主要导致神经功能障碍。损伤部位可为局灶性，也可为弥漫性，但多限于白质。智力减退是放射性脑损伤的功能表现，放疗后数周到数十年均可发生，一般随生存时间延长而加重。

（1）晚期迟发性脑坏死的临床特点：一般多在放射后数月或数年起病，文献报道起病时间最短 2 个月，最长 25 年，多为 1～2 年；病理改变分为萎缩型及扩张型两种，前者多见于全脑放疗的患者，表现为弥漫性放射性脑损伤。主要临床表现为大脑功能障碍，即智能低下、记忆力差、认识障碍、精神异常、反应迟钝、步态障碍，但无颅压增高。后者为局灶性放射性脑坏死，主要以颅压增高为主，加上局灶性体征，如偏瘫、失语或伴有癫痫发作，同时伴有大脑功能障碍、智能低下。如发生在脑部的原发性肿瘤患者，不易与肿瘤复发或恶化相鉴别，确诊有赖于病理；病情可以急剧恶化，在数月内死亡，也可缓慢进行性加重，不可逆转，甚至发展成植物人。也可出现衰竭状态，常导致死亡。

（2）晚期迟发性脑坏死还可根据部位及临床病理分型。①大脑型：临床表现主要是精神症状及颅压增高的症状，萎缩型坏死则无颅压增高病征；②脑干型：临床出现复视、头晕、讲话不清、走路不稳、吞咽困难，客观检查有眼球外展障碍、眼球震颤、舌肌萎缩、咽反射消失和肢体共济失调运动、感觉障碍等表现典型和不典型的交叉性麻痹和交叉性感觉障碍的脑桥及延髓受损征象。另外，头颈部肿瘤放疗后，颈内或颈总动脉受到照射，容易引起放射性动脉硬化症。出现血管狭窄或闭塞，其症状为一过性脑缺血及黑矇，癫痫发作，短暂性脑缺血发作或脑梗死，对此临床医生应有所认识。

四、诊断和鉴别诊断

放射性脑损伤的诊断有赖于 CT 和（或）MRI 检查，必要时可考虑作脑脊液的生化及细胞学检查。一般急性放射性脑损伤诊断不难，治疗效果可作为有力的佐证。迟发性脑病在临床上需与脑血栓、胶质瘤或脑肿瘤放疗后复发及转移性肿瘤相鉴别，它们的治疗方法完全不同，所以以及早确诊非常重要。迟发性脑病的诊断依据有以下几点。

（1）头颈部在短期内有大剂量放射治疗病史，一般总剂量在 60Gy 以上。

（2）放射治疗后数月或数年，尤以在 1～2 年之内，逐渐出现颅内占位性病变症状和体征且与照射部位有关，如鼻咽癌放疗后的颞叶放射性脑坏死。

（3）CT：均匀的"指状"分布低密度灶，边缘较模糊，有轻中度占位效应，部分双侧不对称性病变或单侧病变可有脑室受压或扩大，中线向健侧移位，增强扫描无强化或轻微周边强化。

（4）MRI：病变主要累及脑白质，多呈不规则形，T_1WI 呈稍低信号，T_2WI 呈稍高信号，信号不均匀，病灶内可见等信号区；病灶呈不均匀明显强化，等信号区不强化，为凝固性坏死区，强化外形不规则呈粗大齿轮状，颇具特征，水肿沿白质蔓延呈爪状。少部分病人表现为囊样 T_1WI 低信号，T_2WI 高信号，环形或分隔样强化。Kumar 等将放射性脑坏死形容成两种形式，分别为"瑞士奶酪"和"肥皂泡"。前者的特点是累及灰质和白质的广泛强化和坏死区混杂存在，后者的特点是病变较局限的异质性增强，通常伴有一个坏死核。灌注成像技术可以较敏感地检测出血流的灌注变化情况，从而可较常规 MRI 检查更早显示病变。

注意与肿瘤复发鉴别：两者均可表现为明显强化、有占位效应，不易鉴别，但其灌注表现不同，放射性脑坏死灶内由于缺乏新生血管，测量局部脑血流量图可以见到坏死灶的局部 rCBV 明显降低，灌注曲线表现为低灌注或无灌注，如果是肿瘤复发由于其内有许多新生的肿瘤血管，局部 rCBV 明显升高，与对侧正常相比曲线表现为高灌注。

（5）脑血管造影：放射性损伤可以导致脑内神经组织变性坏死、血管纤维变性，小血管内血栓形成，血管内膜增生，血管造影可以呈无血管区改变。

（6）脑电图：显示病变部位出现 δ 波。

（7）脑脊液检查：脑脊液的压力可增高，一般无特异性，脑脊液中蛋白质含量及细胞总数可增高。

（8）病理学检查：最可靠的诊断则有赖于手术后的病理组织学检查。放射性脑坏死的组织学变化包括：①凝固性坏死；②白质脱髓鞘；③巨噬细胞反应；④血管周围细胞浸润；⑤血管呈纤维样坏死，实质性出血、栓塞、玻璃样物质、淀粉样变性等改变；⑥神经胶质的改变；⑦无细胞性纤维化。

五、预防与治疗

1. 预防

（1）在放疗时要了解影响放射生物效应的多种因素，酌情安排治疗计划。

（2）脑部放疗时必须考虑：治疗体积、总剂量、分次量及被照射脑组织的敏感性，正确掌握时间、剂量、分割次数积累放射效应。一般颅脑照射总量应控制在 60Gy/6 周以内，如需避免正常脑组织照射，可考虑采用介入放疗或慎重决定治疗剂量，以保证生存质量。

2. 治疗

（1）药物治疗：糖皮质激素是目前使用最为普遍的药物，一般使用地塞米松 10～20mg加入 20%甘露醇 250ml，静脉滴注，1 次/日；或用氢化可的松 100～200mg/d，5～10 日后改为地塞米松 1.5mg，2 次/日。

依达拉奉可有效清除神经组织损伤后产生的大量自由基，间接保护神经元，明显改善神经功能及预后，适用于各种类型的放射性脑损伤。目前镁离子的神经保护作用在临床上获得认可，但其用于 REP 的长期随访资料仍不充足。环氧合酶（COX）是前列腺素类似物合成的限速酶，COX-2 抑制剂在提高肿瘤细胞放射敏感性的同时还不增加对肿瘤周围正常组织细胞的放射性损伤，可间接用于 REP 的治疗。ShK-170 被证实其对放射性脑损伤的保护作用明显。贝伐单抗能使神经认知功能明显改善。贝伐单抗是最新的应用于放射性脑损伤的药物。有报道称 5mg/kg 的贝伐单抗双周方案 6 周期，患者在神经认知功能和脑水肿方面得到改善，并推测其机制不仅和降低血管通透性相关，还可能与免疫反应及炎症的抑制有关。一些啮齿类动物的研究表明，使用过氧化物酶体增殖物激活受体（PPAR）激动剂对治疗颅脑放疗引起的认知功能障碍有效。血管紧张素转化酶抑制剂（ACE 抑制剂）和 RAS 血管紧张素 Ⅱ 可以调节放射诱导的迟发效应。

（2）高压氧治疗：可提高组织细胞氧分压，提高血管内皮生长因子和其他生长因子表达水平，降低血管渗透性，激发血管修复机制。还可减轻放疗引起的瘤床周围正常组织坏死。可作为放射性脑损伤的常规治疗方法，尤其适用于急性 REP 患者。

早期高压氧联合神经节苷脂治疗可以明显改善颅脑损伤患者神经功能及预后，提高患者的生存质量。一般使用压力 0.2MPa（2.0 个 ATA），面罩吸入 99.5%的纯氧 80 分钟，1 次/日，10 次为 1 个疗程，一般需要连续治疗 2~3 个疗程。

（3）手术治疗：开颅手术及放射性坏死灶切除术被认为是一种有效治疗 REP 的手段。

（4）干细胞植入：放射会去除海马的神经发生，改变神经功能，并引起神经炎症。而神经干细胞被植入海马，可以防止神经发生的减少，并可提高放射后的认知。

（5）中医药治疗：根据放射性脑损伤相关症状，归属中医学"头痛""中风"等范畴，其病因病机不外虚实两类。射线属热毒之邪，易耗阴、伤血，或独立致病，或合而为之，实者责之于风、痰、毒、瘀诸邪，如风阳内动、风火相煽，或为毒损脑络影响神明。虚者为平素体弱或久病，耗伤气血，不能上荣于脑，脑髓失养；或肾精不足，不能生髓上充于脑，髓海空虚。具体辨证论治如下。

1）肝风内动型：症状为面赤头晕、头痛剧烈、烦闷躁扰、恶心呕吐、口干口苦、肢体抽搐、步态不稳、尿赤便秘等，舌红苔黄或黄腻、脉弦或滑。治法：平肝潜阳熄风。方药：拟方天麻钩藤饮合镇肝熄风汤加减。重用天麻、石决明、钩藤、沙苑子、龙骨、牡蛎、菊花等平肝潜阳药物。

2）毒损脑络型：症状为头痛头昏、面红、咽干、耳中流脓水、健忘、纳差，舌红，苔黄厚燥，脉弦。治法：清热解毒、养阴生津。方药：拟方黄连解毒汤加减。药用生黄芪、黄连、黄芩、栀子、射干、麦冬、知母、白蒺藜、石决明、白花蛇舌草等。

3）气血双亏型：症状为神疲乏力、面色㿠白、头晕头重、眩晕耳鸣、四肢无力、恶心呕吐等，舌质淡苔白、脉细弱。治法：益气补血。方药：拟方八珍汤加减。药用生黄芪、太子参、茯苓、白术、当归、生地黄、川芎、白芍等益气养血之药外，还应加用黄精、桑葚、益智仁、龟板、鹿角胶等益肾填精、血肉有情之品。

第二节　放射性脊髓损伤

放射性脊髓损伤又称放射性脊髓病（radiation myelopathy）、放射性脊髓炎（radiation myelitis），是由于鼻咽、颈部淋巴结区域、食管，以及纵隔区域接受较大剂量的放射治疗而导致的并发症。头颈部及纵隔区域放射治疗期间，正常的脊髓将受到不同程度的射线照射，为了控制或者达到治愈肿瘤的目的，放射治疗必须要求达到一定的剂量强度，这样放射性脊髓损伤的发生就不可避免的发生了。放射性脊髓损伤程度与辐射强度、持续时间照射部位及个体耐受有关。0.8%～3.51%患者放疗后发生放射性脊髓损伤。慢性放射性脊髓损伤潜伏期长短不一，最短为 1 个月，最长 5 年或更长。

一、致病原因与脊髓放射耐受性

1. 致病原因　放射性脊髓损伤的发病与多种因素有关，如照射剂量，治疗时间，分割次数、照射部位的大小及个体放射敏感性差异等。导致放射性脊髓损伤的重要致病性因素是：①分割次数少；②治疗时间短，即疗程短；③照射剂量大；④脊髓照射长度增加等，其中以放射总剂量的意义最大。在总量相同的情况下，则单次大剂量比多次小剂量照射的危险性大。

2. 脊髓的耐受放射性　人体脊髓的耐受量在常规治疗情况下照射 5 次/周，大致限于 50Gy 以内。因放射脊髓的长度而有差异，如接受放射的脊髓为 20cm，则 4 周内可给到 40Gy；10cm 可给到 45Gy；而 5cm 可增到 50Gy。脊髓的颈段还更敏感些，有学者建议限定在 40Gy。放射性脊髓损伤也与个体对放射线敏感性的差异有关，有的病例虽然照射量在安全范围内仍可发生，有的病例脊髓受到 60～70Gy 照射量并无症状发生，这可能与个体对放射线敏感性差异有关。

二、发 病 机 制

关于放射性脊髓损伤的发病机制目前尚未完全明确，其发生可能与多种因素直接相关，或者是多种因素共同作用的结果。可能的机制为：①放射线对脊髓组织的直接损伤；②脊髓供血血管受损引起继发性的脊髓损伤；③静脉内皮损伤，导致静脉闭塞，结果使局部渗出出血坏死；④机体对放射性损伤产生变态反应因脊髓出现过敏性脱髓鞘改变及细胞团块样坏死。也有观点认为，晚期的脊髓损伤不是由于对神经细胞的直接作用而是对靶细胞群的损伤最可能的靶细胞群是胶质细胞群和内皮细胞群胶质细胞群受损后白质和神经根就会发生节段性脱髓鞘。

目前较为公认的学说如下。①血管受损学说：认为血管的改变是原发的，脊髓的软化是继发于血管损伤所引起的缺血性改变；②放射线直接损伤神经组织学说：一些学者观察到血管变化很轻微，而神经组织变化广泛而明显。剂量越大细胞损伤的程度越严重。特别是对细胞核的损伤，核染色质线粒体是主要的受损部位。③免疫机制学说：放射线作用于神经组织，使细胞蛋白或类脂质发生改变，形成新的抗原性，产生自身免疫反应引起脊髓水肿、脱髓鞘改变或坏死。

放射性脊髓损伤主要累及白质依不同阶段及损伤程度不同表现有所差异。肉眼见脊髓肿胀、变软，切面蝴蝶形结构消失或呈淡黄色，质地较硬镜下见局灶性凝固坏死和神经纤维脱髓鞘改变，也可见组织溶解液化、坏死、空泡变，神经细胞和胶质细胞变性、固缩和消失，毛细血管明显增多，管壁增厚，呈玻璃样变性，管腔闭塞；周围有陈旧性出血，胶质瘢痕形成和少量炎性细胞浸润，病灶周围组织有水肿及胶质增生。

三、临 床 表 现

放射性脊髓损伤临床表现多种多样，起病一般多隐匿，具有一个较长的潜伏期，其临床症状缺乏特异性，较少容易被临床所发现或者重视。少数呈急性起病，最早的症状常为各种感觉障碍及功能障碍，并可伴有头痛。

1. 潜伏期　放射性脊髓损伤的发生与进行放射治疗之间具有一定的间隔时间，一般称这一段时间为临床潜伏期。临床潜伏期的长短与临床类型直接相关，早期短暂型患者一般其潜伏期为 3 个月，慢性进展型患者一般为 3 个月～5 年时间，平均为 18 个月。对于原发性肿瘤被较为满意的控制而且已经获得了数年以上的生存时间的患者，病变多数呈现渐进性的进展。放射性脊髓损伤的症状一旦出现，临床上常难以逆转，因此更加强调对潜伏期症状的重视和注意。

（1）感觉障碍：常见患者在潜伏期出现手足麻木感，或者针刺感、蚁爬感，这种感觉经常自颈部沿着脊柱向肢体放射。部分患者在进行颈部屈伸动作的时候可以出现有触电感（Lhermitte 征），其中多数病人可以恢复到正常，一部分病人可以出现渐进性的发展，出现受累的脊髓节段上缘以下支配区域的痛觉和温度觉障碍，而深部的感觉一般没有改变。

（2）疼痛：多数为颈部或者肩背部的疼痛，偶尔也可以具有肢体的疼痛发生。

（3）运动障碍：受累的脊髓节段以下的脊髓所支配的肢体可以出现上运动神经元损伤的体征，表现为轻重不等的中枢性瘫痪，又称硬瘫，如肌张力增强、腱反射亢进及出现病理性反射阳性的结果。瘫痪的肌肉一般不发生萎缩，生物肌电检测经常无变性反应。此外，受累的脊髓节段所支配的肢体也可以出现前角受累的下运动神经元损伤的体征，如出现迟缓性瘫痪-肌张力降低，肌肉萎缩，腱反射减弱或者消失，肌束震颤，电测验具有变性反应。

（4）自主神经功能紊乱：主要是潜伏期的晚期患者出现的膀胱、直肠的功能发生紊乱或者发生障碍。

2. 早期　早期性反应以低头触电感为特征性表现。这是一种表现特殊的主观症状，并可以伴有感觉障碍的短暂性、轻型的放射病。即当患者做屈颈动作的时候，出现从颈部沿着背部脊椎向下肢或四肢放射性的麻木感、针刺感或触电感。头复位时，此症状即可消失；屈颈动作越迅速而有力，触电感越强烈。如屈颈动作缓慢，触电感则较轻微。在此期间，患者多无其他神经系统的异常体征，为放射早期反应。一般患者在放射治疗以后的 1～10 个月以内出现，可以维持 2～4 个月的时间。早期的临床表现一般均为一过性，经过适当的休息及药物治疗以后这样的症状多数在 3～6 个月以后可以自行的消失，一般不会留下后遗症，极少数的患者可以在以后发展成为持续性的脊髓损伤。

3. 晚期

（1）疼痛及功能障碍：大部分患者病情呈慢性进行性发展，常从一侧下肢的麻木、无力或疼痛开始，向同侧上肢伸延，并向对侧肢体发展，最后出现四肢痉挛性瘫痪；同时可有直肠和膀胱括约肌的功能障碍（大小便潴留或失禁）及感觉性共济失调，而一般浅感觉损伤较轻，即呈不完全或完全性脊髓横贯性损伤。当出现括约肌障碍时，提示预后不好。

（2）布朗-塞卡尔综合征（脊髓半切综合征）：部分患者表现有不同程度的同侧运动和深感觉障碍，对侧浅感觉（痛温觉）障碍，也可出现综合痛温觉障碍呈双侧性，而运动障碍单侧性或反之，或两者均在同侧。典型的布朗-塞卡尔综合征不常见。曾接受放疗的患者，在照射区域查出此综合征，应首先考虑放射性脊髓损伤，但在判断此综合征病变水平时，应记住痛温觉感觉纤维是在脊髓内上升 2～4 个节段后再交叉到对侧的这一解剖特点，所以病变水平应定在痛温觉障碍水平的上方 2～4 个节段。

四、临床类型

根据临床症状，病理变化，病程及预后等特点，放射性脊髓损伤分为以下几种类型。

1. 短暂型放射性脊髓损伤　为放疗诱发脊髓损伤最常见的类型，发生率与放射剂量呈正相关（一般大于 35～40Gy）。主要表现为感觉异常和轻微的感觉减退及典型的 Lhermitte 综合征，这是放射性损伤的一种短暂形式，一般发生于放疗后 2～4 个月左右，症状常在数周至数月自行性消退，也可作为慢性进行型放射性脊髓损伤的第一个征象出现，可能是放射抑制髓鞘的形成使感觉神经暂时性脱髓鞘所致。本病无脊髓功能障碍的客观体征，CT 扫描和脊髓造影正常。

2. 慢性进行型放射性脊髓损伤　又称为迟发性横贯性放射性脊髓损伤。一般多数为放射线损伤的远期反应，发病率为 1%～2%，当脊髓照射总剂量小于或等于 45Gy 或 18Gy/d，其发生率较低。本病常出现一侧或双侧下肢的感觉异常，通常以下肢麻木或感觉迟钝为首发症状，以后逐渐进展，出现感觉运动障碍，脊髓不完全或完全性横贯性损伤，直肠与膀胱功能障碍及截瘫。对于伴有直肠、膀胱括约肌功能障碍或括约肌受损的患者，一般提示患者的预后不佳。

3. 选择性的脊髓前角细胞受损或肌萎缩型放射性脊髓损伤　又称放疗后运动神经元综合征，临床表现主要为双下肢弛缓性瘫痪，其性质完全属下运动神经元损伤，无明显的感觉或括约肌障碍，病情缓慢进展达数月以上，以后稳定，但不能改善。此型较少见。

4. 急性放射性脊髓损伤　临床少见，急性起病，常在几小时至几日内发展为截瘫或四肢瘫，以后病情处于静止状态，系放射诱导的血管性变化而发生脊髓梗死的结果。本型及慢性进行型多表现为上运动神经元损伤的特征，其病变多发生在颈、胸段脊髓。

五、诊断与鉴别诊断

1. 放射性脊髓损伤的诊断依据

（1）有脊髓受照射病史，神经症状与照射区相符。除个别患者的神经症状在照射区域以下外，多数患者损伤水平与照射区一致。

（2）大多有潜伏期，脊髓损伤的症状多在放疗后间隔一段时期逐渐出现，短的仅 1 个月，长的可达 70 个月或更长，平均为 1～2 年。多数学者认为剂量越高潜伏期越短，亦有相反的报道。高剂量时潜伏期不取决于剂量，而在较低总剂量时则潜伏期与剂量成反比关系。不过潜伏期的长短与病情的轻重及预后无明显相关。

（3）全身状况好，原发肿瘤大多无复发，脊椎骨无明显压痛。

（4）影像学检查无明显异常，脊髓造影正常，CT 或 MRI 主要是排除肿瘤脊髓转移和髓内出血。临床疑有放射性脊髓损伤时应首选 MRI 检查，MRI 表现：①可见相应椎体 T_1W 信号增强，正常与异常椎体之间出现"分界线"。②病变脊髓的 MRI 改变呈连续性多节段，仅轻重程度不同。③横断位和（或）矢状位 T_1W 早期显示为脊髓增粗，边缘不整齐，T_1W 呈低信号、T_2W 呈条状或斑片状高信号；慢性期脊髓大小正常或变细萎缩，蛛网膜下隙明显增宽，仍以 T_1W 低信号、T_2W 高信号为主，但不均匀。④增强 MRI 显示斑点状或环状强化，若脊髓水肿、液化或囊变则不强化。放射性脊髓损伤在急性期即使有严重的神经功能损伤，MRI 也可以是正常的，但是在迟发的放射性脊髓损伤中 MRI 的阳性率显著增加。

（5）脑脊液检查大多正常，部分患者脑脊液细胞数轻度增加、蛋白含量稍增高，脑脊液压力正常，脊髓腔没有阻塞。放射性脊髓损伤的病理变化特点：脊髓有广泛的出血及筛状软化灶，灰质和白质均受累，以白质为重，双侧常不对称，也有报道有前角细胞的坏死；神经细胞减少或呈多种变性；有广泛的髓鞘脱失现象；血管壁增厚，管壁有纤维样物质沉着，管腔变小，血管内可有血栓形成，血管周围可有淋巴细胞浸润；胶质反应及炎症反应不明显。

2. 鉴别诊断　主要与脊柱肿瘤、脊髓转移性癌、脊髓空洞症等相鉴别。转移性癌一般病情发展快，可迅速出现瘫痪，全身情况差，伴有剧烈神经根痛，椎管梗阻，X 线片显示骨质变化，病变部位与放疗区可不一致等。此外近年来对于影像学的发展，CT 及 MRI 在临床上的广泛应用，使得该病的鉴别一般不甚困难。

六、预防与治疗

1. 预防　由于是放射性的神经损伤，本病在治疗上一般可以选择的方法不是很多，因此临床上更加重视对本病的预防。

（1）对有希望通过根治性放疗治愈的患者，如照射野有部分或全部通过脊髓时，应以最大的努力改进放疗技术，把脊髓的剂量限于正常耐受量以下。

（2）控制照射剂量，缩小脊髓照射长度，采取合适的分割次数，对放射性脊髓损伤的预防有重要作用，小范围照射不宜超过 50Gy/5 周，大范围照射量在 40Gy 左右可以避免放射性脊髓损伤。考虑到多数放射性脊髓损伤发生于每次采用大剂量的放疗方案这一事实，对头颈部肿瘤的根治性放疗均应注意保护脊髓，否则不要采用非常规性分次方案。

（3）在颈部必须多野照射的情况下，应注意不犯理论或技术性错误，后者可能使得照射野交界区域达到很高的剂量，而致脊髓损伤。设置固定头部的防护支架可以保护脊髓。

2. 内科治疗　放射性脊髓损伤是严重的不可逆的放疗并发症，尚无有效的治疗方法。以下的一些治疗方法可延缓病情发展或改善临床症状。一旦确诊，首先要纠正治疗方案，停止放射线照射，改用化疗以控制肿瘤，采用综合治疗的方法，减少后遗症的发生和减轻损伤程度。激素对脊髓水肿及抗感染作用较好，并可增高血糖，为机体提供大量能量，促进神经细胞的氧化。充足的脱水剂和各种药物的综合治疗，有助于急性期脊髓细胞的恢复。

内科保守治疗措施中，目前尚无明显有效的治疗措施在临床上得以确证，因此对于本病的治疗基本上以对症、增加组织供氧、改善微循环等治疗措施为主，部分与放射性脑损伤的治疗相同。

（1）急性期采用大剂量激素冲击疗法：①地塞米松 10～20mg，静脉滴注，1 次/日或 1 次/12 小时；或用氢化可的松 100～200mg/d，静脉滴注，使用 5～10 日待症状缓解以后可以逐渐减量。②20%甘露醇每次 250ml，加压静脉滴注，根据病情 4～6 小时重复。③应用改善微循环药物及血管活化剂，如低分子右旋糖苷等。④促进神经细胞恢复药物，如神经生长因子等。

（2）慢性期和恢复期治疗：①应用促进神经细胞恢复药物并配合主动或被动功能锻炼。②针灸及功能性电刺激。常用针灸穴位为曲池、合谷、外关、肩髃、足三里等，功能性电刺激的刺激强度以患者能耐受为度。

（3）手术治疗：对上运动神经元受损出现肢体痉挛性瘫痪、肌张力明显增高时，选择性的行脊神经后根切断手术，可使症状获得明显缓解。

3. 中医药治疗　放射性脊髓损伤从中医方面来讲，癌症患者接受放射线治疗后，机体正气亏虚如气血凝滞，肝肾不足，阴阳失衡，又外感风邪，痰湿内蕴，脊髓痹阻，四肢筋脉失养，经络不通所致，多属中医"痹症""痿证"范畴。

（1）辨证论治：

1）外感风邪，阴阳失衡，毒浊浸淫：症状为颈肩部及肢体麻木、疼痛，游走不定，时感恶风寒，口干苦，纳可，二便调，舌质红，苔白腻，脉浮紧。治法：祛风解表，通络止痛，解毒化浊。方药：九味羌活汤加桑枝、独活、怀牛膝、地龙、土鳖虫、茯苓。本型为肿瘤患者放疗的早期，由于体质虚弱，易感冒，常因感冒就诊而兼有表邪。

2）气血凝滞，经络不通，毒浊浸淫：症状为颈肩部及肢体麻木，刺痛或触痛，关节屈伸不利，甚则肌肉萎缩，筋脉拘紧，肛门收紧，纳尚可，小便正常，大便难解，舌质暗红，舌下瘀斑或瘀点，脉细涩。治法：活血行气，通痹止痛，解毒化浊。方药：身痛逐瘀汤加五加皮、乌梢蛇、土鳖虫、鸡血藤、土茯苓。本型为肿瘤患者放疗中期，毒邪逐渐侵害人体，正气渐虚，或邪正交争剧烈之时，也是治疗的关键时期，需积极治疗，以防毒深病进。

3）痰湿内蕴，经络不通，毒浊浸淫：症状为颈肩部及肢体麻木、酸痛、重着，四肢瘫软，肌肉萎缩，头昏朦，胸脘满闷，呕恶吐涎，二便失禁，舌体胖大有齿痕，苔白厚腻，脉弦滑。治法：健脾化痰，祛湿通络，解毒化浊。方药：半夏白术天麻汤加羌活、独活、五加皮、怀牛膝、土鳖虫、鸡血藤、土茯苓、地龙。分析：本型亦为肿瘤患者放疗中期，毒邪逐渐侵害人体，正气渐虚，或邪正交争剧烈之时，当是治疗的关键时期，仍需积极治疗，以防毒邪深入机体，病情加重。

4）脾胃虚弱，毒浊浸淫：症状为肢体麻木，瘫软无力日重，肌肉萎缩，食少纳呆，腹胀便溏，气短乏力，神疲懒言，面色不华，舌淡苔薄白，脉沉细或弱。治法：健脾益气强筋，解毒化浊通络。方药：香砂六君汤合参苓白术散加五加皮、怀牛膝、土鳖虫、鸡血藤、土茯苓、地龙、羌活、独活。本型亦为肿瘤患者放疗的中后期，尤以脾胃受损严重，饮食减少，患者正气日虚，体质日衰，自身已不能抵抗放疗毒邪的侵袭，治疗上应积极健脾、补养气血以扶正祛邪,多见于胃癌患者放疗后。

5)肺热津伤,经络不通,毒浊浸淫:症状为发热时或热退后颈肩部及肢体麻木,软弱无力,皮肤枯燥,心烦口渴,咽干呛咳少痰,小便短赤,大便秘结,舌红苔黄,脉细弱。治法:清热润肺,濡养筋脉,解毒化浊。方药:清燥救肺汤加五加皮、怀牛膝、土鳖虫、鸡血藤、土茯苓、地龙、独活。本型同为肿瘤患者放疗的中后期,患者正气日虚,体质日衰,自身已不能抵抗放疗毒邪的侵袭,治疗上应积极补养气血以扶正祛邪,多见于肺癌患者放疗后。

6)气血亏虚,经络不通,毒浊浸淫:症状为颈肩部及肢体麻木不仁,或瘫软,全身肌肉萎缩、乏力、少气懒言,面色少华,纳呆食少,二便失禁,舌红苔薄白,脉沉细弱。治法:益气补血,疏通经络,解毒化浊。方药:八珍汤加猪脊髓、五加皮、怀牛膝、土鳖虫、鸡血藤、土茯苓、地龙、独活。本型为肿瘤患者放疗的中后期,患者正气日虚,体质日衰,自身已不能抵抗放疗毒邪的侵袭,治疗上应积极补养气血以扶正祛邪。

7)肝肾亏损,毒浊浸淫:症状为颈肩部及肢体麻木不仁,肢体软瘫,尤以下肢为主,腰膝酸软,或伴眩晕,阳痿、遗精、早泄,或月经不调,腿胫大肉渐脱,二便失禁,舌红少苔,脉沉细数。治法:补益肝肾,强筋健骨,解毒化浊。方药:虎潜丸加猪脊髓、五加皮、怀牛膝、狗脊、土鳖虫、鸡血藤、土茯苓、地龙、独活、黄芪。本型多见于肿瘤患者放疗终末期,正气极度衰弱,需积极补益肝肾,强筋健骨。

(2)针灸治疗。放射性脊髓损伤恢复期:针刺取穴分前后两组,前组取天枢、中极、髀关、伏兔、血海、足三里、三阴交、中脉、照海等穴;后组取脾俞、胃俞、膀胱俞、大肠俞、殷门、委中、承山、绝骨等穴。前后两组穴位隔日交替针刺治疗,均用补法,留针30分钟,每日1次。治痿取多气多血之阳明经,使脾胃得健,气血生化有源,散精于肺,肺朝百脉,肌肉筋脉得以濡养;中极为膀胱经之募穴,可调整膀胱气化功能,通利小便;申脉、照海通阴阳跷脉,可调节肢体运动功能;脾俞、胃俞、膀胱俞、大肠俞可调理脾胃、膀胱经气;殷门、委中、承山强腰脊,舒筋止痛;绝骨为八脉交会穴之髓会以填精补髓。诸穴合用,使脾胃得健,气血生化有源,而痿证得愈。

第三节 放射性周围神经损伤

周围神经包括脑神经、臂丛神经、交感神经干或神经节、腰骶丛神经等,这些神经的放射性损伤是肿瘤放射治疗后最严重的后遗症之一,对患者的生活质量影响很大,甚至会导致患者死亡,但临床上常将其误诊为是肿瘤患者的终末期消耗型状态、肿瘤局部未得到控制或复发、转移,而未得到正确认识和治疗。

一、病因和影响因素

头颈部肿瘤,如鼻咽癌、口腔癌、腮腺癌等的放射治疗常可引起脑神经的放射性损伤,其中鼻咽癌放疗后脑神经损伤的发生率为 3.4%~20.6%,诊疗的发生率产生这样大的悬殊差异的原因与疾病的治疗方法、诊断标准及随访时间的长短不一有关。也提示了目前放射治疗中存在无明确规范和诊疗混乱的局面。

鼻咽癌颈淋巴结转移、喉癌、肺尖癌、乳腺癌、锁骨上区等的放射治疗可造成交感神经节、神经干的损伤；肺癌、乳腺癌锁骨上区放疗还可造成臂丛神经损伤。尤其是肺尖癌，单纯放疗要求剂量高，更易造成臂丛神经损伤；盆腔癌肿如宫颈癌、直肠癌，骶尾部肿瘤如骨巨细胞瘤、脊索瘤等，若外照射剂量过高可造成腰骶丛神经损伤。

放疗后周围神经损伤的发生率和程度与下列因素有关。

1. 放疗技术问题　鼻咽癌放疗时采用双耳前野加上颈前切线野照射，脑神经放射性损伤的发生率为 14.9%，而未采用上述方法者，发生率仅为 6.5%。采用双耳前野加上颈前切线野（又称面颈分野）使脑神经放射性损伤的发生率由不用此种技术时的 5.8%上升到 20.6%。这可能是由于上颈前切野与耳前野的后下角在下颌角处重叠。剂量重叠区的主要横切面正好在颌下区，是舌下神经离开颈动脉鞘区转向前穿舌肌处，此区域主要为后组脑神经汇集处。因此采用上述面颈分野放疗时，后组脑神经，特别是舌下神经容易因受照射剂量过高而发生损伤。在应用双耳前野加鼻前野放疗时，视交叉部位处于高剂量区，易造成视神经损伤。

乳腺癌患者的腋窝、锁骨上区放疗，若采用较大剂量分割，如 2～3/周，每次锁骨下 5cm 处剂量为 3～4Gy，总剂量 45～50Gy，臂丛神经损伤的发生率为 16%～32%。在总剂量相同的情况下，5 次/周，1.8～2Gy，臂丛神经损伤的发生率为 5%～9%。

2. 再程放疗　肿瘤治疗不满意、复发而行再程放疗，可加重神经周围组织的纤维化，易发生周围神经放射性损伤。

3. 个体敏感性差异　关于周围神经放射性损伤的机制，一般认为，神经纤维对放射不敏感，周围神经的放射性损伤不是由于放射线直接损伤神经，而是由于放射引起神经周围的结缔组织纤维化，神经纤维被挤压、钳制而影响了神经的血液供应，继而影响其生理功能。

二、临床表现

1. 脑神经的放射性损伤　多发生于放疗后存活 3～5 年以上的患者，以后组脑神经麻痹症状为主。当舌咽神经、迷走神经受损，可出现声嘶、语言障碍、吞咽障碍，饮水、进食呛咳，继而易发生吸入性肺炎；当舌下神经受损时可出现伸舌偏斜、舌肌萎缩，讲话、咀嚼困难；其他如Ⅲ、Ⅳ、Ⅵ脑神经受损可出现眼睑下垂或闭合不能，眼球突出或凹陷，复视或斜视；Ⅱ脑神经受损可出现视力下降、视野缺失、偏盲、甚至失明。茎乳孔外口邻近的软组织放射性纤维化累及面神经可引起面瘫；Ⅴ脑神经损伤，可引起头痛、三叉神经痛等；Ⅷ脑神经受损可引起听力下降，甚至耳聋。

2. 颈交感神经节、神经干放射性损伤　可出现典型的霍纳综合征，患侧眼裂缩小、瞳孔缩小、眼球内陷、面部无汗等征象。

3. 臂丛神经放射性损伤　详见本章第四节。

4. 腰、骶丛神经的放射性损伤　出现腰骶部疼痛，可向下肢放射。会阴部疼痛、大小便障碍、阳痿。进行性发展可致下肢感觉、运动功能全部丧失，下肢淋巴水肿。

5. 放射性周围神经瘤 主要表现为原放疗部位（以臂、腰、骶神经丛多见）出现肿块，可有疼痛及进行性神经损伤。

三、诊断与鉴别诊断

1. 脑神经放射性损伤 诊断脑神经放射性损伤的标准为：放疗后肿瘤完全消退，又出现新的脑神经麻痹症状；经重复检查及至少随诊 2 年无肿瘤复发者。脑神经放射性损伤与肿瘤复发的鉴别诊断有时候相当困难。见表 14-2。

表 14-2 脑神经放射性损伤与肿瘤复发引起脑神经麻痹的鉴别

脑神经放射性损伤	脑肿瘤复发
无头痛或较轻	头痛较重或剧烈
后组脑神经损伤为主	前组脑神经损伤为主
在较长时间内病情稳定或发展缓慢	病情进行性进展
CT 检查无新的病灶出现或新的骨质破坏	CT 检查有新的病灶出现或新的骨质破坏
常伴有其他放射性损伤，如放射性脑损伤、颅骨坏死	较少伴有其他放射性损伤
视力改变，未见球后或视神经占位性病变，视神经乳头萎缩	视力改变，但球后或视神经有占位性病变
局部穿刺活检，无存活癌细胞	活检可以查到癌细胞

2. 其他外周神经放射性损伤的诊断标准 有周围神经丛受照射的病史，相应部位的神经出现损伤症状：除外肿瘤侵犯周围神经的可能，这些外周神经的放射性损伤也不易与同部位的肿瘤所致症状相鉴别。

四、预防与治疗

1. 预防 周围神经的放射性损伤预防是关键。一旦出现损伤则很难纠正。主要预防措施如下。

（1）合理制定放疗计划：注意放疗剂量分布与分割，避免神经所在区域受照剂量过高或单次剂量过大。如鼻咽癌的放疗双耳前野加上颈前切野，使后组脑神经所在的颈动脉鞘区处于剂量重叠区，增加了脑神经放射性损伤率，但并未提高生存率。如改用面颈联合野或先用面颈联合野然后用面颈分野，则可避免上述技术上的不足，从而降低脑神经放射性损伤的发病率。对于肺癌锁骨上区转移和乳腺癌锁骨上区，以及腋窝区域放疗不宜采用大剂量分割，而应采用常规的 5 次/周，每次 1.8～2Gy 的放疗方法。

（2）再程放疗须格外小心：周围神经放射性损伤在肿瘤复发再程放疗时发生率较高，因此对于此类患者，可采用降低外照射剂量，配合后装近距离放疗技术，提高肿瘤局部照射量，减少正常组织照射量，从而降低周围神经放射性损伤的发生率。但无论如何变通治疗方法，都应以控制肿瘤为前提。放疗后是否发生周围神经的放射性损伤还与患者的个体差异有很大关系，这在放疗前很难预测。

2. 治疗 周围神经放射性损伤多伴有疼痛，处理详见第二章。脑神经损伤，患者出现吞咽呛咳饮水时可试用吸管或采取不易发生呛咳的体位，某些患者进干食或饮水时呛咳，而进黏稠或糊状食物时不易发生呛咳。必要时完全禁食，采用鼻饲或胃造瘘法供给营养。因呛咳发生吸入性肺炎则应予以抗感染治疗。眼睑不能闭合者，在睡眠时可用纱布或其他干净物品盖住眼睛以防异物进入，并给予眼药水或者眼药膏使用。

第四节　放射性臂丛神经损伤

放射性臂丛神经损伤（radiation-induced brachial plexus injury，RIBPI）常见于乳腺、肺尖、头颈部位的肿瘤患者，是受高剂量或大剂量分割放射治疗后导致的臂丛神经功能障碍。过去在放疗技术及设备尚不成熟情况下，RIBPI 发生率较高。在肿瘤放射治疗过程中，针对腋窝、锁骨上区、颈部等淋巴结引流区给予高剂量照射，忽视了臂丛神经所能耐受的剂量问题，最终导致该病的发生。RIBPI 可导致其所支配区域的感觉、运动功能障碍，是一种慢性不可逆疾病，严重影响患者的生活质量。随着放疗技术与设备的不断发展，该病的发病率较前降低，但在一些长期存活的患者中，RIBPI 仍然存在。考虑到 PIBPI 的高发病率和特殊性，本节将对其进行详细介绍。

一、发病机制和影响因素

RIBPI 的主要发病机制为血管壁受到放射线照射，超过其所能耐受的剂量，使血管壁出现放射性损伤，发生微循环改变，出现纤维化反应，导致管腔狭窄、微小血栓形成，从而引起神经缺血性改变。同时放射也可引起臂丛神经周围组织、脂肪组织、神经束间结缔组织出现广泛纤维化、瘢痕化，可使臂丛神经受到压迫。以上情况若持续存在，将使神经内外循环受到破坏，导致轴突及髓鞘薄壁组织损伤、脱髓鞘及轴索退变，最终引起臂丛神经功能障碍，发展为不可逆性臂丛神经损伤。

对于接受放射治疗的患者，臂丛神经周围组织的纤维化是一个渐进的过程，时间跨度可以从几年到几十年不等，按照临床及病理变化过程可分为：A 期为纤维化前期，即非特异性炎症反应期，一般发生在放疗后的前几个月，常无临床症状而仅表现为无特异性的局部慢性炎症反应；B 期为纤维组织构成期，一般发生在放疗后的前几年，表现为局部炎症反应消失，组织变厚变硬及不规则毛细血管扩张；C 期为纤维化后期即基质致密化及重建期，一般为放疗后 5～30 年，表现为组织萎缩并逐渐坏死。

RIBPI 的发病与放疗技术、放疗总剂量、单次分割剂量等因素密切相关。其他因素，如手术导致的血肿、感染、广泛的淋巴结清扫，如颈部、腋窝、锁骨上区域，化疗药物毒性反应等均可能加重臂丛神经损伤程度也与 RIBPI 相关。此外，年龄、肥胖、基础性疾病，如糖尿病、高血压、高脂血症等均是影响患者 RIBPI 差异的个体化因素。

二、临 床 表 现

RIBPI 发病时轻重不一，初期主要表现为上肢主观感觉异常或神经性疼痛，随着病变进展，逐渐发展为整个上肢感觉减退、麻痹无力，甚至瘫痪。感觉异常主要与腋窝下神经受压或锁骨上区域周围组织硬化等有关。神经性疼痛症状一般较少发生，疼痛程度多表现为中等程度。在活动方面，上肢活动功能的减弱常发生于放疗后的前几个月内，这主要与神经肌肉萎缩有关。患者神经损伤症状的多样化，主要取决于损伤的神经部位。正中神经损伤比较常见，其症状类似于腕管综合征，表现为鱼际肌收缩、手掌平坦、指端感觉障碍，而后延伸到前臂及整个上肢。放疗后上臂淋巴水肿可引起上肢神经压迫症状加重，这与广泛性淋巴结清扫及高剂量放疗有关。

三、诊断及鉴别诊断

在接受过颈部、腋窝、锁骨上区域放射治疗并长期存活的肿瘤患者中，部分患者若干年后出现臂丛神经功能障碍症状，常常需要经过多次就诊及反复检查，甚至神经活检等才能明确诊断。目前国内外尚无确切的 RIBPI 的诊断标准。一般认为，结合患者的放射治疗史、无症状间歇期、临床特点、查体时有明显的神经损伤体征，如蒂内尔征、Froment 征等，即可作出初步诊断。

实验室和影像学等检查可作为该病诊断和鉴别诊断的依据，主要包括：①病理活检。病理活检对该病诊断具有参考价值，对可疑组织的活检中可见到纤维组织粘连，交织成网，并且无炎症细胞渗入。②神经肌电图。神经肌电图对臂丛神经损伤定位及定性方面有诊断意义。③MRI 检查。RIBPI 病灶在 MR 图像上显示两侧对称，曲线轮廓位于斜角肌前后缘，与臂丛神经走形一致，前后时间对比观察，病灶较稳定，无明显变化等特点表明为 RIBPI。CT、PET-CT、超声造影、肿瘤相关因子检查等在排除肿瘤转移及局部复发等方面意义重大。

在诊断 RIBPI 时需要注意与肿瘤复发或转移及放射相关性肿瘤相鉴别，尤其是神经纤维鞘瘤，后者往往疼痛剧烈，病情发展快，肌无力多分布在第 7 颈椎～第 1 腰椎，根据病史、临床特点、MRI、肌电图等检查鉴别诊断。

四、预防与治疗

1. 预防　临床工作中需要严格掌握放疗指征，设计科学合理的放疗方案，在保证不影响疗效情况下，尽量减少臂丛神经受照射的剂量及范围。RTOG 已经拟定头颈肿瘤使用调强放疗技术时，将臂丛神经归入危及器官，耐受剂量在 60～66Gy。放疗时，将臂丛神经勾画出来并限制照射剂量使其在可耐受的范围内。

2. 治疗

（1）药物治疗：主要目的在于缓解疼痛、营养神经。在此病的初期常给予阿米替林、卡马西平及类固醇类的抗炎药镇痛。随着疾病的进展。以上药物不能起到镇痛作用时，可使用吗啡、大量皮质激素等药物镇痛，可达到镇痛效果。化学阻滞交感神经的镇痛方法对一部分患者有效。

（2）高压氧治疗：此项治疗可以治疗淋巴水肿及改善部分感觉障碍，不能减缓或逆转此病的恶化趋势。

（3）经皮电刺激疗法：对此病症状有一定的改善作用。

（4）手术治疗：主要有神经纤维组织松解手术、大网膜游离移植包裹臂丛神经束重建血运术、同侧带蒂或对侧游离背阔肌皮瓣移植覆盖臂丛神经术等，以上手术在早期可暂时缓解一部分患者的疼痛症状，在一定程度上提高患者的生存质量，但并不能逆转此病的进展恶化趋势。

（5）介入手术治疗：在受累动脉起始部植入支架，可明显改善头颈部血运情况。

（6）康复治疗：对于此病的康复治疗国内外尚无系统的报道。目前大多数观点认为通过康复锻炼维持患者的关节活动度，预防及减轻患肢的继发改变，可以在一定程度上延缓此病的进展，提高患者的生存质量。

第五节　眼睛和眼附件的放射性损伤

放射性治疗眼球附近的眼附件肿瘤时，经常会对眼睛及眼附件组织产生不同程度的影响与损伤，不仅有损美观，而且会影响视力、排泪和眼睑功能，如何加以保护又不影响治疗效果是人们关注的问题。

一、眼及附件放射耐受性

1. 眼附属器及其前面部分　放射性诱发的眼损伤存在着剂量-效应关系，区分单次大剂量照射或者大剂量分割照射与多次小剂量分割照射是非常重要的。较大剂量的分割照射比较与常规性的小剂量分割照射可以引发较为严重的眼睛及其附属器的损伤。总的治疗时间和相对的生物效应与眼睛的放射性损伤密切相关。总剂量超过 30Gy，应用大剂量的分割照射 10Gy，就会出现放射性的角膜炎、水肿和溃疡的发生；而对于采用常规分割照射的患者而言，即使总剂量达到 50Gy，这样的损伤仍然是可以避免的。

泪腺和唾液腺的耐受剂量相当，为 50～60Gy。对于超过 60Gy 的患者可能会发生永久性的分泌功能丧失，停止分泌。对于进行 30～40Gy 的放射治疗的患者，可以引发暂时性的眼睑反应，出现睫毛脱落、局部红斑、结膜炎等反应，常规性分割照射剂量达到 50Gy以上的时候，可以引发永久性的睫毛脱落。

2. 晶体　晶体是眼睛对于放射最为敏感的结构，出现反应的阈值一般仅有 2Gy。2～3Gy 的小剂量照射，尤其是单次照射，就可以导致白内障的发生。在进行全身照射的患者中，放射性白内障是患者最容易发生的并发症之一，单次剂量使用在 8～10Gy 的患者中，约有 80% 的患者可以出现白内障；对于进行分割照射的患者中，2Gy 即使给予较高的照射剂量，达到 12～14Gy，其白内障的发生率约为 10%。

3. 视网膜 放射治疗对于诱发视网膜病变的发生剂量一般为 45Gy，但是对于接受 35Gy 照射的患者，临床上可以观察到血管损伤的表现，但是通常不十分明显。放射治疗对于视网膜的影响受到很多的因素的作用，其中最为重要的因素包括放射剂量和放射面积。此外，对于患有糖尿病、胶原血管病、高血压疾病的患者，在接受放射治疗的时候则更加容易发生视网膜的放射性损伤。临床上有报道显示，应用小剂量以及常规照射的患者其发生率将会明显的下降。对于化疗的实施即可以提高眼睛放射的抗肿瘤效应，也增加了毒性反应。

4. 视神经 放射性视神经损伤与总的照射剂量相关，对于照射剂量超过 60Gy 的患者，5 年、10 年、15 年的视神经受损伤的发病率约为 13%、16%、27%。

5. 眼眶 眼睛的骨眶在进行放射治疗的时候，可以引发骨组织的放射性损伤。在小儿视网膜母细胞瘤的患者和横纹肌肉瘤的患者中，处于生长的骨面在接受照射治疗以后骨性损伤较为明显，但是在患儿年龄大于 3 岁的治疗组中，这种骨性的影响则相对的明显降低。

放射治疗对于眼眶软组织的放射性反应主要包括局部脂肪的萎缩、纤维化，从而导致眼球内陷的发生。

二、眼睛及眼附属器的放射性损伤

放射治疗眼和眼附属器肿瘤时，其放射性损伤包括眉毛与睫毛脱落及倒睫，急性皮炎、结膜炎、结膜干燥症，角膜混浊与溃疡，皮肤、睑板萎缩、毛细血管扩张，鼻泪管阻塞、溢泪及虹膜炎等。

1. 眼睑 放射耐受性与其他头部皮肤相同，但在内外眦部皮肤与黏膜交界处，因为常有分泌液的关系比其他皮肤敏感，通常在照射 20Gy 时，就可出现湿性皮炎，内眦或外眦皮肤有裂开现象，有刺痛感。随照射剂量增加，出现眉毛、睫毛脱落，睑缘炎。后期放射反应主要为皮肤萎缩、色素沉着、毛细血管扩张等。

2. 结膜 结膜对射线比较敏感，在受到 15～20Gy 照射时，结膜出现水肿，微血管扩张及充血，分泌物增多，类似急性结膜炎；照射 25～30Gy 时，则结膜炎的征象更严重，如有疼痛提示虹膜已受影响（放射性虹膜炎比较少见）。晚期结膜反应出现瘢痕、增厚，与巩膜粘连，眼睑内翻及鼻泪管阻塞所致的溢泪。

3. 角膜 角膜对放射性很敏感，早期放射反应为角膜知觉反射迟钝，然后角膜上皮细胞脱落。接受 20～30Gy 照射时，就有很薄的白膜形成，视物不清，畏光，临床上最常见的是上皮角化、角膜间质炎甚至穿孔。

4. 玻璃体、视网膜以及视神经 玻璃体、视网膜及视神经均是放射不敏感部分，其放射性损伤随着放射的分次量及总剂量增加而增加。当大剂量照射时，可引起全眼球急性炎症，直至失明。放射剂量在 35Gy 以下很少出现视网膜血管损伤，在 60Gy 时约有 50%，80Gy 时有 85%～90%患者发生视网膜血管损伤。因此视网膜的放射剂量应在 60Gy 以下。

三、预防与治疗

（1）放射治疗眼及附属器肿瘤时，应以根治为目的，最大限度地杀伤肿瘤，并注意保护眼的功能与容貌。可根据局部病灶范围和侵犯深度，选择适当照射技术，包括近距离 ^{192}Ir 放射治疗，尽可能减少并发症的发生。如防护得当，一般不会发生严重的反应和后遗症。

（2）近些年来对于不同模拟定位技术的选择中发现，对于采用单用模拟定位机、模拟定位机加 CT 扫描以及 CT 模拟定位等不同的技术手段，其同侧眼睛视力的影响较为显著，分别为44%、32%和11%。因此建议在治疗中选择更加先进的定位技术，减少损伤发生。

（3）对于放射治疗技术的选择，从剂量分析角度观察：适形放疗治疗局部进展期副鼻窦肿瘤和鼻腔肿瘤可以使得计划靶体积内的剂量分布更加均匀，达到了降低局部毒副作用，提高了局部控制率的目的。适形放射治疗使得对侧的视觉通路达到了较好的保护性的目的。对于视网膜内部在肿瘤侵及眶腔的时候，因为临近临床靶体积及其自身对于放射性损伤的阈值较低，这样也较为难以达到保护性的目的。采用三维的治疗计划则可以避免对于对侧眼眶的放射和本侧的不必要的放射性损伤。

（4）对于放射线束的选择提示，调强质子治疗可以显著性的降低放射性损伤的发生。

（5）对于放疗过程中已经出现的结膜炎，可局部应用抗生素眼药水及眼药膏，必要时全身应用抗菌药物，并给予维生素 A、维生素 C、维生素 E 等。

（6）结合中医理论和临床，中医认为本病的病因是一种热性损伤，相当于热邪入侵、内外热毒、交困结合入营血，化火灼津耗气，上扰目系，从而造成热入阴营，气阴两虚，导致眼络阻塞、水湿停聚，局部津液不足等证。辨证论治：临床上常表现为口干咽燥、吞咽困难、舌绛无苔等一派阴虚内热之象。本病为本虚标实之证，采用辨病和辨证相结合，用清营汤加减，方中生地黄、牡丹皮、玄参、金银花、连翘清营凉血透热外出，配合黄芪、太子参、葛根、地龙等益气养阴、活血通络，改善循环，营养视神经以减轻放疗后的毒副作用。主张本病宜早期诊断，早期治疗，效果更佳。

四、放射性白内障

放射性白内障在临床上的发生率较高，也是影响患者生活质量，以及致盲、致残的主要因素，在此对其临床相关诊疗单独做一介绍。

1. 晶状体放射敏感性及放射性白内障的发病机制　晶状体对放射线非常敏感，引起晶状体混浊的剂量存在着不同的意见，其数值差异较大。本病的潜伏期数月至数年，一般与放射剂量成反比，剂量越小引起白内障的时间越长，有的在 8～10 年才出现。引起放射性白内障的主要原因与射线直接损伤晶状体上皮及晶状体纤维化，继发的睫状血管损伤致使晶状体营养障碍有关。

2. 预防　放射性白内障虽可用手术治疗，但应以预防为主。放射治疗眼睛附近肿瘤时，在不影响治疗的情况下，应使用小野照射或酌情选用 ^{192}Ir 近距离放射治疗，尽可能不将眼球、晶状体包括在照射范围内。

应用眼球保护器可有效地防止放射性白内障的发生，其制作方法：用 1mm 厚的铅皮，按眼球的形状做成 31mm×22mm，27mm×18mm 及 22mm×15mm 的大、中、小不等的椭圆形，上方略隆起，贴近眼球的一面稍向上凹陷，外包镶无毒的甲基丙烯酸甲酯聚乙烯，用细砂轮磨光，并经抛光便表面光滑透明。为操作方便，上方装有一个小的金属柄。使用方法：放疗前用 0.5%～1%丁卡因滴眼，数分钟后滴入少许消毒的液体石蜡，或在眼睑内涂少许金霉素眼膏，根据患者眼裂的大小，选择相应的眼球保护器置入上、下眼睑内，即可行放疗，治疗后保护器须立即取出。

第六节　放射性口腔损伤

放射治疗头颈部肿瘤，如鼻咽癌、扁桃体癌、上颌窦癌、颊面部肿瘤、舌癌、口底癌及头颈部淋巴瘤的放疗，治疗剂量达到 50～70Gy，就不可避免地合并发生放射性反应与损伤。在对口腔及其周围组织进行的放射治疗中，各种损伤的表现依照不同的组织、放射特点，可以表现出各种不同的临床症状。其中，尤其以放射性口腔黏膜炎、放射性口腔干燥症、放射性龋齿、骨坏死等为常见，分别介绍如下。

一、放射性口腔黏膜炎

1. 发病因素与临床表现　口腔的黏膜上皮细胞对放射线比皮肤鳞状细胞更加敏感，因此对于口腔黏膜的放射性反应的开始时间及其高峰，均比皮肤反应发生早一些。对口腔黏膜进行放射治疗并且达到一定的剂量的时候，其反应在放射开始后的 1 周时间里就可以逐渐显现。

对于如软腭、口腔底部以及舌的侧缘和腹面等部位对放射线的照射显得尤为特别敏感，经过大约 20Gy 的照射以后，即可产生局灶性黏膜炎症，表现为黏膜红肿，患者可以感受到吞咽不适或吞咽局部的疼痛，继而出现局部有大小不同、形状不一的片状薄层白膜形成，此系脱落的上皮细胞、渗出的纤维质及少量的细菌混合所致。重者相互融合，这些白膜如不处理，可在鼻腔部（鼻甲与鼻中隔）发生粘连，引起功能障碍。黏膜上皮细胞可脱落形成浅表的溃疡，当治疗剂量达到 30～40Gy 时，炎症可累及全部口腔黏膜，出现弥漫性糜烂、充血，高峰在 14～21 日，患者有口腔、咽喉不适，出现热感、干燥、疼痛而影响进食或吞咽困难等，有时黏膜炎严重到必须停止治疗的程度，通常反应可在 10～15 日后消退。

放射性口腔黏膜炎是放疗过程中必然发生的一种并发症，其反应的程度与放射线的质量、治疗时间长短有关，和每日剂量及总照射量成正比。减轻黏膜炎症的最好的方法是停止放疗，给机体以休息与恢复机会。但在治疗恶性肿瘤时，应该以消灭肿瘤为主要目标，对口腔炎可以积极地对症处理，以减轻患者痛苦，完成放疗计划。

2. 预防与治疗

（1）口腔护理：常规口腔护理是预防和治疗放射性口腔黏膜炎的主要内容。欧洲临床肿瘤协会（ESMO）针对放化疗所致的口腔黏膜炎口腔护理建议为加强口腔检查、保持口腔湿润、勤刷牙、假牙残根的处理及避免刺激性食物。

（2）营养支持：头颈部肿瘤在初诊时有 3%～52%的患者存在营养不良的情况，这主要是由肿瘤本身引起。而手术、放化疗或以上措施的综合治疗进一步影响患者的营养摄入。因此，在治疗过程中，提供一定的营养支持不仅有利于肿瘤的整体恢复，也能够加速口腔黏膜的愈合。

（3）疼痛治疗：对放射性口腔黏膜炎病人疼痛的治疗不仅有利于减轻他们的心理负担，增加其对治疗的信心，从而提高放射治疗依从性。同时，疼痛的缓解有利于患者饮食摄入，因此对患者营养状况的改善也至关重要。

（4）口腔冷冻疗法：口腔冷冻疗法能通过局部降温使口腔内温度迅速降低，引起局部血管收缩，降低黏膜组织氧含量，预防感染，减轻疼痛，从而减轻口腔黏膜损伤，同时口腔内温度降低后不适宜细菌生长，进而减少局部感染的机会。此外，低温情况下通过干预自由基蔓延达到防治辐射导致的口腔黏膜损伤的目的，放射生物学的温度效应知识很好的解释这一现象的出现。

（5）低能量激光疗法：又称低功率半导体激光疗法。低能量激光对放射性口腔黏膜炎具有镇痛、刺激组织新生、预防炎症、扩展局部血管，加快血流、改善微循环、提高口腔局部免疫功能。

（6）抗感染：糖皮质激素具有抗感染作用，它既能减轻局部渗出和水肿，也能减轻白细胞浸润和吞噬，从而达到抗感染的作用。

（7）抗微生物类：因放射性口腔黏膜炎易于合并厌氧菌、真菌等感染。所以，抗微生物类药物多被临床和科研上用于预防和治疗放射性口腔黏膜炎。

（8）维生素类：维生素在口腔黏膜组织的修复过程中具有重要意义。例如，维生素 A 对炎症刺激和上皮细胞增殖具有抑制作用，维生素 E 具有抗氧化性能，并能清除炎症期间自由基的释放。临床中多联合用药。

（9）细胞因子、生长因子：有利于促使细胞增殖分化，使创面更快速愈合，被广泛运用于临床工作中。

（10）口腔黏膜保护剂：在口腔黏膜表面沉积，在黏膜表面形成保护层，进而减轻创面被射线及经过口腔黏膜的异物（如口服食物）的刺激，从而缓解疼痛，减轻炎症、促使溃疡的愈合，进而减轻急性放射性口腔黏膜炎的发生。

（11）中医学认为，放疗为一种热性杀伤剂，热能化火，蕴结为毒，火毒能伤津耗液，津伤血瘀，形成阴虚、邪毒蕴结及血脉瘀阻之证，属中医"口疮"范畴。辨证论治如下。

1）阴虚内热型：症见口干，咽痛，口舌干燥，严重者口咽部如冒烟感，水不离口。查诊见口咽部发红、粗糙或有滤泡状物，舌偏红、少苔，脉细或细数。治法：养阴清热。方药：沙参麦门冬汤合银翘散加味（沙参、麦冬、玉竹、花粉、玄参、桔梗、金银花、连翘、芦根、淡竹叶、薄荷、甘草）。

2）邪毒内蕴型：症见口咽部疼痛剧烈，甚至因疼痛而难以进食，口腔臭秽难闻。查诊见口咽部有多个或大或小的溃疡点，局部发红，甚至有出血，或见口咽部附有一层白膜，舌红、苔黄而腻，中有污秽，脉弦或滑。治法：清热解毒。方药：普济消毒饮加减（金银花、连翘、桔梗、玄参、板蓝根、马勃、牛蒡子、蒲公英、紫花地丁、野菊花、黄连、升麻、甘草）。待溃疡愈合、疼痛减轻后按阴虚内热调治。

3）气滞血瘀、脉络瘀阻型：症见张口困难，颈部活动不利，口咽部干燥，伸舌受限，口明部感觉迟钝。查诊见咽部暗红，干燥无津，舌红、少苔或无苔，脉细或弦细。治法：活血化瘀，通经活络，佐以养阴清热。方药：桃红四物汤合沙参麦门冬汤加减（桃仁、红花、当归、川芎、赤芍、生地黄、地龙、僵蚕、蜈蚣、沙参、麦冬、石斛、玄参、甘草）。

部分患者可以采用中医外治，包括针灸治疗，如足三里、下关、颊车等辨证选穴。中药液含漱：黄芩 25g，黄柏 25g，蒲公英 25g，薄荷 5g；每日 500ml，三餐前后、放疗前、睡前含漱，直至放疗结束。

二、放射性口腔干燥症

1. 发病机制　在正常情况下，唾液起缓冲和润滑作用，口腔中的三对唾液腺对于保持局部的微环境具有重要的作用。口腔经过放射治疗以后，可以导致唾液腺萎缩，唾液分泌量减少，功能也可以发生改变。放射治疗的最初 2 周内，唾液变得黏稠，照射量达 40Gy 时，唾液分泌量明显减少，口腔黏液分泌增加，唾液质的变化表现在受照射患者的唾液 pH 范围常在 5.0～5.5 之间，明显低于正常范围的 pH（6.5～7.0）。唾液淀粉酶活性也发生变化，其活性随着放射剂量增加而相应增高，其增高水平与放疗前比较有显著差异，当照射量达 40Gy 时，唾液淀粉酶活性达高峰，以后保持一个相对稳定的水平。

唾液腺是外分泌腺中对放射线比较敏感的一类，有学者认为它的敏感性仅次于白细胞，其中以腮腺的敏感性力最高，颌下腺次之，舌下腺更次之。经小剂量照射后，其分泌功能即受到抑制而感到口干。口腔干燥的严重程度与照射的剂量和照射面积有关。

鼻咽或口咽部恶性肿瘤在一次大剂量 6～12Gy 照射后 4～8 小时内，患者常诉口干，并有腮腺和颌下腺的肿胀，肿胀严重时，局部出现疼痛及发热，此为腮腺细胞急性肿胀及分泌物引流不畅所致，在 1～3Gy/d、分次量照射下，肿胀较少发生，唾液分泌受到的影响也相对较少、较慢。

2. 临床表现　放疗中和放疗后引起的口腔干燥症，通常会影响患者的生活质量，影响患者食欲及进食时吞咽困难，常伴有营养障碍，影响说话功能，放疗后唾液腺的功能恢复很慢，口干可持续 2～3 年或更长时间尚不能恢复，或不能逆转。

患者可以主诉有持续不断的口干不适，有时可以出现烧灼感，味觉减退或者出现无味感。由于患者的唾液分泌不足，患者可以感觉到整个口腔黏膜仿佛粘连在一起，并且伴有咀嚼、吞咽及说话困难；部分患者的嘴唇、嘴角可以出现干裂、出血；口腔的黏膜出现明显的干燥和萎缩，并且可以伴有红斑及舌苔增厚。对于唾液分泌的不足，口腔局部也就失去了唾液所具有的局部保护性作用，发生局部条件致病菌的失衡，可以引发念珠菌感染、溃疡性口角炎及急性伪膜性白色念珠菌感染的发生。

3. 防治　预防性原则：在放射治疗头颈部患者时，放疗应该选择高能射线；应尽量避免唾液腺的过量照射，防止其功能的严重损伤；同时加强营养支持疗法；保持口腔卫生，多饮茶水；放射治疗以前尽可能的完成龋齿的修补，对于不能进行修补的龋齿或者残根应给予拔除。

可供选择的防治性药物包括以下 3 个。

（1）毛果芸香碱：5.0～7.5mg，口服，3～4 次/日，对改善口干促进唾液分泌有一定疗效。本品属节后拟胆碱药，能直接兴奋 M 胆碱受体，产生 M 样作用。此药能显著地促进唾液腺和汗腺的分泌；对出汗过多或腹痛的患者应减量，以免加剧胃肠平滑肌收缩和增加汗出。

（2）环戊硫酮（舒雅乐）：为一种催涎剂，对唾液分泌有一定保护作用，无论放疗前或放时服用，均可保护或改善口腔唾液分泌。本药尚未观察到有明显的不良反应。其活性成分每片含环戊硫酮 25mg，通常在放疗前 1 周开始连续使用，较好的疗效可在服药后几日逐渐显示出来。本药能明显减轻头颈部放疗的口腔黏膜反应，避免黏膜溃疡。

（3）金果饮：口服 15ml，3～4 次/日。本品为生地黄、玄参、胖大海等中药制成，有养阴生津、清热利咽、润肺开音等作用。对放疗引起的口干、咽干等不适有一定效果。

三、放射性龋齿及放射性骨坏死

1. 放射性龋齿

（1）口腔干燥，缺乏具有缓冲和润滑作用的唾液，低 pH 口腔液体的存在，口腔的自洁功能减弱，细菌数量增加，均系放射引起的龋齿发生因素。

（2）照射后牙齿易于腐蚀，牙表面出现矿物质脱失形成白色斑点，加之放疗后由于牙周膜增厚、纤维网状结构紊乱，使得牙周膜易于受感染。

（3）牙周局部血液循环障碍，牙齿的营养供应不足，使牙釉质变性，更易使牙齿损坏。

放射性龋蚀多发生在牙颈部，放疗后数月至数年后牙冠在牙龈边缘处断裂，进一步发展可导致整个牙冠缺失，咬合面暴露的牙质变软，并逐渐在珐琅质深层潜行破坏，并可发生齿槽感染和坏死。据统计，鼻咽癌放射性龋齿的发生率约为 49.2%，而且距放疗后时间越长，出现放射性龋齿的机会越大，发生龋齿的牙齿数量也越多。

放射常使牙周组织受到影响，引起牙周炎，牙龈充血水肿，易出血，导致牙齿松动脱落，合并感染时易引起牙槽脓肿。患者常感牙齿浮动，对冷、热、甜、酸感觉过敏，咀嚼困难，影响进食，部分还会引起颌骨骨髓炎。

2. 放射性骨坏死　又称放射性坏死性骨髓炎，是放射治疗的严重并发症之一。据文献报道，在头颈部肿瘤放疗时，其发生率为 4%～6%，放射性骨坏死的发生与放射剂量、放射前骨骼和黏膜的状况等有关。

骨骼比同体积的软组织能吸收更多的放射线，下颌骨因其有较高的骨密度和较少的血管供应，较上颌骨更易发生放射性骨坏死，90%以上的放射性骨坏死发生在下颌骨。

放射使骨细胞生长受到抑制，降低骨细胞的数量，并造成进行性骨纤维化，骨的再生功能减弱，破坏了成骨和破骨间的动态平衡。水肿、动脉内膜炎和小血管玻璃样变，使骨的血供逐渐减少，降低了骨的重建功能，使骨骼在受损和感染后愈合较慢，所以在放射治疗后拔牙有可能引起放射性骨坏死。其他诱因如口腔卫生不良，口腔原性感染，不合理修复体的刺激均对骨坏死的发生发展起重要作用。

放射性骨坏死的特征为疼痛，死骨碎片脱落和持续性感染。临床表现为颌骨骨髓炎的症状，如牙龈肿胀，牙槽溢脓，牙齿脱落，齿槽骨外露；严重时有颌骨缺损，颌面畸形，穿孔接管或反复出血，如果较大血管破溃可发生大出血导致死亡。尽管超高压射线治疗的应用使放射性骨坏死的发病率有所减少，临床医生仍应给予高度重视。

3. 预防与治疗　放射性口腔损伤重在预防，措施如下。

（1）放疗前拔除病牙，包括 3～5 度龋齿、残根牙、死髓牙、部分阻生或萌生不全牙。牙根端周围病变广泛及中、重度牙周病的患者，也应考虑拔牙。拆除金属桥冠，充填 1～2 度龋齿，但不宜用金属的充填材料。清除牙结石，并尽量治疗各种口腔疾病，如牙周炎及龈缘炎。关于拔牙和放疗两者之间的间隔争论颇多，应视病情而定，以 1 周左右为宜。

（2）放疗中及放疗后必须保持口腔卫生，清除食物残渣，含漱剂可选用：复方硼酸溶液、0.05%氯己定含漱液、5%碳酸氢钠溶液，或用温热的生理盐水含漱。如此，既有助于口腔清洁，也可使患者感到舒适。疼痛者可用 0.5%普鲁卡因液或 2%利多卡因液含漱。

（3）氟有促进牙齿再矿化、提高牙组织的硬度和抗酸蚀作用，增加牙齿的抗病功能，对预防放射性龋齿也有显著疗效。放疗患者早晚用含氟化钠牙膏刷牙。放疗期间可用含 0.45%氟、pH 为中性的氟化钠凝胶或氟化泡沫涂于牙齿表面起到保护作用。

（4）注意合理的营养结构，少吃糖类甜食，忌食辛辣食物，戒烟、戒酒。

（5）放射反应消失后 1 年，才可做义齿修复及装戴牙托。也有主张放疗后 1～2 年不要拔牙，以防诱发骨髓炎。如必须拔牙，应加强无菌操作，将手术创伤减低到最低限度，并适当应用抗生素。

（6）放射性骨坏死的治疗主要是手术，如牙槽窝刮治术、死骨摘除术、部分颌骨切除术、软组织修复术等。有文献报道，高压氧治疗放射性上颌骨坏死疗效良好。

四、放射性张口困难

1. 发病机制与发病情况　放射性张口困难又称为放射性颞颌关节功能障碍，主要表现为放射后发生的张口困难或牙关紧闭，往往是鼻咽癌根治性放射治疗后的一种严重的并发症和后遗症，不包括因鼻咽癌侵犯鼻咽腔外所引起者。其产生原因主要是双侧颞颌关节受多量射线作用，导致关节硬化及咀嚼肌群慢性放射性纤维化，多见于鼻咽癌复发再次接受放射治疗者。张口困难的程度随着放疗后的时间延长而有所增加。

2. 防治　放射所致的张口困难，目前尚无特效疗法，故预防有着重要意义。

（1）放射性张口困难的发生率与射线能量、表层剂量、总剂量有关，鼻咽癌外照射剂量应控制在 70Gy 左右为宜。如肿瘤系早期，可适当减少外照射剂量。采用鼻咽腔近距离照射，则可减少其发病率。

（2）张口困难的发生与照射野内及邻近组织的炎症存在与否有一定关系。在放疗前、放疗中和放疗后，及时有效地预防和治疗相关部位的各种炎性病灶，可以减少张口困难的并发症。

（3）患者在放疗期间及治疗后，每日坚持锻炼颞颌关节功能，做开、合口腔动作，以达到关节活动正常。对双侧颞颌关节部位按摩或热敷等，都能减轻相关症状。

第七节 放射性中耳损伤

放射性中耳损伤是头颈部肿瘤放射治疗中常见的并发症之一。对于头颈部肿瘤，如中耳恶性肿瘤、鼻咽癌、上颌窦癌及邻近部位的肿瘤进行外照射治疗的时候均可能导致不同程度的中耳性损伤，其发生率一般为 50%～60%。主要表现为中耳炎和中耳积水，部分中耳积水最终也可以导致中耳炎的发生。放射治疗期间中耳炎的发生率约为 10%，对于放射治疗结束以后的数月乃至数年才出现的与放射性损伤相关的中耳炎则会出现迁延反复，预后极差。放射治疗外耳道癌及中耳癌。远期常合并耳道流液及耳道闭锁，甚至发生骨坏死。

一、病因及发病机制

中耳的结构包括中耳鼓室、咽鼓管、鼓窦、乳突四个部分。在中耳生理性功能的维持中，鼓室内的听骨、韧带附着肌、咽鼓管的形态及神经组织均具有重要作用。放射性中耳损伤包括上述组织黏膜的水肿和软组织的纤维化。电离辐射可以使得鼓膜的紧张程度发生改变，听骨关节的运动度受到影响，咽鼓管的空气调节作用受到限制，并且可以加重三叉神经、面神经的病理性兴奋和麻痹。这些因素均可以直接或者间接影响中耳功能，影响声波传导功能的实施和完成。

放射治疗鼻咽癌对其具有双重影响，它既能改善患者中耳功能，但也可引起放射性中耳炎或中耳积液。前者是经放疗解除肿瘤对咽鼓管口的阻塞或压迫，使耳塞、耳鸣、听力减退等症状解除，后者是放射治疗鼻咽癌采用面颈联合野、颞侧耳前野，尤其采用耳前耳后野照射时，其外耳道、中耳受量高达 50Gy 以上，中耳黏膜可以发生充血性水肿，可出现耳道黏膜湿性反应和放射性中耳炎，鼓膜穿孔，听力下降，耳道流液。

中耳积液的形成是因放疗后所致咽鼓管肿胀，炎性粘连、阻塞，使咽鼓管口闭锁，中耳空气吸收形成负压，鼓膜内陷，形成中耳积液，影响听力或伴有重听。

中耳的软组织发生纤维化需要放射治疗以后的一个较长的时间，一般其发生需要在半年到 15 年的时间。随着中耳炎的发生，中耳组织发生纤维化，弹性下降，中耳的换气功能、分泌功能及传导功能将会发生明显的功能障碍性变化。中耳的抵抗力下降，鼓室的负压消失，容易引发感染，而且迁延发作，进一步加重中耳的功能损伤。

二、临床表现

放射性中耳炎的表现轻重不一，程度不一致，因此临床表现差异较大。大多数的中耳炎患者会出现耳胀闷、耳重感、耳痛、耳鸣、听力下降，这些症状类似于卡他性中耳炎的表现。物理性检查的时候，患者主要出现传导性听力减退，部分放射性耳蜗损伤的患者可以表现为感觉性听力的下降、听力障碍等症状。

部分中耳积液、合并有感染而出现急性化脓性中耳炎的患者可以同时引发鼓膜穿孔、外耳道流脓，部分患者症状严重时还可以合并有头痛、发热甚至并发乳突炎等。

三、预防与治疗

放射治疗过程中出现的放射性中耳损伤以放射性中耳炎为多见，主要是黏膜充血、水肿所致，局部治疗以消炎、镇痛、排除积液为主。

1. 局部治疗

（1）放射治疗鼻咽癌时应尽量少用耳前耳后野同时照射，以避免外耳及中耳区大剂量照射所致的损伤。

（2）放射性中耳炎穿破鼓膜，耳道溢液，应注意引流通畅，防止外源性感染，给予抗生素滴耳剂局部滴用，如 0.5%泰利必妥滴耳液，0.25%氯霉素 10ml 加强的松龙 1ml，必要时全身应用抗生素治疗。

（3）应用 1%的麻黄素滴鼻液，促进收缩肿胀的鼻黏膜，通畅咽鼓管。

（4）放疗后形成的咽鼓管闭锁中耳积液，可以经外耳道鼓膜穿刺抽液，可使症状缓解和听力改善，一部分患者需要多次反复穿刺抽液。

2. 全身治疗　对于具有全身性症状的患者，或者局部症状较重，治疗效果不佳的可以应用抗生素进行预防或治疗感染，同时可以应用激素、中医中药和免疫治疗措施相互结合。对于肿瘤放射治疗以后出现的中耳炎，主要是由于中耳的软组织纤维化，局部的抵抗能力下降，合并有感染，而且反复性发作。进行全身治疗的主要原则包括增强患者的抵抗力、防治感染、清除坏死组织。

3. 预防措施　对于头颈部肿瘤，如中耳恶性肿瘤、鼻咽癌、上颌窦癌及邻近部位的肿瘤进行外照射治疗的时候均可能导致不同程度的中耳损伤，这种损伤是不可避免的。对以往的临床资料进行分析表明，中耳组织接受的照射剂量小于 50Gy/5 周的患者，中耳损伤的发病率将会降低。目前认为，减少了中耳的照射剂量，就可以减轻中耳的组织损伤。此外，临床上建议使用高能射线，如直线加速器 8MV-X 线等。

在制订治疗计划的时候，治疗计划系统的应用与照射野剂量的合理性分布可以减少正常组织的照射剂量。

4. 中医药防治　放射性中耳损伤属于中医学"耳胀""耳闭"范畴。具体防治措施需辨证论治。

（1）热毒壅盛型：柴胡清肝汤加减，方中柴胡、连翘清肝泻热，车前子、泽泻清热利水渗湿。用当归、川芎以补血活血；清热利湿并重，清中用养，泻中用补，既能清热利湿，又能养阴血。

（2）津液耗伤型：拟方泻白散合沙参麦冬汤加减，治以清热养阴生津；或养阴清肺合剂（玄参、生地黄、麦冬、石斛、川贝）。

（3）气阴两虚型：拟方生脉散合桃红四物汤加减，益气养阴、化痰去瘀；对正虚邪恋，气血亏虚型，拟方八珍汤或人参养荣汤加减，健脾益气、补血活血、生津；或生脉散合四君子汤加减，益气养阴。

（4）肺脾肾虚型：脾失健运、湿浊流注型以陈夏六君子汤加减，健脾燥湿、化痰散结、兼以清热。对肺肾阴虚型以六味地黄汤加减滋养肺肾，并且辅以抗癌的中成药。脾阳不振的同时兼有胃阴不足，治以健脾益气、滋养胃阴，方用香砂六君子汤合沙参麦门冬汤加减。对肝郁血瘀、肾精亏虚，治以活血化瘀、滋肾养肝，方用通窍活血汤合左归饮加减。

第八节　放射性食管炎

一、病因及影响因素

放射性食管炎常发生于食管癌、肺癌及纵隔等胸部恶性肿瘤的放疗过程中或放疗后，由于食管无法规避地出现在胸部肿瘤外照射的照射野中，放射线使照射野中的正常食管上皮细胞损伤，食管黏膜发生充血、水肿，此外，放疗可引起骨髓抑制，使机体免疫力减低，从而导致食管感染，发生放射性食管炎。当放疗剂量达到 30Gy 时，可引起食管神经及肌肉的损伤，导致食管蠕动减弱。随着照射剂量增大，食管损伤越重。目前，食管癌、肺癌的放疗处方剂量多在 60～70Gy，绝大部分患者会发生不同程度的放射性食管炎。在开始放疗 90 日内出现的食管不良反应，称为急性放射性食管炎（acute radiation esophagitis，ARE），ARE 由于放射线使食管组织中的水分子大量分解成自由基所引起的。ARE 最常见的起始发生时间是在放疗后 2～3 周，体内氧自由基过多，可攻击细胞膜的脂肪酸、蛋白质和核酸，引起膜流动性降低、通透性增高、线粒体肿胀、溶酶体破坏及溶酶体酶的释放，导致组织损伤，引起炎症反应。发生晚期放射性食管炎，血管、结缔组织发生迟发性改变，食管组织纤维化，局部瘢痕形成，食管黏膜萎缩。食管神经受损，导致动力障碍，食管管壁僵硬，发生不可逆的变化。放射性食管炎的发生率与发生程度与多种因素相关，主要包括以下内容。

1. 外照射的剂量　食管受照射野面积为 75cm²，常规放疗剂量达 60Gy 时，食管放射性损伤的发生率为 1%～5%，而当剂量达 75Gy 时，则损伤的发生率可高达 25%～50%。目前国内食管癌放疗的剂量多在 60～70Gy。因此几乎所有食管癌放疗患者，都有不同程度的放射性食管炎。

2. 食管腔内放疗　外照射加高剂量腔内放疗能提高食管癌的局部控制率。腔内放疗多以距放射源中轴 1cm（即食管黏膜下约 0.5cm）处作为剂量参考点。食管黏膜受照射剂量比参考点剂量高。有作者报道，食管癌的腔内放疗后食管放射性损伤的发生率高达 90.3%。腔内放疗分次量、总量越高，食管损伤的程度越重。

3. 再程放疗　食管癌复发后再给予放疗，并发症的发生率及严重程度增加。有学者报道再程放疗患者有 25.93%不能完成预定的放疗计划。其中 50%以上是由于食管穿孔或有明显穿孔前症状。

4. 加速超分割放疗　食管癌加速超分割放疗，可望提高局部控制率和生存期，但食管黏膜的放射反应也随之加重。

5. 肺和其他胸部肿瘤诱导化疗后放疗的放射性食管炎发生率略高，同步放化疗时食管炎发生率增高。

二、临 床 表 现

常规放疗开始后 1~2 周，食管受量为 10~20Gy 时，可出现食管黏膜的放射性充血、水肿，通常使食管癌本身的进食梗阻症状可能发生进一步的加重。放射开始后 3~4 周，食管受照射剂量达 30~40Gy 时，其充血、水肿进一步的加重，纤毛上皮细胞受损并发生脱落，纤维素渗出，可出现不同程度的点状或线状小溃疡，或者伴有白色的假膜形成，临床表现为下咽疼痛和胸骨后疼痛。若在此基础上加用食管腔内放疗则使食管黏膜所受剂量显著增加，进一步加重放射性食管炎。最初的临床表现为吞咽困难，随后出现进食或咽唾液时吞咽疼痛，再慢慢演变为与吞咽无关的持续性胸骨后疼痛，严重者可出现胸部剧痛、呛咳、呼吸困难和恶心呕吐等症状，此时应警惕食管穿孔、食管气管瘘及食管主动脉瘘的发生。食管瘘早期表现为剧烈胸背疼痛、发热和白细胞计数升高，上消化道钡餐造影可见明显的穿孔征象。

放射性食管炎分为 4 度：即 0 度，无损伤；Ⅰ度（轻度），食管黏膜表浅性线状溃疡；Ⅱ度（中度），深线状或表浅性环状溃疡；Ⅲ度（重度），深环状溃疡或瘘形成；Ⅳ度，死亡。腔内放疗的放射性损伤多为Ⅱ度，小部分为Ⅲ度，临床上有时可表现为剧烈的下咽痛、胸背痛。食管放射性溃疡占食管放射性损伤的 90%，溃疡的形成是由于肿瘤细胞或正常食管黏膜细胞受照射后死亡脱落，正常组织来不及或不能修复填充所致。深在的溃疡可引起更加严重的病变，如穿入气管形成食管气管瘘，表现为进食呛咳，部分饮食和唾液可以通过瘘口误入气管，引起吸入性肺炎；溃疡累及食管血管可引起呕血、黑便；若食管向纵隔穿孔，可形成纵隔炎，表现为体温升高，脉搏快，胸背痛。X 线片可见钡剂从食管腔异常通道进入到气管或肺组织内。

在食管癌放疗后数月或数年，可出现晚期食管损伤，即晚期溃疡。临床表现与早期溃疡相似。可能是由于放疗后局部食管壁僵硬、狭窄、黏膜脆弱，在粗糙食物和外力创伤下易损伤，加之血供差和反复感染，不易愈合而形成溃疡，食管狭窄。临床症状为进食困难加重，有时只能进流质，X 线片示食管环形狭窄，黏膜多光滑，狭窄与正常食管无明显分界，严重狭窄者，其宽度仅有 0.2~0.3cm。狭窄的原因是由于食管黏膜和肌肉发生放射性纤维化和（或）放射性溃疡愈合后形成瘢痕收缩。颈段食管癌放疗后会厌及邻近组织水肿、纤维化，进食时食物返流入气管，引起呛咳，多为轻度。

三、诊断与鉴别诊断

1. 诊断 血常规常提示白细胞计数降低。早期有症状者，食管钡餐检查可见蠕动波减弱、食管溃疡等，晚期则可见食管狭窄、食管穿孔和食管气管瘘。食管镜检查可见不同时期的食管炎表现。

坏死期：食管在放射线照射后，基底细胞分裂抑制，很快出现变性坏死，黏膜下水肿，血管扩张，上皮细胞脱落。此期食管黏膜表现为呈现充血、水肿、糜烂和溃疡。

枯萎期：放疗几周后坏死组织脱落，食管壁变薄，黏膜变得平滑，可发生慢性炎症，上皮可再生，黏膜下结缔组织增生。此期食管易出现出血、穿孔。

再生期：放疗数月后基底层残存的细胞开始再生，逐渐向上延伸、移行，表层重新被新生的上皮细胞覆盖。此期，由于放射引起的血管和组织损伤，逐渐出现纤维化。

CT 检查可发现纵隔淋巴结病变引起的外部食管压迫，以及特征性的狭窄、瘘口。

2. 评估标准　　目前，放射性食管炎主要是按照吞咽疼痛的轻重、吞咽困难的程度、是否有食管狭窄及是否有窦道形成等进行分级评估。

（1）放射性食管炎的诊断主要根据美国国立癌症研究所与放射治疗肿瘤协作组共同制定的放射性损伤分级标准评级。

急性期食管炎的分级标准：0 级为无食管炎临床症状；Ⅰ级为轻度吞咽困难或吞咽疼痛，需用表面麻醉药、非麻醉药镇痛或进半流饮食；Ⅱ级为中度吞咽困难或吞咽疼痛，需麻醉药镇痛或进流质饮食；Ⅲ级为重度吞咽困难或吞咽疼痛，伴脱水或体质量下降大于15%，需鼻胃管或静脉输液补充营养；Ⅳ级为完全梗阻，溃疡、穿孔或瘘口形成。

晚期食管炎的分级标准：0 级为无症状；1 级为轻度纤维化，在进食固体食物出现轻微的吞咽困难，无吞咽痛；2 级为中度纤维化，但可显示扩张，不能正常进食固体食物，能吞咽半固体食物；3 级为严重纤维化，只能进食流质，可有吞咽痛，需扩张食管；4 级为坏死、穿孔、瘘口形成。

（2）内窥镜检查分级标准：1 级为出现红斑或浅表溃疡；2 级为深环状或浅环状溃疡；3 级为深环状溃疡或出血；4 级为出现放射性溃疡、穿孔或瘘管。由于食管发生充血、水肿、溃疡，内窥镜检查必将会增加食管炎穿孔、出血的可能性，所以目前国内外评估放射性食管炎的疗效判定标准仍根据临床症状来判定。

（3）"食管炎指数"判定标准：食管炎指数以放疗后时间为横坐标，食管炎分级为纵坐标，在放疗的不同时间点对应相应的食管炎分级值，各值相连后绘制出一曲线，然后计算曲线下面积，即为食管炎指数。

如患者有进食呛咳和刺激性呛咳，在诊断食管气管瘘之前，需除外会厌水肿、纤维化和喉返神经损伤，此三者在 X 线下均表现出阳性会厌症，即造影剂从咽喉部逆流入气管。喉返神经损伤多伴有声嘶、声带固定，CT 扫描有时可见上纵隔淋巴结肿大。单纯食管气管瘘不伴有声嘶，X 线下见造影剂从食管经瘘口进入气管内。

四、预防与治疗

1. 预防

（1）食管癌的外照射剂量不宜过高：外照射剂量 50Gy/5 周和 70Gy/7 周，两组疗效无差别，而 70Gy 组并发症明显增多，约 10%的患者因下咽痛、体弱不能坚持完成治疗计划。50Gy 组复发后再手术切除率高，70Gy 组因局部纤维化，粘连严重，切除率低。提高外照射剂量并不能提高生存率，反而增加了放疗并发症。

（2）慎用腔内放疗：近距离放疗只能是外照射的补充；体外照射加腔内放疗适用于较早期的食管癌，不宜用于晚期患者；腔内放疗每次剂量应控制在 5～6Gy，1/周，总剂量宜在 15～18Gy。分次量与总剂量都不宜过高，否则将会引起严重并发症，如食管炎、溃疡引起剧痛、穿孔等。

（3）食管癌放疗中和放疗后患者的饮食和饮食习惯性预防：接受放射治疗的食管一般比较脆弱，应避免机械性和化学性刺激，避免进食辛辣、过咸、过冷、过热及粗糙的食物。饮食宜清淡、微温，而且以半流质、流质饮食为主。受照射的食管对细菌的抵抗力下降，易并发细菌感染，而细菌感染又加重食管炎症，形成恶性循环。因此应避免和减少食管的细菌感染，每次进食后应饮几口清水，将黏附于食管上的食物残渣冲入胃中，保持食管的清洁。

（4）阿米福汀是一种有机磷酸酯，一种放射保护剂，在不影响肿瘤控制的情况下可减少放射性食管炎的发生。谷氨酰胺抑制剂相关性毒性因子，可预防或推迟放射性食管炎的发生，减轻放射性食管炎的等级，改善营养不良。

2. 治疗

（1）暂停放射治疗或者减量治疗：对于放射治疗而言，需要将常规的放射治疗剂量由原来的 2Gy 减低到 1.5～1.8Gy。即使采取这样减量措施，仍然需要临床上关注对患者饮食和饮食习惯的调整，以配合减量的治疗。

（2）抗感染：食管局部消炎可用庆大霉素 2 万 U 加入 20%甘露醇 10ml，或复方磺胺嘧啶乳，饭后服用，起到局部消炎的作用。放疗期间和放疗后短时间内的急性炎症期，也可静脉用药，如盐酸林可霉素或青霉素，地塞米松 10mg 或氢化可的松 100～200mg，症状减轻后停用，有时须反复间歇性应用多程。对于食管气管瘘、阳性会厌症等造成的吸入性肺炎，食管向纵隔穿孔所致的纵隔炎，则应加强抗感染治疗，尽快控制炎症。

（3）镇痛：食管损伤引起的轻至中度疼痛，抗感染治疗后疼痛未明显缓解者，应给予对应的镇痛药物使用。镇痛药物口服困难时，可以考虑直肠给药、阴道给药或者外用贴剂镇痛途径。

（4）对症处理：若有食管穿孔征兆，如食管造影显示病变处尖刺状突出或龛影形成，应进流质饮食，并予以抗感染治疗。已形成食管气管瘘者，则按照瘘口管理，禁水、禁食，采用鼻饲、胃造瘘等方法解决营养供给问题。必要给予覆膜支架植入方式改善局部情况。

（5）静脉补液及能量输入：对于进食有困难的患者，在治疗上可以采用静脉补液及静脉输注大剂量维生素和能量的方法缓解摄入量的不足。

（6）手术治疗：对于经久不愈又有剧烈疼痛的食管良性溃疡，食管严重狭窄而施行扩张术疗效不佳或无法放置食管支架者，可行手术切除溃疡病灶、食管狭窄段，对食管穿孔无法自行愈合者也可试行手术治疗。一般从食管穿孔方向侧开胸（如向左侧穿孔即自左侧开胸），行穿孔部位食管部分切除，若为食管气管瘘则行相应部位气管及肺组织切除，同时清除因穿孔而形成的感染性病灶。

（7）中药治疗：放射性食管炎多属中医"噎膈"范畴。根据临床表现辨证分型如下。

1）火热伤阴证：症状为吞咽不利或吞咽时疼痛，口干咽痛，潮热盗汗，舌质红或绛红，少苔或无苔，脉弦细数。治法：清热解毒，滋阴降火。方药：生地黄 15g，麦冬 15g，玄参 10g，白头翁 10g，野菊花 10g，牡丹皮 10g，延胡索 10g，白芍 10g，炙甘草 6g。

2）痰热证：症状见吞咽不利或吞咽时疼痛，口干咽痛，进食烧灼感，咳吐黄痰，舌红、苔黄腻，脉弦滑。治法：清热化痰。方药：瓜蒌 15g，黄连 10g，苦参 10g，清半夏 10g，薏苡仁 10g，茯苓 10g，延胡索 10g，川楝子 10g，炙甘草 6g。

3）气虚痰热证：症状为吞咽不利或吞咽时疼痛，面白，乏力，气短，或咳吐白色黏痰，舌淡，苔白腻，脉滑。治法：益气化痰祛湿。方药：西洋参 10g，白术 10g，茯苓 10g，陈皮 10g，木香 10g，砂仁 10g，白扁豆 10g，炙甘草 6g。

临床处方用药时，在放疗初期，主要以清热解毒药物为主，辅以养阴生津药物。在放射中期，患者逐渐出现咽干口渴、进食胸骨后摩擦感、舌红苔干等津亏阴虚症状，治疗应以养阴生津为主，辅以清热解毒药，根据是否存在乏力、气短、自汗、食欲缺乏等症状决定是否加用补气药物。后期患者出现进食疼痛，甚至疼痛持续不解、痰中带血、舌质暗或有瘀点等，应加入活血、凉血、消肿生肌等药物。对于同时有痰湿证候者，如纳差、痰涎、苔腻等，可加入白术、茯苓、半夏等健脾化痰药物。

第九节　放射性喉水肿

一、病　因

放射性喉水肿是由于喉部或者颈部受到辐射而引发黏膜及间质的水肿。放射线的辐射是其主要的致病因素，多见于喉癌放疗中或放疗以后，是喉癌放疗最为常见的并发症。其发生率为 5%～15.4%。其发生情况与发生率与喉癌的病期、照射剂量、照射野的大小、肿瘤未得到控制或者肿瘤复发有关。病期越晚，照射野越大，放射性喉水肿的发生率越高。

二、临床表现

放射治疗的电离辐射可以引发喉室以及周围组织水肿，气道出现狭窄而发生吸气性呼吸困难，病人可以出现发绀、四凹征，即锁骨上下窝、胸骨上窝、肋间隙及剑突下窝在吸气时出现向内明显凹陷。喉前区可以看出局部皮肤的温度明显升高及压痛。听诊可以闻及喉鸣音。喉镜下观察可以看到喉黏膜面出现明显的黏膜充血、肿胀，而且以会厌面、杓会厌裂、杓区、喉室带和声带区域最为明显，分泌物明显增多，声带活动受限，部分患者还可以出现喉部肿物。

放射性喉水肿的发生一般在放射治疗的剂量达到并超过 45Gy 以后，此时的咽喉部黏膜及黏膜下的毛细血管的通透性明显升高，体液的渗出明显增加。同时尚可以并发出现局部的淋巴管炎，导致淋巴回流障碍。此外，还可以引发喉软骨周围炎。上述的多种因素的综合性作用可以加速局部喉水肿的发生。对于喉部同时具有肿瘤压迫、阻塞以及合并感染时，可加重局部水肿的发生和严重程度。对于短时间内大剂量、大范围、高分割剂量使用的放疗，则可能在放疗的早期即出现较为严重的放射性喉水肿。对于症状较轻的患者可以没有任何临床症状，典型的症状为声音嘶哑、喉鸣、呼吸困难，病情严重的病例可因局部的气道阻塞而引发窒息甚至死亡。

三、影像学检查

放射性喉水肿的影像学检查价值不甚很大，检查的意义尚需要考虑检查的安全性和病情的允许。影像学检查一般建议采用 MRI 或者 CT 检查。检查可以显示肿瘤的大小和边界、会厌前间隙、声门旁间隙等喉深层的结构受侵及的情况，肿瘤向外扩展的情况，喉黏膜及声带肿胀，对于间接喉镜无法观察的声门下型癌帮助较大。

四、诊断与鉴别诊断

根据患者的近期出现的颈部或者喉部放射治疗病史，出现声音嘶哑和（或）呼吸困难的症状，直接或者间接喉镜下可以看到喉部的黏膜充血、水肿、肿胀，则可以确定临床诊断。

临床上很多药物，如青霉素、磺胺类药、阿司匹林、吲哚美辛、碘化物，以及食物，如鱼、虾、蟹等均可以引发变态反应性疾病，导致与放射性喉水肿相似的表现。临床上需要进行鉴别，此外，由于食物或者药物性变态反应的发生尚可以出现全身不确定的各部位皮疹、瘙痒，以及眼、鼻黏膜类似水肿的症状和体征。

五、治 疗

放射性喉水肿一般发生在放射治疗中或者放射治疗之后。对于放射治疗中出现的喉水肿，应该立即予以停止放射治疗，并在疾病得到控制以后继续进行放射治疗。

1. 肾上腺皮质激素 肾上腺皮质激素可以减少渗出，减轻炎症反应。临床上一般短期大剂量使用，如地塞米松 10～20mg，2～3 次/日，待症状缓解以后视使用情况可以直接停药或逐渐减量后停药。

2. 抗生素治疗 放射性水肿的患者一般多合并有细菌感染，需应用抗生素控制感染，此外，使用抗生素也有利于水肿的消退。

3. 利尿剂 水肿明显的患者可以使用利尿剂治疗。短时间内应用呋塞米 20～40mg。

4. 局部治疗 局部的喷喉治疗是有效控制临床症状的手段之一。一般应用 1%麻黄碱或者 0.1%的肾上腺素进行喷喉。同时也可以辅助性的使用地塞米松、庆大霉素、肾上腺素进行雾化吸入，可以减轻喉黏膜及声带的水肿症状。

5. 气管切开 经过积极的药物性保守治疗无效，呼吸困难症状明显，或者喉部肿物较大仍然需要多次继续放疗的患者，应及时进行气管切开，以保证呼吸道的通畅和治疗的继续进行。区域治疗结束或喉水肿完全缓解以后即可进行气管插管的拔管，恢复其正常的气道通气。

6. 预防性治疗措施 在喉癌的放射性治疗中，患者均不可避免的出现程度不一的喉水肿。放射性喉水肿的发生与放射治疗剂量、放射治疗野的大小直接相关。因此，在临床治疗中应该注意根据肿瘤的部位、分期、病理类型等因素进行综合分析，在保证疗效的基础上，尽可能降低治疗剂量，减少放疗野的面积，以减少发生喉水肿的可能性和严重程度。分次高剂量使用照射需要慎重，对于伴发有区域感染的患者更应该需要注意，必要应给予联合使用抗生素，对于肿瘤负荷较大所致的局部阻塞症状明显的患者，应及早地进行预防性气管切开，防止可能出现的急性喉水肿而引发的窒息危及生命。

第十节　放射性气管炎

一、病　　因

由 ^{60}Co 所产生的 γ 射线，直线加速器所产生的 X 线等电离辐射的直接照射所引发的气管黏膜的损伤性炎症称为放射性气管炎（radiation tracheitis）。是颈、胸部肿瘤放射治疗常见的并发症。当放射的剂量达到 30～40Gy/3～4 周时，气管黏膜出现充血性水肿，纤毛上皮细胞受损脱落，纤维素渗出而形成白色的假膜。部分患者合并有细菌感染的时候，局部可以具有大量的炎性细胞浸润渗出，形成较多的分泌物。

二、临　床　表　现

放射性气管炎的初期表现较为轻微，主要表现为轻度的咳嗽。随着疾病的进程，进展期的患者可以表现为刺激性咳嗽，咯血丝样痰，胸闷以及胸骨后的不适感。此时经过积极的治疗，多数的患者可以得到较好的治疗效果，甚至治愈。部分患者也可以出现顽固性的咳嗽，经久不愈。少数病人的放射性气管炎出现在进行照射治疗结束后的 4～6 个月，气管出现狭窄，表现为气促、呼吸困难、三凹征、发绀及喉中痰鸣，对此症状临床上经常会误诊为肿瘤复发，多数患者在确诊后的 2 年以内因窒息死亡。

放射性气管炎在发病过程中，血常规一般无明显的改变，白细胞计数及分类一般是正常的。初期的 X 线检查一般无明显的异常改变，纤维支气管镜检查的结果可以见到受照射部位出现相应的节段性气管黏膜的充血、水肿，可以见假膜形成，对于出现放射性气管狭窄的患者，X 线气管断层平片、气管 CT、MRI 检查均可以显现出相应部位的气管狭窄和结构的异常。依据病史可以明确临床诊断。

三、预防与治疗

对于初发性，临床症状较轻的患者，一般不需要进行特殊的处理，出现较为明显症状的患者，可以暂停进行放射治疗。在气管部位进行放射治疗的时候，进行有必要的预防性措施具有积极的临床意义。对于已经发生的放射性气管炎的治疗也可以采取适当的预防措施，防止疾病的进一步进展。具体的治疗措施如下。

（1）药物雾化治疗：是预防和治疗放射性气管炎的主要治疗措施之一，临床操作简便易行，疗效确切，患者极为容易接受。一般临床上建议雾化治疗从放射治疗的一开始就同步进行。采用预防性同步雾化治疗的患者出现放射性气管炎的发生率明显降低，大约可以降低20%以上，并可以将发生放射性气管炎的治疗剂量由30Gy推迟达到40Gy以上。

（2）适当的激素使用：临床上一般选择使用泼尼松或者地塞米松进行治疗。使用剂量为5～10mg/d，1～2次/日。长期使用激素治疗的患者，需要注意激素相关并发症的防治。

（3）止咳化痰，保持呼吸道洁净和通畅，减少感染的机会。对于咳嗽明显的患者可以使用喷托维林、可待因、3%氯化铵、溴环乙氨醇、氨溴索等口服或静脉滴注。

（4）抗感染治疗：呼吸系统极易发生感染，尤其对于肿瘤患者，身体状况较差，伴有局部的放射治疗就更加容易诱发感染的发生。对于合并有感染的患者，需要联合广谱的抗生素进行治疗。同步进行积极的痰细菌培养和药物敏感试验，以指导临床的药物选择。

（5）放射性气管炎在某些肿瘤的放射治疗中的发生是不可避免的，如食管癌、气管癌、纵隔肿瘤的放射治疗中。治疗中以靶区照射剂量为基础，尽可能地减少气管的照射剂量。在放射设计中采用正确的放射技术和周密的治疗计划，尽可能使得气管的放射受量在70Gy/8周以下，放射治疗过程中需要给予一定的支持治疗，改善患者的身体功能，活血化瘀类中药可以减少放射性气管炎的发生。

（6）并发放射性气管狭窄的患者应争取实施手术治疗。

（7）中医药治疗：中医认为，放疗的放射线在中医辨证应该归为"热毒"范畴，本病热为阳邪，最易耗气伤津，灼津炼液成痰，并可灼伤肺络，日久损伤人体正气和阴血。归属中医"咳嗽""喘证"范畴。根据患者的临床表现分初期、中期、后期，结合肿瘤患者病程较久、表现为局部皮肤损伤，以及转移的包块、临床用药适当运用化痰、活血等药物，标本兼治，早期正气较盛，以驱邪为主，中期邪正俱盛，攻补兼施为主，后期正气虚弱、邪气较盛以扶正为主。

1）初期：症状为咳嗽咳痰或频频干咳、胸闷，纳差，大便秘结或干燥、局部皮肤变红，舌红，苔黄或腻，脉数或弦滑。治法：清热化痰，宣肺止咳。选方：清金化痰汤加减，药如桑白皮、桔梗、杏仁、黄芩、全瓜蒌、枳壳、茯苓、法半夏、胆南星、陈皮、川贝母等。

2）中期：症状：时时干咳，少痰，气短多汗，甚至痰中夹血，或伴午后低热，神疲乏力，口干，纳差，局部照射野皮肤暗红。少寐多梦，舌红少苔，脉细或数。治法：益气养阴，润肺止咳。选方：麦门冬汤或养阴清肺汤加减，药如沙参、麦冬、天花粉、五味子、法半夏、杏仁、知母、生地、薄荷、百合、黄芩、川贝母、玉竹等。

3）后期：症状为咳嗽、咳痰，痰中带血或咯血，胸背部疼痛，动则气短，乏力懒言，声音不得续，纳差体瘦，局部照射野皮肤紫黯，大便干结，面色黧黑，舌淡夹有瘀斑，脉沉弦或涩。治法：化痰祛瘀，益气扶正。选方：川贝母、法半夏、杏仁、黄芩、连翘、川芎、桃仁、牡丹皮、赤芍、夏枯草、党参、黄芪、当归、麦冬、生地黄、丹参等。

第十一节　乳腺的放射性损伤

近年来，随着临床上早期乳腺癌的发现率不断增加，各种治疗手段的完善和诊疗观念的更新，临床上保乳手术的比例逐渐增加，保乳手术治疗后的放射治疗也随之增多，对于乳腺的放射性损伤越来越引起了人们的重视。乳腺的放射性损伤分为急性反应性损伤和晚期反应性损伤，均以皮肤反应为主。

一、临　床　表　现

1. 皮肤损伤

（1）皮肤的早期反应：皮肤的早期反应一般定义为放射治疗以后 2 个月以内出现的皮肤反应，初期表现为皮肤红斑，随着放射剂量的增加，皮肤反应可以出现色素沉着、脱毛、湿疹样皮肤反应等变化。对于皮肤进行单次剂量达到 5～20Gy 的时候，累计剂量达到 30～60Gy 的分次剂量照射的时候即可以发生各种放射性反应。湿性的皮肤反应一般与大剂量照射有关，经过治疗以后 2 个月可以获得痊愈。对于超过 2 个月仍然不愈合的湿性皮肤反应患者，则有可能发生皮肤坏死。

（2）皮肤的晚期反应：放射治疗 2 个月以后的皮肤异常性反应，称之为皮肤的晚期反应。最为常见的晚期反应包括皮肤及皮下组织的萎缩、局部色素沉着。萎缩是皮肤对于照射损伤的反应，表现为纤维细胞减少和胶原吸收，而纤维化则是皮肤对于放射治疗的一种损伤性修复反应，表现为存活的纤维细胞的在机体受到损伤释放的生长因子的刺激下的一种增生反应，同时也反映了局部修复炎性病变与坏死病灶发生实变之间的关系。

（3）影响皮肤反应的其他因素：对于机体接受放射治疗而言，即使是相同的放射剂量，相关的反应也不尽相同，这主要与机体对于放射治疗的敏感性以及是否具有其他疾病直接相关。尤其是合并有糖尿病、甲状腺功能亢进、高血压等疾病。

2. 皮肤的耐受剂量　皮肤的放射耐受剂量约为 45Gy，5 年中出现的晚期皮肤损伤，如毛细血管扩张的发生率约为 5%。对于肿瘤放射治疗而言，除非有肿瘤细胞残余，一般不建议使用超过耐受剂量的放射剂量。对于超过剂量 55～60Gy 的患者，发生并发症的危险性将显著增加，但是较少出现皮肤坏死。

3. 上肢水肿　对于进行局部照射治疗的患者，5%～20%可以发生一定程度的上肢水肿，其发生的情况与腋窝区域的手术范围及放射治疗对于腋窝区域的直接照射剂量相关。

4. 肋骨骨折　放射治疗以后，大约有 5%的患者可以发生肋骨骨折，多数情况下患者可没有任何临床症状，一般在复诊及门诊随诊的过程中可以被影像学资料所发现。部分病例可以在治疗结束以后出现胸壁及肋骨的疼痛，甚至出现限制性、深呼吸性局部疼痛。对于放射治疗所引发的肋骨骨折一般不需要特殊处理，多数可以自愈。

5. 乳腺的外观影响　乳腺经过外照射治疗以后可以发生乳腺外形的破坏，这样会在一定程度上影响患者的心理。发生乳腺外形不佳的原因，主要与肿瘤手术切除范围，放射治疗剂量有关，在治疗过程中，严格的控制手术切除的范围、掌握放射治疗的剂量可以减少或避免此类问题发生。

二、预防与治疗

皮肤照射治疗野以内禁忌使用胶布、聚维酮碘溶液、酒精等刺激性的药物。对于皮肤的反应一般不需要进行特殊的处置，但需要保持局部皮肤的干燥和清洁，减少皮肤的直接抓挠，避免穿着粗糙布料衣物。对于湿性皮肤反应的患者，可以使用维斯克软膏，合并局部感染的患者，则适当使用抗菌药物治疗，对于超过 2 个月仍然未见好转的、经久不愈或出现皮肤坏死的患者，则应该考虑进行外科手术、皮肤移植治疗。

第十二节　放射性心脏损伤

放射线对心脏产生的损伤最先在霍奇金淋巴瘤患者接受放射治疗中发现，放疗后发生的心肌细胞萎缩和毛细血管壁肥厚是其主要的病理性改变。20 世纪 60 年代，美国国家癌症研究所（NCI）研究证实，放射线可以引发心脏的损伤，从而确定了"放射线诱发性心脏病"（radiation-induced heart disease，RIHD）这一全新的名词，这一放射性并发症也逐渐被人们所认识和重视。

一、发　病　机　制

1. 生物学机制　大鼠心脏照射后心力衰竭的病理学改变为与血管分布无关的局灶性心肌坏死。与人类及家兔相比，野生型老鼠的心肌并不发生纤维化。对于啮齿动物，放射性心脏损伤是通过损伤心脏微脉管系统而导致局灶性心肌坏死。放疗后心脏微血管系统损伤机制在所有动物中相似，但其导致的继发性反应是心肌局灶性坏死还是纤维化则取决于遗传基因。心输出量并非逐渐减少。心输出量的检测也并非是评判亚临床性放射性心脏损伤的可靠指标。

对目前实验动物放疗后心脏损伤发病机制进行分析，放疗后可导致两种类型的心血管疾病：微血管疾病，其特征是降低毛细血管密度导致慢性缺血性心脏病和局灶性心肌缺血坏死；大血管病，其特征是加速年龄相关性冠状动脉粥样硬化的形成。

2. 细胞和分子学机制　放射性心脏损伤的细胞及分子机制尚不明确。心脏照射后可加速心肌细胞凋亡，表明放射线可直接损伤心肌细胞。有研究表明，内皮功能障碍可以降低血管阻力并增加趋化因子和黏附因子等细胞因子的释放，如肿瘤坏死因子（TNF）、白细胞介素（IL-1、IL-6、IL-8）、单核细胞趋化因子、血小板源性生长因子（PDGF）、生长转化因子（TGF-β）、成纤维细胞生长因子（FGF）、金属基质蛋白酶（MMPS）、金属蛋白酶组织抑制物（TIMP）、核因子κB（nuclear factor-kappa B，NF-κB）等，还有一些原癌基因暂时性高表达（如 c-fos、c-myc、c-jun 等），促使纤维化及炎症反应发生，从而导致放射性损伤。

二、病因及影响因素

放疗相关性心脏毒性的危险因素包括总剂量高于 30Gy、单次剂量超过 2Gy、心脏照射体积、患者年纪轻、照射时间长及同期进行化疗。除此之外，患者本身的因素也可加重放疗相关心脏毒性，如高血压、糖尿病和原发心脏病等。

1. 心脏受照射体积与总剂量 心脏受照射的体积越大、总剂量越高，心脏放射并发症的发生率越高。当剂量达 55Gy，并发症的发生率可以陡然增高，达到 25%～50%。

2. 合并化疗 放疗与化疗联合治疗是近些年来临床上部分肿瘤推荐的治疗方法。放射治疗主要影响心包与微循环，多柔比星毒性反应主要体现在使得心肌产生退行性改变。如果放疗合并应用多柔比星等蒽环类化疗药物，这种联合对心脏的放射性损伤有相加作用。心脏照射多年后再用多柔比星，能使原来隐藏的亚临床损伤显露出来。而其他药物如环磷酰胺、放线霉素 D 等也可加重心脏的放射性损伤。放射合并化疗的晚期反应与两者使用的时间间隔无关。

3. 患者情况 老年患者及有冠心病、病毒性心肌炎、风湿性心脏病、高血压性心脏病者，对放疗耐受量降低，更易产生心脏的放射并发症。

三、病 理 改 变

1. 放射诱发的心包疾患 临床上典型的 RIHD 特点主要体现在形态学上，最为具有代表性的是心包疾患。接受过心脏照射治疗的患者 6%～30% 的患者可以出现心包积液。放射治疗引发心包积液的原因主要是心包的渗透性增加，导致纤维蛋白的渗出。积液的发生一般较为缓慢，心包积液量不甚很大，心包壁层可以发生纤维化，代替外层的脂肪组织。放射还可引起心包淋巴管狭窄或闭塞，从而引起心包淋巴回流障碍，产生心包积液。心包纤维化主要是由于心包微循环的障碍导致局部的缺血，纤维蛋白的渗出可以使得纤维细胞侵入以及被胶原所取代。心包纤维化最终可以导致心包明显增厚，发生缩窄性心包炎，此种情况一般在放射治疗后 2～20 年间可以发现。

2. 放射诱发的心肌疾病 心肌受到放射线的照射损伤较为少见，但损伤后一旦受累则更加严重。其组织学特点表现为弥漫的灶性纤维化，一般以左心室前壁为多见。放射线引起心肌、心内膜的毛细血管内皮细胞损伤、毛细血管闭塞、小血管壁增厚、管腔狭窄、微循环障碍、局部缺血，继之发生炎性渗出。全心炎的发生一方面是由于放射线的直接作用，另一方面可能由于放疗后组织坏死和炎症反应，使原来隐蔽的自身抗原暴露或正常组织的抗原性改变，而引发自身免疫反应有关。全心炎的发生与心肌原有的病毒感染有关。最终的结果是心包、心肌、心内膜纤维化。心包肥厚严重者可达正常的 10 倍，心肌细胞间胶原纤维明显增加、心肌功能受损。心肌的纤维化过程还可引起心脏传导系统异常。

3. 放射诱发的冠状动脉的疾病 放射治疗所引发的冠状动脉疾病主要表现为动脉壁

的纤维化、内膜的增厚及管腔的狭窄，心脏血管的纤维化可使冠状动脉明显狭窄，心内膜与心外膜明显肥厚，与常见冠状动脉硬化相似，因此放疗可导致冠心病或加重原有的冠心病。对于放射治疗而言，冠状动脉中最为敏感的成分为内皮细胞，这种内皮细胞的损伤主要是由于内皮细胞的损伤，内膜损伤以及内膜被纤维细胞所取代，血小板聚集及所有通常出现动脉粥样硬化的其他事件。

4. 心内膜的放射性损伤 心内膜纤维化可影响心脏瓣膜功能，如乳头肌功能不全、二尖瓣狭窄或闭锁不全等。由于心包膜比心肌、心内膜、冠状动脉更易损伤，故放射性心包炎是心脏放射并发症中较常见的一种。

四、临床表现

放疗引起的心脏损伤可以发生在放疗过程中，也可以发生在放疗结束后数月到数年，主要表现为左心室功能障碍、心包炎、血栓栓塞、冠状动脉疾病，晚期可以出现心肌纤维化，甚至心力衰竭，少数患者出现心脏瓣膜疾病，以上表现可以呈渐进性发展。

1. 左心室功能障碍 左心室功能障碍主要表现为舒张功能障碍和左心室射血分数（LVEF）下降，在早期可以通过心电图、超声心动图等检查发现早期心脏变化首先发生于舒张期是由于放疗诱导组织产生炎症和纤维蛋白生成，使心室壁松弛，导致充盈障碍、舒张时间明显延长，最终引起呼吸困难，体液潴留。心脏功能障碍定义为 LVEF 降低 10%（LVEF≥0.55 作为正常参考值）。

2. 心包炎 患者在接受放疗后几周内可能会出现急性心包炎，有胸痛、发热、心动过速、心包摩擦音的表现和特征性心电图改变，这些症状和体征通常是因为心包腔内有积液，甚至心包填塞。慢性心包炎的发生与心包接受照射的体积、放疗剂量及急性期产生的积液有关。

3. 血栓栓塞 冠状动脉左前降支（LAD）在心脏的前表面走行，常与外部辐射束最先接触，因此栓塞风险高于其他冠状动脉分支。由于放疗导致淋巴细胞黏附和集聚在毛细血管内皮细胞使其功能异常，导致微血栓形成，因此无论是进行性闭塞还是完全梗阻，都可能导致局部缺血改变。

4. 瓣膜病 少数患者会出现瓣膜病变，由于心脏瓣膜无血管，瓣膜中的纤维化损伤与微血管病变关联较小，因此这种损伤可能与其他心肌疾病有关，与放疗相关的扩张型心肌病可能会引起瓣膜反流，但确切的机制尚不清楚，大多数患者并没有明显临床症状。

5. 缺血性心脏病 放疗引起的冠状动脉损伤可能表现为血管壁增厚、纤维化及局部动脉粥样硬化程度增加。与放疗相关的心脏损伤机制与动脉粥样硬化性心脏病的机制基本相同，心肌成纤维细胞在内膜增殖，含脂质的巨噬细胞形成斑块，高剂量的辐射可能导致斑块破裂、血栓形成，最终导致缺血性心脏病的发生。

6. 心肌纤维化 由于辐射光束损坏毛细血管网络，从而导致缺血的发生，组织胶原浓度较前显著增加，并最终导致心肌纤维化，包括心室间质纤维化或血管纤维化。20Gy 的辐射剂量可以导致心肌变性，毛细血管密度明显减少。患者因左侧乳腺癌在接受放疗的第6、12、18、24 个月时，出现新的灌注缺损的概率分别为 27%、29%、38% 和 42%，出现这些灌注缺损的患者更可能会有心脏局部室壁运动异常，这表明微血管损伤可最终导致组织纤维化及组织弹性丧失。广泛的纤维化最终结局是心力衰竭。

五、诊断与鉴别诊断

1. 诊断标准　符合下列标准者，可诊断为放射性心脏并发症：放射治疗前无心脏病史，心电图、超声心动图正常或基本正常，但放疗中或放疗后出现异常心电图和（或）超声心动图，可伴有急慢性心包炎、全心炎等症状和体征。

2. 鉴别诊断　除外肿瘤侵犯心脏、病毒或细菌感染及药物引起的心脏疾病。放射性心脏损伤如表现为心包炎，需与癌性心包炎相鉴别，见表 14-3。

表 14-3　放射性心包炎与癌性心包炎的鉴别

项目	放射性心包炎	癌性心包炎
心脏受照射病史	有	有或无
积液外观	多为黄色	多为血性或暗褐色
积液中有无癌细胞	无	可有
肿瘤标志物	低或无	较高
抽液后注入激素治疗	显效	通常无效
转归	有些可以自行消失	不会自行消失
预后	相对较好	差

六、预防与治疗

1. 预防　近年来，对于放射性心脏损伤的发生情况出现逐年增多的现象。这一现象的增加考虑主要与目前临床上放射治疗数量增加，以及放射治疗与化疗联合或者序贯应用的增加相关。因此，积极的对患者采取各种预防性措施，有利于降低心脏放射治疗所致的并发症。

（1）现代的放射治疗技术的采用和实施，如治疗计划系统（TPS）、三维适行放射治疗（3DCRT）和逆向调强治疗（IMRT）技术使得降低心脏的损伤成为可能。

（2）精确定位技术：在进行胸部肿瘤放疗时，合理制定放疗计划，尽量减少心脏受照射的体积与剂量。如左肺下叶背段肿瘤放疗时，尽量避免用包括大部分心脏在照射野内的前后均匀对穿照射，可采用成角照射或在保护脊髓的情况下增加后背野的照射量，减少胸前野照射量，从而减少心脏的受照剂量。对霍奇金病全纵隔放疗时，避免单独使用前野作根治性放疗，否则心脏受到的照射剂量会高于靶区剂量。

（3）剂量分布要求达到均匀，避免心脏成为受到照射的高剂量"热点"，照射剂量的选择控制在心脏耐受剂量以内，并进行适当的调整分次照射的剂量。采用合理的分次照射治疗方案。

（4）减少心脏的受照射治疗体积，可以采用增加铅挡块等手段达到减少照射剂量和体积，此外，深呼吸以后屏气也可以减少心脏的受照射体积，而适型放射治疗使得减少心脏的受照射成为可能。

（5）对于采用放射治疗与化疗联合应用或者序贯进行化疗的患者，应减少化疗药物的使用剂量，选择药物使用的下限剂量。但是，化疗药物使用剂量的降低并不意味着要降低疗效为代价。临床上应该更加重视对肿瘤疗效的有效控制。

（6）根据患者的具体情况，适当的调整治疗方案及治疗顺序。对于纵隔巨大肿瘤宜先给予化疗，待其缩小后再行放疗。避免在心脏放疗的同时加用化疗。

（7）对于接受心脏放射治疗的患者，需要定期地进行各种心脏功能的检查，密切临床随诊，及早发现心脏损伤，及早治疗。

2. 心脏相关指标监测　放疗常伴有心肌灌注缺损、室壁运动异常等心脏指标改变，因此在整个放疗过程中及放疗后监测患者心脏相关指标变化具有重要意义。

（1）超声心动图可以在放疗后立即进行，测量因放疗引起的心脏亚临床变化。ASE 建议使用三维（3D）超声心动图和超声造影检查 LVEF。现有的专家共识建议分别在放疗前 3 个月、放疗中、放疗结束后 3 个月进行超声心动图检查，并在放疗完成后定期检查 LVEP 在无症状的患者中，建议每年检查超声心动图。

（2）心脏磁共振成像（cMRI）：被认为是评估心脏结构、功能、心肌灌注的金标准，这种监测手段对于心包及冠状动脉的评估同样意义重大。

（3）心肌肌钙蛋白（Tn）：特别是肌钙蛋白 I（TnI）和肌钙蛋白 T（TnT）是诊断心肌损伤和心肌坏死的金标准。其中 TnT 是放疗导致的心肌损伤中应用最广泛的生物标志物。高敏心肌肌钙蛋白 T（h8-cTnT）能够检测到放疗期间的轻微心肌损伤。

3. 防治

（1）非药物防治

1）改进放射技术。分次辐射和限制辐射剂量和体积很重要，放射技术的改进可以降低心脏的辐射量，而不会影响目标体积的放射剂量。现在的放疗技术由二维放疗发展到三维、四维放疗技术，放疗剂量分配也由点剂量发展到体积剂量分配，以及体积剂量分配中的剂量调强。减少心脏辐射剂量的技术应用于临床，如深度吸气屏气（DIBH）、三维适形放疗（3DCRT）、调强放疗（IMRT）、容积旋转调强放疗（VMAT）等，使心脏在放疗期间受到的辐射剂量和体积大为减少。

2）控制危险因素。高血压、血脂异常和吸烟等传统心血管危险因素已被证实可以增加放疗后心脏损伤的发生风险。冠心病病史则导致风险进一步增加。放疗前控制危险因素具有重要意义。

3）手术治疗。对于放疗诱导的有症状的窦性心动过缓或高度房室传导阻滞的患者可以接受起搏器植入术，室性心律失常或心脏性猝死的患者可以接受植入式除颤器。对于因放疗引起的冠心病患者，经皮冠状动脉介入治疗（PCI）可能比冠状动脉旁路移植术（CABG）更好，这可能与放疗引起心脏周围组织纤维化有关。

4）骨髓间充质干细胞（BMSC）。有研究发现，输注 BMSC 可以通过改变巨噬细胞表型并以 TNF-R2 依赖性方式抑制局部炎症，进而持久地改变辐射诱导的纤维化的进展，这对延缓心脏损伤进展有一定意义。

（2）药物防治

1）曲美他嗪：能通过减少心肌组织肿瘤坏死因子（TNF）-a mRNA 及蛋白的表达，有效减轻大鼠放射后心脏炎症反应，进而减轻心肌损伤；曲美他嗪还可以改善内皮功能，降低冠状动脉血管阻力，增加正常动物与实验性冠状动脉硬化动物的冠状动脉血流量。

2）氨磷汀：可通过氢原子来修复化学损伤，也可通过其对细胞的直接作用起到辐射防护的作用，目前研究证明氨磷汀能够预防辐射诱发的心脏病，即减少照射后 6 个月时的血管炎和血管损伤。

3）褪黑激素及其他：有研究者分析和评估暴露于辐射后 6 个月的心脏发现，褪黑激素可以明显减少心肌细胞坏死，延缓心肌纤维化进展，同时防止血管炎的发生，因具有自由基清除特性褪黑激素被认为是一种心脏保护剂，更确切的作用机制有待进一步研究。目前已有己酮可可碱、α-生育酚和沙利度胺等用于放射性心脏损伤的研究，值得进一步探讨。

4）中药制剂：生脉注射液和复方丹参滴丸能够有效防治放射性心脏损伤，其作用机制可能是促进损伤部位 DNA 合成，稳定心肌细胞，改善冠脉血流，促进缺血的心肌恢复。

第十三节　放射性肺损伤

放射性肺损伤（RILI）也称放射性肺炎，是正常的肺组织受到放射线辐射以后而引发的肺部炎症性反应。临床上除了接受放射治疗的患者可以发生放射性肺炎反应以外，与原子工业及放射性核素具有密切接触的工作人员和试验人员也可以因为射线的接触而发生放射性肺炎。

一、病因及影响因素

有临床症状的放射性肺炎的发生率为 5%～15%。放射性肺炎的发生情况与诸多因素相关，其中包括照射野的大小、部位、照射总剂量、放射线的类型、放射治疗的方法、肺部原来的情况及个人的易感性等因素。影响放射性肺损伤发生的因素如下。

1. 肺部受照射的面积与总剂量　是发生放射性肺炎的最主要因素，肺组织受照射面积愈大、剂量越高，越易发生放射性肺损伤。对于照射的总剂量超过 60Gy 的患者，几乎不可避免的将会发生放射性肺炎，而对于剂量小于 15Gy 的患者，则发生率极低或者不发生。

2. 肺门、纵隔受照射　肺部放疗如同时或先后照射肺门、纵隔，则发生放射性肺炎的可能性增大，这是由于放疗使肺门、纵隔内淋巴管狭窄或闭塞，引起肺部淋巴循环障碍所致。

3. 肺部再程放疗　有报道显示，第 2 次胸部放疗放射性肺炎的发生率为首次放疗的 3 倍以上，并且发病早，有时在第 2 次放疗尚未结束时就可以发生。

4. 放射线种类　一般认为，采用深部 X 线照射肺部产生放射性肺炎的机会比高能射线，如 ^{60}Co 射线、高能 X 线要大。

5. 放疗技术　相对平行野照射较切线或成角照射、连续放疗较分段放疗更易产生放射性肺炎。在照射总剂量一致的情况下，分割次数越少，总治疗时间越短的患者越容易发生放射性肺炎。

6. 联合化疗　放疗联合化疗药物，如平阳霉素、多柔比星、长春新碱、甲氨蝶呤、白消安、放线菌素 D 等，对放射性肺炎的发生有协同或相加作用。

7. 其他因素　老年、未成年者对放射线耐受性差。某些对放射线非常敏感的个体，易发生放射性肺炎。有慢性支气管炎、肺气肿、心血管疾患者也易产生放射性肺损伤。放疗中及放疗后呼吸道细菌感染或吸烟均可成为放射性肺炎的诱因。

二、发病机制与病理

放射性肺损伤的发病机制不明确，细胞因子介导学说，即多条信号通路共同参与细胞因子启动的瀑布效应是其主要内容。包括 NrF2-ARE、TGF-β1/Smad、NF-κB 和 Wnt 信号通路，值得注意的是，这些信号通路均与肿瘤的发生相关，各信号通路也并非完全独立。除此之外，其他原因引起的肺损伤相关通路还涉及 Rho-ROCK、P38MAPK 及 Notch 信号通路。

病变的转归有两种可能：炎症吸收消散，肺部恢复正常；若损伤较重或持续时间长可逐步加重形成进行性血管硬化，肺组织结构被纤维化和增生的结缔组织所代替，血管内血栓形成，血管阻塞，支气管内有分泌物积聚，组织弹性消失、硬变。化疗药物如平阳霉素和亚硝脲类作用于肺泡Ⅰ型细胞，这些药物同放疗合用会加重肺纤维化。

三、临床表现

1. 早期肺损伤　主要表现为急性放射性肺炎、胸膜反应与渗出性胸膜炎、广泛肺部炎症。

（1）急性放射性肺炎：多发生于放疗开始后 3～4 周至放疗结束后 1 个月内，也有延长至 2～4 个月的。患者刺激性干咳，可持续 1～4 个月。若并发感染可出现痰多、胸闷、气急、心慌、乏力、胸痛、发热，甚至出现明显的呼吸困难和发绀，少数可出现咯血。放疗区域内可闻及干、湿啰音，X 线片示照射野相应的部位出现密度较高的模糊片状阴影，似由许多点状和网状阴影组成，与病毒性肺炎类似。有时患者并无呼吸道症状，但胸部 X 线检查可见与照射野一致的炎性改变，这种症状与 X 线改变程度不符也是放射性肺损伤的一个重要特征。

（2）胸膜反应与渗出性胸膜炎：放射累及胸膜可出现胸膜反应和渗出性胸膜炎，表现为胸痛，多发生于放疗后 2 周至半年内。X 线表现为胸膜增厚，有时呈包裹性或叶间积液，甚至出现少至中等量的胸腔积液。

（3）广泛肺部炎症：放疗后肺部炎症改变不仅局限于照射野内，尚可发生于照射野外，甚至双侧肺部，可能是机体过度反应或放射累及纵隔淋巴系统所致。此表现临床上较为少见。也有报道放射治疗合并急性成人呼吸窘迫综合征（ARDS）。

2. 晚期肺损伤　一般发生于放疗结束后 4～6 个月以后，主要表现为咳嗽和肺功能减退，常因为呼吸道感染而诱发。严重者会出现端坐呼吸，易并发肺动脉高压、肺心病，最后可因有心力衰竭而死亡。严重的放射性肺纤维变和肺硬变者，可出现胸廓畸形。

3. 影像学检查

（1）X 线检查：胸片的检查是放射性肺炎最为常用的、最为简便的检查手段之一，对于放射性肺炎，其在胸片上的演进过程表现为渗出期、中间过渡期、纤维化期。胸片的改变主要包括：①片状浸润型，约占 38%；②条片型，约占 26%；③纤维条索型，约占 36%。

（2）CT 检查：随着放射性肺炎的发生时间和肺部疾患的进展，在 CT 影像学上分为 4 种类型。Ⅰ型：表现为均匀同质性的密度增加，发生在放疗之后的 7～18 周；Ⅱ型：表现为块状实变，一般发生在放射治疗以后的 4 周～16 月左右；Ⅲ型：表现为分散性实变，发生在放射治疗后的 11 周～11 年左右；Ⅳ型：为固体性实变，发生于放射治疗后的 6 个月～14 年左右。其中，对于Ⅰ型和Ⅱ型的改变均属于早期渗出性病变，具有可逆性。CT 检查的阳性率、早期诊断率等都优于普通胸部 X 片检查。

四、诊断与鉴别诊断

放射性肺损伤的诊断一般不困难，有肺照射病史，放疗中或放疗后可出现咳嗽、发热、呼吸困难等症状，胸部 X 线片显示肺内有与照射野相一致的致密阴影即可诊断。部分患者没有临床症状而在检查中被 X 线发现，但需要进行以下鉴别诊断。

（1）肺放射性纤维化与肿瘤复发：一般来说，肿瘤复发肿块影进行性增大，边缘外凸，支气管因受压而变窄或阻塞，可伴有咯血、胸痛或其他肺外表现。肺纤维化的块影以放疗后半年左右最大，其后逐渐缩小，边缘与照射野一致并内陷，纵隔器官被拉向病侧，支气管扩张或扭曲。有时既有肺纤维化又有肺肿瘤复发，随着时间的推移，肿瘤复发的表现逐步显示，须借助 CT、MRI 等影像检查，必要时进行纤维支气管镜检查或经胸壁穿刺活检，以明确诊断。

（2）放射性肺炎与间质性肺转移癌：放射性肺炎一般于放疗后 1 个月内发生，为单侧片状阴影。间质性肺转移癌一般出现在治疗后较长时间，呈双侧性，肺门及纵隔可有淋巴结肿大，病灶呈多发性小点状阴影，除非到终末期，一般不易融合成片。

（3）放射性胸膜渗出与癌性胸腔积液：放射性胸膜渗出与胸腔积液多在放疗后 6 周内发生，可自行消失，抽取胸腔积液常有效，检查无癌细胞；而癌性胸腔积液大多呈进行性发展，单纯抽液仅能改善极短时间内的症状，缺乏有针对性的效果，胸腔积液中可查出癌细胞，需应用相应的抗癌药物及方法进行治疗。

五、预防与治疗

1. 预防　放射性肺损伤关键在于预防，放疗中应根据患者的具体情况周密制定放疗计划。针对不同疾病的治疗采取相应的预防性措施，具体包括以下几种。

（1）乳腺癌单纯放疗可采用 ^{60}Co 或 4～6Mev X 线照射 45～50Gy，4.5～5 周后，局部

再用适当能量的电子束追加照射或施行以后装组织间插植照射,尽量减少肺组织的照射量。

（2）霍奇金病行纵隔放疗时,对有纵隔大肿块的患者先化疗使肿瘤缩小,或采用分段放疗,以减少肺部受照射的面积。在进行预防性照射时可用 2.1cm 厚的铅块保护肺,使肺受照射量相当于纵隔剂量的 37% 左右。

（3）肺癌放疗,应选用高能射线,采用多野旋转照射或成角照射,对于早期病例酌情使用气管腔内放疗,以提高肿瘤局部照射剂量,而减少正常肺组织照射剂量。对肺不张患者的放疗,应密切观察,一旦复张,应立即修改放疗计划。

（4）年老体弱或患有肺部慢性病患者应及时缩野和调整剂量,放疗中密切观察,一旦出现放射性肺炎应暂停放疗,予以对症处理。

（5）临床上,常常使用细胞保护剂进行预防性治疗。阿米福汀是当前临床用于预防和治疗放射性肺损伤的常规性药物,可在一定程度上有效抑制有害物质中侵害健康细胞自由基的形成,用于降低放射性肺损伤发病率有着较为理想效果。

2. 治疗

（1）对于无症状的轻症患者,可以在进行严密观察,包括患者的临床症状和影像学检查,一般不给予特殊处理。

（2）已有放射性肺损伤患者,对细菌或病毒更加易感,若出现呼吸道感染,需给予更多的重视,抗生素应有足够剂量或足够长的时间,并加强药液雾化吸入,对放射性气管炎或肺炎有一定的预防和治疗作用。

（3）继发感染和重症患者应给予吸氧,使用大剂量广谱抗生素和糖皮质激素以及支气管扩张剂,症状控制后才能逐步减量直到停药。临床上对于激素的使用,一般采用泼尼松,每日 60~100mg,分次口服,以后逐渐减量,维持的治疗时间一般在 3~6 周。此外,需注意反跳现象。对于放疗后合并急性呼吸窘迫综合征者还应注意采用高频正压给氧,限制液体输入量,预防 DIC 的发生。

（4）阻止和减缓肺纤维化的形成:D-青霉素胺是一种螯合剂,在体内可以阻止盐溶性的胶原向不成熟胶原的成熟过渡进程,对于肺组织具有显著的亲和作用。可以改善患者的一般情况和影像学检查结果。β-氨基丙酰氮也具有抑制胶原成熟的作用,可以在临床上使用,以缓解纤维化的形成。

（5）放射性防护剂的使用:辅酶 Q10 和盐酸苄酞嗪是两种较为有效的放射线防护剂。二者同时使用,具有预防和减轻放射性损伤的作用。

（6）目前应用于临床的药物主要有三类。①糖皮质激素:通常推荐予以甲泼尼龙 20~40mg/d 或相当剂量的其他糖皮质激素进行治疗,一般总疗程通常为 3~6 周,待患者症状改善后可以逐步减量。在此基础上,可以辅以抗感染、吸氧、平喘、止咳等对症治疗。②氨磷汀:目前应用最为广泛的一种细胞保护剂。③吡非尼酮:可以明显减缓肺纤维化患者肺活量的下降,并增加无进展生存期。

（7）干细胞治疗:近年来,具有多向分化、免疫调节和旁分泌特征的间充质干细胞治疗策略引起了广泛关注。其具有免疫原性低、归巢定植、免疫、炎症调节、分化、旁分泌等特征。而且易于分离培养和导入并表达外源基因,不涉及伦理道德问题,因此在修复、再生与重建、免疫调节与治疗等领域有极广的应用前景。中药诱导干细胞治疗肺纤维化较少，且中药不良反应相对于西药较少，故以中药诱导骨髓间充质干细胞治疗肺纤维化是值得探索的方法。

（8）中医药治疗：中药对本病有较好疗效。放射治疗肺损伤可归属于"咳嗽""喘证""肺痿"等范畴。在临床治疗中强调中医辨证、求因明本。"因"是肺癌，"本"是肺癌放射治疗导致的放射性肺损伤。肺为娇脏，放射线是热毒燥邪，放射线致病直中脏腑血络，易灼伤人体津液，损伤人体正气和阴血，热毒之邪灼伤肺阴，灼津成痰；虚热内盛，耗伤人体正气，气虚则无力鼓动血脉，阴虚则津不养血，血液黏稠，导致血行不畅，瘀血内生，阻滞肺络。本虚标实、虚实错杂，气阴两伤和瘀毒互结是该病的主要病机特点。

1）痰热阻肺：症状为发热咳嗽、痰多黄稠、胸痛气促、汗多口干、尿黄便结、舌红苔黄厚腻、脉弦滑数有力。治法：清肺化痰、宽胸理气。方药：麻黄、杏仁、石膏、前胡、车前草、鱼腥草、半枝莲、白花舌蛇草、瓜蒌壳、黄芩、芦根、佩兰、川芎、丹参、红花、桃仁等药物。

2）肺脾气虚，痰湿内阻：症状为咳嗽咯痰、痰多色白、清稀或泡沫状、胸闷纳呆、气喘自汗、乏力倦怠、舌淡苔白腻、脉沉细滑。治法：健脾益肺、化痰除湿。方药：常选用黄芪、白术、防风、党参、茯苓、陈皮、法夏、猪苓、白前、紫菀、款冬花、薏苡仁、杏仁、红花、川芎等药物。

3）气阴两虚，瘀毒内盛：症状为咳嗽痰少或痰中带血、低热消瘦、口干咽燥、自汗盗汗、舌质暗红或有瘀点、少苔或无苔、脉沉细无力。治法：益气养阴、清解瘀毒。方药：主要选用太子参、麦冬、生黄芪、生地黄、沙参、阿胶、黄精、五味子、三七、丹参、当归、川芎、野菊花、猫爪草、百部、百合、炙枇杷叶、杏仁等药物治疗。

第十四节　放射性肝损伤

一、病因及影响因素

肝脏受到放射性损伤以后，病理学检查中并未出现炎性渗出性的改变，因此，临床上多数情况下以放射性肝损伤（RILD）替代传统的"放射性肝炎"的称谓。肝细胞受到射线照射，受照射的肝细胞发生急性肝损伤而失去分裂增殖能力，严重者可进展为亚急性放射性肝损伤又称放射性肝病，该病临床表现起病隐匿，一旦发生即呈进行性演进，最终导致肝纤维化和肝衰竭。典型的 RILD 多发生在放射治疗后 4～8 周，有相关报道表明 RILD 最早可发生在放疗结束后 2 周，最晚可发生在放疗结束后 7 个月，以乏力、腹水、肝大、碱性磷酸酶和（或）转氨酶明显升高为特点。病理改变以中央小静脉闭塞性病变为主，呈进行性肝纤维化过程。肝发生放射性损伤性并发症的原因很多，主要与下列因素有关：

1. 肝受照射的剂量与体积　对肝进行照射治疗，若依照 1.5～2Gy，5 次/周，全肝放疗，其耐受量为 30～35Gy/3～4 周，若总剂量高于 35Gy，放射性肝炎的发生率急剧上升。但给予局部肝脏放疗，其耐受量可以提高到 55Gy/6 周。

2. 合并肝硬化　肝硬化患者的肝对放射的耐受性降低，硬化程度越重，放射耐受性越低。

3. 同时接受化疗　由于放射造成肝功能受损，使肝清除、降解化学药物的能力下降，药物滞留体内，增加化疗毒性。但也有持否定的报道。

4. 年龄因素　儿童肝脏处于生长发育时期，对放射线更为敏感，耐受性更低，有学者曾报道全肝照射 12Gy 后发生放射性肝炎。

5. 手术因素　有学者报道肝部分切除后，残余肝放射敏感性提高。可能由于成人肝处于相对静止的状态，肝脏手术后残余的肝细胞进入分裂周期，对放射线更为敏感。

二、发病机制

放射性肝损伤的发生机制研究表明，损伤的发生是一个多因素的协同作用的结果，主要表现为肝实质细胞的变性与坏死，间质细胞及某些基质成分的增加，纤维结缔组织在肝内的积聚增多，最终引发肝硬化或肝纤维化。主要影响因素包括以下几点。

1. 小血管及结缔组织的损伤　放射线作用于肝的血管系统，特别是静脉系统，小叶中心血管内皮细胞肿胀、脱落，管壁内纤维素沉着，管腔变狭窄，最后血管可闭塞导致门脉高压，肝内血液循环紊乱，肝组织营养不良，继发肝细胞萎缩、坏死及肝小叶结构破坏，最终导致肝功能损伤。

2. 自身的免疫反应被激活　放射线对肝脏细胞的照射造成损伤，肝细胞可以释放抗原，与相应的抗体相互结合，激活补体，引发一系列的自身免疫性反应，造成更大的、更广泛的损伤。

3. TGF-β_1 含量增多　肝接受照射治疗以后，肝细胞内 TGF-β_1 含量增多，可以较为显著的刺激结缔组织及成纤维细胞的增生，使得肝发生纤维化。

4. 自由基产生过多　肝细胞受到照射以后，由于物质分子的能量发生了传递，产生或激活自由基成分，并且可以与很多的生物大分子，如 DNA、RNA 及蛋白质相互结合，引发生物大分子的损伤、DNA 断裂、染色体发生畸形，以及肝细胞发生坏死、崩解、释放生物活性因子，这些炎性反应刺激了成纤维细胞的增生，胶原含量增加，最终导致肝纤维化。

远期还可造成放疗区肝硬化性改变。由此可见用放射性肝炎概括放射造成的肝损伤，提法上并不确切，因为在疾病发展的任何阶段都没有炎性渗出病灶的出现，病理上放射性肝损伤更加类似于巴德-基亚里综合征。

三、临床表现

肝脏的放射性损伤一般在放射治疗结束后数周至数月后才表现出来，其轻重取决于肝脏受损伤的程度。轻者可无任何症状，但肝功能检查可有血清酶学改变和轻度胆红素升高，或出现轻型肝炎症状，如纳差、厌油、无力、精神萎靡，肝区轻度不适等。若全肝或大部分肝受到较大剂量的照射，可出现放射性肝病（radiation-induced liver disease，RILD）。

RILD 有的文献亦称为放射性肝病，是肝正常组织受到一定剂量的射线照射而导致的损伤。因患者自身状况及受照剂量、体积、分割方式等的差异而致发病时间有所不同。RILD

通常发生于放疗后的 4～12 周。最早可在放疗后 2 周、最迟在放疗后 7 个月出现。RILD 的临床表现无特异性，Lawrence 等较早地将其分为典型 RILD（无隐匿性肝病）和非典型 RILD（有隐匿性肝病）两种类型，且为多数学者普遍接受。典型 RILD 患者可出现非癌性腹水、肝大和碱性磷酸酶超过正常或治疗前水平的 2 倍，其他肝酶不成比例升高；相对应地，非典型 RILD 的患者表现为黄疸和血清转氨酶至少超过正常或治疗前水平的 5 倍，且影像学上提示肿瘤无进展。

四、病理生理学

RILD 的典型表现为受照区肝小静脉闭塞症（venous occlusive disease，VOD）。RILD 的病理生理发展过程包括：①急性期，受照肝组织的小叶中央静脉周边的肝血窦可见扩张、充血，肝细胞可见气球样变，甚至坏死；②亚急性期，小叶中央静脉管壁胶原纤维沉着并增厚，甚至完全闭塞，从而形成典型的肝静脉闭塞症；③慢性期，肝细胞条索皱缩，胶原纤维继续增生，最终不可逆地发展为肝纤维化。也有国内学者将其分为 4 个阶段。①急性放射性肝炎期：此期多出现在照射后的 1 月内，主要表现为肝内小静脉及肝窦扩张、充血及出血；②肝纤维化前期：此期多出现在照射后的 1～3 月，主要表现为汇管区、肝窦及中央小静脉周边胶原纤维增多，肝细胞点状坏死；③肝纤维化期：此期常见于照射后半年，肝内大量纤维组织增生，肝细胞呈片状坏死，肝窦壁及小血管壁进一步增厚；④肝硬化期：此期多发生于照射后的 9～12 月。

五、影像学

随着影像设备的更新、影像技术的改进及新型特异性造影剂的出现，RILD 的影像学诊断有了一定的进展。

（1）CT 表现：RILD 在 CT 平扫时，可见受照区肝组织呈低密度改变，且与肝解剖结构无关；若同时伴有脂肪肝，此时平扫多呈高密度样改变。动态增强时，RILD 可出现 3 种不同类型的 CT 表现：Ⅰ型，肝动脉期、门静脉期、延迟期均不出现强化，受照肝组织呈现低密度改变；Ⅱ型，受照区肝组织肝动脉期呈低密度样改变，门静脉期及延迟期逐渐强化；Ⅲ型，受照区肝组织三期均出现强化，且门静脉期和延迟期表现为持续强化。有研究表明，造成 RILD 上述不同类型的 CT 表现可能与放疗后观察的时间点不同有关。

（2）MRI 表现：正常肝磁共振平扫在 T_1WI 上为中等强度信号，T_2WI 上呈较低信号，而 RILD 的肝组织若炎性反应较大、局部水分增加较明显时，即可在 T_1WI 上表现为低信号，T_2WI 上表现为高信号。急性 RILD 后肝动脉期未受照肝组织及受照肝组织均表现为无明显强化，门静脉期未受照肝组织逐渐强化，但受照肝组织仍无明显强化，此时可见未受照肝实质区和受照区分界清晰，延迟期可见受照区逐渐强化，而此时正常肝实质强化逐渐消退；而慢性 RILD 时受照肝组织的 Gd-DTPA 增强，多表现为缓慢强化，即动脉期强化不明显，门静脉期、延迟期均明显强化。

六、诊断与鉴别诊断

1. 诊断标准 符合下列标准者可诊断为放射性肝损伤：①肝脏曾接受过放射治疗，或放疗其他部位肿瘤时照射野累及肝；②影像学检查出现与照射范围相对应的密度或信号改变影，与肝脏解剖结构无关，与肿瘤进展相鉴别；③无相关临床症状发生，部分患者可有少量包膜下积液或腹水；④肝功能等生化指标无过度异常改变，一般不超过正常值的 2.5 倍。影像学表现在 CT 平扫时一般呈现与照射野一致的低密度改变，动态增强扫描可表现为低密度、等密度和高密度三种类型的改变；在核磁上分别是 T_1WI、T_2WI 呈高信号，考虑是因为水分增加的结果。

2. 鉴别诊断 肝脏肿瘤发展到晚期也可严重损伤肝功能而引起肝脏增大、腹水、黄疸，因此必须与放射性肝脏综合征相鉴别。一般来说，若肝脏肿瘤进一步发展，影像学（BUS、CT、MRI、同位素扫描等）检查显示肝内原有病灶在先前治疗后消失或缩小的基础上又重新出现或增大，或出现新的病灶，且病灶多呈不均质性，有时可见门静脉内有癌栓。另外血清肿瘤标志物如 AFP、CEA 等可升高。放射性肝炎、肝硬化活动期，损伤的肝细胞修复再生时 AFP 有一定升高；但病情稳定、肝细胞再生完成后，血清 AFP 则下降，因此观察 AFP 的动态变化对于区别放射性肝损伤与原发性肝癌的发展有一定的价值。

七、预防与治疗

（一）预防

慎重掌握适应证，合理制定治疗计划。成人全肝放疗，总剂量宜控制在每 3～4 周 30～35Gy。对肝硬化和儿童患者更应降低剂量或避免使用放疗。肝脏放疗中或放疗后，酌情使用保肝药物或活血化瘀类中药，尽量将肝损伤降低到最低限度。

（二）治疗

（1）肝炎症状轻微、肝功能轻度异常者，可嘱其注意休息，进高蛋白、高热量、高维生素、低脂肪类饮食，服用盐酸甲氧氯普胺、多潘立酮、多酶片等有助于消化的药物及保肝类药物。

（2）对于放射性肝损伤患者，应让其卧床休息，以减少体力及热量消耗，减少活动后的糖原过多分解、蛋白质分解及乳酸形成所增加的肝脏负担。卧床休息可增加肝血流量。有助于肝脏营养摄取和氧气供给。饮食宜易消化。肝功能损伤严重时，应减少蛋白质的摄入，以防止蛋白质分解产生的氨进入血液诱发肝性脑病发生。治疗肝病的药物很多，但有许多疗效并不确定，可以试用以下几种。

出现黄疸可给予门冬氨酸钾镁、强力宁等。对于转氨酶升高的患者，可用齐墩果酸、垂盆草、五味子、联苯双酯等，联苯双酯能显著增加肝细胞膜的流动性，对抗膜脂质过氧化造成的膜流动异常降低。也可维持红细胞的可塑性和变形性，有利于肝细胞膜的稳定及血液和氧的供应。齐墩果酸与联苯双酯联用降转氨酶的效果更好。复方磷脂酰胆碱酯酶含有重要磷脂、多种 B 族维生素、维生素 E 和烟酰胺，能修复已破坏的肝细胞膜、阻止间叶组织增生，降低血转氨酶、胆红素含量，恢复肝功能，改善患者的一般状况，减轻肝炎症状。

（3）腹水的治疗可采用下列方法：限制水、钠的摄入。进水量每日限制在 500～1000ml，钠限制在 250～500mg/d 或氯化钠 0.6～1.2g/d；增加水、钠排出。用螺内酯 20～40mg，3 次/日，若效果不明显可加用呋塞米，40～60mg/d。应用排钾利尿剂时需注意补钾。利尿速度不宜过猛，以每周减轻体重不超过 2kg 为宜。若大量腹水影响心肺功能或压迫肾静脉影响血液回流可考虑抽腹水。每次抽腹水量不宜超过 2000～3000ml，并注意电解质平衡；提高血浆胶体渗透压。如小量多次静脉输注血浆、白蛋白、新鲜血液或腹水浓缩回输等。

（4）程度较轻的 RILD 多可自行修复，而严重的 RILD 一旦发生，多呈进行性进展，暂时还没有有效的治疗方法。临床上可给予复方甘草酸苷、门冬氨酸钾镁等对症治疗。

（5）中医药治疗：中医学认为，射线是热毒之邪，可损伤人体正气和耗散人体阴血。热毒蓄积，灼血伤阴，损伤肝络，肝热淤积传脾而致脾虚；肝热伤阴则肝阴亏损。肝肾精血同源，肝阴血亏耗必累及肾水匮乏；肝胆相表里，肝失疏泄则肝汁排泄不利，脏腑功能失调，治则应顾及疏肝气、养肝阴、益脾气、滋肾水，应根据不同证候分型立法用药。

1）肝郁气结型：症见两胁胀痛、胸闷不舒、纳呆、厌油、脘腹胀满，舌红绛、苔少、脉弦。治法：疏肝理气散结。方药：柴胡疏肝散加减。药用：陈皮、柴胡、甘草、香附、川芎、枳壳、白芍、五味子、延胡索、山楂。

2）肝胆湿热型：症见胁肋胀满、口苦心烦、胸闷纳呆、恶心呕吐、目赤或黄疸、大便黏腻不爽、小便黄，舌红、苔黄腻、脉弦滑。治法：清热利湿。方药：龙胆泻肝汤加减。药用：龙胆草、生地黄、车前子、当归、泽泻、栀子、柴胡、木通、知母。

3）脾肾阳虚型：症见腹部膨大、入暮益甚、按之坚、面色晦黯、畏寒肢冷或下肢水肿、身重神疲、尿少便溏，舌质胖有齿痕、苔薄白、脉沉细无力。治法：健脾温肾，化气行水。方药：五苓散合附子理中汤加减。药用：茯苓、白术、泽泻、猪苓、高良姜、桂枝、附子、干姜、炙甘草。

4）肝肾阴虚型：症见腹部胀大、甚则青筋暴露、形体消瘦、面色萎黄或面黑唇紫、口燥心烦、手足心热、尿少短黄、大便干，舌质红绛少津，无苔，脉弦数。治法：滋养肝肾。方药：六味地黄丸加减。药用：生熟地黄、山药、泽泻、茯苓、山茱萸、牡丹皮、地骨皮、滑石、火麻仁、栀子、生甘草。

第十五节　放射性胃、十二指肠损伤

上腹部肿瘤在放疗中，照射野内的胃、十二指肠会受到一定剂量的放射线照射，患者会出现恶心、呕吐、腹痛、便血等临床症状。放射相关的胃、十二指肠黏膜损伤、溃疡被定义为：在放射区域新发生，或在原有胃、十二指肠疾病基础上加重的黏膜损伤，以及在放射性炎症基础上发生的溃疡。具有以下情况之一者称之为放射性胃、十二指肠并发症：①放疗后内镜检查可见胃、十二指肠黏膜破损、放射性溃疡直径＞3mm，破损深度明显可见；②照射区域因黏膜损伤，并出现自发的、活动性出血，需要内镜下止血治疗；③放疗后行内镜检查或 X 线检查、CT 发现的放射相关的胃肠穿孔。如出现大量出血或者穿孔，需立即介入、外科手术治疗，或其症状相当于 3～4 级的胃、十二指肠毒性，为严重的放射性胃、十二指肠并发症。当前肝癌、胰腺癌的常规放疗处方剂量在 60～70Gy，因通常受胃、十二指肠的毒性限制，肿瘤的局部控制情况与后期并发症成为治疗矛盾之一。

一、病因与发病机制

胃属于放射相对敏感的器官，胃在接受照射治疗以后可以发生急性损伤性反应。高剂量照射治疗以后可以出现严重的后期反应。在临床中，胃、十二指肠接受＞40Gy 的照射剂量便会出现不同程度的胃肠道反应，胃肠黏膜的机械屏障、免疫屏障、化学屏障及生物屏障均可能因为射线的照射而受到影响和破坏，发生组织渗出、水肿；血管通透性改变、硬化，致黏膜供血不足，进而发生糜烂、纤维化；胃肠道微环境改变致细菌、病毒侵入等。

二、临床表现及诊断标准

放射性胃、十二指肠炎症多出现在黏膜褶皱处及黏膜萎缩部位，通常发生在放疗后的 1～12 个月，辐射诱导的溃疡多出现在治疗完成后不久，峰值时间为 1～2 个月。放射性胃肠反应主要表现为腹痛、纳差、恶心呕吐，重者可以出现便血、呕血。因放射性胃肠炎与急性单纯性胃炎的临床症状相似，临床上需要依赖胃镜检查进行鉴别诊断。内镜下放射相关的胃、十二指肠黏膜损伤、溃疡被定义为：在放射区域新发生，或在原有胃、十二指肠疾病基础上加重的黏膜损伤，在放射性炎症基础上发生的溃疡，具有如下情况之一称之为放射性胃、十二指肠并发症：①放疗后内镜检查可见胃、十二指肠黏膜破损、放射性溃疡直径＞3mm，破损深度明显可见；②照射区域因黏膜损伤，并出现自发的、活动性出血，需要内镜下止血治疗；③放疗后行内镜检查或 X 线检查、CT 发现的放射相关的胃肠穿孔。

三、影 响 因 素

1. 既往史与放射性胃、十二指肠损伤 肿瘤患者容易患有各种基础疾病，存在多种复杂的临床因素。现有研究表明，放射性胃、十二指肠损伤与患者既往患有某些基础疾病有关，如糖尿病、HP 感染、肝硬化及手术史等。既往史是胃、十二指肠放射性损伤不可忽视的一个影响因素。患有基础疾病患者放疗时如有涉及胃、十二指肠辐射，需注意检测胃肠症状，必要时行胃肠道检查，及时采取预防性治疗策略。

2. 化疗及靶向治疗与放射性胃、十二指肠损伤 有报道显示，放射性出血性十二指肠炎与服用靶向药物索拉非尼有关，考虑是因为索拉非尼抑制肿瘤细胞生长和血管生成的同时，致使胃肠道黏膜的损伤修复能力减弱。厄洛替尼致辐射召回效应，即由放疗后化疗或靶向治疗激发的相关性炎症。

3. 放疗技术与放射性胃、十二指肠损伤 接受调强治疗的患者发生 3～4 级急性胃肠道反应的总体发病率显著低于三维治疗。TOMO 对放射性胃、十二指肠黏膜损伤的程度最小,而三维引起的损伤程度最大。先进的放疗技术使放疗剂量实现了高度集中,而靶区剂量不均匀分布,实施靶区内剂量不均匀和剂量调强的程度越高,对周围组织的保护性越好。加大剂量梯度,既满足了肿瘤高剂量要求,又使正常组织在可耐受剂量范围内,提高了局部控制率,同时减轻了不良反应。结合以上研究,更为先进的放疗技术在胃肠损伤安全性方面便更具备优势,且损伤判定均为急性早期胃肠症状。

4. 放疗的物理因素与放射性胃、十二指肠损伤 物理因素与放射性胃、十二指肠损伤关系的研究日益增多,逐渐成为放疗中预测放射性损伤及制定放疗计划的依据。因为胃和十二指肠自身的蠕动,不能在靶区内很好的固定,采用体积的剂量来评估其危险剂量存在一定误差,所以在制定放疗计划时胃、十二指肠体积对应剂量尚无统一定论,需要更严谨的研究方法。不可否认的是,当胃、十二指肠距离目标剂量较近时,胃肠道损伤很容易发生,减少胃肠毒性,对提高癌症患者的生活质量尤其重要。

四、预防与治疗

（一）预防

胃、十二指肠接受过量照射是放射性损伤发生的主要原因。应深入了解病变情况及局部病变同附近脏器的解剖关系,在不影响治愈率的情况下,减少慢性放射性损伤的风险。放疗前应排除产生并发症的一些易发因素,加强患者的全身支持治疗,改善患者全身情况,纠正营养障碍,积极治疗其他并发症。放疗中及治疗结束后应认真观察不良反应并及时处理。在结、直肠癌肝转移瘤内照射治疗中,预防性胃十二指肠动脉、胃右动脉栓塞因可有效阻止微球沉积,被认为是减少放射性胃、十二指肠损伤安全、有效的方法之一。

（二）治疗

1. 药物治疗 放疗期间预防使用奥美拉唑、雷贝拉唑或泮托拉唑等抑酸剂,使用康复新液、硫糖铝或胶体果胶铋等胃肠黏膜保护剂的患者,胃、十二指肠黏膜损伤的总体发生率明显下降。氨磷汀可以作为正常细胞保护剂预防放射性胃、十二指肠炎的发生。泼尼松龙作为肾上腺皮质激素类抗炎药物被广泛应用于炎症性疾病的治疗,目前普遍认为,低剂量维持治疗更有利于控制炎症。最新研究表明,益生菌及其分泌物、细菌衍生物对胃肠道黏膜有着特殊的防辐射作用。放、化疗诱导的胃肠炎患者往往显示出肠道菌群失调,特别是双歧杆菌属、梭状芽孢菌属、柔嫩梭菌群等明显减少,间接增加了黏膜炎、腹泻、菌血症的发生率,部分临床实验证明了调节肠道菌群治疗放、化疗相关性消化系黏膜损伤取得了令人满意的结果。

2. 内镜下治疗 氩离子凝固术（argon plasma coagulation,APC）作为非接触性电凝技术应用于放射性胃肠炎的治疗已较成熟,凝固深度控制在 2～3mm,在一定程度上可以降低穿孔的风险,有效治疗血管损伤。

3. 高压氧疗（hyperbaric oxygen therapy,HBO） 对血管有收缩作用,可以减少血管渗出,同时刺激组织新的血管生成,在迟发性放射性损伤中,10 次治疗后即可有新的微小血管生成，20～30次治疗后血管可以完全生成。HBO被认为安全有效的治疗出血性胃炎的方法。

4. 手术治疗　出现狭窄、梗阻、瘘管、穿孔、溃疡和出血的患者，经过非手术治疗无效或进展者，可以考虑手术治疗。

第十六节　放射性肠损伤

放射性肠损伤（radiation-induced intestinal injury）又称放射性肠炎（radiation enteritis）是盆腔、腹腔或腹膜后肿瘤患者放射治疗后的常见并发症，可累及到小肠、结肠及直肠等。肠道属于人体内自我更新较为迅速的组织，对电离辐射十分敏感。放射治疗后出现程度不等的放射性肠损伤的发生率为2%～17%。根据肠道遭受辐射剂量的大小、时间的长短、发病的缓急，一般将放射性损伤分为急性和慢性两种。早期肠黏膜细胞更新受到抑制，以后小动脉壁肿胀、闭塞，引起肠壁缺血，黏膜糜烂。晚期肠壁引起纤维化，肠腔狭窄或穿孔，腹腔内形成脓肿、瘘口和肠粘连等。

一、病因与发病机制

肠道上皮细胞的损伤，尤其是肠上皮干细胞损伤是放射线对肠道造成损伤的主要靶点。一方面，放射线可导致肠上皮细胞发生增殖抑制，凋亡上调，细胞变性坏死，从而破坏肠道上皮的完整性，水、电解质及蛋白质等物质向肠腔内渗漏。另一方面，由于增加了肠道上皮和肠道内病原微生物及抗原等物质接触的机会，加重肠道的炎症反应。肠上皮细胞放射性损伤后的死亡方式主要包括凋亡、坏死、自噬性死亡等。其中细胞凋亡是主要途径，主要发生于小肠隐窝上皮细胞，p53和NF-κB在诱导细胞凋亡中扮演重要角色。其他癌基因及抑癌基因如 *bcl-2*、*bax* 和 *c-myc* 等，以及一些细胞和炎性因子，如白细胞介素-2、白细胞介素-4、白细胞介素-11、前列腺素、成纤维细胞生长因子、角质化细胞生长因子、生长激素及胰岛素样生长因子、转化生长因子β、肿瘤坏死因子α等也参与其中。

放射治疗引起放射性肠炎一个重要的因素是其能对血管造成损伤，使局部血液处于高凝状态，造成微血管的内皮细胞肿胀、渗透性增加、炎性细胞黏附及迁出、微血栓形成。值得注意的是，在放疗过程中任何原因导致腹部及盆腔的小肠固定状态，均容易导致小肠放射性损伤。另外，高血压、糖尿病、动脉粥样硬化，与慢性放射性肠炎的发病率升高有关，这些危险因素的重要性尚未完全引起重视。

二、临床表现

放射性肠炎的临床症状，一般照射总剂量在30Gy以下者很少发病。腹腔内放疗总量超过40Gy时可以发生症状，若达70Gy以上则发病率高达36%。症状可出现在治疗早期，疗程结束后不久或治疗后数月至数年。

1. 早期症状　由于神经系统对放射线反应敏感，早期即可出现胃肠道的症状。一般多出现在放疗开始后 1～2 周内。主要包括恶心、呕吐、腹泻、排出黏液或血样便。累及直肠者伴有里急后重。持久便血可引起缺铁性贫血。便秘一般较为少见。偶有低热发生。患者出现痉挛性腹痛则提示小肠受累。乙状结肠镜检查可见黏膜水肿、充血，严重者可有糜烂或溃疡。

2. 晚期症状　急性期的症状迁延不愈或直至放疗结束 6 个月至数年后始有显著症状者，均提示病变延续，最终将发展引起肠道纤维化或狭窄。其症状较早的可以在放疗后半年，晚的可在 10 年后甚至 30 年后才发生，多数与肠壁血管炎以及后续的病变有关。

（1）结肠、直肠炎：常出现于照射后 6～18 个月。国内报道发病率为 2.7%～20.1%，症状表现为腹泻、便血、黏液便和里急后重。大便变细、进行性便秘或出现腹痛者提示肠道发生狭窄的可能。严重的病损可以与邻近脏器形成瘘管，也可因肠穿孔引起腹膜炎，腹腔或盆腔脓肿。由于肠道狭窄和肠襻缠绕可发生肠梗阻。直肠的放射性损伤分为四度：Ⅰ度，可无或仅有轻微症状，肠黏膜只有轻度水肿，能迅速自愈。这些改变属于放射反应性损伤。Ⅱ度，大便频数，有血便或黏液便、里急后重，症状可持续数月或数年，肠黏膜有坏死、溃疡或中度狭窄。Ⅲ度，直肠严重狭窄，需作结肠造口术。Ⅳ度，已伴有瘘口形成。临床上放射性肠炎分为四型，即卡他型、糜烂脱屑型、浸润溃疡型、浸润溃疡伴阴道直肠瘘型。

（2）小肠炎：小肠受到放射线严重损伤时出现剧烈腹痛、恶心呕吐、腹胀、血样腹泻。但晚期表现以消化吸收不良为主，伴有间歇性腹痛、脂肪泻、消瘦、乏力、贫血等。

三、诊断及鉴别诊断

本病的诊断一般不困难。有放疗史结合临床表现和有关检查，可以确定病变的性质和部位，即可明确诊断。放射性肠炎的晚期表现和癌肿的复发与转移需做 X 线钡剂检查、肠系膜血管造影、内窥镜检查、活组织检查以资鉴别。在鉴别诊断时应考虑其他疾病，如非特异性溃疡性结肠炎、克罗恩病、肠结核、肠道脂肪代谢障碍（Whipple 病）等。辅助检查主要由以下几种：

1. 直肠指诊　放射性肠炎的早期或损伤较轻者，指诊可无特殊发现。也可只有肛门括约肌挛和触痛。有的直肠前壁可有水肿、增厚、变硬、指套染血。有时可触及溃疡、狭窄或瘘口形成，严重直肠损伤者可形成直肠阴道瘘，阴道检查有助于临床诊断。

2. 内镜检查　在开始的数周内可见肠黏膜充血、水肿、颗粒样改变和脆性增加，触及易出血，直肠前壁为甚。以后有增厚、变硬及特征性的毛细血管扩张、溃疡和肠腔狭窄。溃疡可呈斑片状或钻孔样改变，其形成大小不等，常位于宫颈水平面的直肠前壁。直肠狭窄多位于肛缘上方 8～12cm 处。有些结肠病变酷似溃疡性结肠炎。增厚变硬的黏膜和环状狭窄的肠段或边缘坚硬的钻孔样溃疡，如周围血管扩张不明显，可被误诊为癌肿，组织活检可有助于诊断。

3. X 线检查　肠道钡剂检查有助于病损范围与性质的确定。但征象无特异性。钡剂灌肠显示结肠黏膜呈细小的锯齿样边缘，皱襞不规则，肠壁僵硬或痉挛。有时可见肠段狭窄、溃疡和瘘管形成。少数溃疡边缘的黏膜可隆起，其X线征酷似癌肿，其鉴别点是病变段与正常肠段间逐渐移行而无截然的分界，此鉴别点与癌肿不同。乙状结肠位置较低并折叠成角。应从不同角度摄片对鉴别病变性质有重要意义。钡剂检查小肠，可见病变常以回肠末端为主。充钡时，可见管腔不规则狭窄，并因粘连而牵拉成角，形成芒刺样阴影，肠壁增厚、肠曲间距增宽。也可见肠腔结节样充盈缺损，与炎性肠病相似。排空时小肠正常羽毛状黏膜纹消失。近年来用肠系膜血管造影有助于发现小血管病变。对于放射性肠炎的早期诊断与鉴别诊断有一定意义。

4. 小肠吸收功能的测定　包括粪便脂肪测定、维生素 B_{12} 及 D-木糖吸收试验。

四、预防与治疗

（一）预防

肠道受到过量的照射是放射性肠炎发生主要原因。应深入了解病变情况及局部病变同附近脏器的解剖关系，在不影响治愈率的情况下，应该尽可能减少慢性放射性损伤的风险。了解正常组织对放射线的耐受剂量十分重要。放射计划应根据每一位患者的具体情况，并结合各医疗机构的诊疗条件实施个体化。放疗前应排除产生并发症的一些易发因素，如盆腔炎、贫血等，加强患者的全身支持治疗，改善患者全身情况，纠正营养障碍，积极治疗其他并发症。放疗中及治疗结束后应坚持阴道冲洗，对于穹隆部有溃疡、坏死，或子宫腔积脓，应给予局部换药，抗感染治疗，充分引流。

（二）治疗

1. 营养支持　在放射性肠损伤的治疗中，应用肠内、肠外营养进行支持治疗的价值已经得到了广泛认同。通常在疾病早期，放射性肠损伤患者的肠道需要进行休息。此时，患者一般都有较严重的腹泻或伴有消化道出血，此时需要禁食并给予肠外营养支持。但是，如果长期给予患者肠外营养，可引起肠黏膜萎缩。因此，当患者腹泻、消化道出血等症状得到控制后，应及时由肠外营养向肠内营养过渡，因为通过肠内营养供给患者能量符合肠道的生理功能，有利于受损的肠黏膜及上皮细胞修复，从而保持肠黏膜的屏障作用，明显减少肠道感染的发生。而对于需要手术的患者，由于创伤较大，手术时间长，这就要求患者有更好的营养储备。合理的营养支持可显著降低感染等术后并发症的发生。

2. 药物治疗　放射性肠损伤的药物治疗主要包括生长抑素、黏膜保护剂、复方角菜酸酯栓、水杨酸类药物等。生长抑素如奥曲肽等可减少消化液的分泌，减轻消化液的侵蚀作用，控制消化道出血，为患者完成放疗疗程提供保障。黏膜保护剂可增强肠黏膜的屏障作用，维护肠黏膜的生理功能，促进肠上皮组织尽快恢复。复方角菜酸酯栓可在肠黏膜表面形成一层胶性的膜状结构，保护受损的肠黏膜，还能减轻炎性浸润，促进局部水肿的吸收，对患者的腹泻、黏液便、血便等症状有一定的治疗作用。水杨酸类药物可减少消化液的分泌，减轻肠道损伤，显著改善腹痛、腹胀和腹泻等症状。肠道菌群与放射线之间的相互关系非常复杂，放射线会影响肠道菌群，肠道菌群也会影响肠道的放射敏感性，以及影响肠道放射性损伤的修复等。通过口服肠道益生菌这种方式人为的对肠道菌群进行有效干预，可以起到改善损伤的作用，从而能减少患者早期的部分不良反应，提高晚期患者的生活质量。

3. 高压氧治疗　高压氧治疗可以通过增加肠道创伤处的供氧，促进病灶周围正常组织的微血管生成，从而促进正常组织修复，保护正常组织的生理功能，对于放射性肠损伤有良好的疗效。高压氧治疗是一种安全、有效、可靠的治疗方法，不但能明显改善临床症状，对放射性肠损伤还有一定预防作用。

4. 内镜治疗　内镜一般用于治疗以出血为主的放射性肠损伤，内镜下可以通过直接向出血处喷洒药物来达到止血的目的。内镜下氩气刀电灼止血比常规电刀治疗出血的成功率更高，但使用氩气刀治疗放射性肠损伤有导致肠穿孔的可能。

5. 手术治疗　放射性肠损伤的病情进展至晚期可发生肠梗阻、肠坏死或肠穿孔等严重并发症，此时会严重危及患者生命安全，这时的手术治疗是主要的治疗方法。手术方式主要有病变肠切除加Ⅰ期肠吻合术、病变肠切除加肠造口术、病变肠袢旷置术等。严重的放射性肠损伤 50%以上的患者需要手术。

6. 干细胞治疗　干细胞是一类具有自我复制能力的多潜能细胞，在一定条件下可以分化成多种功能细胞，运用于治疗放射性肠损伤的干细胞主要包括肠道干细胞、骨髓源性干细胞及间充质干细胞等。间充质干细胞是近年来兴起的一种干细胞治疗，具有广泛增殖的潜力，可以定植于肠道，并促进小肠组织结构的修复。

第十七节　放射性内分泌腺损伤

放射线对内分泌腺体的损伤，主要是因为内分泌腺体本身的疾病，如脑垂体腺瘤、甲状腺癌、肾上腺肿瘤或增生、卵巢癌等需要施行放射治疗，不可避免地造成相应内分泌腺体的功能损伤。其次是因头颈部肿瘤放射治疗时累及脑垂体、甲状腺，腹部肿瘤放疗时累及肾上腺，盆腔肿瘤放疗时累及性腺所致的腺体功能低下，这类放疗并发症常影响患者的正常生长发育或生活质量，在放疗过程中应加以重视与防治。

一、放射性脑垂体功能损伤

1. 发病率与发病机制　下丘脑-垂体对放射线并非十分抗拒,垂体瘤经 40～50Gy/4～5 周常规剂量放射治疗后，即可引起正常垂体的损伤，因此垂体功能低下是垂体瘤和鼻咽癌最常见的放疗并发症，其发生率随着治疗时间的延长而逐渐增加。单纯放疗照射量较高，直接抑制了垂体前叶组织的正常功能；放疗不仅包括垂体，而且包括了下丘脑，由于放疗可使下丘脑神经组织及垂体门静脉血管系统发生改变,从而下丘脑-垂体正常分泌功能受到抑制。其他头颈部癌症如鼻咽癌的放射治疗，对垂体功能的影响与照射总剂量、年龄等因素有关。低剂量照射对垂体内分泌功能的抑制作用是可逆的。处于生长发育阶段的儿童，对放射线较敏感，垂体功能障碍大约在放疗后 2 年出现，靶腺功能低下发生时间均在治疗 1 年后，随着时间延长其发生率增加，可导致严重的远期内分泌功能紊乱的并发症。

分泌生长激素的细胞是垂体对放射线最敏感的细胞，放疗后垂体功能紊乱首先表现为生长激素水平下降。亦有学者认为放射引起的垂体微血管变性，可致继发性垂体萎缩、功能下降。根据病理学的观察，照射后的部分垂体细胞可发生萎缩，而另一部分则发生肥大和增生。嗜酸性粒细胞数量明显减少。嗜碱性细胞减少较轻微，此两种细胞内所含有的颗粒都可以发生变形或脱色，细胞质空化，细胞缩小，细胞核浓缩，核仁在数量上和形态学上均发生改变。在垂体发生病变的同时，甲状腺重量减低及功能降低；肾上腺重量减轻，皮质萎缩；睾丸萎缩，性附属器官退化。

2. 临床表现　垂体的放射性损伤首先在患者的化验检查中表现出来。促性腺激素（FSH、LH）、促甲状腺素（TSH）、促肾上腺皮质激素（ACTH）及生长激素（GH）下降，到 6～12 个月部分激素尚未恢复到正常水平，与这些激素相关的 E_2（雌二醇）、T（雄性激素）、ACTH 及血清皮质醇、TSH 及 T_3、T_4 也可能降低，甲状腺吸碘率低于正常。

如果有临床表现，垂体前叶功能低下可见发育迟缓，生长障碍或停滞，内分泌功能紊乱，性器官萎缩，月经紊乱，月经明显减少，继发性闭经，乳房过早萎缩，性欲减退，阳痿，未成年者第二性征不发育，垂体后叶功能低下则主要表现有多饮、多尿，但单纯放疗无此并发症，仅见于手术加放疗者，发生率为 23.3%，提示垂体性尿崩症多为手术并发症。

3. 预防与治疗　垂体瘤为良性疾病，生存期长，应注意尽量避免晚期放射性损伤。照射面积不宜大，一般为 4cm×4cm。剂量不超过 50Gy 为宜。超过 60Gy 垂体功能损伤且并发症增多，总剂量是一个最重要的因素，再程放疗要慎重。对非垂体瘤的头部癌症患者的放疗，在不遗漏肿瘤的前提下，减少脑组织照射，以保护垂体功能。如鼻咽癌的放疗，耳前野上界不宜过高，有条件时，应在模拟定位机下准确定位。

垂体瘤、鼻咽癌等患者放疗后，应密切观察临床症状，定期检测垂体及靶腺功能的动态激素水平，以期及时早期发现内分泌功能障碍，并给予适当的治疗。对儿童患者尚应在放疗前，测量患者的身高和体重，注意第二性征的发育情况；对生长停滞、第二性征发育异常以及垂体功能低下者，应在内分泌医生的指导下，进行正确的激素替代治疗。成人生长激素水平低下但无症状，可不予治疗。若伴有垂体其他内分泌激素缺乏，也可以给予相应的激素替代治疗。如甲状腺功能低下，甲状腺素可使乏力、倦怠、皮肤干燥、不耐寒、性欲减退等获得改善。若得不到及时的诊断和治疗，则通常会丧失劳动能力，严重时可出现垂体前叶功能减退性危象，导致昏迷。

二、放射性甲状腺损伤

在头颈部肿瘤的放疗中，射线会累及甲状腺组织，可引起甲状腺功能减低，甚至产生甲状腺变性、增生和癌变，统计资料表明颈部外照射的病例中，有 16.6%～79% 患者伴有甲状腺功能低下。

1. 发病机制　以形态学变化为判断标准，甲状腺组织对射线的耐受性较高，而甲状腺微血管的耐受性较差。动物照射 22Gy 后，甲状腺组织就时能出现局部微血管充盈不良，出现点状、断线状充盈，毛细血管数目减少，部分微血管结构破坏甚至消失等情况，从而导致甲状腺组织供血障碍及甲状腺功能受损。头颈部肿瘤患者，甲状腺受到 20Gy 以上的照射就能引起甲状腺功能低下，生长发育阶段的机体和增生的甲状腺滤泡上皮细胞对射线更为敏感。

2. 临床表现 放射后甲状腺功能减退的发生率与射线种类、剂量率、分次量、分割次数、总剂量及个体状况有关。甲状腺功能减退的表现为乏力，易疲劳，体重下降或增加，失眠头昏，食欲下降，脉搏减慢，畏寒，便秘及浮肿；局部皮肤瘙痒，触痛，角化，干燥等。实验室检查可见血清 TSH 升高，T_3、T_4 及 γT_3 降低。这些变化在放疗后数月或数年后出现，而以放疗后 1～5 年发病率最高。

3. 防治 为减轻放射线对甲状腺的影响，头颈部放疗应尽可能地保护甲状腺组织，其方法包括甲状腺区域的局部铅挡屏蔽、照射野的合理设置等。甲状腺癌放疗需避免发生甲状腺功能低下，应定期检测血清 TSH、T_3、T_4 及 γT_3。对甲状腺功能低下者，应给予甲状腺片 40mg，1～3 次/日，其用量以血清 T_3、T_4 达到正常水平或稍高于正常水平即可。

三、放射性性腺功能损伤

1. 发病机制

（1）睾丸：睾丸组织可分为生殖细胞和间质细胞两部分，生殖细胞是人体放射线高度敏感的细胞。在生殖细胞成熟的过程中，原精子最为敏感，经小剂量照射后即可遭受损伤，造成暂时性无精子现象，其次为精母细胞、精细胞、精子等。睾丸的间质细胞分泌性激素，这种细胞与附睾内的细胞都属于放射不敏感细胞，小剂量照射后，并不影响性征及性欲。虽无精子，但精液仍然存在，大剂量照射后的则可导致睾丸萎缩，体积缩小，内分泌功能丧失，血清睾酮的含量低下。

（2）卵巢：卵巢内有卵子及滤泡上皮细胞，对放射线高度敏感，低剂量照射就可能造成卵细胞染色体畸变。卵巢的间质细胞（内分泌细胞）由上皮细胞演化而来，其放射敏感性较低，一般剂量照射后不会使之完全破坏。年轻妇女在放疗后 1～2 年，卵巢功能可望恢复。放射线对卵巢的影响还与年龄有关，45 岁以上妇女可达到永久性绝经，对年轻妇女则只是暂时性绝经。盆腔恶性肿瘤在接受根治剂量照射后，均不可避免地造成放射性卵巢功能丧失。

2. 临床表现

（1）40 岁以下女性放射性性腺损伤，临床上所出现的症状和体征与卵巢功能早衰、雌激素缺乏者相同。如内外生殖器官及第二性征衰退，性欲减退，面部、颈及胸背部皮肤潮热出汗，还可出现骨质疏松，有时伴有疼痛、失眠、烦躁、易激动等。

（2）化验检查：循环血中促性腺激素，尤其是 FSH 水平增高及雌二醇水平降低，以致男性患者放射性性腺功能障碍。

3. 诊断与鉴别诊断 放射性性腺损伤的诊断标准为：患者有性腺器官受大量放射线照射的病史；临床表现为典型的性功能紊乱，如闭经、阳痿及更年期综合征；实验室检查的男性患者无精子，血清睾酮含量低下；女性患者促性腺激素（LH 及 FSH）水平增高，雌二醇水平降低；排除肿瘤本身及其他抗肿瘤治疗对性腺功能的影响。

4. 防治　放射性性腺损伤的防治较为困难，目前多数推荐以下措施供参考使用：

（1）对卵巢正常尚未生育的年轻妇女，因盆腔肿瘤必须施行放疗者，在不影响肿瘤治疗的情况下，可考虑将正常卵巢手术移植，保留卵巢功能。对男性患者盆腔、睾丸、阴茎等肿瘤手术后需进行盆腔、腹股沟放射治疗者，应注意保护，铅挡屏蔽正常睾丸。对儿童白血病累及睾丸的放射治疗剂量不宜过大，目的是控制局部病灶，其剂量根据中枢神经系统预防量决定。经验认为双侧睾丸放疗 25Gy，不可避免睾丸间质细胞不可逆的放射性损伤，放疗前应接受泼尼松强化治疗。

（2）实验和临床研究表明，人参皂苷不仅对放射引起的睾丸组织、细胞损伤有保护作用，而且对其内分泌功能有明显的保护、滋养和促进作用，使血浆中的睾酮及黄体生成素含量增高，具体用法为：人参 6～9g/d，口服。

（3）激素替代疗法。在肿瘤完全控制或治愈后，如无治疗禁忌，可使用激素替代治疗。

第十八节　放射性肾损伤

肾属于放射性敏感性组织，临床上在进行盆腔、腹腔及脊柱进行照射治疗的时候，需要考虑到放射线对肾造成损伤的可能性。在放射治疗过程中，应该杜绝严重的放射性肾损伤发生。

一、病因及影响因素

肾脏本身及邻近肾脏的其他部位的肿瘤作放射治疗或全腹腔照射，均可影响肾，主要表现为放射性肾炎。其发生率及损伤程度与下列因素有关。

1. 肾受照射的体积与剂量　肾对放射线中度敏感，全肾对放射线的耐受量约为 20Gy/2 周，用该剂量分割照射，放射性肾炎的发生率为 1%～5%；而 25Gy/3 周的全肾照射，放射性肾炎的发生率就上升到 25%～50%；如果 1/3～1/2 的肾受到照射，则耐受量可达 40Gy/4 周或更高。

2. 年龄　儿童的肾处于生长发育期，对放射线尤为敏感，年龄越小对放射线的耐受性越低。

3. 放疗时同时化疗　许多抗癌药物如顺铂、卡铂、环磷酰胺、丝裂霉素、多柔比星等对肾具有很大毒性作用，尤以顺铂的毒性最为突出，可使肾小管萎缩坏死。如果肾在受到照射期间同时使用上述药物，会加重肾损伤。

4. 伴发症　肾原有慢性肾小球肾炎、慢性肾盂肾炎，以及其他慢性疾病，如高血压、糖尿病等的肾损伤（高血压肾病、糖尿病肾病）等，则对放射线的耐受性明显降低。

二、发病机制

大剂量射线照射后，肾小管上皮细胞发生变性、坏死，最后肾小管萎缩。首先发生于近曲小管，然后扩展到远曲小管。肾小球的内皮细胞发生细胞质变性及基膜脱离，毛细血管壁萎陷、硬化，从而引起肾小球破坏。另一种出现较迟的重要改变是肾小动脉壁和中动脉壁受损伤伴有内皮及肌层变性，继之平滑肌细胞变性、纤维蛋白样坏死及血栓形成。肾间质毛细血管也发生变化，但程度较轻。

当肾接受 15~25Gy 较低剂量照射时，肾小球、肾小管改变与大剂量照射相同，但病变轻、发展慢，最终的结果是肾实质广泛破坏而被纤维化组织代替。肾脏的排泄、内分泌功能减弱，甚至完全丧失。

基础动物实验研究将放射性损伤的肾脏组织学改变分为以下几个阶段。

（1）急性期：肾受到照射以后的 48 小时以内，主要表现为肾实质充血、水肿样改变。

（2）潜伏期：放射治疗 1~8 日以内，肾组织学可以表现为正常。

（3）进行性肾小管损伤期：肾照射治疗以后 5~32 日，出现纤维组织的良性浸润。

（4）肾实质变性期：肾照射治疗以后 21~60 日，出现进行性的肾脏实质变性，肾脏实质被纤维组织代替，偶尔可以看见再生性肾小管。肾小球的形态基本可以正常。

（5）纤维化期：照射治疗以后 60~230 日，正常的肾小管结构已经被灶性再生肾小管所取代，肾小球发生硬化、玻璃样改变、血管发生迂曲。

三、临床表现

1. 急性放射性肾炎 一般发生于肾脏受照射后 6 个月至 1 年，儿童的潜伏期更短，开始无明显临床症状，检查可发现蛋白尿、贫血、血压升高，一般在出现临床症状 1 个月后病情迅速发展，主要表现为恶心、呕吐、夜尿、胸闷、气促、乏力，检查可发现明显贫血、水肿、高血压。最初水肿可仅局限于下肢，随着病情发展可出现全身水肿，如表现为头痛、视盘水肿及视网膜出血，重者可因肾衰竭、氮质血症而死亡。

2. 慢性放射性肾炎 可由急性放射性肾炎发展而来，也可无急性型的临床表现而是在肾受照射后 1~2 年逐渐形成。临床表现与一般慢性肾小球肾炎相似。如贫血、管型尿、低张尿、蛋白尿。血中尿素氮可以正常或中度升高，血压正常或轻至中度升高，少数可并发恶性高血压综合征，若有高尿酸血症，可出现痛风症状。

3. 放化疗联合对肾脏的损伤 有针对性的采取放化疗联合治疗措施，已经成为肿瘤治疗的一个全新的手段，并且在临床上获得了良好的疗效。临床上在看到良好的疗效的同时，还应该注意药物的肾脏毒性，尤其是顺铂。单独应用顺铂在治疗过程中引发的肾损伤的发展相当迅速，数日以内就可以发现肾小管变性样的损伤发生，同时伴有上皮细胞的坏死等组织学的改变，患者在 1~2 周后可以出现肾功能减退。

4. 其他 有些患者的肾受照射后，临床上并无明显肾炎症状，仅在实验室检查中可发现间歇性蛋白尿，个别患者血中尿素氮轻度升高。有些患者在肾放射后 6 个月至 1 年出现高血压，持续多年无明显恶化，与原发性高血压相似。

联合使用放射治疗及化学药物治疗可以使得肾脏毒性明显的增加。在肾接受照射治疗 3~12 个月后再次应用顺铂的时候，顺铂的毒性仍然会显著增加，甚至可以发生致死性的肾损伤。其原因主要是顺铂加速了肾脏缓慢进行性的放射性损伤以及肾脏已经存在的放射性损伤使得药物的排泄率进一步的降低而加重了药物的肾损伤，使得肾的放射性亚临床损伤被快速表现出来。

四、诊断与鉴别诊断

1. 诊断 符合下列条件者可诊断为放射性肾炎：有肾脏放射史，肾受到过 20Gy 以上的照射，儿童剂量可更低；在放射治疗之后出现各种临床类型的肾炎，除外其他原因包括肿瘤所致的肾脏病变。

2. 鉴别诊断

（1）放射治疗后恶性肿瘤腹部转移或复发，出现与放射性肾炎类似的贫血、乏力、腹水等，应通过有关影像学检查以明确肿瘤的占位性改变并予以排除。

（2）腹盆腔放射治疗引起的输尿管狭窄、输尿管旁纤维化、膀胱纤维化及特发性腹膜后纤维化，均可引起肾盂积水，肾功能受损与慢性放射性肾炎症状相似，可用 B 超检查、尿路造影等方法予以鉴别。

（3）肿瘤脑转移引起的颅内压增高。可出现与放射性肾炎急进型高血压脑病相似的头痛、呕吐、视盘水肿。但放射性肾炎有大量蛋白尿、明显高血压、肾功能不全，而无明显肿瘤转移或复发，可据此鉴别。

五、预防与治疗

1. 预防 行腹腔肿瘤放疗时，尽可能保护肾脏。如全腹腔前后对穿照射或腹腔移动条形野照射时，肾区需使用铅挡使照射剂量不超过肾脏的耐受量。Willms 瘤开始放疗时可能无法避开健侧肾脏，但放疗中应即时缩小照射野，避免健侧肾脏受到过多照射；邻近肾脏的肿瘤在实施放疗过程中可采用成角照射的方法，尽可能避开肾脏区域或减少肾脏的受照体积与剂量，避免放疗、化疗同时进行。

2. 治疗 对于已经发生了的肾损伤在治疗上主要是采取对症、支持治疗。最大限度的保留现有的肾脏功能，减缓进行肾损伤的进程。对急性放射性肾炎患者，可以采取卧床休息，减少饮食中的蛋白质含量，限制食盐和液体的摄入，纠正水、电解质紊乱，维持酸碱的平衡。严重贫血者可予以输血。水肿、高血压患者予以利尿、降压处理。对于肾源性的高血压疾病的治疗应积极应对，正确处理。高血压的程度可以不同，一般认为高血压的发生是由于肾小管损伤了近肾小球细胞分泌肾素的增加，血管的张力升高所致。对于双侧肾脏发生放射性损伤的时候，前列腺素、激肽、肾髓质降压脂质也参与了疾病的发生。若发生肾衰竭可行血液或腹膜透析。单侧肾脏受照射引起的恶性高血压综合征可行单侧肾脏切除。对于慢性放射性肾炎主要是维持患者的一般健康状况，防止尿毒症的发生；若发展为肾衰竭，可行长期透析治疗或肾移植。另外，有学者认为放射性肾炎的发病机制中可能有肾血管内凝血因素存在，可试用肝素治疗。

第十九节　放射性膀胱炎

放射性膀胱炎（radiation cystitis）是膀胱接受高剂量放射治疗以后所引发的非特异性的病理性改变，表现为膀胱的容积减少、膀胱壁变薄、黏膜苍白、血管壁的脆性增加，甚至于出现膀胱黏膜的糜烂、溃疡及坏死出血。盆腔肿瘤及子宫颈癌放射治疗中，膀胱是不可避免受到照射的器官之一，膀胱黏膜的放射敏感性虽然低于肠道黏膜，但经大剂量照射后，放射性膀胱炎仍属难免，发生率为 2.4%～5.6%，平均为 3.6%。

一、发病因素与发病机制

放射性膀胱炎的发生与放射总剂量、放射治疗技术及个体放射敏感性差异有关。随着放射治疗技术的进步，并不能使子宫癌治疗时的病灶与膀胱、直肠的解剖关系有任何改变；病灶如受足量照射，定会影响邻近脏器。一般认为，膀胱比直肠的放射敏感性低。照射 60Gy 以上多可发生溃疡。

放射性膀胱炎主要是放射线引起的血管损伤、小血管闭塞、黏膜充血水肿以致形成溃疡。周围有明显水肿，常合并感染、出血。溃疡愈合后残留有白色瘢痕。其周围可见有网状血管扩张，血管破裂造成反复出血，甚至放疗后 10 多年还可出现血尿。由于放射线引起的小血管病变，如动脉闭塞、血管壁纤维化及硬化缓慢进行，组织处于缺血状态，形成黏膜、黏膜下组织、肌肉萎缩及纤维增生，形成慢性膀胱萎缩，容量减少到通常只有 50ml 左右，可引起尿频、尿失禁，且容易合并感染。

二、临　床　表　现

1. 临床症状、体征　放射性膀胱炎的早期急性反应多发生放疗后近期内，晚期迟发性损伤在放疗后数月到 2 年之间，甚至可发生于放疗后 10 余年，平均在放疗后 1～4 年。早期急性膀胱炎症状在放疗结束后多能自然缓解，症状可渐渐消失。如合并感染可使病情恶化，并发肾盂肾炎。部分呈进行性发展，伴有强烈的主观症状，排尿困难、尿痛、尿频，常伴有少量的终末血尿。

放射性膀胱炎临床分为三度。

（1）轻度：仅有轻度症状及体征。如尿急、尿频、尿痛等。膀胱镜检查，可见黏膜混浊、出血、水肿。

（2）中度：除上述症状外，尚有膀胱黏膜毛细血管扩张性血尿，可反复发作。膀胱镜检查，可见黏膜水肿，相当范围的纤维膜、毛细血管扩张。可伴有溃疡出现。病变常在膀胱三角区后壁及输尿管间的皱褶处。

（3）重度：膀胱阴道瘘形成。后两者常为严重的迟发性放射性膀胱炎的表现。

2. 辅助性检查

（1）血、尿常规检查：对于具有血常规项目的检查可以通过血液中红细胞计数及血红蛋白的定量明确慢性失血患者的失血量。尿常规检查对于具有肉眼血尿的患者一般没有实际的意义，但是对于无肉眼血尿的放射性膀胱炎患者，尿常规检查具有一定的指示性意义。

（2）膀胱镜检查：对于放射性膀胱炎的检查手段中，膀胱镜被认为是最具有诊断意义、最为可靠的诊断方法。膀胱镜可以看见出血性膀胱的容积减少、黏膜苍白、黏膜变薄、毛细血管扩张，血管的走形清晰，部分血管粗大，壁薄易脆等特点，并可以看见出血部位。对于并发有膀胱与其他组织、器官间瘘形成的患者，可以看见瘘口的位置、大小。

三、诊断与鉴别诊断

有盆腔肿瘤或子宫颈癌放疗病史，有尿频、尿急、尿痛、血尿等症状，能排除膀胱及邻近部位的肿瘤，即可作出放射性膀胱炎的诊断。

放射性膀胱炎与癌浸润的鉴别有赖于尿脱落细胞学及膀胱镜检查。如癌症，膀胱镜下可见病灶大部分从后壁发展到三角部，溃疡周围有明显凹凸不平的肿胀，黏膜边缘隆起，有时需要多次检查方可确诊。而放射性溃疡时相邻的正常黏膜与病变部分的界限清晰。

四、预防与治疗

（一）预防

临床上在预防放射性膀胱炎时，避免膀胱照射过量是基本原则，根据患者的膀胱组织耐受量，制定个性化放疗方案，从而降低照射量。对于宫颈癌患者，其腔内照射量应<50Gy，并且应该在结束全盆野放疗后进行，治疗过程中要对偏位子宫进行纠正，适当填塞，对膀胱进行保护。

（二）治疗

1. 支持治疗 轻度的放射性膀胱炎应以对症治疗为主，及时应用抗生素、止血药物控制膀胱刺激症状及出血。除了对症治疗外，对于贫血患者可适当给予成分输血，从而提高患者的输氧能力，以改善局部缺氧状态；另外，补充大量维生素C也是必要的，可酸化尿液，以避免感染性结石的形成。经以上支持疗法，大多数轻度放射性膀胱炎可以治愈。

2. 高压氧治疗 轻度的放射性膀胱炎若保守治疗无法治愈，可以加用高压氧治疗。高压氧治疗也是唯一能逆转放射性膀胱炎的治疗手段。放射治疗会损伤膀胱黏膜的血管系统，使膀胱黏膜缺血坏死，高压氧可刺激血管再生，使膀胱黏膜修复。但高压氧治疗具有一定的局限性，并不是出血性放射性膀胱炎患者均适合高压氧治疗。因其具有的高压力，高压氧治疗不适用于肺气肿、气胸及骨膜自发穿孔、既往行骨膜重构的患者。此外，活动性病毒感染、顺铂或多柔比星治疗史是高压氧治疗的绝对禁忌证。高压氧可促进新生血管形成，但其是否会促进肿瘤的生长还有待进一步考证，因此不建议用于有残存肿瘤的患者。

3. 膀胱灌注　中度放射性膀胱炎患者可以采用膀胱灌注的治疗方法。传统的膀胱灌注采用硝酸银及甲醛等灌洗液，但容易引起弥漫性膀胱纤维化。近年来，应用透明质酸钠对膀胱进行灌注受到推荐。透明质酸是人体的一种固有成分，透明质酸的小分子可渗入真皮，不仅可以扩张毛细血管，增加血液循环，同时可促进表皮细胞增殖、分化。研究表明，慢性放射性膀胱炎采用多脱氧核糖核苷酸膀胱灌注可以改善恶化的症状。中西医结合治疗放射性膀胱炎也是目前放射性膀胱炎的治疗趋势。

4. 尿道电凝止血　中度放射性膀胱炎患者若膀胱灌注疗效欠佳，可加用尿道电凝止血的方法。方法为先置入经尿道膀胱镜，应用负压吸引器或膀胱冲洗器清除净膀胱内血凝块，明确出血点后换用电切刀或等离子刀电凝止血。

5. 外科治疗　重度放射性膀胱炎保守治疗无效时可以选择外科治疗。由于膀胱血供来自髂内动脉脏支发出的膀胱上、下动脉，因此髂内动脉结扎或栓塞是一种有效的方法。另外，经尿道选择性光汽化术亦是一种有效的方法。妊马雌酮联合钬激光及电凝术治疗女性出血性放射性膀胱炎是一种有效的方法，治愈率可高达 96.7%，且手术操作简单安全，并发症少，复发率低。

6. 中医药治疗　放射性膀胱炎中医辨证论治常见以下分型。

（1）阴虚湿热：症见小便灼热、淋涩刺痛、尿黄赤少或尿血有块、尿频尿急、小腹胀痛、腰痛乏力、舌红少苔或舌红苔黄腻、脉沉细无力。治法：益肾养阴、清利湿热、凉血解毒。方药：知柏地黄丸合八正散加减。选用知母、黄柏、女贞子、旱莲草、木通、滑石、竹叶、车前仁、白花舌蛇草、半枝莲、白茅根、石苇、小蓟、泽泻、茯苓等药物。

（2）瘀毒内结：症见腹部刺痛、尿痛血尿或有瘀块、舌暗红或瘀点斑、苔黄脉沉细。治法：清热解毒、活血化瘀。方药：猪苓汤合桃红四物汤加减。选用猪苓、茯苓、桂枝、阿胶、三七、益母草、牛膝、丹参、赤芍、黄柏、半枝莲、白花舌蛇草、蒲公英、白茅根、石苇等药物。

第二十节　放射性骨、关节损伤

在肿瘤放射治疗中，骨骼常会受到照射，如头颈部肿瘤的放疗，颅骨、颌骨均有可能受到照射；乳腺癌放疗时，常常使锁骨、肋骨、肩关节受到照射；食管癌、纵隔肿瘤、肺癌的放疗常常使胸骨、肋骨、胸椎骨受到照射；腹腔内肿瘤如肾癌的放疗，有时会使腰椎受到照射；宫颈癌、直肠癌等盆腔肿瘤放疗，会使骨盆、股骨头、股骨颈，髋关节受到照射；四肢软组织肿瘤的放疗，可使长骨受到照射；骨本身肿瘤的放疗，会伤及一部分与肿瘤相近的正常骨。

一、病因及影响因素

骨关节放射并发症的发生率和轻重程度与下列因素有关。

1. 年龄　处于生长、发育时期的骨、骺软骨对放射较为敏感，即使进行 30～40Gy/4～

6周较低剂量放射治疗时,也可产生慢性损伤而使骨发育受阻。儿童的脊柱照射量低于10Gy的时候,一般不会引起永久性畸变,当照射剂量大于20Gy时,不论患儿的年龄大小,均可以引发脊柱畸变的发生。而成年人的骨骼对放射线相对不敏感,放射治疗相对是安全的。

2. 放射剂量 成熟的骨、软骨在给予60Gy/6周的照射后,有1%～5%的患者产生骨损伤,随着放射剂量的增加,骨及骨相关并发症的发生率相应提高。当放射剂量达到100Gy/10周的时候,有25%～50%的患者产生骨损伤。

3. 射线类型 骨组织对于低能X线的吸收量比软组织大得多。对于高能X线和$^{60}C_0$的γ射线的吸收率与软组织基本相同,但过高能量X线,如大于10MevX线,骨组织吸收剂量也随之增加。因此低能X线更容易产生骨骼的放射性损伤。如下颌骨处的放疗用较低能量X线照射45Gy就可能产生放射性骨坏死,而采用高能射线照射60Gy也较少有放射性损伤发生。

4. 个体因素 个体放射敏感性差异也影响放射性损伤的发生率。

5. 其他因素 外伤、感染等因素可加重放射性骨损伤。有报道下颌骨放疗前只拔除照射野内部分病牙,放射性骨坏死的发生率较拔除照射野内全部牙齿者明显降低。这是由于拔牙时牙槽骨尖破坏了牙龈黏膜,使骨质暴露,易发生骨坏死。

二、发 病 机 制

多数学者认为骨骼的放射性损伤是由于射线对骨组织的直接损伤,骨血管的受损使血供障碍,合并感染或创伤等。关节病变是由于放射线引起软骨、滑膜变性,加上韧带和关节周围软组织纤维化改变,继而影响关节的功能。

1. 放射线对生长骨骼的影响

(1)生长骨的放射性损伤:其改变主要表现在生长板的变化,在进行照射治疗1小时以后,可以发生有丝分裂活动的减少。此种抑制时间与照射剂量相关。单次剂量为5Gy,照射治疗后24小时可以使得有丝分裂恢复正常水平,照射剂量提高到7.5Gy的时候,恢复能力仅可以达到50%。照射剂量20Gy,治疗后4小时,增殖层细胞可以出现细胞死亡,此种细胞的死亡比率和损伤恢复的程度主要取决于照射的剂量。单次照射的剂量低于10Gy,生长板的放射性损伤完全可以恢复,每日的低剂量照射可以增加生长板的放射治疗的耐受性。

(2)软骨损伤区域的变化:骨骼的增殖是通过形态活性蛋白进行调节来完成的,软骨组织或者成骨组织生成的前体是前成骨细胞或骨祖细胞。前成骨细胞的增殖为细胞提供来源,当生成骨的时候,即可以分化成为破骨细胞或者成骨细胞。

(3)破骨细胞的放射性损伤:破骨细胞属于放射抗拒的细胞,局部照射骨骼以后,不会引发破骨细胞的减少,即使进行持续性的低剂量照射治疗,其破骨细胞的数量也不会减少。

(4)成骨细胞的放射性损伤:干骺端的成骨细胞和前成骨细胞的放射性敏感性完全可以代表生长骨的放射敏感性。成骨细胞对于射线相当的敏感,放射性损伤的出现时间也相当的短。对于干骺端的成骨细胞和前成骨细胞进行的放射治疗，在治疗后的 2 小时就可见细胞的死亡。这种细胞的死亡甚至早于毛细血管的损伤。这种损伤修复与照射剂量直接相关。照射治疗的直接性结果就是使得成骨细胞的群体逐渐减少，导致骨生成障碍，骨骺端的海绵骨区萎缩，最后使得骨骺海绵骨与生长骨板完全分离。

（5）酶活性的改变：成骨细胞可以合成碱性磷酸酶，在骨骺的组织化学活性最高，基质成分包被成骨细胞，或者成骨细胞衰老、死亡的时候，碱性磷酸酶的活性会减低。这种活性的高低还与放射线的照射剂量及射线的能量相关，但不是正相关。

2. 放射线对成熟骨的影响

（1）照射治疗后的骨质疏松：临床上发现，很多接受照射治疗的患者发生照射后的骨质疏松现象，其特点表现为成骨细胞数量的减少和骨小梁周围的纤维化，对于接受照射的骨组织，照射剂量达到 20Gy 的时候，可以看到血管生成明显减少，照射治疗后 8 个月左右，还可以看见骨骼的干重明显下降，较高剂量的照射可以出现骨及骨膜的充血性改变，骨代谢增强后继而转入代谢的减少。

（2）放射性骨坏死：被照射的骨细胞的直接破坏和血管损伤的共同作用结果。治疗的早期反应主要是骨细胞的直接破坏，到了晚期则是继发于血管的放射性损伤。

三、临 床 表 现

骨的放射性损伤主要表现为骨的生长受阻，放射性骨、关节炎，骨无菌性坏死。从放射到出现骨的损伤改变从 1 年至几十年不等，平均为 5 年。

放射性损伤与照射的部位有关：

1. 颅骨的放射性损伤　发生概率较低，临床上较为少见。国外有关于颈静脉球瘤放疗治疗后发生骨坏死的相关报道，国内魏宝洁曾发现鼻咽癌经放射治疗后发生颞骨、蝶骨以及斜坡的放射性骨坏死，主要临床表现为头痛。

2. 上、下颌的放射性损伤　缺少血运的下颌骨在经过照射治疗以后，损伤较为多见。主要表现为局部的肿胀、疼痛，有时可以伴发剧烈的疼痛。若发生骨坏死，则可有脓瘘形成或小死骨流出。X 线片示下颌骨放射性骨髓炎，多表现为骨质稀疏、骨性融合及紊乱。骨坏死可见死骨征象或为溶骨性改变。

3. 锁骨的放射性损伤　较为严重的主要损伤为锁骨骨折，临床表现为局部肿胀和固定压痛，患肩下沉并向前内倾斜，骨折病例的局部可触到移位的骨断端。X 线片早期可见骨折或断端重叠。后期可表现为远折端骨质完全消失。

4. 肋骨的放射性损伤　可以导致肋骨骨折，临床上多数无症状，往往在胸部检查时无意中发现，部分患者可以出现呼吸时局部疼痛，或者因为疼痛原因而发生限制性呼吸困难。

5. 脊柱的放射性损伤　在儿童期接受脊柱单侧放疗后表现得最为明显。放疗使椎体生长中心受损，随着患儿年龄增长，脊柱畸形逐渐表现出来。主要为脊柱侧凸或后凸，X 线片可见脊柱弯曲，骨皮质下有透明带，椎体呈球状或不规则，轮廓不整。成年人脊柱单侧接受高剂量放疗后，临床症状、体征出现相对较轻，远期也可出现脊柱侧弯。

6. 骨盆的放射性损伤　放射性骨炎可表现为骨盆处疼痛。若发生骨盆骨折，可出现相应的并发症，如腹膜后血肿，尿道或膀胱、直肠损伤，以及腰、骶丛神经损伤。X线片见骨盆的放射性损伤多表现为骨质硬化加少量稀疏区，与致密性骨炎相似。

7. 股骨及其他长骨的放射性损伤 股骨的放射性损伤可分为股骨颈骨折和股骨干骨折以及股骨头无菌性坏死。临床表现为髋部疼痛，行走不便，跛行甚至完全不能活动。体征为局部肿胀、压痛、活动受限。X线表现为股骨颈、干骨折。可见骨质密度减低，小梁断裂；股骨颈骨折可见断端相嵌，骨折线为一条致密线，很少有断端分离；放射性股骨头无菌性骨坏死的X线表现与非放射性引起的股骨头无菌性坏死基本相同。其他长骨的放射性损伤如发生在幼年，可出现发育受阻，患肢细短、弯曲、运动障碍。成人受照射可出现长骨放射性骨炎、病理性骨折。长骨放射性骨炎的X线表现为皮质增厚、不整齐。骨质多见稀疏。

8. 关节的放射性损伤 颞颌关节、肩关节、肘关节、髋关节、膝关节等，放疗后1年，甚至十余年后可出现关节活动障碍，轻者活动轻度受限，严重者出现关节纤维化、骨化，导致关节完全强直。X线片见关节处骨质稀疏，骨小梁增粗、硬化，关节间隙明显变窄，有时可见骨小梁通过。

四、诊断与鉴别诊断

1. 临床诊断 凡接受过放射治疗，在原放射区域内出现骨、关节病变，能除外肿瘤骨转移或复发，即可诊断为放射性骨关节损伤。

2. 鉴别诊断 放射性骨损伤应与骨转移性肿瘤或肿瘤复发相鉴别。

（1）放射性骨损伤均在照射野内，骨质密度多减低（骨盆除外），与正常骨分界较清，病灶周围一般无软组织肿块影，较长时间内保持稳定，一般不会扩展到照射野以外区域。预后较好。

（2）骨转移性病灶，多表现为溶骨性改变，也可表现为成骨或混合性改变，与周围分界不清，病情进行性发展，放射区域以外的组织器官可能发现转移灶，预后差。部分放射性骨坏死呈溶骨性破坏，伴有局部纤维化改变的较高密度软组织影，难以与肿瘤复发鉴别，可暂时观察，定期复查X线片，必要时定期行CT、MRI及放射性核素全身骨扫描。

（3）放射性骨损伤，活检可能会因外伤和继发感染加重放射性骨炎，产生真性骨坏死，因此骨活检应慎重。而针吸细胞学检查较为安全，必要时可在X线的引导下进行。

（4）对于表现为骨压缩性改变的老年肿瘤患者，放射性骨损伤尚需要与骨质疏松症鉴别。

五、预防与治疗

1. 预防 放射性骨损伤重在预防。

（1）未成年者应尽可能避免或减少照射骨组织，如儿童肾母细胞瘤放疗中，肿瘤缩小后及时缩小照射野；肿瘤不大可以使用小照射野低剂量照射，以减少脊柱受照剂量。儿童四肢皮肤血管瘤们放疗应使用浅层X线照射，避免大照射野和高剂量照射，以免影响长骨发育。

（2）选择适宜的放射线，当放疗无法避开骨组织时，不宜应用低能或过高能量的 X 线。

（3）合理制定放疗计划，避免多疗程放疗，避免放疗野重叠和不必要的大野照射。如宫颈癌、直肠癌行全盆腔放疗，对于我国患者来说前后 15cm×15cm 的照射野已经足够。如此，股骨头、股骨颈的受量可在其耐受范围之内。若将照射野扩大到 16cm×18cm。在足量照射后，双侧髋关节股骨头、颈的受照射量将超过其耐受量，放射性骨、关节损伤的机会显著增加。

（4）避免受照射骨组织感染和外伤，如头颈部肿瘤放疗前拔牙应有充分的愈合时间，放疗后 2 年内尽可能避免拔除照射野内的牙齿。

（5）放疗后注意关节的功能锻炼，减少纤维化的发生。如鼻咽癌放疗后颞颌关节易损伤，应常行张口练习，必要时可以借助于器械运动。锻炼应适度，不可用力过猛，受损伤的骨关节易发生骨折。

2. 治疗

（1）放射性骨质疏松的治疗主要在于内科保守治疗上。口服维生素片、钙片，疗效一般不甚明显。部分患者在治疗上可以使用双磷酸盐。

（2）其他治疗主要以对症支持疗法为主。放射性骨炎多伴有疼痛，应予以镇痛剂。若合并感染则应给予以抗生素。四肢长管状骨及骨盆骨炎应减少负重，加强营养支持治疗。

（3）高压氧治疗可以提高血氧的弥散，增加组织氧的有效含量促进毛细血管的增殖，加速坏死区域及周围组织的侧支循环形成，并可以促进成骨有利于损伤的修复过程。

（4）真性骨坏死保守治疗无效时，可予以手术切除。股骨颈骨折而有移位者可行内固定术。如移位严重，内固定无效或较长时间不愈者，可行骨移植术、关节成形术或人工关节置换。其他长骨骨折的处理同一般骨折处理方法。脊柱畸形者可采用支架疗法或矫形手术。

第二十一节　肌肉组织的放射性损伤

一、发病机制

光学显微镜及电镜进行观察发现：放射线对骨骼肌的照射性损伤，在单次 30Gy 照射以后的 1 个月内和 15Gy 照射后数月内，骨骼肌基本没有损伤出现。在进行 20Gy 照射治疗 2～4 个月，可以看见局部的肌肉变性和血管组织的缺失，随着时间的延长，可以明显出现胶原形成。对于动物进行的各种基础实验研究表明：对于动物进行单次大剂量照射治疗 10 个月以后，肌肉的坏死、变性、纤维化伴有血管改变。晚期的损伤则可能由于血管病变导致缺血发生，而纤维化则可能是由于血管损伤炎症改变所引发的，其中成纤维细胞的代谢能力持续异常与肌肉的晚期损伤有关。血管损伤在肌肉晚期的萎缩与纤维化中起到了重要的作用。随着放射剂量的增加，毛细血管的成分也将持续性减少。实验室基础研究资料证实，肌肉放射性反应的 α/β 值约为 4Gy，这表明治疗时单次剂量的高低影响会更大一些。这就提示对于术中放射治疗和高剂量率的近距离治疗更加需要注意。

二、临床表现

放射治疗以后出现的肌肉、软组织损伤性改变主要包括肌肉的挛缩、疼痛、水肿、肢体长度的差异及肢体的运动功能受损等。部分患者甚至可以出现需要矫形外科进行处理的畸形及功能障碍。

三、防　护

放射治疗实施之前，需要针对患者的具体疾病进行综合性的考虑。应考虑到患者的自身情况、放射治疗技术、接受治疗患者的治疗病史、临床特点等多方面的因素。对于可能长期生存的患者，应减少实施可引起肌肉放射性损伤的治疗方案。

第二十二节　放射性皮肤损伤

放射性皮肤损伤也成为放射性皮炎（radiation dermatitis，RD），是大剂量的电离辐射和多次的皮肤照射所引起的皮肤损伤，在进行皮肤肿瘤及邻近体表的肿瘤，如外阴癌、乳腺癌、软组织肿瘤及颈部转移癌进行治疗的时候，也常伴有不同程度的皮肤损伤。

除了常规进行放射治疗以外，在核工业、放射性试验操作及采用放射性核素治疗的时候，也经常可以出现因为大剂量的电离辐射而造成的皮肤损伤。研究表明，照射的剂量越高，照射的面积越大，照射的时间越长，皮肤的损伤就越严重，皮肤损伤的恢复就越漫长。近年来，随着对放射防护的监管，此类并发症已明显减少。

一、病因及影响因素

任何部位肿瘤的外照射均不可避免使相应部位的皮肤受到照射。对于深部肿瘤，放射线先穿过皮肤才能到达肿瘤部位。对于体表肿瘤，相应部位的皮肤作为放疗靶区。其他如体表肿瘤的组织间插植放疗，后装近距离治疗均可使局部皮肤及皮下组织受到高剂量照射而产生不同程度的并发症。皮肤并发症的发生率和轻重程度与下列因素有关：

1. 照射面积　皮肤受照面积越大反应越重。

2. 照射剂量　受照射剂量越大，并发症越重。5 次/周，2Gy/次的常规照射，皮肤受照射面积为 $100cm^2$，总剂量为 55Gy 时，急、慢性皮炎的发生率为 1%～5%。而总剂量达 70Gy 时，急、慢性皮炎的发生率为 25%～50%。

3. 放射线种类　深、浅层的 X 线及电子束照射时，皮肤早期反应重。^{60}Co 的 γ 射线最大剂量在皮下 0.5cm 处，早期皮肤反应较轻，但晚期皮下纤维化较重。

4. 年龄　年幼者的皮肤对放射线敏感，不仅早期反应重，而且因生长发育受到影响，远期损伤更大。

5. 部位　腋窝、会阴、腹股沟等处皮肤较薄，且汗腺丰富，易受到汗液和其他排泄物的刺激，对放射线耐受性差，反应较重。

6. 再程放疗　皮肤经过一程照射后，对射线的耐受性大大降低，若行再程放疗，更易发生严重并发症。

二、临 床 表 现

根据病程可将放疗的皮肤损伤分为早期反应和晚期损伤。

1. 早期皮肤的放射反应　在临床上可分为四度。

Ⅰ度：皮肤出现红斑，色素沉着。常规放疗剂量达到 5～6Gy 时，因血管反应出现初始红斑。初始红斑消失之后，当放疗剂量达 12～15Gy 后，照射野内皮肤可再次出现红斑，可持续较长时间，伴局部发痒。当皮肤剂量达 20Gy 以上时出现色素沉着及毛发脱落。

Ⅱ度：皮肤干性脱皮。当皮肤剂量达 30Gy 时，皮肤发黑呈片状脱屑。

Ⅲ度：皮肤湿性脱皮。当皮肤剂量达 40Gy 以上，局部皮肤水肿，水泡形成，继之糜烂、渗液，表皮脱落。

Ⅳ度：皮肤溃疡。若 6 周内皮肤受照射量大于 75Gy 时，可出现局部溃疡坏死。这是由于基底层内的前体细胞不能再产生新细胞，成熟的上皮细胞持续丢失的结果。

2. 晚期放射性损伤　放疗后几个月或几年后出现的皮肤损伤称为晚期放射性损伤。可有以下表现：

（1）花斑样皮肤：由于照射野内皮肤出现不均匀性色素脱落或沉着，部分毛细血管扩张或萎缩，致使皮肤呈花纹状改变。

（2）皮肤纤维化：大多发生于放疗后 1 年。系由于放疗后造成的成纤维细胞丢失，胶原的产生面重吸收不平衡，因此发生纤维化改变。皮肤及组织纤维化的后果视部位而定，肢体全部或大部分皮肤、皮肤下组织纤维化，同影响肢体末端循环和肢体运动功能，或造成肢体末端长期疼痛；颈部可影响头颈活动，关节部位则可以影响活动。四肢的皮肤较大面积纤维化若发生在儿童，会使患肢发育受阻、致残。

（3）皮肤水肿：放疗损伤局部淋巴管，导致淋巴管闭塞或狭窄，引起淋巴管回流障碍。如颈部放疗，可引起面颈部水肿，呈现单、双侧弥漫性状肿；盆腔或腹股沟区放疗可引起下肢水肿；腋窝区域放疗引起同侧的上肢水肿等。放疗后 3～4 个月水肿最为明显。放疗后 6～8 个月，毛细淋巴管再生和侧支循环形成，淋巴回流可以逐渐恢复正常，肿胀可逐步消退。

（4）放射性溃疡：放疗后由于皮肤逐渐发生纤维化，局部血液循环差，对细菌、病毒的抵抗力下降，微小的皮肤损伤即可造成感染，继而形成较大的溃疡，有的深达肌层甚至骨骼。

（5）瘢痕形成：放射性溃疡愈合后可形成瘢痕。瘢痕挛缩后发生在头面部可造成畸形，发生在四肢可引起肢体功能障碍。

（6）脱发：放射可引起毛囊扩张引发脱发，若剂量不大，大多数脱发可以在 2～3 个月内再生。大剂量照射可以使毛囊萎缩，尤其是局部瘢痕形成，可导致永久性脱发。

三、诊断与鉴别诊断

1. 诊断　皮肤放射并发症的诊断一般不困难。有放射治疗史，照射野内皮肤出现不同程度的早期反应和晚期损伤，即可诊断。

2. 鉴别诊断

（1）放疗后局部皮肤水肿和形成的纤维化局限性肿物与肿瘤皮肤转移、复发的鉴别。一般说来，局部皮肤、皮下组织水肿，发生在放疗后区域或放疗区远端，质地相对较软，可逐步消退或较长时间维持原状。皮肤及皮下组织的纤维化范围与照射野相一致，或位于照射野内，增厚均匀，长期稳定。而肿瘤转移或复发的质地硬、外形不规则，呈膨胀性进行性增大。有时纤维化的组织中包裹着存活的恶性肿瘤细胞，但由于肿瘤血供受到影响及纤维组织的屏障作用，肿瘤处于长期稳定状态。诊断困难的患者，可以采用细针穿刺进行细胞病理学检查，酌情安排 CT 或 MRI 等影像学检查。由于放疗后局部皮肤抵抗力降低，一般尽可能避免在照射野内行局部活检，以免发生继发性感染和溃疡。

（2）放射性皮肤溃疡与体表癌性溃疡的鉴别。放射性溃疡发生于放射的高剂量区，抗生素治疗有效，针吸细胞学检查为炎性渗出物及坏死组织，无癌细胞浸润。癌性溃疡可向放疗以外的区域扩展，可检出癌细胞，抗感染治疗无效，而抗癌治疗有可能使肿物缩小或消失。

四、预防与治疗

1. 预防　正确掌握时间、剂量因素，选择适当的放射源。避免射线重叠及"热点"。放射范围应适当。肢体放疗不可照射全周，应留出一定宽的区域在照射野以外。再程放疗应格外慎重。注意保护照射野内皮肤，不在照射野内贴胶布，保护局部皮肤清洁、干燥，禁止使用肥皂直接擦洗，亦不得使用其他刺激性化学品。避免对照射野的机械性刺激。容易受到摩擦的照射野部位应注意减少摩擦。另外还应避免强烈的日光直接暴晒，避免强风、过热、过冷等刺激。合理的饮食。放疗期间及结束后一段时间，应多吃富含维生素 A 的蔬菜，多食牛奶、鱼肝油、鸡蛋和其他高蛋白质饮食。

2. 治疗

（1）干性脱皮伴明显瘙痒时，严禁使用具有刺激性以及具有腐蚀性的药物进行局部治疗，对于红肿、疼痛、瘙痒而无渗出的患者，可以采用 1% 冰片滑石粉或炉甘石洗剂涂患处。有渗出的患者上可以采用 1‰ 的新洁尔灭清洗照射野，以保持局部的干净。

（2）湿性脱皮样反应的患者，应暂停放疗。对于形成水疱的患者，应该保持水疱的完整性，防止破溃感染。也可以应用四环素可的松软膏、氢地油、跌打万花油等外涂患处。

（3）溃疡坏死时可以先行抗生素治疗并外涂抗生素药膏，经久不愈、较深的溃疡，可考虑手术治疗。治疗上彻底清创，广泛切除溃疡及其周围变性和纤维化组织，然后用血液循环丰富的皮瓣、肌皮瓣和大网膜移植修复。长久不愈的皮肤溃疡也可试用高压氧治疗。

（4）中医药治疗。放疗属火热毒邪，热能化火，灼伤皮肤，耗伤阴液，阴津不足，热毒郁结皮肤而致损伤，其病因病机主要为热毒过盛，火毒蕴蒸于皮肤，热盛肉腐，从而产生脱屑、溃疡，热入营血，血热互结，血失濡润，血行不畅而瘀阻，经络阻塞而致灼痛，兼夹湿邪而溢液。其归属中医"烫伤""疮疡"等范畴。中药具有清热凉血，解毒透疹，破积滞引瘀血，促进创面血液循环，活血通络，抑菌抗菌，控制创面感染，将坏死组织溶解液化，改善局部血液循环，促进肉芽生成的作用。放射性皮肤损伤应以预防为主，从中医外治法而言，按其主要功效大致可分为 3 类。

1）凉血解毒类。凉血解毒类中药甘草、紫草、冰片、大黄、生地黄等，可显著改善放射性皮肤红斑，色素沉着等皮肤损伤。如双草油（甘草、紫草、冰片）；自制中药制剂凉肤玉肌膏（生地黄、冰片、大黄、黄柏、紫草等）；自制凉血解毒膏（生大黄、紫草、地榆、芦荟、大青叶、芙蓉叶、蒲公英、冰片组成，用麻油慢火煎熬过滤而成）等。

2）清热燥湿类。清热燥湿类中药黄柏、黄芩、苦参等可祛除热邪，有效促进渗出物的吸收。黄柏具有清热解毒、清热燥湿、泻火凉血、消炎止痒的作用；黄连具有清热燥湿、滋阴降火、解毒敛湿、活血化瘀、祛风止痒止痛的作用。如湿润烧伤膏（黄柏、黄连、黄芩、地龙等）。

3）祛腐生肌类。祛腐生肌类中药红花、当归、血余炭等可有效促进创面血液循环，抑菌抗菌，控制创面感染，有效治疗放射引起的溃疡、坏死等反应。如自制溃疡油（当归、红花、生大黄、紫草、生黄芪）等。

第二十三节　放疗后继发恶性肿瘤

随着放射治疗学的进展，肿瘤患者放疗后的疗效明显提高，生存期延长，放射后远期迟发性损伤包括放射诱发恶性肿瘤的病例报道逐渐增多。加强识别与防治意外放射性损伤及放射治疗所引发的肿瘤，在临床诊疗工作中十分重要，也是在临床诊疗后期，减少很多不必要麻烦的必要措施。

一、发 病 机 制

放射诱发恶性肿瘤的研究主要包括三个主要的方面，包括：①职业性接触，如放射线可诱发白血病的研究。②意外事件大剂量瞬时暴射，如日本原子弹实战后幸存者中患有白血病及其他恶性肿瘤疾病者明显增加。③医源性放射线致癌，包括诊断及治疗两个方面。前者如胸透与乳腺癌之间的关系等，后者如放射线治疗良、恶性病变，在照射范围内的正常组织新发生的癌瘤。良性病变放疗后在照射野范围内也可以出现恶性肿瘤。放射线致癌是一个复杂而漫长的过程。辐射致癌的剂量与效应关系复杂，在一定剂量范围内，癌的发病率随着剂量增加而上升。

放射线致癌的机制推测与下列因素相关：自由基与细胞核酸的相互作用；放射线的直接与间接作用，使细胞的 DNA 主链断裂或碱基核糖部分解出，DNA 合成过程发生紊乱，并在修复过程中引发结构错乱，引起染色体畸变，基因组突变；宿主的免疫功能低下，防御机制紊乱等其他因素在放射诱发肿瘤方面也有重要作用。从原发病的放射治疗开始到确定放射诱发恶性肿瘤之间的潜伏期，多数学者认为与诱发癌的种类有关，与放射分割次数、放射时间和放射剂量之间无明显关系。潜伏期在 1～30 年，多数以 10 年以上为多见。

二、临 床 诊 断

诊断放射诱发恶性肿瘤的标准为：有放射的病史；恶性肿瘤发生在过去放射的区域内；有较长的潜伏期；病理组织学与原发病灶不同。放射诱发恶性肿瘤的潜伏期相当长，如在照射野内出现长期不愈的糜烂、溃疡或增生，或在照射范围内出现肿块，均应考虑到放射诱发恶性肿瘤的可能；需要及时活检证实或排除，不应简单地认为是"放射反应"或是"复发或转移"而延误诊治。放射所致的白血病，如原发肿瘤为实体瘤，诊断较为容易。因放疗对造血干细胞基因有损伤作用，使髓性细胞受累，引起红细胞、粒细胞和巨核细胞的发育障碍，故多数患者均表现为全血细胞的减少。

三、预防与治疗

为了减少放射线的远期损伤，应注意以下几点：消除不必要的照射，严格掌握放射诊断及治疗的指征，良性疾病尽量使用非放射手段治疗。X 线普查恶性肿瘤应有选择地进行。各类放疗设备必须有严格的防护要求，低剂量累积效应的致癌作用不可忽视。各类诊断及治疗均应注意保护性腺，因为性腺及其他内分泌腺受照射后可影响激素分泌，使机体内环境受干扰，从而妨碍免疫监视机制，与恶性肿瘤发生有一定关系。放疗时必须严格掌握放射治疗原则，选择最佳时间-剂量因子，避免局部产生严重放射反应。继发于恶性肿瘤放疗后的白血病，治疗基本同原发性白血病，但疗效甚差，中位生存期短，预后恶劣，90%以上患者于确诊后 6 个月内死亡。

放射诱发恶性肿瘤是恶性肿瘤经放疗后，肿瘤局部残存的癌细胞在适合于生长的条件下发生新的病灶，中医称之为"伏邪""余毒"，多归属中医"虚劳"范畴，从中医病因病机论述：

1. 正气亏虚，正不抑邪　中医认为肿瘤是一种全身属虚、局部属实的病证，是虚实夹杂症。张景岳云：脾肾不足及虚弱失调之人，多有积聚之病。说明正虚是肿瘤形成的重要原因，肿瘤一旦形成，便作为一种毒邪与人体正气相斗争；正能胜邪，恶性肿瘤趋于稳定或好转；正不抑邪，恶性肿瘤则复发与转移。多种因素如七情所伤、过劳（包括劳神、体劳、房劳过度）及治疗时攻伐太过等均可进一步加重正气亏虚而促进恶性肿瘤的复发与转移。具体辨证上，要以气血阴阳为纲，分清脾肾气血阴阳何者亏虚为治疗的主攻方向；用药要注意两点：一是补血必兼补气，益气生血；二是补阴补阳中，注意阴中求阳，阳中求阴。

2. 毒瘀互结、痰瘀互结　痰是津液的病变，瘀是血的病理产物，两者关系密切，痰瘀同病，痰可致瘀既是形成肿瘤的原因，又是恶性肿瘤复发与转移的形成条件。从临床表现看，出现复发与转移的恶性肿瘤患者大多见有不同程度的痰瘀互结为病的情况，其典型表现有肿块、疼痛、出血；舌有瘀斑或舌质紫暗，舌下静脉曲张，脉涩或结代、提示瘀阻；舌苔厚腻或浊，脉弦滑，提示痰浊的存在。因此，活血化瘀、化痰散结便成为防治恶性肿瘤复发与转移的重要法则。

3. 七情所伤，肝郁脾虚　在临床中，患者获悉自己身患恶性肿瘤后，心理反应不一；有的患者表现为情绪稳定，积极配合治疗；有些患者表现为忧虑重重，悲观抑郁，对治疗效果持怀疑态度，被动接受治疗；有的患者完全绝望，恐惧不安，食欲下降，拒绝治疗，后两者表现多为肝郁脾虚型，复发转移机会增加，病情预后差。因此治疗上以疏肝解郁为主。

综上所述，要将扶正固本、祛邪攻毒、化痰散瘀、疏肝解郁诸法有机结合，而不是简单地累加，将更为有效地控制恶性肿瘤的复发与转移，但应具体分析每一位患者的不同情况，分辨病期早晚、病理类型，详辨虚实缓急，掌握好扶正与攻邪、治本与治标。

第二十四节　放射性造血系统损伤

全身接受大面积放射治疗常发生于原子弹的爆炸、核事故、从事放射工作的工作人员的放射性损伤等情况，照射治疗以后，血液系统会发生明显的形态、功能、数量及特性的变化。造血系统损伤的变化主要表现为急性造血系统损伤的变化、慢性损伤的变化及局部损伤的变化。

一、急性全身照射对造血系统的影响

（一）造血系统辐射损伤的表现

电离辐射作用于机体以后，短时间内造血器官将会出现一系列的功能、代谢和形态的变化。在形态学表现看来，主要包括：①细胞和组织的退行性变化，包括变性和死亡，这一方面的损伤主要是由射线的直接损伤所造成的，使得组织细胞发生以凋亡为主的死亡；另一方面也可以通过神经体液因素的调节障碍而发生；②循环障碍，包括血管及血窦的扩张、充血、出血，以及组织水肿的发生，这些变化与造血功能的抑制、组织代谢、神经体液调节、血管壁的损伤、血小板损伤及放射线的直接作用相关；③代偿适应性反应，包括炎症反应、吞噬清除反应、类浆细胞、网状细胞、脂肪细胞的出现及增生。

典型的急性期反应包括急性反应初期、假愈期、极期和恢复期。

1. 造血系统损伤的急性反应初期　照射治疗以后的数小时至 3 日左右，肉眼观察骨髓的变化，主要表现为有丝分裂细胞的减少、消失。细胞膜的通透性改变，细胞核 DNA 含量下降。12 小时左右可以看见骨髓的幼稚造血细胞的核固缩、核碎裂、核形态变化不规则、核分叶过多、核溶解及细胞溶解等现象。

2. 造血系统损伤的假愈期　照射治疗后 1～2 日，出现畸形的分裂细胞。由于大批细胞死亡，骨髓细胞骤减，骨髓细胞的成熟和释放加速，表现为成熟粒细胞比例增大，外周血中的粒细胞也可以出现一过性的粒细胞的增多。此时的血管系统会出现扩张、充血、基质水肿，间质内混合有外渗的粒细胞。个别的区域甚至可以出现小的出血灶。

3. 造血系统损伤的极期 骨髓造血细胞基本上消失，只留有少量未分化的网状细胞、巨噬细胞和浆细胞。有时可以上存在有极少量的幼粒细胞。这些表明了骨髓的修复性反应。此时的血窦扩张、破裂出血、基质水肿。骨髓内的大量细胞被脂肪细胞所占据。在感染的情况下，骨髓中甚至可以出现细菌团和无反应细胞，此时的骨髓造血反应已经接近于停止。

4. 造血系统损伤恢复期 照射治疗 30 日左右，骨髓的造血可以进入到恢复期，造血干细胞分裂增殖并逐渐出现再生。经过 14～21 日以后，骨髓组织可以充满正常的骨髓腔。此时被破坏的血窦可以被重新地建立，微循环障碍消退，但是此时的红细胞和粒细胞的比例尚不能达到正常水平，具有一定的区域性，浆细胞增多。

（二）全身照射对外周血细胞的影响

1. 白细胞的损伤与修复 由于白细胞的寿命较短，生成减少或者中断的时候，就可以造成数量上的下降。照射治疗的损伤即可以发生巨大的变化，照射治疗后 24～48 小时就可以出现淋巴细胞绝对数的改变，对于骨髓型急性放射病病情和照射剂量的判断均具有价值。白细胞的计数变化可以分为早期增高、初期下降、暂时性回升、最低值、回升、过度增多和恢复正常 7 个时相。

（1）早期增高时相：照射后数小时至 2 日，白细胞增多，为正常的 2 倍，中性粒细胞为主。照射剂量越大，出现越早，主要与体液因子的作用之下，引发的贮存的白细胞被动员释放，以及粒细胞的体内再分配相关。

（2）初期下降时相：早期增加以后出现的白细胞逐渐下降，下降的速度、程度与照射的剂量呈正相关。

（3）暂时性回升时相：中性粒细胞的回升，发生在 10～15 日。主要是残存的或者损伤较为轻微的造血干细胞、祖细胞保持着增殖能力，继而由于其在消耗殆尽之后而使得回升受挫，又称为"流产性回升"。这样的回升的出现和回升的峰值与射线的剂量成反比。

（4）最低值时相：白细胞的最低值，直接反映疾病的严重程度、预后。最低值水平和持续的时间与照射治疗的剂量相关。照射剂量越大，最低值就越低，出现的也就越早。

（5）恢复正常时相：渡过最低值以后，白细胞进入恢复阶段。造血干细胞、祖细胞的数量逐渐增加，体内的造血细胞因子水平也较高。患者进入快速恢复阶段。

2. 红细胞的变化 外周血中正常的网织红细胞的正常比值在 0.2%以下。照射治疗以后，网织红细胞可以下降或者消失。网织红细胞计数是反映辐射损伤的敏感性指标，仅次于淋巴细胞。由于红细胞的寿命较长，一般红细胞的变化不甚很大。部分患者甚至因为治疗所导致的进食不佳，而出现脱水反应，血液浓缩以后则具有隐匿性。

3. 血小板的变化 血小板的寿命一般为 9～10 日，即使照射治疗过程中可以有残余的成熟的巨核细胞仍然保留有产生血小板的功能，外周血中的血小板一般在治疗后的 1～2 周内开始下降，随后达到最低值水平。血小板的下降的速度、程度也与照射的剂量相关。照射剂量较大的时候，血小板的下降显著，持续时间也较长。

二、慢性全身照射对于造血系统的影响

（一）慢性放射性损伤对于造血器官的影响

慢性放射性损伤时，造血器官在初期的变化不是很明显。出现Ⅱ度慢性放射病的时候，才可以见到明显的变化。

1. 初期 外周血的细胞成分上下波动。有时候可以出现白细胞较少合并贫血，有的时候也可以出现白细胞尤其是淋巴细胞的相对增高。

2. 抑制期 白细胞、红细胞和血小板都较之于基线值或者正常值低30%～50%。

3. 代偿期 外周血的细胞值基本接近正常。

4. 终前期 造血功能明显衰竭，外周血出现高度的贫血等一系列的变化。

（二）慢性放射性损伤对于造血干细胞的损伤修复

造血干细胞的损伤修复与急性时期具有一定的差异。主要表现为：慢性损伤导致机体死亡所需要的累计剂量比急性照射剂量要多得多；低剂量连续照射的时候，放射性敏感性不及急性照射；低剂量率连续照射的时候，剂量-存活曲线不存在肩区部分。

（三）慢性放射性损伤对于外周血细胞的影响

1. 初期 各种细胞比例极其不稳定，主要是白细胞、血小板、网织红细胞的数量时高时低。

2. 抑制期 造血功能明显受到抑制。白细胞和血小板数量明显下降，淋巴细胞的计数升高。

3. 代偿期 造血功能可以获得暂时性、代偿性反应，机体在较好的情况下可以显示出来。白细胞和血小板的数量逐渐增多，粒细胞的分类出现核左移。网织红细胞的数量骤然增加，外周血细胞总数在正常低线水平波动。

4. 终前期 在代偿期的患者进一步受到放射线的损伤的时候，就可以发展进入到终前期。在此之前的任何有益的干预治疗都是有效的。对于出现持久性的巨红细胞增多症，红细胞的数量进行性减少，血色指数增高，血小板消失，外周血中长期出现幼稚阶段的骨髓造血细胞的时候，则提示预后不良。

第二十五节　放射性粒子植入治疗的并发症

放射性粒子置入技术较为成熟的应用于临床肿瘤治疗，开始于20世纪80年代后期。低能γ射线放射性核素研制成功，计算机三维治疗计划系统的出现及B超、CT引导下精确定位系统作为保障，使得放射性粒子置入治疗得到了最大化的发展，治疗的精确性得到了提高，对肿瘤周围正常组织的损伤更小。

目前临床上的放射性粒子选择取决于肿瘤种植治疗的种类，放射性粒子的供应情况以

及医师对其特性的了解。短暂性种植治疗剂量率一般为 0.5~0.7Gy/h，核素包括 ^{192}Ir、^{60}Co 和 ^{125}I；用于永久粒子置入治疗的核素一般释放低能量光子，包括 ^{198}Au、^{103}Pd、^{125}I，计量率一般为 0.05~0.10Gy/h，可以永久植入人体；^{125}I 是既可以用作短暂治疗，又可以用作永久治疗的放射性粒子。短暂种植治疗的放射性核素穿透力较强，不易防护，因此在临床应用中受到很大的限制，而永久性的种植治疗的放射性核素穿透力较弱，临床操作中易于防护，对于医护人员和患者及其家属的损伤较小。尤其是 ^{103}Pd 和 ^{125}I 两组粒子近些年来在临床应用中发展迅速。

放射性粒子置入目前广泛应用于脑胶质瘤、转移瘤的治疗，鼻咽癌的治疗，口腔肿瘤、肺癌、胰腺癌、直肠癌及前列腺癌的治疗。

1. 脑肿瘤放射性粒子置入治疗的并发症　近距离的粒子置入治疗脑肿瘤的并发症主要包括早期并发症和晚期并发症两种。

早期患者的并发症主要包括癫痫、神经系统症状恶化、感染、出血和肺栓塞。其中，癫痫、神经系统症状恶化、感染和出血并不常见。

晚期患者的并发症包括脑坏死和长期脑水肿，其中脑坏死是粒子置入治疗最为严重的并发症。脑坏死、肿瘤进展或两者合并发生时，通常需要在粒子置入治疗后数月或数年以后进行手术治疗。近年来，国内外文献报道，脑坏死需要手术治疗的发生率为 26%~57%。组织病理学研究证实，放射性脑坏死占 5%，肿瘤局部复发占 29%，肿瘤合并脑坏死 66%。再手术后的病理和生存期之间没有相关性。对于再手术患者手术适应证的确定目前尚未统一。随着放射性脑坏死的发展，往往同时伴随着激素依赖等不良反应发生，粒子置入治疗激素依赖的发生率在置入治疗后、18 个月、36 个月分别为 97%、67%和 53%。地塞米松仍是治疗放射因素所引起的血管性水肿的最佳药物。

2. 鼻咽癌粒子置入治疗的并发症　放射治疗是鼻咽癌治疗的首选方法。局部高剂量放射治疗可以将放射性粒子准确的种植到肿瘤的靶区，使得放射性粒子空间和物理剂量分布十分精确，同时由于粒子置入位于黏膜下，而不是黏膜的表面，所以深度剂量更高，临床上可以获得更好的疗效，提高治疗的疗效。

^{198}Au 粒子种植治疗鼻咽癌的并发症包括头痛、软腭瘘和黏膜坏死。头痛的潜伏期一般为 1~31 个月，中位时间为 5 个月，持续时间为 1~27 个月，一般性镇痛药物对症治疗有效；软腭瘘的发生率为 16.9%~26%，一般保守治疗可以获得自愈，中位自愈时间一般为 11 个月，效果满意；鼻咽黏膜坏死的发生频率较高，程度也各不相同，一般需要使用抗菌药物治疗。

3. 口腔癌粒子置入治疗的并发症　临床上曾有多种放射性粒子选择置入进行口腔癌的治疗，包括 ^{125}I、^{198}Au、^{60}Co、^{192}Ir。粒子治疗头颈部肿瘤的并发症主要包括轻度的黏膜溃疡和（或）骨暴露，一般发生时间比较短暂，患者耐受性满意。需要手术治疗的严重性并发症的发生一般低于 5%。因此，对于 T_1N_0 和 $T_{2a}N_0$ 的口底癌、没有牙龈受累及的患者，单纯的组织间隙插植或配合外照射是最理想的治疗方法。^{198}Au 粒子置入治疗的局部控制率较高，晚期并发症较低，相对于 ^{192}Ir 更加容易防护。

4. 前列腺癌粒子置入治疗的并发症　前列腺癌单纯粒子置入治疗的最大优势在于80%以上的患者可以保持性生活的能力，明显优于手术和外放射治疗。再治疗后 12 个月以内的早期患者的并发症包括夜尿、排尿困难和前列腺炎。这些症状大多数呈现为轻、中度，临床对症处理可以获得完全缓解。晚期患者的并发症主要包括直肠溃疡、瘘，尿道坏死和尿失禁。

5. 其他肿瘤粒子置入治疗的并发症 粒子置入技术在国内开展的时间不长，开展的单位不是很多，相应的临床病例观察也受到一定的限制。对于其他恶性肿瘤，如肺癌、胰腺癌、直肠癌的疗效，以及并发症防护经验积累的相对较少。

对于心肺功能不佳的 I 期非小细胞肺癌患者进行胸腔镜下手术切除配合放射性粒子置入治疗，具有较好的近期疗效，患者耐受性较好，不增加并发症的发生，对于术后长期局部控制率及生存期还有待于进一步观察。

胰腺癌的粒子置入治疗对于 $T_1N_0M_0$ 的患者可以明显提高中位生存期，达 18.5 个月。^{125}I 粒子置入对治疗不利的因素可能为由于 ^{125}I 的半衰期较长，剂量率较低，因而难以控制倍增时间短的肿瘤。目前观察的患者中，并发症的发生主要集中表现在胰瘘、感染、脓毒血症，少见病例出现胃肠出血、胃肠梗阻和腹腔内脓肿。

直肠癌的粒子置入治疗配合外照射治疗是目前治疗复发患者的有效补救手段，尤其适合于孤立病灶、亚临床病灶及较小病灶的治疗。临床上并发症轻微，没有神经损伤的报道。但远期发现约有 10%的患者出现小肠瘘或腹壁瘘。

第二十六节　氩氦刀治疗的并发症

经皮氩氦刀靶向治疗，手术难度不大，患者在手术中和手术后一般也比较平稳，手术恢复较快，创伤和影响较为轻微，患者耐受性一般较好。氩氦刀治疗过程中靶区内的肿瘤组织多数已经冷冻坏死，冷冻过程中冰球对周围组织或脏器也会产生不同程度的影响，尤其对于巨大的肿瘤，冷冻范围及术后的相关反应均较大。一般来说，手术的并发症和肿瘤的大小、冷冻的范围呈正相关。

一、常见并发症

1. 术后反应性发热 对于进行氩氦刀靶向治疗的绝大多数患者，术后都会有不同程度的发热，其发生率为 60%～85%，多数为低热反应，体温一般维持在 37.5～38.5℃，一般经过对症处理可得到控制，临床上一般应用吲哚美辛栓肛塞即可。经皮氩氦刀靶向治疗术后引发的发热一般和冷冻的范围相关。较小的病灶，冷冻区域亦较小，一般无明显的术后反应，手术恢复快，患者下床早，恢复饮食较快。组织细胞坏死吸收，周围组织水肿渗出，也是刺激机体发热的原因。反应性发热一般发生在手术治疗后 6～24 小时，并且可以维持 3～5 日。

2. 反应性胸腔积液 氩氦刀靶向手术治疗后反应性胸腔积液的发生率为 5%～10%，胸腔积液的发生可以是单侧，也可以是双侧，积液量一般不多，多数情况下不需要特殊处理，可以自行吸收。产生胸腔积液的主要原因可能与手术操作及术中冷冻刺激膈肌和胸膜有关。临床观察到靠近膈肌，以及具有巨大肿瘤的患者发生胸腔积液的发生率较大。部分基础研究表明，患者血清中变异性肿瘤坏死因子含量增加也是导致胸腔积液形成的原因之一，但是这部分患者的胸腔积液可以自行吸收，而不必过分处理。对于大量的胸腔积液则需要进行有针对性的治疗。

3. 对于相邻脏器功能的损伤 不同部位的肿瘤，一次性治疗的范围超过 5cm 以上的，即可能对周围组织产生一定的影响，治疗上，需要对周围正常组织进行保护和功能防护。

对于肝肿瘤，可能造成肝功能损伤，需要进行保肝治疗；脑肿瘤的治疗，需要注意冷冻治疗后反应性的脑水肿及颅内高压，经颅骨立体定向引导设计要求精确，术中进行等体积的冷冻靶向治疗，术后加强外科护理、观察；肺癌的治疗需要加强呼吸系统护理和并发症的预防，加强祛痰、止血、抗感染等方面的治疗，预防和处理气胸，对于发生相关肺部症状需要积极进行治疗，对于心血管系统并发症的治疗，则需要更加积极的预防性、监控性手段支持，出现异常现象，需要立即停止治疗，积极组织抢救。对心脏功能不佳的患者，在病例选择的时候即应给予高度重视和注意。

4. 术后出血 经皮氩氦刀靶向治疗属于微创的手术治疗，其总体损伤较小，患者恢复较快。此外，冷冻治疗本身即具有止血和镇痛的作用。即使这样，穿刺和冷冻介入也需要尽可能避开较大的血管，以防止发生出血。

传统意义上的术后出血一般发生在治疗后的 24～48 小时内。出血包括冷冻术后经氩氦刀针道内的出血，冷冻后损伤的正常组织出血及肿瘤组织破溃面上的肿瘤血管出血等，这种出血的出血量的变化很大，严重的可以引发休克。

研究氩氦刀治疗后出血的原因主要与患者出现血小板下降有关，此种情况与射频、微波以及酒精注射治疗不同。观察发现，进行氩氦刀治疗的患者术后血小板数量下降，2 日后可以下降至术前 1/2 水平，第 5 日开始恢复，大约到第 10 日可以恢复到术前或正常水平。采用 γ 照相机照相观察，肝及冷冻区域内血小板发生过量的集聚，明显高于非冷冻区域达10 倍左右，而且血小板于此处大量的消耗和破坏。

5. 肌红蛋白尿 部分中晚期肿瘤患者，在进行冷冻治疗后的 12～72 小时内，会发生肌红蛋白尿，表现为尿液颜色呈酱油色，严重的患者可以发生肾功能不全、尿量急剧减少。肌红蛋白尿的发生与冷冻消融治疗的区域范围大小、患者的肝肾功能状态有关。对于部分肿瘤巨大的患者，在进行治疗的时候，需要充分的考虑冷冻后坏死组织吸收代谢可能对肾功能造成的影响。临床上，对于肌红蛋白尿的预防十分重要，对于肿瘤消融直径大于 3cm以上的患者，术后最好常规给予利尿处理，这样可以有效的预防肌红蛋白尿的发生。已经发生肌红蛋白尿的患者，可给予碱化尿液，大剂量水化，利尿，也可以配合激素使用，地塞米松 5～10mg，连续使用 2～3 日。在此期间，严密观察尿量，复查肾功能、尿常规、电解质水平，血气分析，及时了解肝肾功能，防止肾小管坏死发生。同时，也需要积极的保肝治疗。

6. 心血管系统的影响 冷冻降温对于心血管系统的影响主要表现为心率减慢，心肌的收缩力减低，深低温甚至可以引发患者出现心脏停搏。治疗上主要以对症治疗为主，注意保暖处理的同时，应用阿托品、多巴胺等药物使用基本上可以达到满意的治疗效果。

二、预防与治疗

氩氦刀治疗的一个显著性特点是冷冻摧毁肿瘤组织细胞。要避免靶向治疗过程中的介入损伤；减少冷冻靶区扩大对正常组织的损伤；预防肿瘤快速消融对器官功能和代谢的影响。临床上对并发症的预防和处理除了常规的外科、介入治疗需要注意的事项和处理措施以外，临床氩氦刀靶向治疗中需要注意以下几点。

（1）手术治疗前需要对氩氦刀进入的途径和冷冻的靶区域的组织、器官的解剖结构、病理生理学特点进行充分的了解，对于可能发生的病理性损伤采取积极的预防、监测和处理。主要的目的在于避免损伤血管、胆管以及神经等重要的组织结构，并做好手术治疗中可能发生的损伤的应对准备，特别需要注意的是在术后24～48小时的外科护理工作。

（2）由于氩氦刀的超低温冷冻对于损伤组织细胞没有选择性，因此对于靶区的选择就显得十分重要，靶区的选择必须做到准确无误，避免不正确的操作对正常组织的损伤和造成的冷冻损伤。例如，对于进行前列腺癌治疗的时候，需要对尿道进行必要的保温预防性治疗；对于面部皮下和软组织肿瘤的治疗需要对局部皮肤进行保护；对于中心型肺癌靠近纵隔的肿物进行治疗时，需要注意对心脏的保护，较好的使用测温、控温及监控系统。

（3）氩氦刀靶向治疗是一个快速的靶组织细胞冷冻过程和不可逆的靶区组织细胞的坏死过程。超低温的治疗过程和组织细胞的坏死过程对于组织器官所造成的影响及引起的病理生理学反应是术中、术后检测的重点内容。例如，对于预防、处理中心型肺癌靠近纵隔的肿物时，对心脏进行保护，以及使用测温、控温及监控系统；如何防护和处理巨大肝癌进行冷冻治疗以后引起的一过性肝、肾功能损伤，也是目前临床中研究的重点。

第二十七节　射频消融技术治疗的并发症

射频电热治疗主要用于直接使得组织凝固坏死。传统应用主要在外科手术中的凝血治疗。射频热凝治疗肿瘤是肿瘤局部透热治疗的一种，是经影像学引导或直接将电极针导入肿瘤组织，通过射频在电极针的周围产生极性分子震荡导致发热，致使治疗区域的温度达到50℃以上，病灶中央区域可以达到100～120℃，产生细胞热凝固性坏死，达到彻底治疗肿瘤的目的。

传统的单极射频针产生的凝固坏死区域的最大直径一般为1.6cm左右，射频能量再增加也不再增加治疗的最大直径。近年来，研究成功的多极射频针，利用放射状针群，以伞型展开，直径可以达到3.5cm，明显提高了治疗半径和射频能量的释放。但是，较高的能量可以使组织在电极的附近发生电极周围碳化，这样极大地增加了电极周围组织的阻抗，从而降低射频能量的释放，降低热能的传导以及对肿瘤的固化坏死能力。新近改良的穿刺针采用中空并具有低温循环水功能，解决了碳化难题，并使得消融直径可以达到5.0cm左右，并且成为目前射频消融技术的主要流行方式。

目前射频消融技术主要应用于肝脏、肺脏恶性肿瘤的治疗。对于肝脏肿瘤的治疗，可以采用开腹手术术中进行，腹腔镜直视下，B超、CT等影像学引导下的经皮肝脏穿刺治疗

（percutaneous radiofrequency ablation，PRFA）。对于肺癌的治疗一般采用 CT 引导下的经皮穿刺射频热凝治疗。对于治疗术中、术后并发症介绍如下。

1. 迷走神经反射　射频治疗产生的热量在局部聚集，会对肝脏包膜以及肝内迷走神经刺激产生迷走反射，引起心率减慢、心律不齐、血压下降、严重者可以引发死亡。预防性处理一般在术前给予阿托品 0.5mg 或山莨菪碱 10mg 注射，预防和降低迷走神经反射。术中还需要对生命体征的各项指标，尤其是心律、心率、血压、血氧饱和度等指标进行严密监测。如出现考虑为迷走神经反射反应发生时，立即注射阿托品 0.5mg 或山莨菪碱 10mg，必要时可以重复进行。

2. 肝内外胆管损伤　对于肿瘤热凝治疗，就是要争取肿瘤组织的最大限度的完全性凝固化、坏死。这样热凝治疗的范围就需要能够超过肿瘤的边界，但是因此也会损伤肿瘤周围组织。在肝脏内，应该避免伤及较大的胆管，由于胆管系统内胆汁的流速相对较慢，一般不会将热量带走，这样射频产生的高热就会对胆管系统产生伤害；尤其对于位于第一肝门的小肝癌，热凝的范围尤其不宜过大。

3. 肝脏周围空腔脏器的损伤　如同对肝内胆管系统的损伤一样，肿瘤周围的空腔脏器也是热凝治疗中需要注意的重要结构。对于具有手术病史的患者，以及影像学检查已经提示肿瘤侵及周围空腔脏器及具有粘连表现的时候，射频热疗应尤其重视。治疗上不可以为了完全意义上的治疗范围满足、治疗彻底而伤及空腔脏器，造成内瘘或外瘘等严重的并发症。出现空腔脏器瘘口时，应立即给予胃肠道减压，静脉高营养，联合适宜、敏感的抗生素使用，并根据胃肠道造影检查的结果，明确瘘口位置，采取可以实施的各种引流、手术治疗手段。

4. 内出血及血肿　引起出血的原因很多，主要包括肝包膜下肿瘤凝固不完全、电极道出血、肝脏实质出血及肝动脉损伤所致的血肿破裂出血等。对于靠近肝表面及位于肝以外的恶性肿瘤，其瘤体内、瘤体表面具有丰富的肿瘤毛细血管网。一旦发生出血，很难以得到较好的控制。一般经过保守治疗无效的患者则可以立即进行肝动脉栓塞止血治疗或开腹手术止血。因此，在治疗的时候，穿刺进针一般不在有瘤体的肝表面刺入，临床上选择无瘤体的较为平整的肝表面进针。另外，在拔针的时候，缓慢的倒退电极，边倒退电极边对电极通道进行凝固化处理，无论患者是否具有肝硬化存在，凝固化过程解决了针道出血的难题。对于血小板计数低于 30×10^6/L 的患者，需要先行纠正患者的出血情况和出血倾向，必要时可以补充血小板血浆。

5. 气胸　术中在 B 超引导下实施穿刺可以保证穿刺安全。术后应注意观察呼吸是否平稳，如果有呼吸困难症状发生，应急诊行 X 线检查以明确诊断，对于只有少量气体而且呼吸平稳的患者可以对其进行严密的观察，以期待气体的吸收；对于肺压缩超过 30%，呼吸困难明显的患者需要进行胸腔闭式引流。

6. 肝脓肿　进行消融治疗的患者，应该在治疗后 5 日内给予常规抗生素，对于合并有糖尿病等易发感染因素的患者。尤其需要加强抗感染治疗。对于发现的肝脓肿，应该给予彻底的肝穿刺脓肿引流治疗，应用抗生素进行脓腔清洗，及早进行脓汁、血液等培养，针对培养、药敏的结果，给予足量的抗生素。

7. 其他症状　热凝治疗后还可以发生发热、恶心、呕吐、局部疼痛、周身不适、白细胞计数增高等并发症，又称为射频消融后综合征。这一系列的反应主要是由于消融所引发的细胞凋亡，诱发炎性介质的释放而发生的。其严重的程度和消融所损毁的肿瘤体积相关。这些并发症一般给予对症治疗即可，主要包括对症支持、退热、镇痛、止吐、补液等手段。对于严重病例，则需要进一步行相关治疗。

第二十八节　热疗的并发症

热疗（hyperthermia）一词来源于希腊语"高热"或"过热"，是人们较早用于治疗疾病的手段之一。现代意义的热疗早已经摆脱了传统、原始的治疗理念、手段和治疗方法。现代的肿瘤热疗定义为：应用各种方法，提高全身和（或）肿瘤组织（局部）的温度，利用热作用及其继发效应来治疗恶性肿瘤。

肿瘤热疗包括全身性热疗、区域性热疗和局部热疗。后两种热疗方法对于机体的加温是区域性或局部的，加热范围占机体体积的 1/4～1/3，其优点是可以使得机体的局部组织的温度升高达到 42.5℃以上，能在相对较短的时间内杀灭肿瘤细胞。热疗的这种作用，可以针对肿瘤本身及转移瘤进行治疗。目前已经初步得出结论或已经被证实：①热疗具有增强化疗的疗效；②提高免疫监视和免疫应答的作用；③抑制肿瘤血管形成和转移倾向；④缓解肿瘤引发的疼痛等作用。由此看来，热疗适合于大多数可以耐受治疗的肿瘤患者。

一、适应证

由于热疗的适用范围相对较广，患者治疗的耐受性较好，对于延长肿瘤患者的生存期，提高生活质量具有积极的意义。因此，全身热疗作为肿瘤复发的再治疗、预防肿瘤转移、改善症状的手段被广泛使用。热疗适应证相对较为宽泛，主要包括肿瘤初治后复发；对化疗耐药及多药耐药的辅助治疗；对于确诊的恶性肿瘤，已广泛转移或潜在广泛转移的患者进行姑息治疗；放疗、化疗的辅助性治疗；肿瘤术后的补充性治疗；晚期肿瘤的姑息性治疗。

二、禁忌证

热疗的适应证虽然十分宽泛，但是也有禁忌证，严格的掌握禁忌证，可以增加临床治疗效果，降低临床并发症及不良反应的发生。综合国内外文献报道，禁忌证包括颅内肿瘤或脑转移，近期发生的脑血管疾病，脑水肿，颅内高压或具有颅内高压倾向，如近期进行过头部放射治疗的患者；严重的器质性心脏病或心律失常，心脏储备功能明显下降，或未得到控制的高血压病患者；严重的呼吸功能障碍，肺功能不足正常的 60%；肝功能明显降低；肾功能不全，严重的肾实质性疾病或肾血管性病变；未得到纠正的重度贫血或者具有出血倾向的患者；白细胞计数小于 $2.0×10^9$/L，具有感染或有败血症倾向，如尿路梗阻等；手术切口、创面尚未完全愈合的患者；全身衰竭，KPS 评分小于 60 分。

三、并　发　症

对于热疗而言，42.0℃或以下的适当温度和治疗时间里，热疗对全身主要脏器的基本功能不会造成不良的影响，对患者也不会产生不良的损伤。对于因为治疗而引起的一系列的生理反应和热治疗效应具有一定的共性反应。

1. 循环系统　无论是红外辐射还是体外循环加热，循环衰竭是全身热疗最主要的危险因素，也是重要的并发症之一。在全身热疗的恒温期，全身血管扩张，血管床面积扩大，患者心率增快到120次/分，心脏输出量下降到正常的1/4或更低，随着呼吸、汗液、尿液所造成的体液流失，以及全身麻醉引发的交感神经张力下降，这些因素极易引发循环衰竭。心脏负荷过重、心率加快、水电解质和酸碱平衡紊乱也极易引发心律失常。这些因素均可以诱发和进一步加重循环衰竭。因此，治疗前需对患者进行较为全面的检查，根据术中对中心静脉压，肺动脉楔压的监测结果有效的补充液体，维持水电解质和酸碱平衡，保证医疗安全。

2. 造血系统　目前临床上多建议化学治疗与热疗联合进行，热疗所达到的温度对骨髓具有保护性作用，可以较少的引发或较好的缓解细胞毒化疗药物的骨髓毒性。即使如此，仍然会引发白细胞、血小板和血红蛋白的下降。因此，治疗上一般需要对症，辅助性的应用刺激骨髓造血的药物应用，必要时也需要考虑减低化疗药物的使用剂量或强度。

3. 中枢神经系统　临床报道少数患者在进行热疗后会出现一定程度的定向力障碍，其发生原因是多方面的，但是其中一个重要的诱因（原因）是治疗时头部的温度过高。热反应敏感的患者，在治疗过程中加用冰帽或者头部冷敷、冰敷会具有一定的效果。已经出现症状的患者，一般不需要特殊处理，患者在3～5日内其临床症状会逐渐消失。条件允许的患者，临床上多数经验性的使用部分营养脑细胞及稳定细胞膜类的药物，但是临床对照试验中未发现这些药物应用的有益之处。

4. 消化系统　加热或与化疗联合治疗中化疗药物的毒性反应，使得部分患者在治疗过程中会出现消化道反应，如恶心、呕吐、腹泻、腹胀等，对于这些症状的预防和处理，可以按照常规进行。

5. 红外线体表照射引发的热损伤　由于采用经体表途径加热，导致局部皮肤血循环不良或散热不佳，可以引起局部皮肤的烫伤。热疗中部分烫伤的发生是可以预防的，其中一方面有赖于临床医生治疗经验的不断积累和对治疗机器的不断的熟识；另一方面，也可以对治疗中容易发生烫伤的部位，如腕部、尺骨鹰嘴、髂前上棘、胫前和足背等处，应用棉垫或涂抹烫伤膏以减少烫伤的发生。

6. 体外循环加温引发的热损伤　体外循环加热的方法在治疗中需要将血液引出体外，患者的血容量和血压会因此出现明显变化。此种治疗方法对于患者的心脏储备能力要求更高，循环衰竭的发生率也会增加。与之对应的发生重要脏器的灌注压力变化也会对相应脏器产生损伤，其中又以肾为甚。此种损伤在与化疗药物联合应用中表现会进一步加重。化疗药物中如含有顺铂等肾脏毒性的药物，其肾毒性会更加明显。因此，在治疗前、治疗中需要更好评估患者的一般情况，有针对性的实施预防措施。对于心脏、肾储备能力较差的患者一般不主张使用。

（钟振滨　王武龙　秦彩霞　王业伟　魏晓薇）

第十五章

肿瘤生物治疗的并发症

肿瘤的生物治疗主要是通过调节宿主的天然防卫机制或者给予机体某些物质来取得抗肿瘤的效应。以生物应答修饰剂（biological response modifier，BRM）为主要内容的生物治疗已成为继手术、放疗和化疗之后的第四种肿瘤治疗模式，有些制剂已经显示出良好的应用前景。其不良反应也得到了充分的认识，对于这些并发症的预防和处理同样具有重要的临床意义。

第一节　IL-2 和 LAK 细胞、TIL 细胞的毒副作用及防治

IL-2 的不良反应通常与剂量、用药间隔、输注速度和疗程长短有关。大剂量 IL-2 相关的剂量限制性副作用是提高疗效的主要障碍。LAK 细胞及 TIL 细胞是淋巴因子（主要是 IL-2）激活的杀伤细胞，毒副作用与 IL-2 基本一致。

一、毒副作用的发病机制

1. IL-2 引起体内干扰素（IFN）的释放　IFN 释放可导致发热、寒战、肌痛、关节痛，也可引起心力衰竭和心律失常。

2. 大剂量 IL-2 可诱发内源性 TNF-α 的产生　TNF 是内源性休克的主要因素，如给予 TNF 抗体输注，可明显减轻毒性作用。

3. IL-2 激活补体系统　研究发现应用 IL-2 时，激活的 C_3 片断水平与每日体重增加成正相关。与血清白蛋白水平呈负相关。补体系统的激活可能参与 IL-2 引起的血管渗漏综合征的发生。

4. IL-2 激活效应细胞产生其他活性物质　当 IL-2 与淋巴细胞或巨噬细胞一同孵育时，其上清液中可分离出皮肤反应因子、淋巴管及血管通透因子，活化的巨噬细胞通过游离氧自由基或者前列腺素的分泌也可以引起血管通透性增加。

IL-2 引起的一系列反应最终导致毛细血管渗漏综合征（capillary leak syndrome）的发生，表现为毛细血管通透性增加，组织间隙水肿，体重增加。同时有效循环血容量减少，加上全身血管阻力下降，以致血压降低，冠状动脉灌流不足，心肌水肿，可引起严重心脏损伤、肺水肿和肾损伤。

二、临床表现

IL-2 的毒副作用多数在大剂量应用时出现，一般而言，中等剂量应用常仅有一过性流感样症状。

1. 全身症状　使用 IL-2 的患者可能发热、寒战、肌肉痛，胃肠道反应。IL-2/LAK 细胞疗法时，寒战、恶心呕吐更常见，这些症状类似 IFN 的流感样症状，对症处理即可控制，但严重者也可影响治疗的进行。

2. 肝肾功能损伤　胆红素水平升高，谷丙转氨酶或碱性磷酸酶升高。肾损伤为肾前性，如一过性氮质血症，血清肌酐水平升高，少尿，排钠量减少。

3. 低血压及心脏损伤　输注大剂量的 IL-2，65%的患者产生低血压和心动过速。心脏毒性还可表现为心律失常，ST-T 波改变，严重者可发生心肌梗死。

4. 腔隙积液及水肿　腹腔积液、胸腔积液和全身水肿在大剂量时偶有发生。

5. 肺间质水肿　可出现呼吸窘迫综合征的表现，如呼吸困难，X 线上双侧肺间质浸润。常同时伴有全身性体液潴留。

6. 神经精神系统　IL-2 可引起嗜睡、昏迷、定向障碍、疲劳及抑郁。研究发现 IL-2 可引起脑血管通透性增加，内皮损伤，神经元和神经质突起被破坏，细胞间隙扩大。

7. 骨髓抑制　白细胞短期暂时减少，严重者可出现贫血或血小板减少，嗜酸性粒细胞可以增多。

8. 皮肤症状　弥漫性红斑皮疹相当多见，尤以躯干及面部明显，伴不同程度的瘙痒，抗组胺药物能使之缓解，提示与过敏反应有关。

9. 微生物污染　在 LAK 细胞的制备过程中，存在被细菌和病毒污染的可能性。

10. 甲状腺损伤　IL-2/LAK 细胞治疗可引起甲状腺功能损伤。

三、预防与治疗

1. 对症处理　对一般性不良反应，如发热、乏力、皮疹等，可预防性口服对乙酰氨基酚、萘普生或吲哚美辛。如有此类药物过敏、使用禁忌或控制不理想时，可在输注 IL-2/LAK 细胞前半小时肌内注射苯海拉明预防。对有恶寒、肌肉震颤者，使用前 30 分钟皮下注射吗啡。恶心呕吐者肌内注射盐酸甲氧氯普胺或应用 5-HT₃ 受体阻断剂等。对于较重的毒性，应停用 IL-2/LAK 细胞疗法，给予及时抢救，如发生间质肺水肿，引起呼吸窘迫，可考虑气管插管。皮质类固醇激素可用以减少渗出，控制症状。

2. 减少用药剂量或改变用药途径　小剂量 IL-2 与其他细胞因子如 IFN 等合用可增加疗效，减少毒性。将单次大剂量静脉滴注改为小剂量持续静脉滴注，能维持 LAK 活性所需的浓度，使患者更易耐受。

3. 药物减毒　大剂量应用 IL-2 输注前，应用环磷酰胺实施预处理的患者，可以达到增效减毒的作用，应用己酮可可碱加口服 Ciprofloxacin 可抑制 TNF-α 的产生及其作用，降低 IL-2/LAK 细胞的毒性。

4. 制备方法改进 改变重组 IL-2 的构形，降低其单位剂量的毒性。纯化 LAK 细胞，可用塑料附着法去除附着性抑制细胞（OKM₅ 阳性的单核细胞），LAK 细胞活性可增强 10～50 倍。

第二节　干扰素的毒副作用与防治

一、临 床 表 现

IFN 全身给药有剂量依赖性毒副作用。剂量在（1～5）×10⁶U 的不良反应轻微，可以长期应用。如剂量超过 6×10⁶U 可在数周后出现严重的不良反应。

1. 全身症状 多发生在开始用药阶段，低剂量的 IFN 可引起轻度寒战、发热、肌痛、关节痛等流感样症状。加大剂量时症状更明显，可出现高热、严重寒战、血管收缩、恶心呕吐、剧烈头痛、肌痛和衰竭。剂量很大时可出现低血压和晕厥。

2. 中枢神经系统 可出现倦怠、中度行为改变，以及识别力、情感和个性改变。最明显的是精神运动迟缓，可能与额叶皮质某些较高级智力功能受到可逆性损伤有关。应用大剂量 IFN，中枢神经系统可出现特异性毒性反应，如嗜睡、昏睡、意识模糊、冷淡、精神错乱、味觉和嗅觉丧失、语言表达困难，甚至智力减退。偶尔出现反应性精神病，伴有幻听幻视，发生癫痫等。

极少数患者有周围神经系统受损的症状，尤其以前接受过长春碱类治疗的患者常有感觉异常。偶见跟腱反射丧失，诱发电位速度减慢。

3. 造血系统 IFN 引起造血系统抑制较常见，体外试验也证实 IFN 可以抑制造血干细胞的活性。对于 IFN 最敏感的是白细胞，其次是血小板和红细胞。

4. 消化系统 出现厌食、恶心、味觉异常及腹泻，大剂量时引起水样腹泻，25%～30% 的患者转氨酶升高。

5. 肾 蛋白尿是最常见的不良反应。

6. 心血管系统 应用 IFN 可出现心动过速、血管收缩、远端性发绀、出汗或低血压。大剂量 IFN 长期应用，可致充血性心律失常，对有心脏病的患者应慎用。

7. 皮肤、骨骼、肌肉系统 应用 IFN 2～4 周，四肢躯干可出现皮疹，超过 4 个月者常致脱发。肌肉关节痛与流感样症状有关。

8. 其他毒性 使用 IFN 时出现内分泌改变，包括 17-羟皮质类固醇升高，黄体酮和雌激素降低，高密度脂蛋白降低及糖尿，偶可见高钾血症，大剂量的 IFN 可以导致白血病患者出现凝血功能障碍。

二、预 防 与 治 疗

干扰素的毒副作用以对症处理为主。阿司匹林、吲哚美辛等控制流感样症状；抗组胺可以减轻或消除头痛。恶心、腹泻可给予止吐药和止泻剂。上述处理如未见疗效，IFN 的使用则需要考虑减量或间歇给药。疲乏和中枢神经系统症状比较顽固，应用盐酸哌甲酯可能改善，否则也同样需要考虑减量或间歇给药。

第三节　其他生物应答修饰剂的毒副作用及防治

一、集落刺激因子

集落刺激因子（CSF）用于治疗肿瘤放疗、大剂量化疗及其他疾病造成的粒细胞严重减少，毒副作用轻微。目前临床使用的主要是粒细胞、单核细胞集落刺激因子（GM-CSF）和粒细胞集落刺激因子（G-CSF）。

GM-CSF 的不良反应与剂量和给药途径有关，剂量大于 $3\mu g/kg$ 静脉注射时，可以出现不同程度的低氧血症、低血压、心动过速、潮红，皮疹、呼吸困难、恶心呕吐、寒战和昏厥。但程度一般较轻，不影响治疗，停药数天后可以缓解。用药剂量超过 $30\mu g/kg$，可以出现严重的毒副作用，包括心包炎、血栓形成、低氧血症、毛细血管渗漏综合征等，此时应停药观察。

G-CSF 的不良反应：比较轻微，尤其是与人 G-CSF 氨基酸序列和糖链组分相同的 G-CSF 制剂，毒作用的发生率约为 4.8%，主要表现在发热、胸部疼痛等，少数情况下出现 GOT、GTP、LDH、AKP 升高，食欲不振，甚至休克。

对于 G-CSF 所致的不良反应，对症处理同干扰素。此外，药物采用皮下注射的方法替代静脉注射，可以减少不良反应的发生及严重程度。

二、肿瘤坏死因子

重组人肿瘤坏死因子（TNF）剂量低于 $75\sim100\mu g/(m^2\cdot d)$ 时，出现可逆性发热、寒战、头痛和其他流感样症状。但患者一般可以耐受，剂量较大时，可能发生低血压、肺水肿，系 TNF 引起内皮损伤和血管通透性改变所致。

血常规改变比较明显，应用 TNF 后，粒细胞可出现一过性增高，继而粒细胞、血小板下降。持续应用时，血红蛋白显著下降，另外，血清 C 反应蛋白也可以升高，空腹血中三酰甘油水平上升。

TNF 局部注射时注射部位可有炎症反应发生，瘤内注射时不良反应轻微。每日肌内注射或静脉推注 TNF 的最大耐受剂量为 $150\sim200\mu g/m^2$。

三、卡　介　苗

卡介苗（BCG）是减毒的结核杆菌活菌苗，目前正逐渐的广泛应用于肿瘤患者的免疫治疗。

BCG 接种或者局部治疗使用后通常反应轻微，少数患者可有低热反应，多数可以自行消退。接种使用 2～3 日后，局部可有红肿、红斑，到 4 周左右可以出现小硬结。然后有小脓疱或溃疡形成，最后结疤愈合，但部分病人可发生较严重的反应，具体表现如下。

1. 局部反应 接种位置过深、剂量过大可导致溃疡深、面积大，并形成寒性脓肿。

2. 全身症状 接种后的患者可有流感样症状，多在注射后 2～10 小时开始，7～10 小时最为多见，表现为低热，个别患者可以出现高热、乏力、全身不适，重者出现寒战，多在 36～48 小时消退。

3. 过敏反应 表现为体温下降或发热、寒战、低血压、少尿、甚至发生 DIC 等。

4. 卡介苗感染 免疫力极低的患者可致卡介苗性结核性肺炎，或全身播散性感染即卡介苗症状，较少见。

5. 肝毒性 肝可出现肉芽肿反应或坏死，肝大，GPT 可有一过性升高，甚至出现黄疸。

6. 皮肤反应 可有瘙痒、荨麻疹，偶有湿疹累及全身。可诱发银屑病，偶有狼疮样反应，过敏性紫癜。

7. 脾及淋巴结肿大 较常见。个别患者可形成结核性淋巴结炎。

8. 神经系统 偶有发生格林-巴利综合征者。

9. 毒副作用的防治 结核菌素强阳性者，在注射卡介苗 36 小时以后使用抗过敏的组胺类药物，并在瘤内注射 48 小时以后服用阿司匹林或对乙酰氨基酚。

当全身有卡介苗感染征象时，需要正规使用抗结核药物；局部有溃疡、寒性脓肿或结核性淋巴结炎，可以在病灶处外涂异烟肼溶液或将异烟肼注射液 0.1g 直接注射到病灶内，必要时，也需要考虑切开引流。合并感染的时候，可以酌情使用抗生素软膏或全身使用抗生素；下列情况不宜使用卡介苗：妊娠期（因为结核杆菌可以使胎儿发生粟粒性肺结核感染的危险）；无免疫防御功能时期；严重衰弱或传染性疾病恢复期；有预防接种过敏史者。

第四节　CAR-T 治疗的并发症及防治

一、插　入　突　变

CAR-T 技术是在 T 细胞中插入一段外源 DNA 片段，理论上说其结构已被破坏，存在一定的致瘤风险。虽然目前并没有关于基因改造 T 细胞致瘤性的报道，但是研究者还是一直在关注此问题，也在不断通过优化载体类型和转染方式来降低插入突变所带来的风险，如采用 mRNA 直接转导 T 细胞。

二、脱　靶　效　应

用于肿瘤治疗的多数靶抗原在人体正常组织中也会有微量的表达，所以对靶抗原亲和力强、杀伤力强的 CAR-T 与这类抗原作用的时候，势必造成组织损伤的发生，即为脱靶效应。肿瘤抗原分为肿瘤特异性抗原（TSA）和肿瘤相关性抗原（TAA），前者只表达于肿瘤细胞而不表达于正常细胞的抗原，后者是一类既表达于肿瘤细胞也表达于正常细胞的抗原。

研究者首先考虑的是 TSA，但目前已知的 TSA 较少，除了少数 CAR-T 试验外，大多数针对重要组织不表达或相对可消耗组织表达的 TAA。因此，在采用 CAR-T 治疗时，必须个体化权衡利弊，同时应尽量研发和采用特异性强的抗原。

三、炎 症 反 应

CAR-T 细胞输注后，在体内肿瘤抗原的刺激下活化，分泌大量 IL-6、IFN-γ 和 TNF-α 等炎症因子，形成细胞因子释放综合征，致使脏器受到损伤。此外，肿瘤细胞大量破坏以后也可以出现肿瘤溶解综合征及肾功能损伤等表现。糖皮质激素及细胞因子拮抗剂具有降低此类并发症风险的作用。

四、B 细胞发育不全

以 CD19、CD20 为靶抗原的 CAR-T 治疗 B 细胞恶性肿瘤时，B 细胞发育不全是 CD19 定向疗法的预期结果，CD19、CD20 为靶抗原的 CAR-T 治疗在高效杀伤恶性 B 细胞的同时也杀伤机体内其他细胞，导致患者长期处于免疫功能低下状态。但可作为 CD19 定向 CAR-T 细胞在体内存活和有效的指标。B 细胞发育不全时，可通过注射丙种球蛋白作为补充治疗措施。持续的 B 细胞发育不全即使使用替代疗法也可能导致感染风险的增加。CAR-T 细胞在体内数小时后 B 细胞可以恢复，因此患者可以再接受 CAR-T 细胞治疗。

五、CAR-T 相关脑病

通常发生在细胞因子释放综合征的症状达到顶峰之后。主要表现为失语、意识模糊、谵妄、幻觉、癫痫等，具有自限性，持续 2～3 日，CT、MR 等检查可无异常，脑脊液中 CD19 CAR-T 细胞检测可能有意义。

第五节　免疫药物治疗的并发症及防治

一、免疫药物治疗（PD-L1/PD-1/CTLA-4）的并发症

（一）皮肤免疫检查点抑制剂的毒性作用

皮肤免疫相关性不良反应（irAEs）影响了 1/3～1/2 接受免疫检查点抑制剂（ICIs）治疗的患者。皮疹、瘙痒和白癜风是被最广泛报道的皮肤毒性，在接受 CTLA-4 抗体和 PD-1 抗体治疗的患者中其反应相似。尽管有些患者在完成后续疗程治疗后，仍有持续和（或）复发的低级别皮肤毒性，但是通过有效的管理，ICIs 诱导的皮疹几乎能够在 1～2 个月完全消退。此外，值得一提的是，有研究显示，白癜风的发生与晚期黑色素瘤患者更好的肿瘤反应和治疗效果有关。

（二）下消化道免疫检查点抑制剂的毒性作用

在接受伊匹单抗（Yervoy）治疗的患者中，结肠炎是最常见的 irAEs，发生在 10%～20% 的患者中。PD-1 抗体诱导的结肠炎和（或）肠炎比 Yervoy 诱导的结肠炎要少得多。

（三）肺部免疫检查点抑制剂的毒性作用

与接受 CTLA-4 抗体治疗相比，接受 PD-1 抗体治疗者更加可能引发任何级别的免疫相关肺炎。这种危及生命的并发症通常很难诊断，尤其是对于先前已患有慢性肺病的肺癌患者，其临床表现容易被临床忽视，或者认为是原有肺部疾病的临床表现。PD-1/PD-L1 抗体诱导的肺炎在一线治疗中更为常见，其发生率和严重程度在非小细胞肺癌患者中均显著高于恶性黑色素瘤患者。

（四）脑垂体炎

脑垂体炎（hypophysitis）在接受 PD-1 抗体治疗的患者中较为少见，但是，在接受 Yervoy 治疗的患者中却较为常见。接受 ICIs 治疗的患者可以出现疲劳、虚弱、头痛、视力障碍、动脉低血压和恶心，或者待这些症状进一步加重或者恶化时，应考虑垂体炎的可能性，并需要立即评估脑垂体的影像学表现和功能状态。

（五）甲状腺免疫检查点抑制剂的毒性作用

与垂体炎相比，甲状腺功能障碍似乎更多地与 PD-1 抗体相关，在使用 CTLA-4 抗体中的发生率相对较低。在真实环境中，近 20%接受 PD-1 抗体治疗的患者会出现甲状腺功能障碍，该不良事件通常发生在治疗早期，中位发生时间为首次注射后 6 周左右，此外，在甲状腺功能障碍中以甲状腺功能减低为多见。此外，值得一提的是，迄今为止，甲状腺功能障碍是唯一被报道的与 PD-L1 抗体相关的内分泌 irAEs。

（六）肝免疫检查点抑制剂的毒性作用

肝 irAEs 的发生率在接受 Yervoy 治疗的患者中和接受 PD-1 抗体单药治疗的患者中似乎几乎相同，发生在 5%～10%的患者中，但在接受 Yervoy 治疗的患者中有更严重的趋势。

（七）心脏免疫检查点抑制剂的毒性作用

心脏免疫检查点抑制剂的毒性作用见第七章第二节。

（八）神经免疫检查点抑制剂的毒性作用

神经 irAEs 可影响中枢或外周神经系统，包括广泛的临床表现。一项回顾性队列研究显示，在接受 PD-1 抗体治疗的患者中，神经系统并发症的发生率为 2.9%（10/347）。其中，约有 50%的患者可以同时出现多个影响其他器官的 irAEs，如甲状腺功能减退、结肠炎和肝炎等。

总体而言，ICIs 治疗的神经和神经肌肉并发症包括肌病、神经肌肉连接障碍、周围神经病变、长度依赖性和非长度依赖神经病、小脑共济失调、视网膜病变、头痛等。需要强调的是，越来越多关于神经 irAEs 多形性表现的文献仍然在不断积累。

（九）眼免疫检查点抑制剂的毒性作用

葡萄膜炎和干燥综合征是文献报道的与 ICIs 相关的主要是眼 irAEs。出现与 ICIs 相关的葡萄膜炎的患者通常有多种表现，包括虹膜睫状体炎、视网膜血管炎、多灶性脉络膜炎和特发性葡萄膜大脑炎等。

（十）风湿性免疫检查点抑制剂的毒性作用

2014 年，有研究报道，Yervoy 治疗后出现了 2 例风湿性多肌痛合并巨细胞动脉炎（GCA），但其中的因果关系并未建立。

（十一）肾免疫检查点抑制剂的毒性作用

急性间质性肾炎（AIN）是最常见的肾脏 irAEs。

（十二）血液学免疫检查点抑制剂的毒性作用

与其他抗癌疗法相比，接受 ICIs 治疗的患者的血液学 irAEs 是不常见的。不过，尽管罕见，但也已有多种临床表现被报道，如溶血性贫血、血栓性血小板减少性紫癜、获得性血友病 A、自身免疫性中性粒细胞减少症和自身免疫性血小板减少症。

二、免疫药物治疗（PD-L1/PD-1/CTLA-4）的防治

目前对于免疫药物相关毒性的管理已经形成共识指南指导临床应用。一般建议监测至治疗结束后 1 年。而对于免疫药物相关毒性的治疗，糖皮质激素和免疫抑制剂是治疗的基石，激素的初始剂量应足量，缓慢减量，维持至少 1 个月，避免不良反应的复发。多数不良反应在 6～12 周内得到缓解，轻者可再次给予免疫药物。激素治疗无效需给予免疫抑制剂，包括 TNF-α 拮抗剂，硫唑嘌呤以及霉酚酸酯等。此外，内分泌系统的功能异常通常难以完全恢复，需要长期的相应激素替代治疗，而并未推荐使用糖皮质激素和其他免疫抑制剂。

但是，目前糖皮质激素的最佳使用剂量尚未得到确定，如 ESMO 指南和 ASCO/NCCN 指南对于免疫相关性肺炎的糖皮质激素推荐剂量并不相同。因为现有的指南的推荐剂量来源于专家共识，而不是经过严格设计的临床试验，因为推荐剂量上会有所差异。我们还需要等待更多的临床经验甚至临床试验结果。

（吴杨佳子　王文娴）

第十六章

肿瘤化学治疗的远期并发症

近些年来，随着肿瘤诊疗技术的不断提高，肿瘤的治疗理念也发生了巨大的变化，更加具有针对性的化疗新药的不断面世，使得化学药物治疗恶性肿瘤取得了长足的进展。尤其是在绒癌、恶性淋巴瘤、白血病、睾丸肿瘤和乳腺癌等恶性肿瘤的治疗上，依靠化学药物治疗手段，已经可以显著延长患者的生存期，甚至使部分患者获得了临床治愈。这一部分人员的化疗后远期并发症，如化疗疗药物的性腺损伤、对胎儿的影响、致畸和致癌效应也逐渐被人们所重视，并成为诊疗中的重点关注内容之一。

第一节　化疗对性腺和生育功能的损伤

一、化疗对男性性腺功能的损伤

睾丸是男性重要的性腺器官，青春期后兼有内分泌和外分泌的功能。睾丸由间质细胞和曲细精管组成。间质细胞分泌睾酮，精子在曲细精管内产生。曲细精管有精原细胞和支持细胞。支持细胞排列在基细胞上，细胞之间有紧密联接，形成"血睾屏障"。支持细胞供给精原细胞营养并调节精子向管腔内释放。

精原细胞经过发育、分裂，最后形成精子，此过程大概需要 64～90 日。下丘脑释放促性腺激素释放激素（GnRH），刺激腺垂体释放促卵泡素（FSH）和黄体生成素（LH）。FSH 促进精子形成，LH 作用于间质细胞，促进睾酮或雌激素分泌。因此 FSH 和 LH 在血浆水平受下丘脑、垂体和曲细精管上皮的双重影响。

睾丸对于化疗药物的敏感性较高，生殖细胞受到损伤的程度与所接受药物的剂量直接相关。一般而言，化疗开始以后的 2 个月以内就可以看到精子受到一定损伤，但是精子的数量可以基本上保持正常或者略减少。2～3 个月以后，精子数量可以发生明显减少，出现明显的精子缺乏症。临床上的表现为睾丸萎缩、精子缺乏症、无精子症等，也可以引发不育。但是，值得说明的是，化疗药物主要损伤的是精子细胞，而对于产生雄激素的支持细胞的损伤和影响则相对较少，因此临床上在检测雄激素水平的时候可以表现的正常或者略低一点。

化疗药物损伤性腺的靶点主要在曲细精管上皮。由于曲细精管至少占睾丸总体积的

75%，所以这种损伤可导致睾丸萎缩，精子数量降低，活动能力差，FSH 水平上升，如果间质细胞受损，睾酮水平下降，LH 水平可反馈性升高。睾丸受损的组织学表现为精细胞发育不良，成熟停滞在精母细胞，曲细精管萎缩以及周围组织纤维化。

精子的缺乏可以表现为一过性的或者是不可逆性的。除了与精原细胞生存能力有关以外，上与抗肿瘤药物的种类、总剂量相关。化疗药物对男性性腺功能的损伤与下列因素有关。

1. 药物　并非所有化疗药物都影响睾丸生殖细胞。已经肯定损伤睾丸功能的药物有苯丁酸氮芥、环磷酰胺、氮芥、白消安、丙卡巴肼；可能损伤睾丸功能的药物有多柔比星、长春碱、阿糖胞苷；不影响睾丸功能的药物有甲氨蝶呤、巯嘌呤、氟尿嘧啶。平阳霉素、顺铂及亚硝脲类药物是否损伤睾丸功能尚未肯定。常用化疗药物对睾丸功能的影响见表 16-1。

表 16-1　化疗药物对睾丸功能的影响

药物	影响程度	可恢复性	恢复时间
氮芥	重度	差	2～5 年
环磷酰胺	重度	差	1～5 年
苯丁酸氮芥	重度	差	3～5 年
甲氨蝶呤	轻度	好	6～12 个月
阿糖胞苷	中度	好	6～12 个月
巯嘌呤	中度	好	6～12 个月
长春碱	中度	好	6～12 个月
泼尼松	中度	好	6 月
雄激素	中度	好	6～12 个月
雌激素	中度	好	6～12 个月
柔红霉素	中度	好	1 年
丙卡巴肼	重度	差	2～5 年
顺铂	中度	好	1～2 年
MOPP	重度	极差	2～5 年
COPP	中度	中等	3 年
BOD+达卡巴嗪	中度	中等	1～4 年
BEP	中度	好	1～2 年
BOP	中度	好	1～2 年

差：20%可以恢复；中等：20%～50%可以恢复；好：50%可以恢复

2. 联合化疗　不同的化疗方案对睾丸功能的损伤有差别，主要取决于方案中有多少可明显损伤睾丸功能的药物。以恶性淋巴瘤为例，MOPP 或类似 MOPP 的方案几乎可使所有患者（＞95%）的睾丸功能受损，以后恢复正常的只有 20%左右。如果化疗方案中不包括烷化剂或丙卡巴肼，则睾丸损伤明显降低，如用 ABVD 方案时，只有 36%的患者精子形成受损，停药后恢复率可以达到 100%。MOPP 方案与 ABVD 方案类似，如用 MOPP 方案与ABVD 方案交替应用，87%的病例发生睾丸功能障碍，40%的病例可以恢复，毒性介于单用两者之间。

3. 累积剂量　睾丸功能的损伤与药物剂量有关。苯丁酸氮芥累积量少于 400mg，环磷酰胺少于 6g 时，精子减少常属可逆性。苯丁酸氮芥累积量超过 400mg，环磷酰胺超过 6g 时，精子缺如多属不可逆。

4. 年龄　青春期男性的睾丸功能对化疗药物相当敏感，生长细胞及间质细胞均可被联合化疗损伤。青春期前的男孩，睾丸对化疗药物的耐受性较成人明显为强，当环磷酰胺达到 20g 时，睾丸组织学有轻度病理变化，而血清 FSH 及 LH 正常。

5. 肿瘤本身的影响　肿瘤患者的性腺功能损伤并非总是治疗所致，也可能是肿瘤本身的直接后果。有些霍奇金病患者，在治疗前原始精母细胞已受到严重损伤，间质细胞的内分泌功能受抑，睾酮水平下降。活检发现 89% 的睾丸组织异常，基底膜增厚，曲细精管玻璃样变，精子成熟停滞，支持细胞缺如。另外一项资料证实：1/3 患者治疗前精子数量减少，活动度降低。约 38% 的白血病患者因疾病的全身影响或白血病细胞的直接浸润，曲细精管在化疗前即已受到损伤。

6. 手术及放疗　后腹膜淋巴结清扫，腹部会阴联合切除术等可能损伤盆腔神经血管，影响阴茎勃起和射精功能，从而妨碍精子的输送，导致不育。放疗可能加重药物对睾丸功能的损伤。环磷酰胺与多柔比星合用，如患者年龄超过 40 岁，同时睾丸附近加用放疗，睾丸可能发生不可逆性损伤。骨髓移植治疗白血病、恶性淋巴瘤时，单独应用环磷酰胺行预处理的患者，移植后精子生成率及睾酮水平基本正常，如果预处理方案为环磷酰胺加全身照射，则睾丸功能受损严重。有报道 32 例中仅有 2 例保存了精子生成能力，说明全身照射使绝大多数患者的性腺功能遭到不可逆性损伤。

二、化疗对女性性腺功能的影响

女性生殖系统的生育和激素调节功能受到下丘脑-垂体前叶、卵巢等神经、内分泌系统的共同调节而发挥相应的作用。参与的激素主要包括下丘脑释放促性腺激素释放激素（GnRH）、黄体生成素（LH）、促卵泡素（FSH）和泌乳激素（PRL）等。由于血脑屏障的存在，除了一些特殊的药物以外，很少有药物可以通过血脑屏障进入脑组织，因此不容易发生明显的中枢神经系统的损伤。但是，某些化疗药物可以通过诱导雌激素的代谢酶而引发雌激素的水平发生变化。而且，作为肿瘤的支持治疗所使用的药物，如多巴胺、血清素等对于 GnRH 的释放也将会产生影响，导致性腺功能的受损。

女性的性腺是卵巢。出生时卵巢至少含有 100 万个原始卵母细胞，只有部分卵母细胞在青春期至绝经期这段时间内通过减数分裂发育成卵子，完成排卵。化疗可能抑制始基细胞的发育，并且损伤卵母细胞。卵巢功能损伤表现为雌激素缺乏的症状，如闭经、上皮发育不良、阴道干燥、灼热感等。实验室检查可发现 FSH 水平升高，雌激素水平下降。

女性肿瘤患者在治疗前即有性腺功能障碍者极少，即使在卵巢肿瘤患者也不例外，这一点与男性患者明显不同。但卵巢功能受损的程度与接受化疗时候的年龄及药物剂量等多种因素有密切关系。

1. 常见的化疗药物对性腺的影响　常用化疗药物对卵巢功能的损伤，见表 16-2。乳腺癌患者术后用常用烷化剂、抗肿瘤的抗生素、抗代谢药物等，如环磷酰胺、甲氨蝶呤、氟尿嘧啶和长春新碱，绝大多数在化疗过程中就出现停经。

表 16-2 化疗药物对卵巢功能的损伤

危险程度	药物
肯定有损伤的	环磷酰胺、L-苯丙酸氮芥、氮芥、白消安
可能有损伤的	甲氨蝶呤、氟尿嘧啶、巯嘌呤
尚未确定的	柔红霉素、博莱/平阳霉素、亚硝脲类、顺铂、长春碱、阿糖胞苷

2. 用药剂量及方法 药物的总剂量是一项重要的因素之一。由于存在着个体的差异性，临床上已经发现，化疗药物的使用剂量越高，对于生殖系统的损伤就越大。此外，联合化疗对于卵巢功能的影响也是明显高于单独药物治疗。

3. 年龄 患者的年龄较小，对于受到影响的程度也就越低。尤其是对于小儿期，对于卵巢的影响极低，基本上不会影响患儿的初潮年龄和治疗后的月经周期。对于 40 岁以上的患者可以引发永久性的闭经。具体包括用环磷酰胺治疗的乳腺癌患者超过 40 岁者，环磷酰胺剂量达到 5.2g 时即发生闭经；而小于 40 岁者，剂量达到 9.3g 才有个别患者出现可逆性闭经。

4. 影响性腺功能的其他因素 与男性相似。

三、诊断与治疗

1. 诊断 下丘脑、垂体和性腺存在着反馈调节，所以外周血激素水平的测定，结合月经的变化或精液检查、睾丸活检，可以对化疗后性腺功能状况进行准确的估计。

（1）化疗所致睾丸功能障碍的诊断：有明确的化疗史；FSH 水平升高；睾丸可能萎缩；如活检可发现睾丸间质细胞受损；睾酮水平下降，LH 水平代偿性升高。

（2）化疗所致卵巢功能障碍的诊断：由于卵巢活检较难，不易估计化疗对卵巢功能的损伤情况，一般依据月经状况、生育能力和血清激素水平作间接判断。如果化疗后月经仍正常，说明卵巢功能是完整的。如月经失调尚未停经，需监测 FSH 和雌激素水平。若 FSH 水平升高，雌激素水平降低或显著升高，则为卵巢功能衰竭的前兆。

2. 防治

（1）调整化疗方案：对于有可能长期生存而又有生育要求的患者，在保证疗效的前提下，应尽量选用对性腺损伤小的或无损伤的化疗药物，化疗的次数以能够达到疾病完全缓解的最少化疗周期为宜。对绝大多数肿瘤，实施超过 6 个周期的化疗，一般不能提高疗效，反而增加毒性。

（2）替代治疗：睾酮水平持续低下的患者，可使用丙酸睾酮或甲睾酮，剂量依血浆睾酮浓度调节。但对前列腺癌患者禁忌雄激素治疗。

女性病人如果有闭经或绝经症状、FSH 水平升高，也可雄激素替代治疗，以减轻患者生理和精神方面的压力，预防骨质疏松和心脏疾病。具有正常子宫的患者周期性口服孕激素可重建月经周期。但在治疗前应检查甲状腺功能和血清催乳素水平，以排除卵巢外闭经。对于应用雌激素有禁忌的患者，如子宫内膜癌、乳腺癌等可用小剂量的氯米芬和（或）黄体酮代替。

（3）降低生殖细胞对化疗的敏感性：动物实验表明，应用拮抗 GnRH 的药物，抑制生殖上皮的分裂增殖，从而降低生殖细胞对化疗药物的敏感性，可起到保护性腺功能的作用，但在霍奇金病患者未得到证实；对于女性患者，有研究在化疗过程中口服避孕药物，认为可保护卵泡和正常月经不受干扰；在动物实验中应用丙卡巴肼前给予抗氧化剂包括乙酰半胱氨酸和抗坏血酸，对精子可起到保护作用。

（4）生殖细胞低温保存：对于未生育但仍希望有子女的患者，在化疗前预先采集患者的生殖细胞进行低温保存，目前技术上已不成问题。但由于疾病本身可以影响生殖细胞生成或导致其畸变，伦理问题及患者治疗效果难以预料等，这种方法尚很少应用。

（5）消除精神压力：化疗前最好能对患者本身和配偶的性腺功能状态进行估计，并告知化疗可能带来多大程度的性腺损伤及其恢复正常的预期，这样可以消除患者的心理压力。

（6）对生育的建议：肿瘤病况已长期缓解或治愈的育龄期患者，有生育要求者一般应予同意。

四、不同化疗药物对生育功能的影响

对于非激素类药物而言，对生殖系统的影响主要体现在药物的毒副作用上。临床上年轻患者接受化疗，可能面临卵巢衰退、生育能力消失及生活质量下降等问题。根据化疗药物对卵巢功能、生育能力损伤风险的大小分为三类：①低风险化疗药物。如抗代谢类、蒽环类及长春碱类药物，包括氟尿嘧啶、甲氨蝶呤、阿糖胞苷等，氟尿嘧啶对卵巢的毒性机制尚不明确，其具有降低小鼠妊娠率，提高流产率的作用。多柔比星对卵巢功能的损伤存在多种作用，如影响有丝分裂及代谢活跃的细胞，对颗粒细胞产生毒性，降低卵巢组织中新生及成熟血管密度。长春碱类药物可能通过抑制颗粒细胞生长、分泌雌二醇影响卵巢功能。②中等风险化疗药物。主要是铂类药物，顺铂常用于卵巢癌、膀胱癌和肺癌的治疗，其可能诱导初级卵泡的卵母细胞凋亡。③高风险化疗药物。包括烷化剂，其对始基卵泡的损伤最大，具有细胞周期非特异性。有研究报道常见的烷化剂环磷酰胺破坏卵巢储备功能，可能是通过激活并上调磷脂酰肌醇 3-激酶/抑癌基因磷酸酶和张力蛋白同系物/蛋白激酶 B（PI3K/PTEN/Akt）信号通路，使始基卵泡过度激活，从而加速卵泡的耗竭。

对于激素类药物而言，对生育影响主要体现在对生殖系统内分泌的调节，当然部分激素类抗肿瘤药对保留生育功能具有一定的积极作用。以往，紫杉醇和顺铂联合化疗是子宫内膜腺癌主要治疗方法，而子宫内膜腺癌患者雌激素、孕激素受体常为阳性，这也为孕激素治疗提供了可能，使子宫内膜腺癌患者有希望保留生育功能。研究表明醋酸甲地孕酮联合常规化疗治疗早期高分化子宫内膜样腺癌成功分娩率较单纯常规化疗显著提高。但是，孕激素治疗中有 40%～50%患者出现拮抗现象，他莫昔芬可增加子宫内膜癌患者孕激素受体含量，他莫昔芬、孕激素联用改善子宫内膜癌对孕激素的耐药性，提高疗效，促进保留生育功能。据报道，对于保留生育功能卵巢癌术后患者，促性腺激素释放激素激动剂（GnRH-a）对卵巢功能具有保护作用。卵巢癌化疗期间应用戈舍瑞林，使卵巢处于抑制状态，使原始卵泡处于相对静止状态，可以避免化疗药物对卵巢功能的损伤。

第二节　化疗对胎儿及后代的影响

妊娠期妇女应用抗肿瘤药物对胎儿可能造成不利影响，但药物应用通常不可避免，所以肿瘤科医生应了解有关药理学知识，将其毒副作用降到最低限度。

一、妊娠期抗肿瘤药物的临床药理

众所周知，妇女在妊娠期具有特殊的生理变化，包括肾排泄能力增加、肝功能及胃肠道吸收改变、肝肠循环增加或降低、血浆蛋白结合及血浆容量增加等，妊娠时第三间隙中液体的产生（如羊水）可显著影响水溶性药物的药代动力学。这些变化对母亲、胎儿都有重要的影响，如使药物峰浓度降低、半衰期延长。第三间隙的产生还延缓了药物的清除。

药物只有透过胎盘屏障才可能对胎儿产生直接影响。药物能否透过胎盘屏障与分子量大小、蛋白结合率、脂溶性和电离程度有关，给药途径、药物剂量也是重要的因素，短时间快速静滴或静注可以形成药物高峰浓度，使胎儿接触药物的机会增加。

二、化疗药物对胎儿和后代的毒副作用

目前的研究与临床随诊发现，化疗后妊娠的患者自然流产率并未见明显增加，其子代的基因性疾病及先天性异常也未见高于正常人群。患者的子女与正常人群的子女差别不大，也未发现化疗药物的累积剂量和种类多少与子女异常有相关性。因此，化疗药物对成年人的生殖细胞影响不大，如能健康生存并孕育后代，所生子女大多是健康的。也有文献报道化疗药物对实验动物的致畸效应化疗药物会对人类胎儿产生不利的影响。

1. 白消安　可以迅速通过血脑屏障，很可能也会透过胎盘屏障。在一般剂量下，1～6mg/d，对胎儿多无毒性作用，如合并放疗或联合应用其他致突变药物。可出现胎儿畸形。

2. 环磷酰胺　很易透过动物的胎盘屏障和经乳汁分泌，曾有哺乳期母亲服用该药物引把婴儿粒细胞和血小板降低的报道。环磷酰胺具有高度的致畸危险性，引起人类胎儿多种畸形屡有报道，如指（趾）畸形、冠状动脉畸形、流产等。环磷酰胺在体内的代谢产物也有明显的致畸作用。

3. 阿糖胞苷　抑制 DNA 合成，可引起染色体断裂，对动物有较强的致畸作用。阿糖胞苷在妊娠 3 个月后应用是安全的：妊娠前 3 个月内使用容易导致胎儿畸形发生。阿糖胞苷为主的联合化疗对胎儿的其他毒性包括早产、低体重、气胸、贫血、血小板减少症、全血细胞减少，以及先天性虹膜、角膜粘连等。

4. 氟尿嘧啶　妊娠期应用氟尿嘧啶，胎儿有多发性的畸形，胎儿双侧桡骨发育不全，拇指缺如，主动脉、胸腺、食管、肺等发育不全。

5. 甲氨蝶呤　据报道，在妊娠头 3 月单用甲氨蝶呤化疗。17%的患者可出现胎儿异常，如死胎、自然流产、多发性畸形（包括尖头、趾蹼或趾缺如）。如果去除甲氨蝶呤，胎儿异

常发生率降为 6% 左右。甲氨蝶呤可经乳汁分泌。乳汁和血浆中甲氨蝶呤的浓度比为 0.08。

6. 蒽环类抗生素 蒽环类药物可通过胎盘屏障，妊娠 20 周以后应用时，给予 $30mg/m^2$，4 小时和 16 小时后可在羊水中监测到。在胎儿肝、肾、肺组织中，药物浓度可高于母体血浆浓度 10 倍。多柔比星致畸危险性较高，但多数临床报告表明联合应用蒽环类抗生素的方案对胎儿危险性并不大。单用此类药物化疗的病例较少，联合用药的妊娠妇女中有死胎的报道，另外胎儿可表现为骨髓发育不良、白细胞减低、贫血和脾大、早产或低体重、腹泻和高胆红素血症等。

7. 长春碱和长春新碱 长春碱类药物与血浆蛋白有高度亲和力，99% 呈结合状态，故不易透过胎盘屏障，妊娠妇女应用相对较为安全。

8. 丙卡巴肼 易于穿透胎盘屏障，并可能通过乳汁分泌。小鼠应用丙卡巴肼，娩出的子代小鼠有附件缺损、唇裂、短颌等，妇女妊娠头 3 个月应用同样可以引起畸形，1 例 18 岁女性患者，每日口服，丙卡巴肼 100～150mg，发现妊娠（约 38 日）时才停用药物，婴儿有多部位血管瘤及疣。

9. 顺铂 可以进入成熟的胚胎组织，顺铂可引起小鼠和大鼠的骨骼畸形、胚胎自溶、神经上皮坏死等，在人类，妊娠期应用顺铂的报道较少，现有的资料不足以证明顺铂的致畸作用。

三、预　防

化疗药物对胎儿毕竟有潜在的不利影响，妊娠也会加重母体的负担，因此不应在肿瘤未获得控制之前妊娠，化疗期间最好使用屏障性避孕法，化疗结束后如条件允许再酌情妊娠。

发现肿瘤时患者已经妊娠且不同意中止妊娠，如需使用化疗药物，应设法减少其毒副作用（表 16-3）并尽可能将化疗推迟到妊娠的第 6 个月以后进行。如果确诊时病情已属中晚期，化疗不能等待，但妊娠还不到 6 个月者，应终止妊娠。

表 16-3　妊娠期使用化疗药物的原则

影响因素	降低胎儿危险的措施
妊娠时间	妊娠前 3 个月避免用药
能透过胎盘屏障的药物	避免长期大剂量应用
药物作用机制	抗代谢药致畸危险性大，最好避免使用
药物应用途径	避免腹腔或口服用药
第三间隙	避免使用易积聚于第三腔隙的药物，如 MTX

第三节　化疗药物诱发肿瘤

肿瘤诊疗的发展，尤其是近些年来新技术的应用，新药物不断投放临床，具有划时代意义的大样本研究及循证医学的指导，使得肿瘤患者的治愈率不断提高，生存期不断延长。

如此情况下使得化疗药物诱发肿瘤这样原本认为较少出现的肿瘤毒副作用、并发症的发生率也日益提高，并逐渐得到了人们的重视。其中，对于化疗药物诱发的继发性肿瘤即第二原发恶性肿瘤（secondary malignancy，SM）就是其中之一。这种远期的并发症的具有较高的发病率，而且死亡率也较高

一、相 关 因 素

（1）化疗药物诱发肿瘤，其因素是多方面的，不仅与化疗药物相关，还可能与放射治疗及其他因素如遗传因素的变异、免疫功能的异常、致癌性物质、年龄、性别及出现肿瘤发生有关的因素相关或受到影响。

（2）化疗药物诱发肿瘤一般需要具备几个基本条件。

1）原发肿瘤有较好的治疗效果，患者能被治愈或至少有一个较长期的生存。

2）患者发病年龄相对年轻，具有足够的发展和观察时间，高龄患者因生存时间有限，即使发生化疗药物诱发的肿瘤，也不一定有时间表现出来。

3）原发肿瘤要有一定的发病率，如发病率太低则不易从流行病学上进行评价。

4）遗传因素在肿瘤的发病机制中不起主要或重要作用。

5）诱发的肿瘤在病理上与原发肿瘤有较大的区别，否则很难以区别第二肿瘤是否为原发肿瘤的复发或转移。因此，对化疗药物诱发肿瘤的研究，原发肿瘤主要集中在恶性淋巴瘤、白血病，诱发肿瘤则主要集中在白血病。

二、发 病 机 制

化疗药物诱发肿瘤的机制相当复杂（表16-4），但总的来说，主要是基因畸变和免疫监视功能改变这两个方面。

表 16-4 化疗药物诱发肿瘤的危险性及机制

药物	基因突变
肯定致癌的药物	
白消安	ALK
甲基洛莫司汀	ALK
环磷酰胺	ALK
美法仑	ALK
MOPP 和其他包括烷化剂的方案	ALK
塞替哌	ALK
很可能致癌的药物	
柔红霉素	INT、STR
卡莫司汀	ALK
顺铂	ALK

续表

药物	基因突变
氮芥	ALK
丙卡巴肼	ALK
有可能致癌的药物	
博莱霉素（平阳霉素）	STR
达卡巴嗪	ALK
丝裂霉素	ALK
尿嘧啶氟芥	ALK
尚未发现有致癌作用的药物	
放线菌素 D	INT、STR
氟尿嘧啶	MET
异环磷酰胺	ALK
巯嘌呤	MET
甲氨蝶呤	MET
长春新碱	MIT
长春碱	MIT

ALK：DNA 烷基化；INT：DNA 插入；MET：抗代谢产物；MIT：抑制有丝分裂；STR：DNA 双螺旋断裂

1. 基因畸变 第二肿瘤的发生与化疗药物引起的染色体基因水平的突变密切有关。烷化剂是目前公认的致癌诱变剂。它可引起 DNA 双螺旋结构交联机会增加，染色体重排、染色体互换等。动物试验及临床研究已证实这种设想。畸变的基因在一定条件下可以形成异常克隆，产生癌细胞。从基因突变到形成浆细胞需经过很长的时间。

2. 免疫监视功能改变 应用细胞毒药物使患者机体免疫功能遭受严重损伤。机体免疫系统能够识别并通过细胞免疫机制破坏肿瘤细胞。据估计人体每日有 10^{14} 以上的细胞在复制，细胞突变率 $10^{-7} \sim 10^{-5}$，化疗使细胞突变率明显增加，如果此时机体识别和清除这些突变细胞的能力下降，就有可能发生肿瘤。

三、原发肿瘤与诱发肿瘤的关系

化疗诱发肿瘤见于文献的多为白血病，但实体肿瘤也有报道，其发生机制大体相一致，对于各自的研究和观察具有一定的相似性，其中研究较为深入的属白血病。同放射治疗相比，化疗所致的急性非淋巴细胞性白血病（acute nonlymphocytic leukemia，ANLL）的危险性显著增高，主要以烷化剂的致癌性最高，其次为表鬼臼毒素类。近些年来，将细胞毒性化疗药物所致的 ANLL 分为：烷化剂性 ANLL（又称经典性 ANLL，classical ANLL）和表鬼臼毒素性 ANLL。两者对于常规白血病的治疗方案均具有抵抗性，治疗效果不好，预后极差。

1. 继发性急性非淋巴细胞性白血病

（1）烷化剂性 ANLL：虽然环磷酰胺是临床上最为常用的烷化剂，但是与氮芥、苯丁酸氮芥、白消安、洛莫司汀、噻替哌相比其发生 ANLL 的危险性相对较低。尤其对于环磷酰胺使用总剂量在 20g 以下的时候其发生率更低。但是，从另一个角度看，目前的化疗多数采用联合方案进行治疗，很难对其中的某一个药物作出确切的评价，既往的文献报道无相对统一的标准。因此，目前对于既往的研究成果和结论在使用中还需要经过继续的横向再评价。

对于此种相关因素的分析表明，烷化剂的使用总剂量和 ANLL 的发生危险性为正向相关性，累积剂量越高，危险性就越大。此外，在化疗中还发现，血小板减低的患者容易发生 ANLL，甚至有趋势表明，在骨髓移植的患者中血小板的数值可以作为将来是否发生 ANLL 的预测因子。而患者的年龄、性别等因素与 ANLL 的发生没有明显的相关性。

对于 ANLL 的发生一般认为在治疗后 2 年开始，其发生的危险性逐渐增高，在治疗后 5～10 年达到高峰，以后逐年下降。但是，约 50%的患者最初的表现仅为骨髓异常增生性综合征（myelodysplastic syndrome，MDS），这部分患者大多数在半年至一年即可发展成为 ANLL。

（2）表鬼臼毒素性 ANLL：对于拓扑异构酶II抑制剂的表鬼臼毒素类药物，如依托泊苷、替尼泊苷等，其导致 ANLL 的时间与烷化剂相比要略早一些，一般在治疗后的 2～3 年内发生，而且在发生前很少见 MDS。

2. 其他疾病的继发肿瘤

（1）霍奇金病化疗后白血病：接受化疗的霍奇金病患者，白血病发病率是普通人群的 10～100 倍，是只接受放疗的霍奇金病患者的 3～10 倍。白血病的主要类型为急性非淋巴细胞性白血病（ANLL），约占 70%，其次为急性淋巴细胞性白血病、慢性白血病等，在其他实体肿瘤的发生上，依次为骨肉瘤、肺癌、胃癌、大肠癌、乳腺癌、甲状腺癌、咽喉癌和恶性黑色素瘤等。发病时间在首次治疗后 2 年就可见报道，在 2～10 年期间达到高峰，10 年以上较少见。发病与年龄、性别无显著相关，但与霍奇金病分期有关，超过 I 期的患者较 I 期患者危险性高 3 倍，脾切除者危险性增加 2 倍。

与化疗药物种类关系研究中，在发生 ANLL 的患者中，MOPP 方案的实施周期与患者的发病率相关，化疗周期与发病率呈正相关，大于 6 个疗程的化疗较小于 6 个疗程者发病率高出 3 倍。此外，氮芥或联合应用氮芥发病率明显升高，超过 110mg 的氮芥可以提高发生率 60～80 倍；相对于 ABVD 方案的患者发生率就低得多。另外对于使用化疗方案的数量而言，方案多于 2 个的患者发生率也明显高于单一方案患者 40 倍以上。

发生继发性白血病前，往往有持久性全血细胞减少，出现骨髓增生异常综合征，骨髓与外周血中三系细胞形态异常。

（2）非霍奇金淋巴瘤化疗后白血病：以急性非淋巴细胞性白血病和骨髓增生异常综合征为多见。总发病率在 10 年生存者中占 4%～7.9%，并随生存时间延长而有增高趋势。治疗后白血病平均发病年龄为 49.1 岁，确诊非霍奇金淋巴瘤到白血病发病的时间为 5.4 年。

（3）睾丸癌化疗后白血病及其他实体肿瘤：顺铂和依托泊苷等明显提高了睾丸癌的疗效，急性非淋巴细胞性白血病和骨髓增生异常综合征的发病率也在增加。睾丸癌化疗后继发白血病的危险性为 2.4%～5.2%。据报道，依托泊苷累积剂量超过 $2g/m^2$，85 例中有 5 例发生白血病。应用烷化剂后继发的白血病多在 5～7 年后发生，可先出现骨髓增生异常综合征的表现，并且具有明确的细胞基因异常。需注意的是，睾丸肿瘤继发白血病也可能与化疗无关，因为在白血病细胞中找到了典型的睾丸肿瘤细胞的基因标志。

对于实体瘤的发生主要体现依次为对侧睾丸、消化道肿瘤、泌尿系统肿瘤、肉瘤、肺癌等。其发生时间一般在 10 年以后。而且研究还发现，放射治疗可以明显对实体瘤产生影响。

回顾性分析既往治疗睾丸肿瘤的常用方案 PVB（DDP+VLB+BLM）而言，较少发生第二肿瘤，而近年来常用的替代方案 BEP（DDP+BLM+VP-16）的发生率则明显增高，提示可能与 VP-16 有关。

（4）卵巢癌化疗后白血病：在接受烷化剂治疗的卵巢癌患者，较未实施化疗的对照组发生急性白血病的危险性高 170 倍，其中白消安较环磷酰胺的致肿瘤作用更加明显，随访 10 年的累积危险性分别为 11.2% 和 5.4%。

（5）乳腺癌化疗后白血病和其他实体肿瘤：由于近年来乳腺癌的高发病率，乳腺癌的治疗后发生实体肿瘤的研究也逐渐增多。研究统计表明，乳腺癌后发生卵巢癌、子宫内膜癌、肺癌、大肠癌、甲状腺癌、恶性黑色素瘤的发生危险性明显提高。但是也有研究认为，这些似乎与化疗的关系不密切，可能与体内的激素水平改变及遗传因素有关。有报道 13 734 例乳腺癌患者，化疗后 26 例出现白血病，10 年内白血病发病率较正常人高 11.5 倍。此外，化疗后接受放射治疗的患者发生率更高。

（6）其他肿瘤化疗后白血病：多发性骨髓瘤继发白血病者较霍奇金病多，其原因是主要治疗药物为烷化剂，而且多发性骨髓瘤具有白血病的细胞基因异常。真性红细胞增多症患者苯丁酸氮芥诱发白血病的危险为单一静脉放血治疗患者的 13.5 倍。其他实体瘤如胃肠道肿瘤或肺癌，白血病的发生率也有升高。

（7）化疗后诱发实体肿瘤：癌症治疗相关性实体肿瘤多为放疗引起。但单独化疗的患者，随着生存期的延长，继发实体肿瘤的危险性有升高趋势。原发肿瘤以淋巴细胞性白血病及恶性淋巴瘤为主，继发的实体肿瘤多为皮肤鳞癌，其次是肺癌和胃肠道肿瘤。在 9 例非霍奇金淋巴瘤患者继发膀胱癌的报道中，7 例应用了大剂量的环磷酰胺，说明环磷酰胺与膀胱癌的发生有关，急性淋巴细胞性白血病化疗后继发脑星形细胞瘤、甲状腺乳头状癌也有个案报道。

四、诊断与治疗

化疗诱发肿瘤在诊断上尚缺少可以被普遍接受的标准。一般而言，实体瘤化疗后继发白血病可以认为是化疗药物引起的，但是如果患者过去曾接受过其他致畸、致癌的治疗，例如使用了大剂量的性激素，接受过大剂量的 X 线照射等，就难以完全肯定继发的白血病是化疗药物所致。有些患者有可能存在癌基因对致癌因素的易感性，易发生第二肿瘤。这种细胞遗传学异常，严格来讲是与化疗无关的。吸烟、饮酒、其他不良生活方式，也可能是发生第二肿瘤的潜在原因。肿瘤患者较一般人群更多的有机会接受检查，继发率能高于一般人群，易造成统计学数字上的假象。

　　临床上异时性多原发癌、原发癌长期缓解后的复发，可能有一部分是与治疗相关的癌症，其中，也有化疗药物所致者。要想在它们之间进行确切的鉴别诊断，则需有待于对肿瘤的进一步认识和肿瘤分子生物学的实际应用。

　　化疗诱发的肿瘤的治疗原则与同类型的肿瘤相同。

（李　川　王文娴）

第十七章

肿瘤介入治疗的并发症

第一节　血管内介入治疗的并发症

本书对于肿瘤并发症诊疗的介绍主要从系统解剖学角度进行了各个系统的介绍。基于介入治疗方法学的特殊性，对于介入放射学并发症的介绍则采用操作方式进行分类，即血管内介入治疗和非血管内介入治疗的方式进行介绍。

经动脉和静脉内的化疗药物灌注和（或）栓塞治疗在肿瘤介入治疗中占有重要的地位，也是目前肿瘤介入治疗的主要内容之一。通过经皮血管穿刺介入技术（Seldinger 技术及其改良技术），从股动脉、腋动脉等途径进入人体的动脉血管系统，选择或超选择肿瘤的治疗靶血管，进行肿瘤供血区域的高剂量化疗药物灌注或持续性动脉灌注，并可以序贯进行栓塞治疗。如此操作可以减少诊疗带来的损伤，增加药物在肿瘤局部的灌注量，提高药物的局部浓度，改善疗效，减少药物性毒副作用。肿瘤动脉靶血管的栓塞治疗，可以选择性的阻断肿瘤组织的局部动脉供给，达到姑息性治疗的目的，此技术也可以用于对出血性疾病的治疗，对手术前肿物进行新辅助治疗。

血管内介入治疗并发症的发生原因多样，多数情况下与术者的操作熟练程度不佳，术前准备情况不充分，手术前估计不足以及术后观察不细致有关。此外，严格掌握介入治疗适应证和禁忌证，也是避免和减少各种不良反应、并发症的主要手段。因此，在接下来的章节中，对于介入治疗并发症的说明中，尤其强调介入治疗方法的适应证和禁忌证。此外，在治疗中还应该注意选择和应用适宜的介入治疗器械、器材、栓塞材料。对于选择上的不当，轻者可以导致治疗无法获得成功，或者治疗效果欠佳，重则可以出现严重的并发症。因此，在介入治疗中切忌"将就""勉强"使用各种器械、器材。介入操作是一项严谨的诊断和治疗的过程，在此过程中，严禁粗暴操作，对于导管、导丝的应用动作要轻柔，并且注意在透视的全程监视下进行相关的治疗。只有通过细致的观察，明确导管、导丝的确切位置才可以避免各种并发症的发生。

另外需要强调的是，作为一名介入医师，必须了解和掌握人体血管的正常解剖及变异。尤其是对于变异血管的研究和掌握可以最大限度减少治疗血管的遗漏，也可以保障治疗的安全。对于疾病的治疗，注意采用循序渐进的方法，量力而行，切不可以因为过度治疗而发生一些不必要的并发症。

一、常用血管内介入治疗技术

（一）脑血管造影术

脑血管造影术是指经颅外不同途径注入造影剂，再进行的放射线摄影以显示脑血管系统主要血管走形、形态及侧支循环等情况，以达到协助诊断颅内疾病的目的。临床上常用的造影技术包括经颈动脉的颈动脉系统造影，经椎动脉的椎-基底动脉系统造影和经股动脉或肱动脉插管至主动脉弓的颈、椎-基底动脉系统同时显影的全脑血管造影。

1. 适应证　颅内血管疾病：可疑有动脉瘤、脑血管畸形、血管闭塞或者狭窄、动静脉瘘，以及高度怀疑具有脑内血肿形成的高血压动脉硬化性脑出血；颅内占位性病变：颅内的血肿、脓肿及肿瘤等；需要确定出血原因的蛛网膜下腔出血；气脑或者脑室造影有禁忌或者无阳性结果者，又必须明确诊断进行病变定位或者明确疾病性质者。

2. 禁忌证　哮喘及具有碘过敏史患者；严重的心脏、肝、肾功能不全者，如严重的心力衰竭、冠心病患者；具有全身严重出血倾向或者出血性疾病的患者；穿刺部位有感染的患者；在 2 周内曾经出现过的蛛网膜下腔出血者，应谨慎选择动脉造影；年老体弱者，具有严重的脑动脉硬化以及高血压病的患者，而且有出血可能者，也应谨慎选择。

3. 常见并发症及其防治

（1）脑血管痉挛：导管在脑血管内停留时间过长及栓塞材料的因素，可以诱发脑血管痉挛，表现为头晕、头昏、头痛、呕吐、失语、短暂性意识障碍、肌力下降等。多数在手术治疗后 24 小时内发生。早期发现和及时处理，可以避免因脑缺血、缺氧而出现的不可逆性神经功能障碍。

（2）脑出血：造影导管的机械性刺激可以导致动静脉瘘的破裂出血，也可以因为患者的情绪紧张、激动、排便、剧烈活动而引发动脉压力突然性增高，头部静脉回流受阻而引发的再度脑出血。患者表现为头痛、恶心、呕吐、烦躁不安、颈项强直、意识障碍等。诊疗中，除了要在术前进行充分的病情交代以外，还应预防性保持大便通畅，减少咳嗽刺激，控制血压。术中、术后严密的病情观察，包括患者的意识、瞳孔，监测患者的血压及肢体活动变化。

（二）颅脑肿瘤的介入治疗

颅脑肿瘤占位可以引发相关的神经功能障碍和颅内高压表现，患者可以出现一系列的神经、精神症状和体征，严重的可以危及生命。神经介入放射学对颅内肿瘤的术前血管栓塞，可以达到减少术中出血和降低手术难度的目的，栓塞技术也可以使得肿瘤体积缩小，减轻临床相关症状、体征，可以应用于部分患者的姑息性治疗。现以脑膜瘤为例，介绍相关的内容。

1. 适应证　主要包括脑膜瘤的手术早期主要的供血动脉不易结扎止血的患者；肿瘤的体积较大，或者位于蝶骨嵴、幕下、鞍区或者颅底位置较深的肿瘤。

2. 禁忌证　主要包括哮喘及有碘过敏史患者；严重的心脏、肝、肾功能不全者，如严重的心力衰竭、冠心病患者；有全身严重出血倾向或者出血性疾病的患者；穿刺局部有感染的患者。

3. 常见并发症及其防治

（1）头皮坏死：在施行明胶海绵栓塞阻断头皮主要血管供应时，手术切口的选择不当，会进一步破坏已经受损的血管床，导致头皮坏死。实际操作中，栓塞的时候需要保留颞浅动脉主干，设计和选择术中切口，皮瓣蒂要宽，以保证血液的供应。对于老年患者及进行双侧的颈外供血动脉栓塞的患者，尤其需要注意。出现头皮坏死的病例，需要及时清理坏死的组织，必要的植皮，使用改善局部微循环和营养神经的药物，促进伤口康复。

（2）误栓或者异位栓塞：误栓或者异位栓塞是脑血管介入治疗过程中最为危险的并发症。栓子反流进入到颈内动脉，或者造成异位的靶血管栓塞均可以造成神经功能的障碍。因此诊疗过程中，尽可能地实施超选择性插管，避开"危险吻合"，掌握好推注微粒的压力和速度，防止逆流误栓。导管的尖端应该放置于适合的位置，不能紧贴于血管壁以及血管分叉处，避免造成涡流而产生栓子的逆流。栓塞剂的推注必须在监视下缓慢的分次进行，并对肿瘤的供血以及栓塞情况进行实时评估、监控。当肿瘤染色消失，肿瘤供血动脉血流明显减慢或者出现逆流的时候，应立即停止栓塞治疗，以保证栓塞安全。

（3）局部缺血性疼痛：颈外动脉系统栓塞后，会因缺血而发生供血区域的局部疼痛、张口、伸舌困难等反应。诊疗上需要进行严密的观察和评估，判断疼痛的性质、程度、时间、发作规律以及伴随症状，评估的目的在于确定疼痛属于局部缺血所导致的缺血性反应还是出现了异位栓塞。一般而言，缺血性反应发生的时间略晚、程度略轻、持续时间略短、间歇性发生并不会引发局部的组织坏死。缺血性疼痛的治疗可以给予镇痛药物，适当的调整体位，术后应用糖皮质激素减轻临床症状，疼痛1周内可以自行缓解。适当的扩容，降低血液黏滞度，防止血栓的形成，应用激素适当的升高血压，尤其是载瘤动脉闭塞以后，患者的患侧脑半球主要依赖于对侧健侧的颈内动脉和椎–基底动脉供血，局部血压较栓塞以前显著性的降低。扩容治疗对于局部缺血的治疗也有积极的意义。

（4）颈部动脉痉挛：颈动脉造影和栓塞均可以引发颈部动脉的痉挛。硝酸甘油、钙通道阻滞剂、利多卡因等药物均具有治疗或预防的作用。低血压、Ⅰ度以上房室传导阻滞、高度过敏患者应避免使用上述药物，用药过程中需要严格控制药物的使用剂量，静脉输液泵给药保证剂量的准确性。

（5）癫痫：脑肿瘤患者出现癫痫反应，与脑肿瘤本身及脑血管造影、脑血管栓塞治疗的刺激（包括造影剂的毒性反应，脑血管痉挛、颅内出血及脑缺血）均有关。术前需要进行癫痫病史询问，必要时可以给予苯妥英钠、卡马西平等药物，术中严密观察患者的一般情况，发生癫痫即停止临床操作，并给予抗癫痫治疗，症状控制满意后，相关的治疗仍可以继续进行。

（三）头面颈部肿瘤的介入治疗

舌癌、上颌窦癌等头面颈部肿瘤的治疗以手术和放射治疗为主。介入治疗不属于常规治疗手段。介入手段属于区域治疗措施，可获得意想不到的效果，提高肿瘤局部的药物浓度，发挥较强的药物治疗效果，减少药物的毒副作用，较之全身静脉化疗有明显的优势。

1. 适应证　中晚期头面颈部恶性肿瘤。

2. 禁忌证　主要包括：①严重的心脏、肝、肾功能不全者，如严重的心力衰竭、冠心病患者；②具有全身严重出血倾向或者出血性疾病的患者；③患者的生存期预计小于 2 个月者；④年龄大于 70 岁，伴有严重的动脉粥样硬化和血管迂曲的患者应当谨慎选择使用本项技术，因为此类患者除了增加超选择动脉插管的难度，还容易引发血管的栓塞、破裂等严重的并发症；⑤哮喘及有碘过敏史患者。

3. 常见并发症及其防治

（1）患侧舌胀痛：胀痛表现为治疗侧或者患侧，此种胀痛可以放射到患侧颞顶部，这些症状与栓塞后造成的组织缺血、局部水肿和组织坏死相关。由于面颈部神经较为丰富、敏感，症状更为明显，需要进行止痛治疗，甚至可以在治疗前应用止痛剂预防性给药，提高患者的疼痛阈值，此反应一般在 1 周内可以自行缓解。

（2）发热：局部动脉化疗，特别是栓塞治疗以后，肿瘤组织发生坏死、吸收而导致发热反应。一般采用对症治疗即可。在此期间，需要强调保持口腔卫生，可以使用过氧化氢液、氯己定含漱液、生理盐水交替漱口。

（3）短暂性脑缺血发作：多发生在治疗后的 3～6 个月，此种反应可能与导管或者化疗药物、栓塞剂对血管的刺激而引发的脑血管痉挛、收缩和（或）导管内微血栓脱落，一过性阻塞脑血管所致。治疗上，以扩容、改善微循环等治疗方式为主。

（4）脑栓塞：潜在的颅内外血管吻合开放、栓子脱落、继发性脑血栓形成等原因均可以造成术后的脑栓塞。术后需密切观察患者是否具有一侧肢体的活动或者感觉的障碍，有无神志及语言表达方面的障碍，及早发现，及早治疗。

（5）面神经麻痹：导管在血管内的长时间留置、药物灌注，尤其是栓塞治疗的实施，可能会造成面部毛细血管床的闭塞，从而导致三叉神经、面神经支配区域的缺血性麻痹。表现为轻度的面瘫、张口困难。治疗上可以给予局部热敷、营养神经药物，以及进行面部肌肉的功能锻炼为主，注意留置胃管，经胃管给予高营养、高蛋白、高维生素的流质饮食。

（四）肺癌的介入性治疗

肺癌的介入治疗主要采用经支气管动脉化疗药物灌注和（或）栓塞术。有临床资料证实，单纯从化疗疗效上比较分析，介入性动脉化疗与静脉化疗之间未见到明显的优势。

1. 适应证　主要包括：①各种类型的肺癌，尤其以不能手术的中晚期肺癌为主；②具有外科手术禁忌证或本人拒绝手术的患者；③肺癌手术前的局部化疗，以提高手术治疗的成功率，降低术后复发率；④肺癌手术切除后复发的患者；⑤手术切除后预防性治疗，以降低复发率。

2. 禁忌证　主要包括：①哮喘及具有碘过敏史患者；②严重的心脏、肝、肾功能不全者，如严重的心力衰竭、冠心病患者；③恶病质状态；④具有全身严重出血倾向或者出血性疾病的患者；⑤具有高热、感染及白细胞水平低下的患者；⑥支气管动脉与脊髓动脉共干或吻合相通的患者为相对禁忌证。

3. 常见并发症及其防治

（1）脊髓损伤：脊髓损伤是支气管动脉化疗和（或）栓塞治疗中最为严重的并发症，

一般在介入治疗术后的 2～3 小时就可以出现，主要表现为剧烈的背部疼痛、感觉障碍、尿潴留、偏瘫甚至是截瘫。这主要是因为脊髓动脉与支气管动脉相互交通或者存在吻合支所致。脊髓损伤的预防措施远超过治疗，积极有效的预防措施可以避免此类事件的发生。具体包括：推注造影的时候，将造影剂的浓度适当的减低，并采用小剂量、低流速方式。对于已经发生的脊髓损伤，可以静脉使用低分子右旋糖酐、地塞米松、丹参注射液等扩容、改善微循环。等渗的盐水置换脑脊液治疗，也可以改善脊髓的缺血、水肿等表现。

（2）胸闷、肋间疼痛、胸骨后烧灼感：支气管动脉与肋间动脉共干，纵隔和肋间组织的缺血可以引发患者出现上述的不良反应。此种反应一般没有特殊的治疗方法，单纯依赖于对症止痛治疗，一般在 1 周后可缓解。

（五）上腔静脉综合征的介入治疗

上腔静脉综合征的治疗主要依赖于化疗和（或）放射治疗的综合治疗手段。介入技术，包括导管内溶栓、取栓、球囊扩张、支架置入等具有创伤小、成功率高等特点，可以迅速解除阻塞的症状，降低治疗性并发症的特点。局限性上腔静脉狭窄，单纯应用球囊扩张术即可以获得满意的疗效；节段性、外压性阻塞，则需要进行金属内支架的置入。

1. 适应证　主要包括：①肿瘤所致的上腔静脉狭窄，静脉回流障碍，特别是伴有颅内高压和呼吸困难的患者；②对化疗、放射治疗不敏感的恶性肿瘤及经过规范化治疗以后肿瘤复发所致的症状性上腔静脉压迫；③良性病变所致的上腔静脉综合征，存在手术治疗禁忌的患者。

2. 禁忌证　主要包括：①存在有血管造影相关禁忌的患者；②肿瘤侵入到上腔静脉是介入开通的相对禁忌证；③上腔静脉阻塞合并广泛性血栓形成的患者，在进行治疗前需要进行介入性取栓或者导管内溶栓，盲目性开通可以导致致死性的肺栓塞；④阻塞发展缓慢、侧支循环建立良好、无临床症状的患者；⑤对于阻塞症状较轻的小细胞肺癌患者不适宜首选支架置入治疗。

3. 常见并发症及其防治

（1）血栓脱落导致的肺栓塞：治疗过程中患者出现呼吸困难、胸闷加重等症状的时候应该考虑肺栓塞可能。扩张治疗前需要常规进行溶栓治疗，治疗过程中充分肝素化，防止血栓形成的主要措施，一般采用术中、术后肝素、阿司匹林或双嘧达莫抗凝治疗，定期出凝血时间检查。

（2）肺水肿：患者可以出现呼吸困难、气促、咳嗽、咳粉红色泡沫样痰，这些症状的出现与上腔静脉开通以后回心血量骤然性增加及原有潜在的心脏功能不全相关。治疗上，应严格限制患者的补液速度和补液量，指导患者采取端坐位，减少静脉回心血量，减轻心脏负担。给予患者必要的镇静剂，以及扩冠、强心、利尿制剂。

（3）心脏不良反应：支架置入过大、过长，支架的末端深入到右心房的患者，术后易发生心悸、心律失常，极少的患者甚至可以出现支架导致的心房破裂、心脏压塞等致死性危急情况。

（六）动脉导管药盒置入术

动脉导管药盒置入技术是通过介入的方法，经过外周动脉穿刺、插管，使得导管的前端位于肿瘤的靶血管以内，导管的末端经过皮下通道与埋置于皮下组织中的药盒相连接，术后可以通过经皮穿刺药盒而注入化疗药物，以达到对肿瘤长期、规律、可控性的动脉系统治疗目的。

1. 适应证　适用于所有不愿意或者不能反复进行动脉穿刺插管治疗的患者。

2. 禁忌证　主要包括：①严重的出血、凝血功能障碍；②肝、肾衰竭；③大量腹腔积液和/或胸腔积液的患者；④严重的动脉粥样硬化及高血压患者。

3. 常见并发症及其防治

（1）局部皮下组织无菌性坏死：主要是由穿刺化疗药盒不够准确，注射针固定不牢固，针头脱落所致。由于部分化疗药物具有强烈的腐蚀性作用，直接损伤皮肤及皮下组织，此种并发症的后果也是极其严重的。因此，在介入导管留置术中，须确保导管与药盒系统的密闭性完整。注射药物过程中，需保证导管、药盒、注射针头之间密闭、通畅。注意询问和观察患者的药盒置入局部症状及变化，如有药液外渗漏，需要立即停止药物注射，局部按照化疗药物外漏、外渗处理。

（2）导管阻塞：药物性结晶及血液凝固是引发导管系统通路阻塞的主要原因。实施化疗药物灌注的时候，需要详细了解药物特性，按照药物溶解情况配置适宜的药物浓度。每一次治疗之前，需要在透视下了解导管头的具体部位，防止导管移位发生。化疗间歇期也需要间歇性肝素生理盐水抗凝预防导管阻塞。

（3）异物感：部分患者可出现局部异物感，需要提前进行充分的交代与说明。有报道中因异物感引发抑郁、焦虑案例。

（七）胃癌的介入治疗

近些年来开展的胃癌介入治疗方法包括对原发病灶、转移病灶肿瘤血管丰富的患者进行的动脉内化疗和（或）栓塞治疗；对于肿瘤血管不甚丰富的患者施行动脉内化疗泵置入技术，进行长期的动脉内灌注化疗等。

1. 适应证　主要包括：①胃癌切除术前化疗；②不能进行外科手术切除的胃癌患者；③高龄、具有手术治疗反指征及拒绝外科手术切除的治疗的患者；④胃癌术后复发的患者；⑤胃癌伴有远处转移的患者；⑥胃癌根治术后进行的预防行动脉内化疗。

2. 禁忌证　主要包括：①具有心脏、肺、肝、肾功能严重不全的患者，全身严重衰竭者；②出、凝血功能严重障碍者；③已经具有全身广泛性转移无介入预期治疗效果的患者。

3. 常见并发症及其防治

（1）化学性胃炎：其发生主要是化疗药物、碘化油、明胶海绵颗粒等对胃黏膜和胃酸屏障的损伤所致。经过导管胃动脉内注射栓塞剂是安全的，不会使得栓塞区域出现胃壁缺血、坏死、溃疡及穿孔等并发症，胃黏膜的下层出现苍白水肿、糜烂等，一般在栓塞后30～45日即可恢复正常。在治疗和预防上，导管的选择应该尽可能的进行超选择插管，依据血液的流速注射化疗药物以减少药物性反流；治疗期间最好短时间内禁食或者进全流食，应用胃黏膜保护剂、抑酸药物、促进胃黏膜细胞修复药物以及胃肠动力药物治疗。

（2）出血、穿孔：胃属于空腔性消化器官，胃壁较薄而且血液循环丰富，胃黏膜下具有广泛的毛细血管网相连。栓塞治疗时，胃黏膜毛细血管网出现广泛的缺血时间较长的情况下，容易造成胃壁的缺血性出血、坏死，甚至是穿孔。因此，术后除了需要采取上述措施进行胃黏膜保护以外，还需密切观察病情，尤其注意有无腹痛、呕血、黑便等表现。

（3）疼痛：介入性治疗后，由于化疗药物的作用及使用栓塞剂造成局部缺血性症状，使患者原有的疼痛性质发生改变，并伴有恶心、呕吐等不良反应。治疗上注意指导患者少食多餐，适当使用胃肠动力药物，肿瘤性疼痛可以应用药物镇痛治疗。

（八）胰腺癌的介入治疗

对于不能手术切除的胰腺癌患者，目前多数主张进行介入动脉化疗或者化疗药盒植入措施，利用提高局部治疗药物浓度的方法，克服局部解剖屏障，增加药物治疗效果，提高患者生存率、生存质量、降低肿瘤复发率。

1. 适应证 主要包括：①不能外科手术切除的胰腺癌患者；②伴有梗阻性黄疸的胰腺癌患者；③胰腺癌外科手术切除术后肿瘤复发的患者；④胰腺癌伴有远处转移或者术后发生转移的患者；⑤胰腺癌术后预防性动脉化疗。

2. 禁忌证 主要包括：①全身衰竭的恶病质状态；②严重的肝、肾功能异常；③出、凝血功能障碍的患者；④中到大量腹腔积液的患者。

3. 常见并发症及其防治 胰腺癌的动脉化疗同其他的腹腔脏器化疗相一致，所引发的化疗药物相关的不良反应不再累述，此部分仅介绍与胰腺癌介入相关的少见和特有的并发症。

（1）急性胆管炎：由于各种原因所引发的胆管阻塞所致，胆汁内的细菌可以逆流进入血液，引发急性的胆管炎和全身性感染，严重的患者可以引发感染性休克。临床上，患者可以出现寒战、高热、腹部疼痛、全血细胞升高、中性粒细胞计数及比例升高等表现。治疗上，除了禁食水外，尚需要积极的抗感染、补液、对症支持治疗及进行必要的引流和护理工作。

（2）急性胰腺炎：介入治疗中胰腺管反复显影，以及胰腺管在造影时注入过多的造影剂，是引发急性胰腺炎的主要原因。患者表现为上腹部无法解释的持续性、渐进性疼痛，伴有恶心、呕吐等消化道症状，辅助检查中血、尿淀粉酶升高，结合治疗史，基本上可以明确临床诊断。治疗上按照急性胰腺炎常规处理即可。

（九）肾癌的介入治疗

近年来，介入治疗采用肾动脉栓塞术选择性的对肾脏恶性肿瘤丰富的血管进行阻断，从而达到有效的治疗目的。此方法的有效率明显高于其他治疗方法，使得其越来越广泛应用于不能手术的晚期肾癌患者的姑息治疗。

肾癌的术前介入治疗，如肾动脉栓塞术也被广泛应用于临床，并且和手术治疗、放射治疗、生物免疫及靶向药物治疗一起形成了一整套完整的"肾癌序贯治疗"新方法。术前的介入治疗，一方面，可以使得肿瘤明显缩小、肾脏周围包膜水肿减轻，有利于手术的分离、减少术中出血、缩短手术治疗的时间；另一方面，术前的介入治疗还可以减少肿瘤细胞的扩散，提高手术的成功率和治愈率。一般建议介入性肾动脉的栓塞术应该在手术治疗前 48 小时进行。

1. 适应证　主要包括：①肾癌的姑息性介入治疗；②肾癌的手术前治疗；③肾肿瘤引发的出血治疗。

2. 禁忌证　主要包括：①对侧肾功能不佳者；②泌尿系统有严重感染者；③具有严重的心脏疾病及肝、肾功能不全者；④有全身严重的出血倾向或者出血性疾病者；⑤对造影剂过敏者。

3. 常见并发症及其防治

（1）腰部疼痛：肾脏肿瘤栓塞治疗以后引发局部组织缺血和血管痉挛，这些均可以引发患者腰部疼痛，在治疗中，需要及时记录和评价疼痛的性质、程度、时间、发作规律、伴随症状及诱发因素等，按照止痛原则给予药物治疗。

（2）发热：是肾脏肿瘤坏死后组织吸收所引发的。低于 38.5℃ 以下的发热，一般不需要给予特殊处理，嘱咐患者多饮用热开水等物理方式降温即可，超过 38.5℃ 以上时，可以使用药物降温。对于发热患者，需适当补充液体，并进行血常规检查，区分发热是否与感染有关，必要时可以进行血培养及药物敏感试验，有针对性地选择抗菌药物。

（3）异位栓塞：栓塞剂误入其他血管，可以造成下肢坏疽、肠坏死、对侧肾脏的误栓，甚至由于栓塞剂可以通过较大的动静脉交通支而发生肺部栓塞。因此，肾动脉栓塞之前，务必先进行肾动脉造影，明确血管状态，栓塞剂注入应该在透视下连续监视完成。对于血管变异、异常寄生血管参与肿瘤供血，应进一步血管造影明确，必要时可以采用药物辅助。

（4）肾功能衰竭：大量的造影剂可以导致急性肾功能障碍，治疗前需要对健侧肾进行功能评估，了解肾脏功能，并减少术中造影剂的使用，采取必要的防治措施。具体造影剂肾病内容见第十七章第三节。

（5）感染：栓塞治疗阻断了肿瘤的供血动脉，肿瘤坏死明显，部分患者会发生继发性感染，主要表现为肾脓肿，甚至为腹膜后脓肿。对此，介入治疗中需要注意无菌性操作，必要时预防性使用抗菌药物，对于脓肿的治疗给予必要的穿刺、引流和抗感染治疗。

（6）高血压：栓塞治疗之后，极少数的患者会出现高血压。一般均为一过性高血压反应，没有特殊的临床症状，通常在术后的 12 小时以内可以自行缓解。

（十）布-加综合征的介入治疗

布-加综合征（budd-chiari syndrome，BCS）是指发生在肝脏小叶下静脉以上、右心房入口以下肝静脉主干和（或）肝段下腔静脉的任何性质的阻塞，使肝出现肝窦淤血、出血、坏死等病理变化，最终导致窦后性门脉性高压的一种血管阻塞性疾病。目前，按照阻塞部位分为 4 种类型：腔静脉型、肝静脉型、混合型、肝静脉弥漫型。临床上介入治疗一般依照患者的具体情况采取 3 种治疗方式。①球囊扩张术：适用于下腔静脉、肝静脉膜型狭窄或者阻塞性病变。经过外周静脉送入球囊导管至下腔静脉和（或）肝静脉的狭窄或者闭塞部位，使得其保持良好的开放状态，无弹性的回缩狭窄，下腔内静脉压力可以下降到较为理想的水平（1.18～1.57kPa）。②内支架置入术：经过球囊扩张以后，不能保持良好的开放状态，具有弹性的回缩性狭窄，下腔内静脉压力不能下降到较为理想的水平（1.69kPa以上），均需要进行血管内支架置入以改善血流的阻碍性为目的，包括下腔静脉以及肝静脉膜型、节段性、纤维性、外压性狭窄或阻塞性病变。③颈静脉肝内门-体分流术：简称 TIPSS，适合于 SCS 继发的门静脉高压，尤其是出现上消化道的出血或者难治性的腹腔积液。

1. 适应证　主要包括：①下腔静脉膜性或者节段性不完全梗阻；②完全性膜性梗阻；③上数两型合并肝静脉开口部膜性或者节段性狭窄的患者。

2. 禁忌证　介入治疗一般无绝对的禁忌证，以下各项为相对禁忌证，尚需要临床进行进一步的处理。主要包括：①下腔静脉内有游离性血栓者；②肝脏、肾脏功能的严重障碍，有出血倾向、心力衰竭者；③原发性肝癌侵及或者压迫相应的肝脏实质不利于建立分流通道者。

3. 常见并发症及其防治

（1）发热、出血：前面章节已介绍，不再赘述。

（2）心力衰竭：扩张治疗成功以后，大量淤滞的静脉血液回流到了心脏，使得心脏的负荷量在短时间内明显增加，这是导致发生心脏功能不全的主要原因。患者在术后出现心悸、气短、气喘、呼吸困难等心力衰竭临床症状。临床诊断明确以后，需要立即予以强心、利尿、氧气吸入、营养心肌等治疗。

（3）肺栓塞：由于静脉系统长期阻塞的原因，阻塞处以下极易形成血栓，静脉扩张以后，血栓随着血流上行，易发生肺栓塞。一般治疗后 2 小时以内，给予患者常规的吸氧治疗，观察患者是否具有胸痛、咯血、呼吸困难等症状，必要时给予积极的抗肺栓塞治疗。

（4）再狭窄：对于血管膜性增生、回缩、血栓形成或者扩张不够的患者，容易发生再狭窄。再狭窄患者，治疗上可以重复性的进行球囊扩张术及内支架置入术。

（5）支撑架移位或者脱落：血管内支撑架的存在不甚稳固既可以发生移位或者脱落。支架向上移位可以脱落进入右心房，向下移位到腔静脉的肝外段。因此，要求患者术后 24 小时以内绝对卧床休息，24 小时以后轻微的床边活动，7~10 日内避免进行剧烈运动，3 月以内避免重体力劳动。

（十一）盆腔大动脉出血的介入治疗

盆腔大出血的主要原因是骨盆外伤、骨折、盆腔内肿瘤侵袭血管、产后出血、盆腔手术后、放射治疗后以及其他医源性因素。盆腔内出血的出血量一般很大，出血隐匿，不容易发现，病情进展迅速，严重时可危及生命。出血量在 600ml/24 小时以上时，称为大出血。

介入技术可以在短时间内查明出血的位置，初步判断出血原因，并且可以进行有针对性的靶血管栓塞治疗。其操作简便易行、安全有效、创伤小、患者恢复快、不良反应小、患者痛苦小，治疗可重复性强，尤其适用于需要保留子宫及盆腔脏器的患者。

1. 适应证　主要包括：①骨折及骨盆外伤所引发的盆腔大出血；②盆腔内肿瘤，包括良性肿瘤，如子宫肌瘤等和盆腔恶性肿瘤，如膀胱癌、卵巢癌、宫颈癌、结直肠癌、前列腺癌等引发的盆腔内出血，以及血尿、阴道出血、血便等；③产后感染、产后宫缩乏力、软产道损伤、胎盘滞留等因素所致的产后大出血；④盆腔手术后的大出血；⑤各种原因不明的盆腔出血。

2. 禁忌证　主要包括：①生命体征极其不稳定，不宜进行搬动，休克，不能够耐受血管造影的患者；②严重的心脏、肝、肾病患者，以及严重的出凝血功能障碍的患者。

3. 常见并发症及其防治

（1）栓塞后综合征：栓塞后综合征的发生主要是由于盆腔血管被栓塞以后出现的局部缺血性反应。主要表现为发热、缺血性臀部疼痛等症状。一般性低热可以不予以特殊的处置，物理方法降温即可。缺血性臀部疼痛的患者，可以适当调解舒适体位而减轻疼痛，局部热敷或必要的镇痛药物对症使用即可。此外，需注意患者臀部皮肤颜色及皮温的变化，注意因为异位栓塞所发生的皮肤、皮下组织的缺血性坏死。下肢乏力、麻木等不良反应，在 2 周内可缓解。

（2）一侧足背动脉的闭塞：主要是由于栓塞剂使用不当所致，临床上，对于栓塞术后的患者需要密切观察足背动脉的搏动情况，以及远端肢体的皮肤颜色、温度、感觉、肌力变化，发现异常情况及时进行再造影检查，并且进行有针对性的治疗。

（十二）膀胱癌的介入治疗

介入治疗具有操作技术简便，安全，可重复性进行，对于膀胱癌的出血具有显著的止血效果，提高了患者的生活质量，延长了患者的生存期。对于高龄、已经失去手术治疗指征的患者尤为适宜，具有较高的临床价值。

1. 适应证　主要包括：①晚期膀胱癌的姑息性治疗；②膀胱癌并发不可控制的出血；③膀胱癌经过手术或者其他治疗方法失败的复发患者；④手术治疗前、后的辅助性治疗；⑤与放射治疗或全身化疗的协同治疗。

2. 禁忌证　主要包括：①年老体弱或恶病质病人；②重要脏器，如肝、心脏、肾功能严重障碍者；③有感染性发热的患者；④有严重出血和凝血功能障碍的患者；⑤对造影剂过敏的患者。

3. 常见并发症及其防治　由于膀胱位置于盆腔内，介入治疗以后也会出现与盆腔内出血介入治疗相关的介入术后并发症。主要包括栓塞后综合征等，此外，较为特殊的其他并发症尚包括臀部疼痛。臀部疼痛主要是化疗药物或者栓塞剂反流进入臀上动脉，造成局部血流障碍，插管时间过长，导管内或者周围形成的血栓进入动脉分支所致。预防性的治疗方法主要在于采用选择性或者超选择性的插管技术，将导管的头端尽量进入到肿瘤的供血动脉内，进行灌注化疗药物的时候，导管端口需避开正常的血管。此症状随着治疗药物的排泄及肢体循环的建立，可以逐步得到改善，甚至消失。对于疼痛较为严重，影响日常生活的患者，可以考虑给予镇痛药物。

二、血管内介入治疗的常见并发症及防治

1. 穿刺部位出血或血肿　动脉穿刺技术一般选择股动脉进行，穿刺部位的出血、血肿是最为常见的介入并发症，发生率相对较高，占全部并发症的 65%～70%。造成此种情况

的原因很多，主要有：穿刺技术不熟练，反复多次的穿刺损伤血管壁；穿刺点选择不当，穿刺点选择过高，不利于压迫止血；术后压迫止血不完全，或压迫止血带压迫点选择不当；患者术后没有按照医嘱要求伸直穿刺侧下肢、上肢，过早下床活动；高血压患者，血压控制不稳定、不理想；术后剧烈咳嗽、打喷嚏；全身凝血功能障碍，肝素用量过大，或过肝素化等。

穿刺点出血或血肿的发生，一般可以直观、明显看见局部表现，严重病例可以因为血肿较大，出血较多而出现静脉压迫症状，足背动脉搏动减弱或消失，一般少有大出血、失血样表现。穿刺点出血和血肿应该以预防主，主要包括提高穿刺技术，提高治疗责任心等。术前针对不同的患者，有针对性的选择不同的穿刺针、动脉鞘，选择腹股沟韧带或韧带下0.5～1.0cm 左右的股动脉穿刺点进行穿刺。日常多进行穿刺技术训练，熟练应对各种疑难病例的穿刺，尤其是对于多次治疗患者、肥胖患者，减少反复多次操作而引发的血管壁损伤，对于 2 次未能穿刺成功者，最好由另一位医生进行再穿刺；治疗结束后，需要进行彻底的压迫止血，压迫时以指腹感到血管搏动，而皮肤穿刺口无出血、渗血为度，压迫一般需要 15 分钟左右，对于部分使用较粗导管鞘、肥胖、凝血功能障碍的患者，术后压迫止血要求 20 分钟左右。压迫后，止血带压迫点应确切压迫在穿刺点上方 0.5～1.5cm；术后患者应该按照要求伸直穿刺侧下肢 6 小时以上，卧床 12 小时以上，一般不鼓励患者过早下床活动；对于高血压患者，应该在术前较好的控制血压，满足介入治疗的要求；术前有剧烈咳嗽的患者可以预防性应用可待因 30mg 口服，对于打喷嚏的患者，应指导患者进行深呼吸训练，或者在局部加压下尽可能减轻打喷嚏的影响程度；积极纠正全身凝血功能障碍，适量使用肝素和肝素化，必要时可使用鱼精蛋白对抗。

2. 血管痉挛　血管痉挛是血管造影和介入性治疗过程中随时可以发生的。其发生率仅次于穿刺部位出血、血肿。血管痉挛多数为暂时性的，对于儿童、血管较细的患者更容易发生。持续性、严重的血管痉挛的报道较为少见。脑血管、头颈部血管及部分终末侧支循环较差的血管造影治疗期间，即使是短暂性的血管痉挛也应该引起足够的重视，防止其血管痉挛进一步加重，以至于引发脑供血不足，严重可以引发死亡；对血供要求较高的头颈部器官可以引起短时间的功能障碍。

引发血管痉挛的原因主要是各种理化性因素对血管的刺激。包括多次血管穿刺引发的物理性刺激、疼痛刺激引发股动脉的短暂性痉挛。此外，由于导管过粗，操作时间过长，造影剂对血管壁的刺激，造影剂使用剂量过大，浓度过高，以及患者本身具有的循环系统疾病，如动脉粥样硬化或高血压病等均可引发血管痉挛。

血管痉挛的预防主要在于穿刺点麻醉，一般对血管实施浸润性麻醉，操作动作轻柔，缩短导管在血管内停留的时间。选择合适的造影剂浓度，尤其在部分较为细小或神经组织供血的血管造影的时候，造影剂浓度需要适当减低，也可以选择应用非离子型造影剂。

穿刺原因造成的血管痉挛，可应用 2%的利多卡因进行血管周围浸润性麻醉和组织封闭。四肢血管的痉挛可以先暂停治疗，视情况稳定再操作。脑血管痉挛的时候，应立即向导管内注射解痉挛剂或血管扩张剂，一般推荐应用罂粟碱 10～30mg，或者妥拉唑林 10～25mg，同时由导管注入地塞米松 10～20mg。经过上述措施症状依然不缓解的严重血管痉挛，需立即停止所有的血管内操作，并继续给予药物治疗，观察临床症状。血管痉挛可以导致血管内血流动力学改变，血流流速减慢，血液黏滞性增高，极易引发血管内血栓形成或血管闭塞，造成脑或其他脏器梗死等严重并发症。

3. 血栓形成和栓塞　是 DSA 检查和血管介入治疗中严重的并发症之一。其发生原因很多，一般包括：操作时间过长，多次更换导管或导丝，引发导管、导丝表面光滑度受损，附壁血栓形成，此种血栓多数在进一步更换导丝或退出导管时引发栓塞；或者在局部反复操作时，引发血管内膜损伤形成附壁血栓，或者动脉粥样硬化斑块被导管触碰后脱落；动脉造影过程中压力过大，导管开口不合适，动脉粥样硬化斑块较为明显的患者可以因为造影的压力原因而引发斑块脱落；在栓塞过程中，推注栓塞剂的压力过大引发的反流现象；长时间留置动脉内导管的患者更易发生血栓栓塞；此外，治疗过程中肝素化不足，血液处于高凝状态，有高血压、动脉粥样硬化、糖尿病等患者以及长时间血管内操作，血管痉挛发生等都是引发血栓形成和栓塞的高危因素。

微小的血栓和栓塞一般不会造成明显的临床症状和体征，危害性不大。较大的栓子阻塞血管，可以引发局部缺血和功能障碍。直接的 DSA 检查可以立即明确诊断，以及部位、范围、大小、供血情况、侧支循环等情况，为接下来的治疗和预后评估提供依据。

预防血栓形成和栓塞发生主要在于临床医师熟练进行血管内操作、治疗。使用一次性介入耗材，并在使用前对导管、导丝进行严格的检查。操作轻柔，时间控制在 90 分钟。避免强行插管、操作。控制血管内造影压力不超过 $2.5 \sim 3.0 kg/cm^2$。对于具有高危因素的患者建议加强术前的抗凝药物治疗，一般采用口服阿司匹林、丹参等药物，或检查当日应用低分子右旋糖酐 500ml 滴注，检查中对血液进行充分的肝素化，每 3～5 分钟推注肝素-生理盐水（肝素 12500U：生理盐水 500ml）3ml～5ml。对于长期留置动脉导管进行持续性药物灌注的患者，在药物灌注治疗期间需要监测凝血酶原时间等出凝血结果，进行每日 2500～6250U 肝素的皮下注射或静脉推注。

对于已经发生血栓或血管栓塞的患者，根据实际情况，短时间内可以立即选择进行导管内或静脉血管内溶栓治疗，选择尿激酶 10～30 万 U 静脉推注，也可以加入液体中静脉点滴维持，对于溶栓效果不佳的患者，可以考虑手术或介入方法取出栓子，采用后者进行治疗时，需要与患者家属详细说明取出栓子的必要性。

4. 栓塞后综合征　栓塞后综合征主要见于进行血管栓塞治疗术后的病例，通常认为是由于被栓塞的组织、器官的缺血、水肿和肿瘤组织坏死而引起。栓塞剂采用明胶海绵及栓塞剂栓塞范围广泛，无侧支循环建立的患者发生程度尤其明显。

栓塞后综合征主要表现为恶心、呕吐、发热、疼痛和麻痹性肠淤血。发热一般不会超过 38.0℃，严重病例也可以发生高热，甚至超过 39.5℃，对于发生持续性高热不退者，应该警惕是否合并有感染发生。术后发热的患者可以给予吲哚美辛栓肛塞对症治疗。疼痛可以在栓塞即刻发生，也可以是在栓塞后 12～24 小时内发生。对于疼痛的预防，可以在治疗前 12～16 小时预防性应用芬太尼透皮贴剂 2.5～5.0mg，72 小时后更换一贴。其他症状以对症治疗为主。抗生素原则上不需要预防性使用。

5. 误栓和异位栓塞　选择性或超选择性插管的患者，由于选择或超选择困难，栓塞剂选择不当，注射栓塞剂压力过大而造成栓塞剂反流，甚至是因为对血管供血区域判断失误，而造成的栓塞区域错误，或者误栓其他正常的组织和器官。栓塞的靶动脉与其他器官有侧支循环可以造成异位栓塞，如脑、肺梗死，皮肤、胆囊、肠道、神经和肢体等部位缺血坏死。

预防和处理的措施包括：栓塞治疗前应进行详细的血管造影检查，观察是否有其他血管的供血，以及动脉-静脉瘘的存在。如果有异常血管现象存在，应进一步进行超选择插管到目标靶血管动脉，或采用较大的近端栓塞剂堵塞动静脉瘘口；选择合适的栓塞剂和栓塞技术，尤其在栓塞剂推注的时候，建议应用造影剂作为溶剂或混合造影剂成分在透视、直视情况下进行，以减少意外发生。栓塞治疗后还可以采用低剂量、低流速的再造影检查以明确栓塞情况，并及早发现误栓或者异位栓塞；如果发生误栓或异位栓塞，应立即给予血管扩张剂、抗凝血、激素等药物，以减少组织梗死的范围和程度。

6. 血管内导管相关性感染　中心静脉、动脉系统中留置导管、滤器、支架以及动脉化疗泵等装置，这些装置在血管内留置极大方便了临床诊疗，并且为进一步治疗工作提供了条件，同时，也会增加感染的发生。由导管留置导管引发的感染是肿瘤患者引发感染的主要原因。

（1）导管相关性感染的临床特点：临床症状缺乏特异性。具有提示性意义的表现包括：导管装置的周围皮肤有炎症表现或者化脓征象；部分患者可以在输液开始后不久，就发生血行感染的表现。

（2）导管相关性感染的判定标准：怀疑菌血症继发于导管相关性感染，可以分别通过导管和外周静脉分别抽取双份血液标本进行细菌培养检测。出现下列情况时，应该高度怀疑为导管相关性感染发生：①导管血培养阳性，而外周血培养结果为阴性；②导管血培养和外周血培养的结果具有量的差异，导管血培养的菌落数量比外周高出 5～10 倍，或者大于 100CFU/ml；③导管血培养和外周血培养出现阳性结果，但是具有时间上的差异（时间差大于 2 小时）；④对于导管血培养和外周血培养出现阳性结果，且无其他因素，也应该怀疑为导管相关性感染；⑤对于导管血培养阴性而外周血培养出现阳性结果，此种血行感染因为导管因素而引起的相关性很低；⑥对导管的培养；⑦拔除导管后相关的临床症状、体征减轻或消失；⑧如果导管半定量培养的菌落数达到了 15CFU/ml，或者定量培养的菌落数量达到了 100CFU/ml，同时伴有局部或全身的感染症状，则也提示为导管相关性感染。

（3）治疗：伴有菌血症患者的治疗：对于伴有感染性休克、严重败血症、血栓性静脉炎、感染播散等并发症，或有心脏病等发生并发症高危因素的；对于不伴有并发症的患者，需要根据病原体进行处理，其中包括：①凝固酶阴性的葡萄球菌感染，保留导管，进行 7～14 日的静脉抗生素静脉滴注，对于抗感染治疗后感染症状仍然持续存在、出现并发症或病情恶化的患者，需要拔除导管；②金黄色葡萄球菌感染，应立即拔除导管，加用苯唑西林或者万古霉素的抗生素静脉滴注 14 日，加查超声心动图除外心内膜炎；③绿脓杆菌或者多重耐药性革兰阴性菌感染，拔除导管，按照细菌谱选择抗生素静脉滴注 14 日；④真菌感染，拔除导管，加用氟康唑静点或使用两性霉素 B，其中克柔假丝酵母、毛霉菌属和皮屑芽孢菌除外。

局部感染无菌血症患者的治疗：对于没有脓肿、蜂窝织炎、发热或有并发症的患者：

拔除导管，进行严密的随诊观察；对于局部感染无发热的患者：导管拔除，并加用抗生素；对于脓肿或蜂窝织炎的患者，导管拔除的同时，进行经验性抗生素治疗。

特殊情况下的治疗：对于感染性休克、不伴有休克的严重败血症、中性粒细胞减少、血栓性静脉炎、心内膜炎、骨脓肿、肝脓肿、肺脓肿以及其他部位的局限性脓肿的患者，应给予经验性抗生素，包括万古霉素加 β-内酰胺酶，加或不加氨基糖苷类抗生素在发生感染性休克或者中性粒细胞减少时使用，此时即使没有细菌学证据，也需要拔除导管。

对于输液开始后不久突然发生血行感染的症状时，治疗上需要立即中止正在进行的经导管输液，改由外周静脉补液，先行静脉应用经验性抗生素，对于导管是否需要拔除主要取决于症状和病原体的情况而定。

此外，临床上对于高度怀疑为导管相关性感染，但是又缺乏诊断依据的患者，在处理上笔者的建议是最好拔除导管。

7. 其他 穿刺插管不当操作可以出现下列少见的并发症。具体包括：动脉内膜下通道、夹道的形成；血管穿孔和血管壁的断裂；假性动脉瘤的发生；气体栓塞；导管、导丝在血管内打折、打袢或者折断；腹腔后血肿形成。这些并发症虽然发生率较低，但是，都有严重的危害，同样需要临床治疗中严密观察，掌握操作技巧，以避免发生。

三、血管内介入治疗护理要点

（一）术前护理

介入治疗对于多数患者来说还是一个相对陌生的技术和领域，护理人员应该向首次接受介入治疗的患者介绍介入治疗的目的、方法及注意事项，消除疑惑心理。做好术前常规检查，皮肤准备等准备工作。如全麻术前 12 小时禁食，局部麻醉术前可以进少量餐食，以无饱腹感为宜。常规介入术后患者需卧床休息，24 小时后无特殊方可下床活动，术前训练床上小便的习惯。

（二）术后护理

血管内介入治疗患者，术后取平卧位，绝对卧床休息 12～24 小时，穿刺侧肢体制动 6～8 小时。严密观察患者生命体征，穿刺部位有无出血和渗血，保持穿刺点及伤口敷料干净，观察穿刺侧肢体远端皮肤、感觉及足背动脉搏动情况，如发现异常，及时处理。观察栓塞后的综合征的表现，如有腹痛、恶心、呕吐、发热等症状，并做相应处理。注意尿量、颜色及性状，如出现少尿、血尿，应立即报告医生，行补液、利尿、碱化尿液等措施治疗。术后 24 小时解除加压包扎。穿刺点出现渗血、血肿或呕血、黑便、皮下出血等，与术中组织损伤、手术应激反应、使用抗凝剂及患者凝血功能异常有关。穿刺点出血应立即加压包扎止血；呕血或黑便应禁食，同时使用生长抑素和止血药对症处理。头部肿瘤介入术后要密切观察患者意识、瞳孔和生命体征变化，以及有无头痛、呕吐、视力障碍、肢体活动异常等，及时通知医生。

第二节　非血管介入治疗的并发症

非血管介入性诊疗技术在临床肿瘤诊疗过程中主要用于诊断和鉴别诊断，近年来，治疗作用的操作越来越多，应用范围越来越广，操作技术也日臻完善。目前临床上常用的技术包括：①胆管、泌尿道引流及内支架的置入术；②食管狭窄的扩张及内支架的置入技术；③肺部、纵隔、胸膜的介入技术；④骨骼、关节、骨骼肌的介入技术；⑤经皮脓肿引流术；⑥经皮肿瘤介入治疗技术；⑦功能性神经核团治疗性损毁技术等。

一、常见的非血管介入操作技术

（一）食管成形术

导致食管发生管腔狭窄的原因很多，当食管的管腔直径小于 12mm 的时候，即可以出现明显的进食困难，静脉营养输入是保证营养和能量的主要途径，但常引发明显的营养不良和水电解质紊乱及酸碱失衡。食管成形术可以较好地解决这一问题。目前常用的食管成形术包括食管气囊扩张术和食管支架置入术。

1. 食管气囊扩张术的适应证及禁忌证　适应证主要包括：①各种良性病变引发的食管狭窄，如化学烧伤性食管狭窄，反流性食管炎所致的瘢痕性狭窄，外伤或者异物引发的损伤后狭窄，先天性食管狭窄等；②手术后的瘢痕性狭窄；③食管癌狭窄放置支架前预处理；④晚期食管癌导致的食管狭窄，患者拒绝进行内支架置入或者进行手术治疗。禁忌证主要包括：①手术吻合口的斑痕狭窄发生在手术后 3 周以内的患者不宜进行扩张术治疗；②食管灼伤后的急性炎症期，由于食管壁及黏膜水肿、坏死较重，一般不易进行扩张治疗，扩张术一般主张在术后 3 个月进行；③癌性梗阻者，无长期疗效而且容易发生出血或者穿孔的应慎重选择扩张术；④食管癌伴发食管气管瘘。

2. 食管内支架置入术的适应证及禁忌证　适应证主要包括：①食管恶性肿瘤引发的狭窄，已经不能进行手术治疗或者患者拒绝进行手术治疗；②食管癌患者伴发食管气管瘘或者食管纵隔瘘；③肿瘤压迫原因引发的食管狭窄；④放射性或者化学性损伤所导致的食管狭窄；⑤手术后吻合口肿瘤复发引发的食管狭窄。禁忌证主要包括：①具有明显的出血倾向又无法获得纠正的患者；②食管癌的晚期，并伴有远处转移，而且身体状况极差，即使支架置入成功其预计生存时间不足 1～2 个月者；③严重的食管狭窄，导管、导丝均无法通过，无法进行手术操作的患者；④颈部肿瘤压迫所致的食管狭窄不宜放置支架，此位置产生异物感明显，为相对禁忌证。

3. 食管成形术的常见并发症及其防治

（1）黏膜出血：出血是食管成形术常见的并发症，由黏膜损伤引发，球囊扩张以后出现的少量出血可以不特殊处理，出血量较大时，可以适当使用止血药物治疗。

（2）食管出血、穿孔、破裂：食管的过度扩张可以引发食管的出血、穿孔及食管的破裂。此时患者可以表现为突发性的疼痛难忍，呕吐新鲜血或者血性的胃内容物，同时伴有高度的紧张、呼吸困难、胸痛、咳嗽等反应。此时透视可以确诊纵隔气肿、胸腔积液、气胸等征象。

（3）支架阻塞：支架发生阻塞的发生率一般在10%左右，多数为肿瘤生长侵入所造成，也可以因为粗糙性或富含纤维性食物的阻塞所致。肿瘤性阻塞时可以再放置支架即可。而因为食物原因引发的阻塞，则需要内镜下处理。

（4）支架移位：支架移位的发生率相对较高，可以达到3%～13%。术后顽固性咳嗽、剧烈呕吐、饮食不当均可以引发支架移位，如进食高纤维素饮食、粗糙饮食以及过早进食冷饮、凉食既可以发生支架的向上或者向下的移位。支架移位一般可以自行排到胃内，可通过导丝、导管相互协助的方法使得支架得以回收。

（5）再狭窄：食管的再狭窄一般发生在术后的6个月左右，此种再狭窄多数原因是肿瘤的继续生长而压迫食管内的支架所致，也有一部分患者是因为肿瘤沿着支架的孔径向支架内生长，即食管腔方向生长而导致的再狭窄。

（二）经皮肺穿刺活检术

经皮肺部穿刺活检技术是肺部非血管介入技术中重要内容。细针穿刺的损伤较小，阳性率较高，相对并发症较少，小于1.5cm的病灶阳性率达到90%以上。临床上一般根据病灶的部位、大小选择适合的穿刺针，并且应该在保证安全的情况下尽可能多地获得细胞学以及组织学的标本。目前临床上常用的穿刺针包括抽吸针、切割针（如Vim-Silverman针、Jack针、Frankin针）、气转活检针。

1. 适应证　主要包括：①获得肺部感染性病变的细菌学资料；②性质待定的肺内孤立性结节或者肿块；③肺部的浸润性病变；④诊断原因不明的纵隔肿块；⑤明确肺部恶性肿瘤的组织学分型，为放射治疗、化疗或手术治疗提供治疗依据；⑥需要对肺内转移瘤确定具体性质者；⑦一侧肺内具有明确的恶性肿瘤病变，而对侧肺内亦有结节或者肿块尚需要确定具体性质者。

2. 禁忌证　主要包括：①出凝血功能异常及接受抗凝治疗的患者；②严重的心脏、肺部功能障碍，如近期出现心肌梗死、心力衰竭、严重的肺气肿、活动性肺结核、肺动脉高压的患者；③近期出现严重的大咯血；④高度可疑为血管性病变，如血管瘤、动静脉瘘；⑤在定位导向设备下肿块显示、显影不甚清楚的患者；⑥患者无法配合穿刺、手术操作，无法选择适宜的正确的体位和控制操作过程的；⑦合并有肺内以及胸腔内化脓性病变者。

3. 常见并发症及其防治

（1）气胸：是经皮肺部穿刺活检最为常见的并发症之一，尤其对于患有慢性阻塞性肺部疾患的患者。对于预防气胸发生主要包括以下措施：选择肿块距离胸壁最近的部位穿刺，避开正常的健康肺组织，避免多次穿过叶间胸膜；进针和退针的时候，应尽可能保持病人体位的相对固定，嘱患者屏住呼吸，尽快进针和退针；避免咳嗽反应；术中、术后患者给予吸氧；穿刺以后，患者采取术侧朝下体位，减少气体流向穿刺的部位降低气胸发生率；发生气胸的患者，针对肺压缩量不同分别进行有针对性治疗。

（2）咯血：穿刺引发的咯血一般均为少量，无须进行特殊处理，量较大的出血则需要针对性的止血治疗或者手术操作。

（3）空气栓塞：发生率极低，但是空气栓塞又是经皮肺穿刺最为危险的并发症。一般在穿刺后，患者坐位或者直立的时候，突然出现意识不清、心律失常等表现，应考虑为空气栓塞。预防和处理措施包括：术中穿刺患者应该采取卧位，严禁采取坐位或者立位；操作中患者平静呼吸，避免咳嗽、打喷嚏；穿刺针进入病灶以后，拔除针芯连接注射器的时候，动作快速，避免空气进入到肺静脉；发生肺部栓塞的患者，采取左侧卧位，头低脚高，氧气吸入，静脉使用激素或者立即给予高压氧治疗。

（4）针道种植：经皮穿刺诊断治疗以后，发生经穿刺针道种植性转移的发生率极低，属于极为罕见的并发症。表现为局部皮下结节和肿块。由于细针的使用安全性更加具有保证，目前一般建议使用细针进行操作，而避免使用粗针。

（三）梗阻性黄疸的治疗

各种原因所致的胆管系统梗阻均严重的影响患者的肝脏功能以及生活质量，甚至于影响患者的进一步治疗的措施实施。介入治疗的方法可以解除胆道梗阻，使肝功能得以最大限度的恢复，同时针对原发肿瘤或者致梗阻性因素，配合其他化疗、放射治疗、靶向药物治疗或者其他介入治疗措施，可以达到改善患者状况、延长生存时间、提高生活质量的目的。介入治疗梗阻性黄疸的方法主要包括：①外引流术，如经皮肝穿刺肝内胆管引流（percutaneous transhepatic cholangiography and drainage，PTCD）；②内引流术，如经皮肝穿刺肝胆管内支架引流术（expandable metallic biliary endoprosthesis，EMBE）。

1. 适应证 主要包括：①手术不能切除的原发性恶性肿瘤；②转移性肿瘤所致的肝或者淋巴结肿大压迫胆管所导致的梗阻性黄疸；③手术治疗之前进行的介入治疗可以减轻患者的临床症状，并且可以为外科手术创造条件；④各种原因不能接受外科手术治疗的患者。

2. 禁忌证 梗阻性黄疸的介入治疗一般没有绝对禁忌证。但是对于出凝血功能严重损伤、脓毒血症、大量腹腔积液的患者以及具有广泛性转移的患者应该慎重选择治疗的实施，或给予充分的应对措施。

3. 常见并发症及其防治

（1）酸碱失衡及水电解质紊乱：胆道梗阻影响患者的肝脏功能，患者在术前既可以出现严重的食欲减退，以及其他消化道反应，尤其是再经过外引流技术，大量的胆汁及消化道液体会经由引流管而被引流到体外，这样会进一步引发或者加重酸碱失衡和水电解质紊乱。治疗上需要尤其重视补液、纠正低钾血症、低钠血症、低蛋白血症及酸碱失衡的纠正。

（2）引流导管脱落：导管脱落的发生率不高，主要与引流导管固定不够稳妥相关。引流导管植入以后，经过造影证实导管位置满意，即可以达到内部固定的目的。引流管体外部分需要进行必要的丝线缝合，固定在皮肤上，或者将引流管固定在固定装置上。术后需要指导患者注意引流管的携带和注意事项。对于引流管已经脱落或者严重移位的，一般应重新给予放置，切不可将原引流管重新置入，以防止感染、出血等严重并发症。

（3）导管、胆道堵塞：无论是内引流还是外引流技术，引流成功的标准即是使得包括胆汁在内的大量肝内、外胆管系统内容物（脓性胆汁、组织碎片等）得以顺利引流，这样引流物容易造成导管或者胆道的堵塞。临床上，在进行通畅引流的时候，会突然出现胆汁引流量减少，颜色加深，并可以出现浑浊的墨绿色，或者引流液中出现各种异形成分。患者出现腹胀，黄疸消退过程中突发性缓慢、停滞甚至出现黄疸反弹现象，相关的化验检查也与之相符合。堵塞的处理重在预防，引流完成后，注意每日或者隔日进行生理盐水注射液冲洗，如此有助于通畅引流管内存积的阻塞物，也可以降低导管内的黏滞度。

（4）感染：术中和术后感染是内外引流常见的并发症之一。梗阻性黄疸本身即可以同时伴有慢性肝内胆管炎存在，操作中引发的肝内创伤、出血，会成为诱发和加重肝内胆管系统感染的主要原因。表现为腹痛、寒战、高热，部分患者还可以出现黄疸消退突发性缓慢或者停滞，甚至于出现黄疸反弹现象，如此情况下配合血常规检查等辅助手段，诊断一般不困难。治疗上，需要对内、外引流的患者常规性预防使用抗菌药物。抗菌药物在选择上需注意避免、减少肝脏毒性，同时兼顾药物在胆道系统的高浓度，或者选择经过胆道代谢药物作用特点，必要时甲硝唑等抗厌氧菌药物也需要预防性、治疗性使用。同时，有针对性的根据引流液、血液的细菌培养和药物敏感选择药物也具有积极的作用和意义。

（四）经皮肾造瘘导管引流术

经皮肾造瘘导管引流术（percutaneous transrenal stomy）是一种非手术性的尿路改道技术，此种技术是在影像学监视导引下，在硬膜外麻醉或者局麻的辅助下，经皮肾脏穿刺并且放置导管，使得阻塞以上的尿路得以减压，达到排尿通畅目的。此种治疗方式具有操作简单、创伤小、便于急救、病人易于接受等优点。

1. 适应证　主要包括：①结石、肿瘤、炎症等原因所致的上尿路梗阻，引发的一侧或者双侧的肾盂积水、氮质血症或者尿毒症；②肾盂积脓的引流；③膀胱以上部位的尿瘘患者。

2. 禁忌证　主要包括：①严重的凝血功能异常患者；②高血压及严重的心功能不全者。

3. 常见并发症及其防治

（1）尿瘘：是一个较为常见的并发症，发生原因多种多样。一般多见于穿刺、插管和交换导管的过程中，多数是由于通道的孔径被扩大，明显大于导管的外径而发生尿瘘，此时需要及时地更换一条较粗的导管即可。在操作过程中，需要注意减少穿刺次数，以及导管、扩张管的通过次数，减少对穿刺通路的刺激；引流导管的侧孔位置放置不良也可以造成尿瘘的发生；引流导管阻塞也可以引发尿瘘，上述情况都需要在影像学定位的基础上进行导管定位、疏通或者直接更换引流导管。

（2）疼痛：导管留置以后引发疼痛主要与肋骨骨膜、肋间神经刺激所致。肋间神经阻滞技术可以缓解疼痛。部分由于导管头对向肾盂壁所造成的疼痛，仅需要调整导管位置即可。

（3）感染与毒血症：感染的发生主要与操作技术不良引发的肾盂过分扩张有关，操作中应注意：肾盂内造影剂或者其他液体总量不能超过抽出来的液体总量，以免造成肾盂内压力剧增，同时也避免导致具有感染危险的液体流入血液中，引发感染。已经具有肾盂感染者，局部治疗上可以采用生理盐水冲洗，必要时采用阿米卡星溶液、呋喃西林溶液、0.5%的醋酸溶液，按照肾盂的容量进行冲洗，操作中严格无菌操作，导管内液体抽吸、冲洗务必彻底、洁净，保证导管通畅。

（五）经皮椎体成形术

经皮椎体成形术是一种微创的侵入性手术，其基本方法是将骨水泥等填充物注入压缩的椎体之内，达到迅速镇痛和恢复椎体强度的目的。该技术创伤小，并发症少，既可以单独使用，也可以与手术治疗、放射治疗及化疗联合使用，已经成为治疗与椎体压缩有关疼痛的标准治疗手段。

1. 适应证　主要包括：①椎体血管瘤；②重度骨质疏松性压缩性骨折；③椎体转移性肿瘤及骨髓瘤。

2. 禁忌证　主要包括：①具有严重出血、凝血异常，严重的心、肺疾病，以及身体极度虚弱无法平卧配合治疗的患者；②病变已经侵犯脊髓形成截瘫，无疼痛症状；③椎体后缘骨皮质破坏范围过大，骨水泥可能发生椎管渗漏的患者应慎重选择；④严重的压缩性骨折，上胸椎压缩比大于50%，腰椎压缩比大于75%。

3. 常见并发症及其防治

（1）骨水泥外漏造成脊髓、神经受压症状：主要是由于椎弓根的损伤，骨水泥注射的时候浓度过稀，注入时压力过大，针尖位于中央静脉丛及患者本身的椎体状况等。治疗中，注意观察患者双下肢的感觉及中趾运动功能，发现有异常时，常规性使用止血药物、抗生素，同时使用甘露醇、激素改善局部水肿状态，临床症状严重时，一般性对症治疗无效者，需要急诊手术椎板切除减压治疗。

（2）疼痛：本技术切口小，治疗引发的疼痛较少见。骨水泥在治疗过程中本身即有镇痛效果，术后患者疼痛一般会很快缓解，因为疼痛所引发的各种其他症状也将随着缓解。部分治疗后疼痛未得到缓解，或者发生渐进性疼痛加重者，可能与切口感染及骨水泥渗漏有关。治疗上，感染切口需局部清创或者药物处理，必要时加用抗菌药物治疗，对穿刺部位的渗血、疼痛等给予镇痛药物治疗即可。

（3）发热：骨水泥本身聚合过程可以引发炎症性反应，出现发热症状，体温一般不超过38.5℃，对症治疗即可。

（六）神经阻滞术

腹腔神经阻滞术是通过中断腹腔神经丛痛觉反射弧，阻断来自内脏的交感传入神经通路，主要用于控制顽固性上腹部疼痛，特别是镇痛药物治疗效果不佳、不良反应极大或者治疗无效者。此方式的镇痛效果确切，是一种解除或者缓解上腹部脏器良、恶性病变所致的顽固性疼痛的有效治疗方法。

1. 适应证　主要包括：①上腹部的恶性肿瘤，如晚期胰腺癌、肝癌、下段食管癌、胃癌及肾上腺转移癌等引发的上腹部持续性疼痛；②患者因为栓塞性疼痛而无法耐受栓塞治疗；③良性疾病，如慢性胰腺炎所引发的持续性、渐进性上腹部疼痛，单纯应用药物治疗镇痛无效的顽固性疼痛。

2. 禁忌证　主要包括：①哮喘及具有碘过敏史患者；②严重的心脏、肝、肾功能不全者，如严重的心力衰竭、冠心病患者；③恶病质状态；④具有全身严重出血倾向或者出血性疾病的患者；⑤穿刺部位局部感染的患者；⑥对哌替啶或者吗啡等镇痛药物依赖者；

⑦癌肿累及骨骼、肌肉、腹壁淋巴结等处引发的疼痛，不属于本技术的治疗范围。

3. 常见并发症及其防治

（1）直立性低血压：一般同时伴有心率加快，与交感神经阻滞以后上腹部器官血管扩张，导致回心血量减少有关。此种低血压状态一般不会超过 24 小时，调节补液速度以及适量使用多巴胺等血管活性药物可以得到较好地纠正。

（2）腹泻：主要与交感神经阻滞、副交感神经兴奋性相对性增高引发的肠蠕动增强有关。轻度腹泻可以不需要治疗，腹泻较严重者可以口服山莨菪碱 3～5 日对症处理即可。

（3）醉酒反应：因为目前使用的阻滞剂中多含有浓度为 60% 的乙醇溶液，无饮酒史的患者可以出现颜面潮红、头昏、站立不稳等酒醉反应。此反应均为一过性，可以不给予特殊的处理。

（4）局部疼痛：主要与阻滞剂弥散到膈肌以及背部肌肉有关。局部的疼痛一般分为 3 种，第一种为术后患者立即出现的腹部、胸部，尤其是中腹部胀痛、烧灼样疼痛，常可以持续 30～60 分钟，局部麻醉药物及静脉麻醉药物可以减轻或缓解疼痛；第二种为钝性疼痛，可以持续 48 小时，一般被认为是阻滞剂对膈肌以及背部肌肉的刺激所致；第三种为阻滞术后交感神经兴奋性减低，副交感神经兴奋性增高所致，如便秘以及肠道受阻导致的肠道痉挛，可以引发梗阻性疼痛。此种疼痛可以通过术前清洗肠道等措施减轻症状。

（5）永久性截瘫：此为本技术最严重的并发症。可能与经被侧穿刺时损伤动脉血管引发血管痉挛导致脊髓缺血，以及穿刺针经过含有腰交感链及腰丛的腰肌间隙损伤神经所致。

（6）单侧肢体麻痹：侧卧位进行背侧穿刺，可以造成单侧的腰丛阻滞所致。

（七）气管狭窄的介入治疗

气管狭窄的原因多种多样，包括：①各种炎症及创伤后的瘢痕狭窄；②气管周围肿物所引发的长期压迫，使得气管壁软化而造成的狭窄；③气管切开以及插管后的狭窄；④因为临近部位的病变而进行的放射治疗后所引发的狭窄；⑤恶性肿瘤引发的狭窄等。气管狭窄的治疗一般采用球囊扩张术及内支架置入术。这些都是一种姑息性治疗方法，主要用于解决气管的解剖性狭窄。此种方法创伤较小、安全、有效，尤其适用于改善严重的呼吸困难患者，此方法与气管切开插管相比有很大的优势，可提高患者的生活质量，保留发音功能。

1. 适应证　主要包括：①气道内支架植入适用于需要反复进行的扩张及不适合手术治疗的良、恶性狭窄；②气管狭窄的具体解剖学特点决定了需要进行内支架的植入，如狭窄的长度广泛、剩余气道的质量较差；③长期机械性通气所造成的气道狭窄是植入内支架最为常见的适应证；④气管内套管、套囊部位的狭窄，以往进行的气管切开部位或者声门下区可能在手术切除前、后需要植入内支架；⑤插管后的局部狭窄，烧伤后的炎症性狭窄是内植入 T 型支撑管的最常见适应证；⑥向内部生长的气管肿瘤，气管外肿瘤压迫造成的恶性梗阻的姑息性治疗。

2. 禁忌证　一般无特殊的禁忌证，只要患者的一般情况允许，均可以进行相应的治疗。

3. 常见并发症及其防治

（1）狭窄的支撑治疗不足：气管内支架置入术前需要对气管进行全面的检查，进行气管、支气管的三维重建技术，评估和测量声门下空间的大小以及狭窄近端到喉的距离，记录声带到隆凸和气管切开处的距离，以及从狭窄处的上下缘到上述各点的距离，确定所需要使用的内支架的尺寸，对于特殊的患者则需要采取特殊的特制支架进行治疗。

（2）喉头水肿：内支架置入术后 3 日内可以出现喉头水肿，其发生率较高，一般为短暂性发生，在严密观察情况下，给予抗感染治疗、支持治疗及对症治疗有效。临床上糖皮质激素可以静脉或雾化使用。

（3）气道痉挛、窒息：为最严重的并发症之一，在治疗上，患者术前需要禁食水 4 小时以上，精神紧张的患者可以给予地西泮注射，缓解患者的紧张情绪。手术治疗前，给予患者地塞米松、阿托品等预处理。治疗期间，给予患者吸氧，吸痰处理，准备好相应的抢救措施，如气管切开包等。

二、非血管内介入治疗的常见并发症及其防治

非血管介入治疗，主要是应用穿刺针、导管或者各种引流管，经皮或者人体中已经存在的孔道置入于肿瘤或者病变部位，进行各种诊断性或者治疗性操作。非血管介入治疗不同于血管内介入治疗，穿刺针、导管缺乏血管通路、路径的约束，再加上肿瘤与周围组织之间、病变组织与正常组织之间均存在着复杂的位置关系，这些都会增加诊疗的难度，或者发生各种诊疗相关性并发症。以下介绍具有共性的并发症及具有代表性的操作。

1. 出血 是非血管性穿刺治疗的主要并发症之一。多数与患者具有高危出血倾向有关以外，还多与使用较粗穿刺针（规格为 18G 以上的穿刺针属于安全穿刺针）、切割针有关。出血多表现为：穿刺部位出血；穿刺肿物对外引流管腔内出血，如气管内出血引发咯血，胆管内出血等；临近腔隙内出血，如胸腔内出血、腹腔内出血等。

体表出血可以直接用压迫止血的方法处理。非体表出血点出血，出血量不大的时候，可以进行严密观察或者使用止血药物对症处理。少量咯血患者卧床休息即可，出血量较大时，应该防止出血阻塞呼吸道或其他管腔、腔隙系统，除了应用体位进行引流以外，还需要进行必要的药物治疗及区域引流；大量出血或进行性出血的患者，应采用外科手段进行治疗。

2. 气胸 肺内肿块、胸膜肿块或纵隔内肿块的穿刺性治疗是引发气胸的主要原因。选用较粗的穿刺针，定位困难，多次穿刺进针，穿刺针通过叶间裂，患者有不自主咳嗽等因素均可以增加气胸发生的概率。对于无症状的少量气胸，肺组织压缩范围小于 30% 的患者，内科常规处理即可。超出内科诊疗标准者，或出现渐进性气体增多时，则进行胸腔闭式引流。

3. 肿瘤种植 由于穿刺的原因在穿刺针道引起的肿瘤种植，肿瘤细胞脱落于胸、腹腔种植转移或肿瘤细胞进入血液循环引发的远处转移在临床上极为少见，临床操作中注意保证无瘤操作即可。

4. 引流过程中引发的感染 腔隙引流过程中的感染多数是由引流物、引流液的污染而引发的。由于引流管的侧孔存在，使得部分引流液从侧孔流出，进入腔隙外组织间隙。或者穿刺口、胆道系统感染而引起。对于引流管引发的感染，调整引流导管的位置，充分引

流，清除污染区域就可以达到感染控制的目的。对于原来所固有的感染则需要使用和调整抗菌药物进行治疗，这其中尤其需要重视抗厌氧菌的治疗。

附：肝癌的介入治疗

原发性肝癌是我国，甚至亚洲地区最为常见的恶性肿瘤之一。早在20世纪70年代中后期，有学者尝试采用介入化疗药物局部区域灌注治疗肝癌，获得了一定的疗效，这也为肝癌的治疗开创了新的治疗手段。1979年，日本学者中雄采用碘化油对肝癌进行了栓塞治疗，并获得了满意的疗效。目前，包括肝动脉化疗术、肝动脉栓塞术、肝动脉化疗栓塞术等各种肝血管内介入技术，以及肝癌经皮化学性消融术等非血管内操作技术，已经成为肝癌非手术治疗的首选方法，被临床上广泛使用和推广。肝癌介入治疗手段极其丰富，包括经肝血管内介入技术和非血管性介入治疗技术，这些技术可以单独使用，也可以多种技术联合应用或者序贯应用。可以说，对各种介入治疗手段在肝癌治疗上的实施已经使肝癌的治疗水平达到了一个全新的高度。

肝恶性肿瘤的介入治疗是目前介入治疗中主要内容，也是目前介入治疗领域最为活跃的部分。在我国，除了肝脏恶性肿瘤特殊的肿瘤生物学行为特点以外，肝癌患者自身多合并有肝硬化，肝脏代偿能力较差，疾病发现较晚，介入治疗已经成为目前非手术治疗肝恶性肿瘤的首选方法。除了血管内化疗药物灌注和（或）栓塞治疗以外，其他的非血管介入治疗手段也广泛地的应用于肝癌的临床诊疗之中。本章节仅针对肝癌进行的各种介入治疗手段进行综合的介绍，并对介入治疗的相关并发症给予说明。

一、肝动脉化疗药物灌注栓塞治疗

正常的肝脏组织的血液供应具有门静脉以及肝动脉的双重供血，其中门静脉系统的供血占70%～75%，肝动脉的供血占25%～30%。当肝脏发生恶性肿瘤或者发生转移性肿瘤的时候，肿瘤病灶血液供应的90%～95%来自肝动脉，只有5%～10%来自门静脉。正是由于有了这样的解剖学的关系，导管内的动脉介入治疗成为可能。

1. 适应证 主要包括：①各种期别的原发性肝癌；②转移性肝癌；③为减轻肝癌所引发的疼痛和控制肿瘤破裂出血。

2. 禁忌证 主要包括：①严重的心脏、肝、肾功能不全，不能耐受介入治疗；②具有碘剂过敏或其他血管造影禁忌证的患者；③肿瘤病变范围已经超过了整个肝的75%；④全身已经具有广泛性转移的终末期患者，如果介入治疗可以使得患者的部分症状、体征获得缓解，则属于例外。

3. 常见并发症及其防治 肝癌肝动脉化疗药物灌注栓塞治疗术后并发症的发生一般分为两种情况。第一，是完全由介入治疗引发，与肝癌自然病程无关的一组并发症，包括肝动脉损伤和肝实质损伤，胆囊炎和胆囊穿孔，脂性肺炎、肝脓肿、胆汁瘤、脊髓损伤、布加综合征及栓塞后综合征等；第二，由介入治疗操作诱发，或者合并肝癌自然病程的并发症，主要包括上消化道出血、肝破裂、肝性脑病、肝肾综合征、感染性疾病等。对于上述的并发症，部分相关内容已经在系统性肿瘤并发症介绍中介绍、说明，在此不再重复描述。

（1）发热：介入术后的发热主要是由于肿瘤组织的缺血性坏死、吸收或者继发性感染所造成的。体温多数维持在 38℃左右，可以没有不适反应，也不需要给予特殊处理。体温超过 39℃以上者，可以选择药物或者物理降温。

（2）胃肠道反应：主要包括抗肿瘤药物所引发的药物性毒副作用，栓塞剂栓塞作用，以及栓塞剂反流进入到胃和十二指肠的供血动脉所造成的相关反应。主要表现为术后立即出现的恶心、呕吐、腹部疼痛等反应，迟发性反应包括弥漫性胃炎、应激性溃疡和消化道出血。急性期反应在治疗上主要以预防性止吐药物使用为主。部分迟发性反应者，可以应用质子泵抑制剂或者 H_2 受体拮抗剂等预防应激性溃疡发生。

（3）腹胀、腹痛：介入治疗术后的腹胀、腹痛主要是由肿瘤组织栓塞坏死，周围出现水肿，牵拉肝包膜所引起的。这种疼痛一般持续一周左右，随着肿瘤组织的缺血坏死，体积减小，肿瘤组织周围水肿带消失，这种疼痛会逐渐减轻。治疗上镇痛药物对症治疗即可。

（4）肝功能损伤：栓塞治疗技术本身对正常的肝组织、细胞具有一定的破坏作用，肝功能酶是可以出现一过性的升高，一般在治疗结束后的 1～5 日内可以达到高峰，1～3 周的时间内可以恢复到治疗前水平或者达到正常。多数学者主张在介入治疗中，常规给予部分促进肝脏细胞代谢、维持肝脏细胞膜稳定、疏肝利胆的药物治疗，并依据情况给予补充白蛋白。肝是双重供血的脏器，判断门静脉是否具有回流受阻，受阻的情况及程度是决定是否使用栓塞治疗，栓塞剂使用剂量的主要评价标准为对于经过间接的门静脉造影发现肝内门静脉分支显示良好的患者，栓塞治疗是安全、可靠的。

（5）呃逆：主要是介入治疗中造影剂、栓塞剂对膈肌刺激引发的。此外，部分肝脏内肿瘤的位置靠近膈肌或者突出于肝表面，介入治疗后，对于膈肌产生的刺激作用也可以引发呃逆反应。肌内注射氯丙嗪，封闭治疗，以及针灸足三里、内关、合谷等穴位治疗有效。

（6）胆囊炎、胆囊穿孔：介入治疗中，造影剂、栓塞剂均可以对胆囊黏膜产生危害，发生炎症性反应，严重病例可以出现胆囊穿孔。临床上以胆囊区域严重的疼痛为主，可以伴有或者不伴有炎症反应性理化检查指标变化。在介入治疗中，导管端（头）尽可能的超过胆囊动脉再进行相关的诊治是最根本的解决方法。胆囊炎的治疗以解痉、抗感染、利胆药物使用即可，胆囊穿孔需要外科手术干预。

（7）脂性肺炎：肝恶性肿瘤患者中经常合并有动静脉瘘，碘化油可以经肝动脉-肝静脉途径进入肺内发生脂性肺炎。患者表现为胸闷、血痰、咳嗽等症状，胸片检查中可见肺内有碘化油存在。造影中发现具有动静脉瘘的患者，可以预防性使用钢圈、明胶海绵颗粒或者明胶海绵条对瘘口进行阻塞。脂性肺炎可以使用消炎、平喘、对症等方法进行治疗，1～2ml 碘化油可以自行吸收。

（8）脊髓损伤：经肋间动脉栓塞肿瘤的时候，可以发生误栓共干的脊髓动脉而损伤脊髓的现象。表现为双下肢的运动、感觉障碍，严重的患者甚至可以出现截瘫等严重并发症。一旦出现相关的症状、体征，应立即进行扩张血管、脱水、改善微循环及神经营养的治疗，减少并发症所产生的后果。介入造影、治疗中，注意观察肝外侧支动脉供血是否有脊髓动脉的显影，如此切不可盲目进行栓塞。

二、经皮肝穿刺消融术

肝脏血管内介入治疗的发展极其迅速，已经成为目前非手术治疗原发性肝癌及转移性肝癌的首选治疗方法。随着介入治疗理念和治疗设备的发展，非血管介入治疗已经成为一个重要的治疗手段，在某些方面甚至优于血管介入技术，或者说是对血管介入技术的一个重要补充。1986 年，临床报道经皮肝穿刺无水酒精注射治疗小肝癌获得满意的治疗效果，如此将实验室的结果应用于临床，同样获得了满意的治疗效果，小肝癌的无水酒精注射治疗解决了血管内介入治疗中不能解决的问题，此技术使得肿瘤瘤体可以达到完全坏死，同时解决了门静脉在肿瘤周边供血的问题。小肝癌无水酒精注射治疗效果满意，甚至可以获得与手术治疗相近的 3 年、5 年生存率。因此肝癌的消融技术得到了临床的肯定，可以与其他肝癌介入治疗手段单独、联合或者序贯应用。

目前进行的肝癌消融治疗术已经不再是单纯的无水酒精注射，还包括注射 50% 的乙酸、6M 的盐酸等。这些注射药物均可以使得病变的肝癌组织发生凝固性坏死，达到使肿瘤缩小、控制或者延缓肿瘤生长速度的目的。

1. 适应证　主要包括：①小于 3cm 的肝癌；②肝硬化或者患者伴有严重的心脏、肾功能不全无法接受外科手术治疗或者进行动脉内区域灌注和（或）栓塞治疗的患者；③肿瘤大于 3cm，经过动脉灌注和（或）栓塞治疗以后肿瘤的坏死不完全，或者肿瘤的血液供应复杂无法实施经过动脉灌注和（或）栓塞术的患者。

2. 禁忌证　主要包括：①具有大量的腹水，特别是肝包膜下具有较多的积液，黄疸和肝脏、肾脏功能衰竭的患者；②肿瘤所占肝脏的体积大于 60%，呈现浸润性或者弥漫性生长的患者；③病人的全身状态较差，有凝血功能障碍、出血倾向或者全身多处转移者。

3. 常见并发症及其防治

（1）疼痛：消融术所引发的疼痛主要是由于无水酒精、乙酸、盐酸漏出刺激肝脏包膜所致。治疗前和治疗中需要对肿瘤进行严格、准确的定位，设计进针的方向和角度，估计药物注射的剂量。乙酸和盐酸在注射治疗以后还具有广泛的弥散功能，乙酸的弥散能力是同剂量无水酒精的 2～3 倍，盐酸可达到 10～15 倍，因此，注射乙酸和盐酸时，尤其需要注意药物的弥散作用，防止因为注射剂量增大而导致的疼痛，以及肝脏和其周围组织的损伤。

（2）发热：具体内容同"肝动脉化疗药物灌注栓塞治疗"发热部分。

（3）醉酒现象：由于进行无水酒精注射治疗采用的浓度为 100% 的酒精，对于无饮酒习惯的患者可以在进行治疗后出现颜面潮红、头昏、站立不稳等酒醉反应。

（4）肝转氨酶升高：消融治疗过程中，除了对肿瘤病灶进行注射药物性凝固治疗以外，设计上病灶周围 1～1.5cm 的正常肝也是需要治疗的区域，以防止出现病灶周围遗留有残存的肿瘤细胞。这样对于正常的肝脏组织、细胞具有一定的破坏作用，转氨酶可以出现一过性的升高。

（5）大出血：主要是刺激性的药物损伤肝内较大的动脉系统，当血管内的蛋白、肌肉、纤维成分凝固以后，可出现血管破损，损伤的动脉血管可以使患者发生严重的、危及生命的大出血。治疗上需要紧急进行肝动脉的血管造影，判断出血的血管及部位，应用明胶海绵条或者明胶海绵颗粒进行出血血管栓塞。治疗前建议应用彩色多普勒进行肿瘤周围血管的观察，尽可能避开具有较大血管走行的进针路径，对于肿瘤周围存在的大血管应计算出可能导致损伤的注射剂量和评估注射的危险性，权衡利弊，减少不必要的损伤和危险。

（6）肝脓肿：介入治疗中，无菌操作不严，以及部分患者本身即已经存在有急性或者慢性的肝内胆管炎症，这样就增加了术后发生肝脓肿的危险性。肝脓肿形成，需要在有效抗感染治疗的基础上进行肝脓肿区域引流术、经引流导管引流冲洗治疗。

（7）肿瘤种植：经皮肝脏穿刺治疗而发生的经穿刺针道种植性转移的发生率极低，属于极为罕见的并发症。表现为穿刺针道在肝局部和皮肤局部的皮下结节和肿块。由于细针的安全性更有保证，目前一般建议使用细针进行操作。

三、肝动脉导管药盒置入术

具体内容见"血管内介入诊疗技术及其相关并发症"一节中"动脉导管药盒置入术"介绍。

四、经皮微波凝固治疗术

经皮微波凝固治疗技术是近些年来开展的一项治疗肝癌较为有效、安全的微创治疗方法。本方法采用超声引导技术，将引导探针穿刺到肿瘤的病变部位，再植入微波辐射器，利用微波产生的 65～100℃的局部高温，使得肿瘤组织凝固、变性、坏死，已达到原位灭活或者局部根治的目的。此种治疗方法操作简便，不受患者的自身因素的限制。具有疗效显著、实用性广、创伤小、安全可靠等特点。

1. 适应证　主要包括：①肝癌，肿瘤直径小于6cm 的单个结节，或者是小于 3 个的多发结节；②心脏、肾功能不全，不能耐受较大的手术的患者。

2. 禁忌证　主要包括：①具有严重出血、凝血功能障碍的患者；②大量的腹水，一般情况较差，全身多处出现转移的患者；③弥漫性肝癌患者；④合并有上消化道出血或者肝性脑病的患者。

3. 常见并发症及其防治

（1）发热：具体内容同"肝动脉化疗药物灌注栓塞治疗"中"发热"部分内容介绍。

（2）出血：具体内容同"经皮肝脏穿刺消融术"中"大出血"部分内容介绍。

（3）胆汁漏：胆汁漏的发生主要局部的高热损伤了肝脏内的胆管系统，出现了胆管的破损。胆汁的外漏除了可以引发黄疸渐进性加重以外，尚可以因为胆汁引发严重的化学刺激性腹痛，腹腔内感染，菌血症甚至是感染性休克。治疗上需要紧急采取各种措施进行胆汁引流术方可以达到缓解和治疗的目的。此外在治疗前，建议应用腹部超声进行肿瘤周围胆管的观察，避开较大胆管及其分支走行的进针路径，对于肿瘤周围存在的较为粗大的胆管及其分支应计算出可能导致其损伤的治疗安全量和评估治疗的危险性，权衡利弊，减少不必要的损伤和危险发生。

（4）局部皮肤烫伤：由于热量的传导作用，穿刺局部皮肤可以发生烫伤，治疗中和治疗结束以后，患者的局部皮肤可以发生疼痛，局部红肿，并可能出现水疱等皮肤烫伤表现。治疗中，需要间断的向穿刺部位淋滴生理盐水或者冰的生理盐水，减少或减轻局部皮肤烫伤的发生。已经发生的烫伤，则需要按照专科处理。

（5）脏器损伤：经皮途径的微波治疗可以出现周围脏器的损伤，包括十二指肠穿孔、结肠穿孔、空肠穿孔、胆囊炎、膈肌麻痹、膈肌损伤及胆汁性胸膜炎等。对于肿瘤位置靠近胆囊及肝边缘约 1cm 的患者，一般建议进行开腹手术治疗，或者在腹腔镜直视下进行治疗，也可以先进行相关治疗，再进行胆囊切除。

（6）血压升高或者血压下降：一般性的血压改变多数为轻度或中度反应，应用适当的血压调节药物即可以稳定血压，并使得后续治疗可以顺利完成。进行肝左叶治疗的患者，可以出现进行性血压下降，是由于热对胆囊的刺激，引发迷走神经兴奋性改变所致，通过应用肾上腺素或者阿托品等可以减缓相关症状，治疗过程中尚需要重视患者可能出现的心搏骤停等情况的发生。

（7）气胸和胸腔积液：操作过程中，应严格在影像学引导下进行治疗和指导穿刺路径。注意观察患者的呼吸情况，对于病灶距离膈面较近的患者，治疗中需要注意进针的角度，避免术中多次穿刺而引发气胸。在治疗靠近膈肌的肿瘤时，需要谨慎计算治疗范围，不要过分强调治疗有效范围，强调保证治疗安全。反应性胸腔积液等不良反应，一般可以不处理。

五、射频消融治疗术

射频消融技术治疗肝脏肿瘤是 1995 年由意大利学者 Rossi 最先应用于临床的，是目前最新的肝脏导向治疗方法之一。同样是在超声引导之下，将针状或者多阵装电极直接经皮、经肝穿刺到肿瘤部位，通过特有的机器装置产生热量破坏肿瘤细胞，使得细胞蛋白质变性、细胞膜的双脂质膜溶解导致细胞的结构改变。此种治疗方法操作简便、疗效显著、使用范围广、创伤小、安全可靠。

1. 适应证　主要包括：①单个病灶小于 5cm，最好小于 3cm；②肝脏内的病灶少于 3 个，每个病灶的大小不超过 3cm；③无肝脏外病灶或者已经切除肝外原发性病灶；④无外科手术治疗指征，拒绝外科手术治疗，或者各种原因需要延迟进行外科手术治疗的患者；⑤对于其他治疗无反应或者不适于进行其他治疗措施的患者；⑥合并有肝硬化的患者，肝功能应改为 Child Pugh A 级或 B 级，且无大量腹腔积液的患者。

2. 禁忌证　主要包括：①有严重的出血、凝血功能障碍的患者；②肝功能处于 Child Pugh C 级，有大量的腹水和深度黄疸的患者；③多发性病灶，一般是指病灶数达到 5 个以上及有弥漫性病灶的患者，肝外有转移的患者；④严重的心脏、肺部疾患尚处在急性期的患者。

3. 常见并发症及其防治　本技术的相关并发症与"经皮微波凝固治疗术"相似。

第三节　造影剂不良反应及其并发症

包括介入治疗学在内的影像学诊断，不可避免地要使用造影剂。理想的造影剂应该是低抗原性、等渗、非离子型、亲水性好、黏稠度低、化学毒性小、用最小剂量即可达到最好显影效果的化学物质，此外还应价格便宜。近年来，随着介入技术的日臻成熟，人们对生活质量和医疗要求的提高，介入手术数量也逐步增多，造影剂在应用中带来的一系列问题也逐渐显现出来。

统计、分析国内外造影剂使用的不良反应、并发症的发生率，一般来说，轻、中度反应的发生率为 3.7%～13.4%，重度反应的发生率为 0.26%～0.45%。尽管非离子型造影剂不离解、不带电荷、黏稠度低、渗透压低，但造影剂的不良反应仍不能避免，其轻、中度反应的发生率为 0.69%～3.09%，重度反应的发生率为 0.04% 左右。同一浓度的离子型和非离子型副作用发生率有明显差异，离子型造影剂的不良反应发生率为 12.66%，非离子型为 3.13%，严重不良反应统计中，离子型为 0.22%，非离子型 0.04%，高危患者发生率为普通人群 10 倍。

一、造影剂的不良反应及其发生机制

碘造影剂是临床常用的造影剂，常见的不良反应在临床上可分为两类：一类与剂量、注入方式、速度无关，即特异性反应或变态样反应；另一类与剂量、注入方式、速度有关，即物理化学反应，不良反应的发生率与造影剂的剂量与给药速度成正比。造影剂的不良反应的发生机制相当复杂，尚未完全阐明。除造影剂的高渗外，还有化学毒性及神经毒性。

（一）特异性反应

特异性反应又称变态反应，此反应与剂量及浓度无明显关系。反应出现迅速，与已知过敏反应相似。其表现均是以释放组胺为代表的各种生物活性介质，引起一系列的过敏样症状，甚至死亡。特异性反应按严重程度可分为轻度、中度及严重反应三种。

1. 造影剂不良反应的分类　参照国外相关报道的分类如下。

（1）轻度反应：患者出现头痛、头晕、打喷嚏、咳嗽、恶心、呕吐等反应。

（2）中度反应：包括全身出现荨麻疹样皮疹，眼睑、面颊、耳垂水肿，呼吸困难，声音嘶哑，肢体颤动等表现。

（3）重度反应：包括面色苍白，四肢青紫，手足厥冷，呼吸困难，手足肌痉挛，血压骤降，心搏骤停，知觉丧失，大小便失禁等表现。严重不良反应可以导致血压显著下降、休克、昏迷、惊厥、意识丧失、肺水肿、心脏停搏、显著的支气管痉挛及喉头水肿等。

2. 过敏反应和类过敏反应机制　被致敏的机体再次接触相同的变应原，因免疫应答过强而导致损伤的过程统称为超敏反应。在过敏反应中，致敏和激发是两个不可缺少的阶段，释放过敏介质是肥大细胞和嗜碱粒细胞，介质有组胺、缓激肽、慢反应物质、嗜酸粒细胞趋化因子，其病理改变则以毛细血管扩张、血管通透性增加、平滑肌收缩和嗜酸粒细胞浸润为主要特点。类过敏反应是一种无免疫系统参与的，由化学性或药理性介导的，首次用药即表现出与过敏反应相似症状的临床反应。它系药物直接刺激肥大细胞和嗜碱粒细胞而释放大量组胺，由此产生过敏反应样症状。

（二）物理-化学反应

其发生与剂量关系明显，为造影剂的毒性反应。主要由于药物的高渗透性、电荷和黏滞性引起的局部反应。造影剂的毒性反应与其高渗透压、化学毒性有关，同时也与注射速度有关。表现为局部疼痛和烧灼感、血管内皮损伤、红细胞损伤、肾功能损伤、心律失常、瘫痪、惊厥、凝血机制障碍等。另一表现为迷走神经反应，出现窦房结和房室结传导减慢，周围血管扩张、低血压。病人可表现为神经紧张、大汗、尿失禁、反应迟钝甚至心搏骤停。

（1）渗透压：离子型造影剂的渗透压一般在 1000～2500mmol/L，非离子型单体造影剂的渗透压一般在 290～800mmol/L，二聚体造影剂的渗透压为 270～320mmol/L。而人的血浆渗透压 300mmol/L。由于目前所使用的各种造影剂的渗透压均明显的超过血液，是血液的 2～5 倍左右，这样很容易引发各种损伤。

1）血管内皮细胞和血-脑屏障的损伤：高渗造影剂使得血管内皮细胞发生急性损伤，细胞外液渗透压的急剧升高，使得细胞内液快速向细胞外排出，导致了血管内皮细胞发生了空泡变性，水肿坏死，继而导致凝血因子的释放，形成血栓和血栓性炎症。此外，造影剂所具有的化学毒性、亲脂性和蛋白结合力也使得细胞受到一定的损伤。造影剂的黏稠度高，可以在微血管内形成异物团，造成局部的缺血，导致局部的缺血、缺氧发生，也可以导致组胺等释放。血-脑屏障损伤机制还不是十分明确，可能与毛细血管的内皮细胞损伤，通透性升高，神经细胞暴露在造影剂化学毒性有关。

2）细胞损伤：高渗可以使红细胞脱水，细胞变小、变形、变硬，引发细胞畸形，不宜于或者无法通过微小的血管，引发微血管、微循环的动力异常和血流紊乱，导致组织缺氧和周围阻力增加。此外，造影剂作为一种化学物质，在细胞外层可以引发红细胞变形。

3）高血容量：高渗造影剂可以使得细胞内液外流，造成组织液和细胞内脱水，血容量快速增加 10%～15%，导致心脏的负荷增加。

4）肾脏毒性：碘造影剂引起急性肾功能损伤的机制尚未完全阐明，很可能与缺血和直接损伤肾小管的综合作用所致。损伤机制因造影剂的类型而异，部分与肾小管对造影剂的分泌和胞饮差异有关。造影剂注射可以引起肾内双相血流动力学变化，起初为短暂的肾血流量增加，然后是较长时间的血流量减少。如此可以引发一系列的血管受压及血管活性物质改变等。

5）肝损伤：离子型造影剂可以使得谷丙转氨酶、碱性磷酸酶明显升高，严重时有肝细胞坏死。非离子型造影剂则无此方面的毒性。

6）心脏毒性：除了造影剂所导致的高血容量以外，高渗透性可以使得房室间传导、室内传导及复极化作用减弱，引起心电改变，导致心律不齐、心室颤动的发生率增加，心肌的收缩力减弱，对心脏传导系统的影响更加显著。

7）肺功能：高浓度造影剂可以引发肺血管痉挛，加上肺微循环障碍，可以加重肺动脉高压，使其进一步恶化，严重的时候，可以造成右心衰竭，甚至死亡。

8）疼痛与血管扩张：高渗造影剂可以引发全身血管明显扩张，引发血压下降、皮肤潮红、发热、疼痛等不适性反应。

（2）水溶性的碘离子具有高度的疏水性，离子型造影剂是葡胺盐，水溶性大，亲水性好，较少发生异物反应，但可以产生离子增加渗透压，非离子型造影剂的水溶性则来自分子核心，并减少其与生物大分子的结合，既可以降低渗透压，又可以降低造影剂的生物活性，从而减少反应，单体的离子型造影剂水溶性比非离子型高，而非离子型的二聚体造影剂却有更高的水溶性。

（3）电荷：离子型造影剂水解可以产生带正、负电荷的离子，干扰正常机体的电离环境和电解质的平衡，影响正常的生理过程，对造影剂的本身水溶性、疏水性起着决定性作用，可以增加造影剂和蛋白的结合。与血液中钙离子相互结合，影响钙离子对心肌的作用，从而导致心肌的收缩力下降。

（4）黏稠度：黏稠度高的造影剂与血液混合，可以使血流减慢，容易阻塞微小血管，可造成或者加重微循环障碍，但却有利于提高造影剂显影的清晰度。为此，非离子型二聚体造影剂与单体类造影剂相比黏稠度较高。

（5）化学毒性：是由于造影剂分子中疏水区与生物大分子相互结合，影响其正常功能，即所谓"疏水效应"。非离子型造影剂中亲水基团可以遮盖疏水区，毒性明显降低。

二、临床表现

药物过敏反应或类过敏反应症状常在注药后 1～5 分钟出现，表现为急性的反应，80% 以上来势凶猛，主要集中表现在心血管、皮肤和呼吸系统。

1. 心血管系统　患者首先面色苍白，四肢厥冷，烦躁不安，冷汗，心悸。接着出现胸闷，心律失常，脉率细速，血压迅速下降甚至神志不清，深度休克。这是由于组胺促使毛细血管通透性增加，血管内液体大量外渗所致。

2. 皮肤系统　患者可出现皮肤潮红、瘙痒、风团样皮疹或一过性血管性水肿。这主要是患者血管内液体丧失严重，静脉回流受阻所致。

3. 呼吸系统　开始感觉咽喉部发痒，咳嗽，喷嚏，声音嘶哑，检查时可见咽喉部水肿，迅速出现喘息，喉梗阻，顽固性支气管痉挛，呼吸急促，严重发绀，甚至肺水肿。

上述症状可单独出现，也可同时存在，呼吸道症状或皮肤症状最早出现。过敏反应和类过敏反应并不能仅仅依赖临床症状区分。目前国际通行做法是将过敏反应临床症状分为 4 级。①Ⅰ级：仅仅出现皮肤症状；②Ⅱ级：出现明显的但尚无生命危险的症状，如皮肤反应，低血压，即血压下降 30% 伴有其他不可解释的心动过速；③Ⅲ级：出现威胁生命的症状，包括心动过速或心动过缓、心律失常及严重的气道痉挛；④Ⅳ级：循环无效，心肺骤停。

三、诊　　断

过敏反应的诊断主要依赖于临床病史及皮肤试验和（或）IgE 测试结果，最终确诊还是依赖实验室检查，包括皮肤过敏试验、嗜碱粒细胞释放组胺实验、针对乳胶和肌松剂的特异性的放射免疫吸附试验，以及致敏物的测定试验。而类过敏反应的诊断还主要依赖于排除法。

IgE 介导的过敏反应同时可激活肥大细胞和嗜碱粒细胞，类过敏反应仅有嗜碱粒细胞被激活。肥大细胞被激活时可释放类胰蛋白酶、原贮存的组胺及新合成的血管活性因子。血浆中类胰蛋白酶浓度显著增加，也是肥大细胞被广泛激活的显著标志，可以作为过敏反应的一个高敏感性指标，同时也是鉴别过敏和类过敏反应的依据之一。

四、预防与治疗

造影剂不良反应处理原则：轻度不良反应患者应使患者保持安静，密切观察，症状明显者服用抗组胺药物；中、重度不良反应患者应积极进行对症处理。

1. 主要并发症的治疗

（1）全身性荨麻疹和血管神经性水肿：肾上腺素皮下或皮内注射，联合苯海拉明肌内注射，喉头水肿者加用异丙嗪、地塞米松肌内注射，配合吸氧。

（2）喉头支气管痉挛：使用肾上腺素、地塞米松、氨茶碱、异丙嗪等药物，配合给氧。

（3）休克（过敏性休克）：尽快使用肾上腺素、氢化可的松、异丙嗪或应用其他抗组胺药物，补充血容量，血管反应性药物，如去氧肾上腺素、多巴胺、间羟胺等，配合给氧。

2. 急救处理措施

（1）就地抢救：立即停药，使患者平卧，注意保暖。

（2）纠正缺氧，改善呼吸：给予氧气吸入，当呼吸受抑制时，应立即进行口对口呼吸，并给予尼可刹米或洛贝林等呼吸兴奋剂。喉头水肿影响呼吸时，立即气管插管或配合施行气管切开术。出现哮喘时可用茶碱类药和（或）糖皮质激素。

（3）抗过敏抗休克：立即给地塞米松、氢化可的松对症。根据病情给予升压药物，如多巴胺、间羟胺等。患者心搏骤停，立即行闭胸心脏按压。

（4）肾上腺素治疗：肾上腺素使用应列为首选。立即皮下注射0.1%盐酸肾上腺素液0.5～1ml，症状不缓解，可每隔半小时皮下或静脉注射0.5ml，直至脱离险期。此药是抢救过敏性休克的首选药物，它具有收缩血管、增加外周阻力、兴奋心肌、增加心输出量及松弛支气管平滑肌的作用。

（5）纠正酸中毒和抗组胺药物应用。

（6）密切观察，详细记录：密切观察患者体温、脉搏、呼吸、血压、尿量及其他临床变化，对病情动态做好护理记录。患者未脱离危险期，不宜搬动。

附：造影剂肾病

碘对比剂是目前最为常见的成像对比剂之一。随着造影剂的广泛使用，造影剂所致的各种损伤也逐渐增多，这也是医源性肾衰竭的重要组成部分，药物中毒所致的急性肾功能衰竭病因中，造影剂仅次于氨基苷类抗生素。临床上约10%急性肾衰竭是由造影剂所致。造影剂肾病（contrast induced nephropathy，CIN）是指排除其他肾损伤因素后使用造影剂2～3日发生血清肌酐浓度与基线相比升高25%，或绝对值升高44.2μmol/L（0.5mg/dl）以上的急性肾功能损伤，并持续2～5日。造影剂肾病在冠状动脉造影后的发生率为10%～20%，许多患者需要短期透析。更重要的是慢性或急性肾功能不全是冠状动脉造影死亡和致残最强的预测因素。

一、病　因　学

造影剂的基本成分为碘，碘过敏发生率约为1.7%，重者可导致过敏性休克。有机碘是肾毒性物质，各种造影过程中可致造影剂中毒性肾病。高浓度大剂量碘化物，如碘吡乙酸、醋碘苯酸进行主动脉造影时，约30%发生肾损伤，肾功能不全者可发生肾皮质坏死，死亡率约为20%。泛影葡胺肾损伤较少，排泄性尿路造影常发生过敏反应及低血压。为了使部分功能不全的肾显影更加清晰，增大造影剂使用剂量，或者以静脉滴注法作尿路造影的患者可能会引起急性肾衰竭，其发生率可高达 50%。泛影葡胺作胆囊造影也可发生轻重不同的急性肾衰竭。造影剂进入血液后，约 90% 自肝排入胆汁，在肠内不被吸收，10% 经肾随尿液排出体外。

CIN 的发生除了造影剂本身的肾毒副作用以外，尚包括很多的危险性因素。其主要包括原有的肾病、糖尿病肾损伤、血容量降低、持续低血压、造影剂使用量过大（＞140ml）、糖尿病、肾毒性药物联合使用、高龄和高血压等。

对于造影剂肾毒性发生的危险因素研究分析表明，目前比较公认的主要危险因素包括以下几点。

（一）与患者相关的 CIN 发生的危险因素

1. 年龄　大于 55 岁的患者，尤其大于 75 岁的高龄患者都是发生 CIN 的高危人群。老年人生理性肾功能下降，肾血管僵硬度增加，内皮功能下降，肾血管的舒张功能减退及多能干细胞修复血管功能下降，肾快速修复功能下降。此外，肾体积和血流量随年龄增长而减少，加上老年患者易患其他血管疾病，如高血压病、糖尿病等导致的肾损伤，均可以导致肾血流量的锐减。年龄因素可能是 CIN 的独立预测因子。

2. 原有肾损伤　基础血清肌酐异常、GFR 降低及肾基础性疾病是引发 CIN 的重要因素。肾基础疾病是 CIN 的独立预测因子。肾基础疾病导致慢性肾功能不全，肾血流量减少，自动调节肾小球滤过率、肾血流量的功能减弱，造影剂引起肾内血管收缩和微循环血液黏度增加，导致肾缺血，肾功能进一步恶化。造影剂肾病患者中 60% 患者有原发性肾损伤。eGFR＜60ml/min（相当于男性血清肌酐 1.3mg/dl 或者 115μmol/L，女性血清肌酐 1.0mg/dl 或者 88.4μmol/L）的患者发生 CIN 的危险性将显著升高。也有定义血清肌酐大于 1.5mg/dl 或者 133.6μmol/L 是最主要的危险因素。

3. 糖尿病　是 CIN 的独立预测因子，但是没有肾损伤的糖尿病患者中 CIN 的危险性是否增加尚不十分清楚。对于糖尿病肾病伴有功能不全则是突出的危险因素。糖尿病患者由于血液黏度增高，血小板聚集异常及糖尿病性肾小动脉和肾小球的硬化，均可使肾循环血流量减少，导致肾缺血。糖尿病合并氮质血症患者 CIN 发生率为 38%，非氮质血症患者则为 16%。糖尿病患者血肌酐大于 400.7μmol/L，发生率达 100%，而非糖尿病患者 CIN 发生率仅为 60%。

4. 心力衰竭　可以使 CIN 的发生危险性增加。这种相关性在接受心脏导管治疗的患者中尤其显著。临床上使用地高辛、利尿剂，尤其是呋塞米等，是增加 CIN 发生的主要因素之一，但并非独立相关。心功能不全常导致肾血流减少，加上造影剂引起肾血管收缩，可能增加缺血性肾衰竭的危险性。

5. 脱水　部分检查要求患者检查前禁食水，加上胃肠道准备均可造成体内脱水，导致机体处于高渗状态。高渗可引起血管收缩，激发肾素-血管紧张素系统，增加血液黏滞度，使尿液中正常存在的 T-H 蛋白和尿酸在肾小管上皮细胞内浓缩沉积，增加了造影剂与肾小管上皮细胞的接触时间。脱水也可引起肾小球滤过率减少，导致原有肾病患者肾小球滤过率-肾血流量自动调节机制受损。

6. 围手术治疗期间的血流动力学不稳定　CIN 的发生与不稳定的血流动力学相关，如围手术期的低血压及使用主动脉内球囊反搏泵（IABP）。低血压增加 CIN 的危险性，主要与低血压增加肾脏缺血有关。使用 IABP 对于 CIN 的影响则比较复杂，可能与多种因素相关，包括使用 IABP 本身就是血流动力学不稳定的标志，也是围手术期并发症的标志，更是严重的动脉粥样硬化性疾病的标志。使用 IABP 还会使主动脉斑块处的动脉粥样硬化血栓、斑块脱落，有可能造成肾损伤。

7. 肾毒性药物　会增加 CIN 发生的危险性，包括利尿剂、NSAID、环氧化酶-2、氨基糖苷类药物、两性霉素 B 等。使用血管紧张素转换酶抑制剂（ACEI）对 CIN 的影响结果反应不一，但是使用这类药物会使患者血清肌酐升高 10%～25%，造影前后评估肾功能时需要对此因素给予考虑。细胞毒性化疗药物，尤其是顺铂，也具有剂量依赖性和蓄积性肾脏毒性，与肾小管上皮细胞的坏死有关。

8. 贫血　基础的红细胞比容的下降是 PCI 术后发生 CIN 的预测因子。eGFR 和红细胞比容最低的患者 CIN 发生率最高。导致 CIN 危险性增加的红细胞比容阈值为＜41.2%（男性）或者＜34.4%（女性）。肾功能正常的患者肾髓质外层的氧分压很低，因此在造影剂诱导的血管收缩和贫血的双重作用之下，氧的供应量会进一步降低，足可以导致肾髓质缺氧。因此，贫血也是造成或者加重 CIN 的主要因素之一。

9. 其他　多发性骨髓瘤、造影剂剂量过大，以及 3 日内应用两种造影剂、高尿酸血症、高血压、周围血管病、肝功能异常、肾移植、蛋白尿等被列为危险因素。

引发 CIN 的危险因素很多，这些危险因素均有累加效应，危险因素的数量增多可以导致 CIN 的危险性急剧升高。多个或者多重危险性因素共存的情况下，同时存在 3 个危险因素时，CIN 发生率增加 35%；4～5 个甚至更多危险因素共同存在的情况下，CIN 的发生率可以达到 50% 以上，甚至 100%。对于 CIN 的发生是否可以进行预测和评估，目前尚无统一的标准，Mchran 等研究了经皮冠状动脉介入治疗术后预测发生 CIN 的风险积分，根据这一积分可以粗略预测 CIN 的发生率，指导临床进行预防和处置。具体的评分标准见附表 1。

附表 1　Mchran 预测 CIN 发生风险积分表

危险因素	评估标准	风险积分
低血压	收缩压＜80mmHg	5 分
主动脉内球囊反搏	持续性使用至少 1 小时而且需要增强收缩支持	5 分
充血性心力衰竭	Ⅲ*～Ⅳ*或者具有肺水肿病史	5 分
年龄	＞75 岁	4 分
贫血	男性，红细胞比容＜39%；女性＜36%	3 分
糖尿病	—	3 分
造影剂剂量	以 100ml 为单位计量	1 分/100ml
eGFR**	40～60	2 分
	20～40	4 分
	＜20	6 分

*采用纽约心脏病协会（NYHA）分级标准；**eGFR 为肾小球滤过率估计值：单位为 ml/（min·1.73m²）

风险积分为所有危险因素的积分总和，一般分为 4 个层面，包括＜6 分、6～10 分、11～16 分、＞16 分，其发生 CIN 的风险发生率分别为 7.5%、14%、26% 和 57%。

（二）与造影剂相关的 CIN 发生危险因素

三碘苯酸盐类衍生物造影剂的渗透压为血浆渗透压的 8 倍，被称为高渗造影剂，此类造影剂包括 diatrizoate、metrizoate、ioxithalamate、iothalamate 等。非离子型的造影剂及通过改变造影剂的分子结构来降低造影剂的渗透压，包括 iohexol、iopamidol、iopentol、iopromide、iomeprol、iobitridol、ioversol 等非离子型造影剂，以及离子型二聚体 ioxaglate，这些造影剂都属于低渗造影剂。即便是我们所说的"低渗造影剂"，其渗透性也高于血浆渗透压，其"低渗"只是较之于"高渗"造影剂而言的"相对低渗"。iodixanol 是目前唯一的与血浆渗透压相等的非离子型二聚体造影剂，因此被称为等渗造影剂。

1. 造影剂的渗透性 低渗造影剂的肾脏毒性明显低于高渗造影剂，使用低渗造影剂的患者血清肌酐的平均升高水平也明显低于选用高渗造影剂，CIN 的累计事件率为 0.61（95% 可信区间为 0.48~0.77），对于具有肾功能不全和肾功能不全合并糖尿病的患者中，低渗造影剂所造成的肾脏毒性较高渗造影剂更为显著。

2. 造影剂的用量 造影剂的用量，主要在于考虑造影剂的使用剂量和造影剂的碘含量。常见的造影剂碘含量在 300~370mg/ml，碘的含量决定了造影剂的对比性。造影剂的使用剂量成为 CIN 的独立预测因子。造影剂的使用低于 5mg 每千克体重的时候，CIN 很少发生，如果应用量大于 5mg 每千克体重的时候，CIN 的发生率将明显升高。根据体重和肾功能调整造影剂的使用剂量是需要透析的肾病的最强预测因子，推荐最大造影剂使用剂量=5ml×体重（kg）/基础血清肌酐（mg/dl）。

二、发病机制

造影剂肾毒性的发生可能与肾血流动力学改变、直接的肾毒性、肾缺血及过敏反应有关。发病机制复杂，可能为多种因素相互作用，最可能的机制是肾小管缺血和直接肾小管毒性的综合作用。造影剂导致一过性肾血流量增加，随后是较长时间的血管收缩。一氧化氮、前列腺素和髓质内皮系统相互作用导致血管舒张与收缩之间失衡。CIN 患者中大多数肾功能损伤为轻度和一过性，但仍有较高的发病率和病死率，有高达 30% 的患者有一定程度的持续性肾功能损伤。如果患者有多种基础疾病、持续多系统受累则死亡率更高。

1. 肾小管损伤 造影剂的高渗透作用，可使肾小管上皮细胞脱水、受损，发生"渗透性肾病"。远端小管细胞分泌的 T-H 蛋白在酸性尿及含电解质较多的情况下，容易发生沉淀。造影剂含电解质较多，可与 T-H 蛋白相互作用形成管型，阻塞肾小管。造影剂也可能对肾小管直接产生毒性作用。

2. 肾缺血 造影剂为高渗性物质可引起血浆渗压的升高，使血管扩张，以后通过肾素-血管紧张素系统引起血管收缩，使肾血流量减少，导致缺血性肾损伤，因肾血灌注量减少使肾小球滤过率下降，发生少尿。高渗使肾血流中红细胞皱缩、变形，血黏稠度增高，致使肾血流缓慢、淤滞，发生肾缺氧性损伤。

3. 过敏反应 造影剂为过敏原，机体产生相应抗体，引起全身过敏反应及肾免疫炎性反应。

三、临 床 表 现

CIN 是碘造影剂引起的急性肾毒性反应，轻者可以仅出现暂时性肾功能损伤，无明显症状，重者表现为少尿型急性肾功能衰竭。

1. CIN 多于造影后 48 小时内出现，少尿或无尿持续 2～5 日，3～10 日肾功能继续恶化，14～21 日逐渐恢复。部分病例表现为非少尿型，预后较好。

2. 有蛋白质、血尿、脓尿、管型尿，早期有尿酸盐、草酸盐结晶。

3. 尿比重及渗透压降低，约 300～400mOsm/L，均提示近端及远端肾小管已受损。

4. 血钾、血尿素氮升高，血肌酐在 3～7 日内达高峰，平均增高 265.2μmol/L。

四、诊　　断

CIN 的诊断依据主要依据应用造影剂的病史，尤其是高危人群及造影后 48 小时内出现肾功能改变，结合上述实验室检查可做出诊断。

五、防　　治

目前已经明确，CIN 尚无有效的药物治疗，出现较为严重的肾功能损伤时，其治疗原则和方法与其他原因所致的急性肾功能衰竭相同。随着 CIN 发生率逐渐升高，需要临床医生意识到该疾病的严重性，严格掌握造影剂的适应证，识别高危患者，采取必要的预防性措施，预防 CIN 的发生。

1. 严格掌握适应证　造影前应了解患者有无危险因素，对高危人群应尽量避免实施造影检查，如果检查确有必要，应限制造影剂使用剂量，避免重复检查。

2. 水化　进行充分的水化是预防 CIN 的重要措施。检查前后给予足够的水分，对减轻造影剂的高渗，加速造影剂从体内排泄，降低肾血管的收缩，减少造影剂在肾中的停留时间，改善肾小球中尿酸流量，减少管型的形成，发挥神经、激素的有益效应均具有重要的作用。生理盐水或者其他碱性溶液，均可以有效预防 CIN 的发生。盐水静脉滴注或者口服补液均可以增加血容量，静脉途径可以较为准确地计量进入体内的液体数量，具有更好的预防效果。

3. 药物性预防及治疗

（1）茶碱或氨茶碱：腺苷是肾内的缩血管活性物质，并且可以调节肾球管反馈机制，因此腺苷拮抗剂理论上可降低 CIN 发生率。临床上使用茶碱、氨茶碱静脉滴注可以较好的预防应用造影剂后肾功能减退。

（2）他汀类药物：羟甲戊二酰辅酶 A 还原酶抑制剂具有内皮细胞保护作用，维持氧化亚氮产物，并可以减少氧化应激，从而降低 CIN 发生的危险性。检查前开始使用他汀类药物的患者，降低 CIN 的发生风险。

（3）维生素 C：氧化应激和自由基产物在 CIN 发生过程中有一定的作用，维生素 C 在治疗和预防中的作用明显，是较好的抗氧化剂，有较好的降低 CIN 发生的作用。

（4）前列腺素 E_1：肾血管的收缩与 CIN 发生有一定的关系。采用血管扩张剂前列腺素-米索前列醇进行治疗发现，前列腺素具有减轻造影术后血清肌酐水平，或者使得血清肌酐上升幅度获得明显的下降。

（5）N-乙酰半胱氨酸：由于活性的氧自由基在 CIN 的发病中可能发挥作用，引发了人们对于氧化抑制剂的作用探讨。

（6）多巴胺或者非诺多泮：通过扩张肾脏的血管、增加肾脏的血流量，可以降低 CIN 发生是多巴胺可能就有降低 CIN 发生风险假说的主要内容。研究非诺多泮也具有相似的结果。

（7）钙离子拮抗剂：具有预防高渗造影剂引起肾血流动力学改变的作用。在高渗造影剂使用前应用硝苯地平能够拮抗高渗造影剂引起的肾血流减少和肾小球滤过率下降。

（8）心房利钠肽：心房利钠肽对于肾脏具有多重的作用，其对 CIN 动物模型具有治疗和预防的作用。但是，在临床研究中发现，心房心钠肽和其他血管扩张剂联合使用对于合并有糖尿病的患者可能具有增加 CIN 发生的危险性，而对于非糖尿病的患者具有保护性作用。

（9）降糖药物的暂停使用：应用二甲双胍的患者，应先确定患者的肾功能良好，并在术前进行水化。由于二甲双胍经肾排泄，使用造影剂后肾血管收缩，血流量减少，可引起造影剂在体内蓄积。

（10）利尿剂：其使用在临床观察中具有一定的争议，研究中并没有发现获得预想的治疗或预防作用，反而加重了 CIN 发生。此措施不能达到增加肾血流的作用，反而增加了局部的黏稠度，增加了肾小管堵塞的可能，因此应属于治疗中禁止实施的措施之一。

4. 中医药治疗 中医古籍没有"造影剂肾病"病名，现有中医研究文献将其归属为"水肿""关格""癃闭""溺毒"范畴，认为造影剂肾病的特点为毒、瘀、闭、虚，治疗采用解毒、化瘀、利尿、益气。目前，中药制剂尤其是解毒化瘀中药，如丹红注射液、红花黄色素、川芎嗪等，能够及时扭转和解除毒、瘀两种病理产物的相互作用，使毒清、瘀散、热消，从而逐渐恢复肾功能；丹参多酚酸盐和黄芪注射液等证实对造影剂肾病有保护作用。临床辨证湿热浊毒内蕴者，可选用温胆汤加减以分消走泄排毒；肾阳虚衰、瘀浊内停者，治以温通肾阳、行气利水，方用真武汤加减；气血亏虚、浊瘀内存者，治以调和气血，活血化浊，方用八珍汤加减。

5. 造影剂的选择和使用原则 在动脉使用造影剂中发生 CIN 的概率明显高于静脉使用的发生率。因此，在选择使用途径上，应选择静脉途径优先，最大限度地避免动脉使用或者直接肾脏动脉注射使用。必要的情况下，可以在保证诊断效果的基础上，降低造影剂的使用剂量和使用浓度。

此外，改善造影剂种类，应用等渗造影剂、非离子性、低渗造影剂，或不含碘的造影剂可降低药物的肾毒性。反复性造影剂使用也是严重威胁肾脏功能的主要因素之一，增加了 CIN 的发生率，因此建议减少反复性造影剂的使用。72 小时内造影剂反复性使用是 CIN 发生的独立预测因子。临床上建议检查间隔至少应该在 10 小时以上，最好可以达到 2 周。并且对肾功能水平进行连续性检测。

（高文斌　谢乐静　魏晓薇　夏洪涛）

参 考 文 献

孙燕, 2007. 抗肿瘤药物手册. 北京: 北京大学医学出版社.

王东, 2006. 肿瘤急症治疗学. 北京: 人民军医出版社.

肖淑萍, 王桂兰, 2005. 介入治疗与护理. 北京: 中国协和医科大学出版社.

张积仁, 刘端祺, 2005. 肿瘤物理治疗新技术. 北京: 人民军医出版社.

Argiris A, Karamouzis MV, Rahen D, et al, 2008. Head and neck cancer. Lancet, 371 (9625): 1695-1709.

Bang YJ, Van Cutsem E, Feyereislova A, et al, 2010. Trastuzumab in combination with chemotherapy versus chemotherapy alone for treatment of HERZ-positive advanced gastric or gastro- oesophageal junction cancer (ToGA): a phase 3, open-label, randomised controlled trial. Lancet, 376 (9742): 687-697.

Bernier J, Cooper JS, Pajak TF, et al, 2005. Defining risk levels in locally advanced head and neck cancers: a comparative analysis of concurrent postoperative radiation plus chemotherapy trials of the EORTC (#22931) and RTOG (#9501). Head Neck, 27 (10): 843-850.

Bonner JA, Harari PM, Giralt J, et al, 2010. Radiotherapy plus cetuxirnab for locoregionally advanced head and neck cancer: 5-year survival data from a phase 3 randomised trial, and relation between cetu: ximab- induced rash and survival. Lancet Oncol, 11 (1): 21-28.

Burtness B, Goldwasser MA, Flood W, et al, 2005. Phase III randomized trial of cisplatin plus placebo compared with cisplatin plus cetuximab in metastatic/recurrent head and neck cancer: an Eastern Cooperative Oncology Group study. J Clin Oncol, 23 (34): 8646-8654.

Butnor KJ, Beasley MB, Cagle PT, et al, 2009. Protocol for the examination of specimens from patients with primary non-small cell carcinoma, small cell carcinoma, or carcinoid tumor of the lung. Arch Pathol Lah Med, 133 (10): 1552-1559.

Chen L, Hu CS, Chen XZ, et al, 2017. Adjuvant chemotherapy in patients with locoregionally advanced nasopharyngeal carcinoma nai'he: Long-term results of a phase 3 multicentre randomised controlled trial. EurJ Cancer, 75: 150-158.

Chen YP, Wang ZX, Chen L, et al, 2015. A Bayesian network meta-analysis comparing concurrent chemoradiotherapy followed by adjuvant chemotherapy, concurrent chemoradiotherapy alone and radiotherapy alone in patients with locoregionally advanced nasopharyngeal carcinoma. Ann Oncol, 26 (1): 205-211.

Choy H, Gerber DE, Bradley JD, et al, 2015. Concurrent pemetrexed and radiation therapy in the treatment of patients with inoperable stage m non-small cell lung cancer: a systematic review of completed and ongoing studies. Lung cancer, 87 (3): 232-240.

Fang W, Yang Y, Ma Y, et al, 2018. Camrelizumab (SHR-1210) alone or in combination with gemcitahine plus cisplatin for nasopharyngeal carcinoma: results from two single-arm, phase 1 trials. Lancet Oncol, 19 (10): 1338-1350.

Forastiere AA, Metch B, Schuller DE, et al, 1992. Randomized comparison of cisplatin plus fluorouracil and carboplatin plus fluorouracil versus rnethotrexate in advanced squamous cell carcinoma of the head and neck: a Southwest Oncology Group studyJ Clin Oncol, 10 (8): 1245-1251.

Gao S, Li S, Yang X, et al, 2014. [18]FDG PET/CT for distant metastases in patients with recurrent head and neck cancer after definitive treatment. A meta- analysis.Oral Oncol, 50 (3): 163-167.

Gillison ML, Chaturvedi AK, Anderson WF, et al, 2015. Epidemiology of Human Papillomavirus-Positive Head and Neck Squamous Cell Carcinoma. Clin Oncol, 33 (29): 3235-3242.

Haugen BR, Alexander EK, Bible KC, et al, 2016. 2015 American Thyroid Association management guidelines for adult patients with thyroid nodules and differentiated thyroid dancer: the American Thyroid Association guidelines task force on thyroid nodules and differentiated thyroid cancer. Thyroid, 26 (1): 1-133.

Helliwell TR, Giles TE, 2016. Pathological aspects of the assessment of head and neck cancers: United Kingdom National Multidisciplinary Guidelines. Laryngol Otol, 130 (S2): S59-S65.

Hitt R, Grau JJ, L6pez-Pousa A, et al, 2014. A randomized phase III trial comparing induction chemotherapy followed by chemoradiotherapy versus chemoradiotherapy alone as treatment of unresectable head and neck cancer. Ann Oncol, 25 (1): 216-225.

Hu X, Bao Y, Zhang L, et al, 2012. Omitting elective nodal irradiation and irradiating postinduction versus preinduction chemotherapy tumor extent for limited-stage small cell lung cancer: interim analysis of a prospective randomized noninferiority trial. Cancer, 118 (1): 278-287.

Kalkanis SN, Kondziolka D, Gaspar LE, et al, 2010. The role of surgical resection in the management of newly diagnosed brain metastases: a systematic review and evidence-based clinical practice guideline. J Neurooncol, 96 (1): 33-43.

Lewis-Jones H, Colley S, Gibson D, et al, 2016. Imaging in head and neck cancer: United Kingdom National Multidisciplinary Guidelines.) Laryngol Otol, 130 (S2): S28-S31.

Lin Y, Wang C, Gao W, et al, 2017. Overwhelming rapid metabolic and structural response to apatinib in radioiodine refractory differentiated thyroid cancer. Oncotarget, 8 (26): 42252-42261.

Linskey ME, Andrews DW, Asher AL, et al, 2010. The role of stereotactic radiosurgery in the management of patients with newly diagnosed brain metastases: a systematic review and evidence based clinical practice guideline. J Neurooncol, 96 (1): 45-68.

Lonneux M, Hamoir M, Reychler H, et al, 2010. Positron emission tomography with [18F]fluorodeoxyglucose improves staging and patient management in patients with head and neck squamous cell carcinoma: a multicenter prospective study. J Clin Oncol, 28 (7): 1190-1195.

Lorch JH, Goloubeva O, Haddad RI, et al, 2011. Induction chemotherapy with cisplatin and fluorouracil alone or in combination with docetaxel in locally advanced squamous-cell cancer of the head and neck: long-term results of the TAX 324 randomised phase 3 trial. Lancet Oncol, 12 (2): 153-159.

Lorenzen S, Schuster T, Porschen R, et al, 2009. Cetuximab plus cisplatin-5-fluorouracil versus cisplatin-5- fluorouracil alone in first line metastatic squamous cell carcinoma of the esophagus: a randomized phase II study of the Arbeitsgemeinschaft lnternistische Onkologie. Ann Oncol, 20 (10): 1667-1673.

Max L, Marc H, Hervé R, et al, 2017. Fluorodeoxyglucose Positron Emission Tomography/Computed Tomography After Concurrent Chemoradiotherapy in Locally Advanced Head-and-Neck Squamous Cell Cancer: The ECLYPS Study. J Clin Oncol, 35 (30): 3458-3464.

Momesso DP, Tuttle RM, 2014. Update on differentiated thyroid cancer staging. Endocrinol Metab Clin North Am, 43 (2): 401.

Pan R, Zhu M, Yu C, et al, 2017. Cancer incidence and mortality: a cohort study in China, 2008-2013. Int J Cancer, 141 (7): 1315-1323.

Pignon JP, Bourhis J, Domenge C, et al, 2000. Chemotherapy added to locoregional treatment for head and neck squamous-cell carcinoma: three meta-analyses of updated individual data. MACH-NC Collaborative Group. Meta-Analysis of Chemotherapy on Head and Neck Cancer. Lancet, 355 (9208): 949-955.

Randolph GW, Duh QY, Heller KS, et al, 2012. The prognostic significance of nodal metastases from papil-lary thyroid carcinoma can be stratified based on the size and number of metastatic lymph nodes, as well as the presence of extranodalextension. Thyroid, 22: 1144-1152.

Senan S, Brade A, Wang LH, et al, 2016. PROCLAIM: randomized phase Ⅲ trial of pemetrexed-cisplatin or etoposide-cisplatin plus thoracic radiation therapy followed by consolidation chemotherapy in locally advanced nonsquamous non-small-cell lung cancer. J Clin Oncol, 34 (9): 953-962.

Travis WD, Brambilla E, Rami-Porta R, et al, 2008. Visceral pleural invasion: pathologic criteria and use of elastic stains: proposal for the 7th edition of the TNM classification for lung cancer. J Thorac Oncol, 3 (12): 1384-1390.

Wang C, Zhang X, Li H, et al, 2017. Quantitative thyroglobulin response to radioactive iodine treatment in predicting radioactive iodine-refractory thyroid cancer with pulmonary metastasis. PLoS ONE, 12 (7): e0179664.

Wu YL, Xu CR, Hu CP, et al, 2018. Afatinib versus gemcitabine/cisplatin for first-line treatment of Chinese patients with advanced non-small-cell lung cancer harboring EGFR mutations: subgroup analysis of the LUX-Lung 6 trial. Onco Targets Ther, 11: 8575-8587.

Xia B, Chen GY, Cai XW, et al, 2012. Is involved-field radiotherapy based on CT safe for patients with limited-stage small-cell lung cancer? Radiother Oncol, 102 (2): 258-262.

Yang H, Liu H, Chen Y, et al, 2018. Neoadjuvant chemoradiotherapy followed by surgery versus surgery alone for locally advanced squamous cell carcinoma of the esophagus (NEOCRTEC5010): a phase Ⅲ multicenter, randomized, open-label clinical trial. J Clin Oncol, 36 (27): 2796-2803.

Yang JC, Sequist LV, Geater SL, et al, 2015. Clinical activity of afatinib in patients with advanced non- small-cell lung cancer harbouring uncommon EGFR mutations: a combined post-hoc analysis of LUX-Lung 2, LUX-Lung 3, and LUX-Lung 6. Lancet Oncol, 16 (7): 830-838.

Yang JC, Wu YL, Schuler M, et al, 2015. Afatinib versus cisplatin-based chemotherapy for EGFR mutation positive lung adenocarcinoma (LUX Lung 3 and LUX-Lung 6): analysis of overall survival data from two randomised, phase 3 trials. Lancet

Oncol，16（2）：141-151.

Yang X，Liang J，Li T，et al，2016. Preahlative stimulated thyroglobulin correlates to new therapy response system in differentiated thyroid cancer. Journal of Clinical Endocrinology & Metaholism，101（3）：1307-1313.

Zeng H，Chen W，Zheng R，et al，2018. Changing cancer survival in China during 2003-15：a pooled analysis of 17 population-based cancer registries. Lancet Glob Health，6（5）：e555-e567.

Zhang X，Wang C，Lin Y，2018. Pilot Dose Comparison of Apatinib in Chinese Patients With Progressive Radioiodine-Refractory Differentiated Thyroid Cancer. J Clin Endocrinol Metah，103：3640-3646.